Biblioteca Storica Laterza

Giorgio Cosmacini

Storia della medicina e della sanità in Italia

Dalla peste nera ai giorni nostri

Editori Laterza

www.laterza.it

Nei «Robinson/Letture»
Prima edizione 2005

Nella «Economica Laterza»
Prima edizione 2010

Nella «Biblioteca Storica Laterza»
Prima edizione ottobre 2016

Edizione
2 3 4 5 6 7

Anno
2021 2022 2023 2024 2025 2026

Questo libro è stampato su carta
amica delle foreste

Stampato da
A.G.E. srl - Urbino
per conto della
Gius. Laterza & Figli Spa
ISBN 978-88-581-2637-0

Prefazione

Questa *Storia della medicina e della sanità in Italia*, pubblicata per la prima volta nel 1987 (ottava edizione nel 1998), si concludeva – come indicato nel sottotitolo *Dalla peste europea alla guerra mondiale* – nel 1918. Due volumi successivi, pubblicati l'uno nel 1989 e l'altro cinque anni dopo, hanno continuato la ricostruzione storica fino al 1994, con sguardo rivolto rispettivamente alla realtà medico-sanitaria «dalla 'spagnola' alla 2ª guerra mondiale» e alla stessa realtà «nell'Italia contemporanea».

A undici anni di distanza da quella conclusione provvisoria, e quasi venti dall'esordio editoriale della storia qui ricostruita, tale *Storia* viene ora presentata in volume unico, comprensivo di parti integre o modificate della trilogia originaria e aggiornato all'anno della presente edizione.

Nel pur esiguo periodo trascorso dall'esordio anzidetto, non poche cose sono accadute nel ristretto ambito medico-sanitario del nostro paese. Chiediamoci: nella breve congiuntura, all'ulteriore *sviluppo* delle scienze di base della medicina e delle loro applicazioni tecniche e pratiche ha corrisposto un parallelo e consensuale *progresso* sanitario, istituzionale, educativo, civile, morale?

Allarghiamo lo sguardo. Nel passaggio epocale tra secondo e terzo millennio, la tecnoscienza *sviluppata* nei suoi più avanzati modi d'essere e di potere sembra a volte farsi conflittuale nei confronti dell'umanesimo *progressista* sotto il cui segno era nata e cresciuta per dare all'uomo maggiori libertà e dignità. Chiediamoci: nella transizione millenaria, è giunto il momento di dare ad essa delle regole ispirate alla riscoperta delle radici statutarie dell'«essere medico»?

Questo libro di storia intende, nel campo che gli è proprio, contribuire a rispondere. Chi immagina futuri scenari, di maggiore emancipazione dai bisogni umani e di maggiore tutela dei diritti dell'uomo, prende atto che i tempi e i climi congiunturali possono ridurre le prospettive immaginate nei contorni ristretti di uno *sviluppo senza progresso*, dove il benessere fisico, psichico e sociale (ottimisticamente certificato dall'Organizzazione mondiale della sanità come equivalente della piena salute) può essere confuso con il portato della modernità tecnologica. Però sente il dovere di affermare che in medicina «essere moderno» significa almeno tre cose: riconsiderare la propria storia traendone insegnamenti; utilizzare la tecnologia evitandone le invadenze; acquistare il senso del limite, dettato non da divieti, ma da ragioni filosofiche.

G.C.

Milano, 1° settembre 2005

Questa *Storia*, già al suo primo apparire, incontrò molti consensi. Qui si vuole ricordare il più autorevole, di Mirko Drazen Grmek, allora direttore di studio in storia della medicina e delle scienze all'École pratique des hautes études di Parigi, il quale ebbe a scrivere all'autore, in data 15 settembre 1987:

«Cher Collègue
j'ai bien reçu votre livre *Storia della medicina e della sanità in Italia*. Je l'ai lu d'un trait, avec le plus vif intérêt. C'est un ouvrage merveilleux.

Tel a été mon enthousiasme que je me suis immédiatement renseigné sur les possibilités d'une traduction française. Écrivez-moi ce que vous pensez de mon idée».

Nel 1992 il libro, accolto nella «Bibliothèque scientifique» delle Éditions Payot, fu edito a Parigi con il titolo *Soigner et réformer* e presentato ai lettori come «ouvrage publié sous la direction de Mirko Grmek, avec le concours de la Biblioteca Italia, programme de la Fondation Giovanni Agnelli pour la diffusion de la culture italienne».

L'attuale nuova edizione è dall'autore dedicata alla memoria di Mirko Drazen Grmek in segno di gratitudine per l'insegnamento ricevuto attraverso ogni parola e ogni gesto di vita.

Introduzione

Medicina e sanità non sono, ovviamente, la stessa cosa. Sono nomi che designano una realtà complessa, gusci semantici di tale realtà esplorata a due diversi livelli. La sanità o salute – oppure il suo contrario, la malattia – è un *fenomeno* naturale e sociale, interfaccia di strutture profonde, biologiche ed economiche. La medicina è un *epifenomeno*, o un fenomeno sovrastrutturale, che si modella sul fenomeno sottostante, con il quale interagisce, modificandolo. Mutabili e modificabili nel tempo, ambedue sono variabili storiche, interdipendenti, del rapporto uomo/natura, in ambito individuale, e del rapporto uomo/società, in ambito collettivo: rapporti mediati entrambi dalla tecnica, dalla scienza, dalla cultura, dalla mentalità, proprie di ciascuna epoca.

Tra l'ordinata storica e l'ascisse logica di una loro possibile ricostruzione razionale, medicina e sanità disegnano due profili fitti di intersezioni, di rimandi reciproci, còlti con immediatezza dal senso comune. La medicina rimanda alla salute: per statuto, essa è l'insieme delle teorie e delle pratiche finalizzate a non perderla o a riacquistarla. La salute, a sua volta, rimanda alla medicina: nel vivo dell'esistenza, essa è il bene o bisogno primario che corrisponde a una tecnologia e a un'antropologia specifiche, mediche appunto. Questa reciprocità di concetti e di valori può essere espressa dicendo che la medicina è la salute vista dalla parte dei medici e che la salute è la medicina vista dalla parte dei malati. Si può dire, parafrasando Ariès, che la storia della medicina è storia «degli individui [i medici], e degli avvenimenti da essi provocati», mentre la storia della salute è storia «di una umanità anonima in cui, tuttavia, ciascuno di noi può riconoscersi»[1].

[1] Ph. Ariès, *Storia delle mentalità*, in J. Le Goff (a cura di), *La nuova storia*, traduzione di T. Capra, Mondadori, Milano 1980, p. 147.

Una storia della medicina e della sanità è dunque, al tempo stesso, una storia parallela e una storia unitaria. Le due grandezze, non equivalenti e non riducibili all'identità, sono però componibili e commensurabili. La loro misura storica può avvalersi di metodi e strumenti affini. La loro ricostruzione può essere praticata in simmetria e in unità, da un lato superando i limiti di una storia della medicina tradizionalmente intesa, dall'altro collimando sul problema salute l'ottica panoramica della storia politica e sociale. «La medicina-scienza non è mai una ricerca isolabile, è la medicina di un contesto culturale. Allo stesso modo la medicina-professione non è mai una realtà neutra, è la medicina di un contesto socio-politico»[2].

L'oggetto dell'una storia – la storia della medicina – si rapporta all'oggetto dell'altra – la storia della sanità – come la parte al tutto. Tale tipo di rapporto è stato affermato, prima che dagli storici, dal legislatore francese dell'anno III (1794), il quale ipotizzò nelle *écoles de santé* di nuova istituzione l'insegnamento di un sapere medico diverso e più ampio di quello impartito nelle *facultés de médecine* d'antico regime. Prescindendo dal nome *médecine*, la Convenzione parigina intendeva fare riferimento a un'area teorico-pratica dove il nome *santé* indicava un bisogno primario dell'uomo elevato a diritto primario del cittadino.

L'ipotesi del legislatore giacobino aveva un supporto teorico nell'antico insegnamento ippocratico, che «non considerava la malattia come un episodio isolato, bensì tendeva ad integrare in un unico quadro salute e malattia» e che assumeva la categoria di *ambiente* come «concreto sistema di situazioni e condizioni nel quale si svolge l'esistenza umana, dai suoi aspetti storico-politici alle questioni della sanità e della malattia»[3].

L'ipotesi ha, per l'autore di questo libro, una valenza o durata storiografica, proponendo un modello d'interpretazione storica valido in passato come anche attualmente. Le condizioni ambientali e sociali – dalla «mal'aria» delle campagne all'«antropofagia» delle città, dalla mercantilizzazione dell'economia alla trasformazione capitalistica dei modi e rapporti di produzione – hanno fa-

[2] J. Léonard, *La médecine entre les pouvoirs et les savoirs*, Aubier, Paris 1981, p. 8.

[3] M. Vegetti, *Introduzione*, in Ippocrate, *Opere*, Utet, Torino 1965^2, pp. 63 e 55.

vorito in passato lo sviluppo delle malattie epidemiche. Le stesse condizioni, ammodernate e variate dal mutamento dei rapporti uomo/natura e uomo/società, favoriscono oggi l'insorgenza o accelerano l'evoluzione delle nuove epidemie. L'«epidemia del XX secolo»[4] – cioè la malattia aterosclerotica, che con la trombosi cerebrovascolare e con l'infarto del miocardio è al primo posto tra le cause di morte e d'invalidità – ha i suoi tassi di mortalità e di morbosità più elevati nei paesi appartenenti alla cosiddetta «civiltà del benessere», proprio dove il processo di industrializzazione avanzata si accompagna al maggior avanzamento delle tecnologie biomediche.

Tutto ciò non cela una sottovalutazione della medicina. Senza il meglio di questa, la vita – la salute, la validità, la longevità – sarebbe oggi limitata o impossibile, per molti. Rivela invece una attitudine critica nei confronti della storia cosiddetta «interna» della medicina, intradisciplinare e legata a una propria tradizione storiografica. Tale tradizione può legittimamente esibire molti pregi, filologici, eruditi, esegetici. Tuttavia ha peccato di intenti celebrativi, di una concezione ingenuamente cumulativa del progresso tecnico-scientifico, contribuendo ben poco alla formazione di una medicina autocritica ed epistemologicamente consapevole, avvertita delle proprie contraddizioni e delle odierne antinomie del problema salute. Essa non può superare invalicabili margini conoscitivi; non può arrivare a comprendere che compito della storia è anche quello di dar torto al presente.

Proprio una «carenza nello sforzo di cogliere nessi ed interrelazioni tra i diversi momenti di analisi della realtà sanitaria»[5] è segnalata tra le cause per cui «una storia sanitaria d'Italia non è stata ancora scritta» o è «rimasta indietro rispetto ad altri rami sia della medicina che della storiografia»[6]. Risalire alla genesi storica di tali momenti per cercare di ricomporli in un insieme – in una sintesi delle analisi – significa non solo o non tanto attraversare i molti livelli descrittivi in cui quella realtà è scomponibile, ma anche e so-

[4] C. Vergani, E. Corneo, *L'epidemia del XX secolo. Aspetti patogenetici e clinici dell'aterosclerosi*, Recordati, Milano 1981.

[5] C. Cislaghi, *Statistica sanitaria e storia della salute*, in Centro italiano di storia ospitaliera (Ciso), *Storia della sanità in Italia. Metodo e indicazioni di ricerca*, Il Pensiero Scientifico, Roma 1978, p. 75.

[6] G. Berlinguer, *Introduzione*, ivi, pp. 11 e 10.

prattutto ricostruire tale realtà come un tutto, solido, formato dall'incrocio di tre piani ortogonali *logici* – epidemiologico, socio-antropologico, tecnologico – e nel quale inserire la freccia del tempo.

Nel primo piano stanno le malattie del passato remoto e prossimo – peste, lebbra, sifilide, tifo petecchiale, vaiolo, colera, pellagra, malaria, tubercolosi – viste al di là dell'«ostacolo epistemologico»[7] costituito dagli interventi tassonomici e nosografici che il linguaggio medico ha compiuto su esse nel corso dei secoli.

Nel secondo piano stanno le strutture organizzative – università, collegi, ospedali, magistrature di sanità, accademie, cliniche, congressi, condotte, centri di potere amministrativo e politico – attraverso cui si è esercitata nei secoli la difesa socio-istituzionale e socio-professionale della salute, o si sono messe a punto la strategia e la tattica per controllare le devianze morbose, o si è elaborato il rapporto interumano (medico/paziente) tra chi gestisce questa tattica o strategia e chi ne fruisce.

Nel terzo piano stanno le operazioni tecniche e scientifiche, con le sottese filosofie, che hanno prodotto nei secoli acquisti o ambiguità, benefici o pericoli, stagnazione o progresso, «errori» ammissibili o inammissibili «verità».

Tre piani o dimensioni spaziali per una quarta dimensione, temporale, storica. L'autore ha ritenuto che nella Parte prima del libro, dedicata al periodo compreso tra la metà del Trecento e la metà del Cinquecento, i tre piani della materia storicamente trattata potessero essere resi espliciti in tre capitoli distinti, dedicati rispettivamente alla malattia, all'ospedale, alla scienza medica. A questa tripartizione iniziale l'autore è stato indotto anche dal fatto che nel periodo considerato si instaurano, e si consumano, tre «primati» italiani: sanitario, universitario-ospedaliero, filosofico-scientifico. Dopo tale periodo, a cominciare dall'«età di crisi» compresa tra la metà del Cinquecento e la metà del Seicento, le carte si rimescolano e il gioco si complica. Dai tre bandoli inizialmente offerti al lettore, le fila del racconto mettono capo, nei capitoli successivi, a un intreccio di collegamenti e di nodi che costituisce la trama reale del libro. Questa cerca di non perdere di vista, nel suo svolgimento, i

[7] Cfr. M.D. Grmek, *Préliminaires d'une étude historique des maladies*, in «Annales E.S.C.», XXIV, 1969, pp. 1473-83.

due punti o poli di riferimento, naturale e sociale, tra cui è tessuta la trama ideale.

«I recenti lavori sulla storia delle malattie e delle epidemie portano a diffidare sia delle interpretazioni puramente biologiche sia di quelle strettamente socio-economiche». Accanto all'«ipotesi di una storia autonoma, puramente biologica, delle malattie infettive», secondo cui «la tal malattia, virulenta durante un certo periodo storico, sarebbe in seguito regredita non perché gli uomini siano giunti a vincerla, ma perché un altro bacillo ha preso il suo posto», sta l'esigenza di ricostruire la storia delle stesse malattie cercando di «analizzare la maniera in cui l'organizzazione, le norme culturali di una società hanno saputo adattarsi alle costrizioni dell'ambiente naturale e far loro fronte»: una ricostruzione che «significa mettere in evidenza gli aspetti sociali»[8].

Questa esigenza e quella ipotesi sono ambedue latitanti dagli studi italiani di storia della medicina. Da un lato l'annosa refrattarietà di tali studi a collegarsi con temi e problemi di storia sociale dimostra l'attualità del giudizio espresso da Auguste Comte nel 1826, allorquando, introducendo il proprio *Cours de philosophie positive*, sottolineava la necessità di studiare la storia delle scienze in connessione con la storia dell'umanità e della sua *organisation sociale*, e rilevava che sotto questo aspetto i documenti fin allora raccolti sulla storia della medicina avevano soltanto il valore di morti materiali[9]. D'altro lato «l'Italia è uno dei paesi dove meno è avvertibile la presenza nella cultura media dei risultati delle scienze naturali e biologiche»[10]; se la storia delle malattie «ha attirato in ogni epoca l'interesse dei medici», costoro «se ne sono a lungo occupati in maniera aneddotica»[11] o in termini di «storia tecnica»[12].

[8] A. Burguière, *L'antropologia storica*, in Le Goff (a cura di), *La nuova storia*, cit., pp. 126 e 128.

[9] Cfr. A. Schmidt, *Storia e struttura. Problemi di una teoria marxista della storia*, traduzione di G. Marramao, De Donato, Bari 1972, p. 140.

[10] L'affermazione, tratta da una lettera di Mario Mirri ad Armando Saitta pubblicata in «Critica storica», I, 1962, pp. 574-84, è riportata da S. Timpanaro, *Sul materialismo*, Nistri-Lischi, Pisa 1975², p. 12 nota.

[11] J.-M. Pesez, *Storia della cultura materiale*, in Le Goff (a cura di), *La nuova storia*, cit., p. 12 nota.

[12] L. Belloni, *Prefazione*, in R.H. Shryock, *Storia della medicina nella società moderna*, a cura di A. Carugo, F. Mondella, Isedi, Milano 1977, p. VII.

Tali carenze hanno rafforzato la nostra convinzione che, se l'aneddotica è una rubrica dilettevole e utile e la tecnologia è una base necessaria, gli aspetti naturali e sociali sono almeno altrettanto utili e altrettanto fondamentali. «Gli uomini, vivendo socialmente, non cessano di vivere anche nella natura», ha scritto nel 1896 Antonio Labriola.

La natura è l'ambito che tutti ci recinge [...]. E come noi nasciamo naturalmente maschi e femmine, moriamo quasi sempre nostro malgrado, e siamo dominati dall'istinto della generazione, così noi portiamo anche nel temperamento condizioni specifiche, che l'educazione nel lato senso della parola, ossia l'accomodazione sociale, può modificare sì, entro certi limiti, ma non può mai distruggere [...]. Per tutte coteste ragioni, la nostra dipendenza dalla natura, per quanto diminuita dai tempi della preistoria in qua, si continua nel nostro vivere sociale[13].

Il richiamo di Labriola fa riferimento a un uomo naturale che sta come un'ombra alle spalle dell'uomo sociale, da questo diverso ma non dissociabile, e che continua nei tempi ad ammalarsi e a morire. Le sue costruzioni temporali – sociali, istituzionali, scientifiche – hanno permesso a quest'uomo di esercitare un controllo sulla natura, anche sulla propria, adattandola, *accomodandola*, piegandola al fine di una vita migliore e più lunga. La sua speranza di vita alla nascita è passata in pochi secoli da meno di 30 a più di 70 anni. La sua salute si è qualitativamente trasformata. Non si tratta tuttavia di una trasformazione indefinitamente progressiva. Miglioramento e aumento quantitativo della vita hanno un limite intrinseco nella stessa natura umana. Pur ottimizzando le condizioni di vita e di lavoro, l'organizzazione igienico-sanitaria e la clinica, la vita dell'uomo può essere prolungata fino a un limite massimo, non oltre. Fino a un certo punto della vita l'organismo umano sembra controllare e combattere le malattie, nel proprio individuale interesse; dopo un certo punto le produce, forse nell'interesse della specie. Per la conservazione di quest'ultima, la dialettica biologica sembrerebbe volere così.

[13] A. Labriola, *Del materialismo storico: dilucidazione preliminare*, in Id., *La concezione materialistica della storia*, a cura di E. Garin, Laterza, Roma-Bari 1973^4, pp. 135-36.

Ma, se la biologia dell'uomo può avere per destinazione una vita longeva, conclusa da una «morte naturale» realizzante una sorta di «progetto utopico della medicina»[14], la storia delle generazioni umane passate è immersa in una realtà dove, scrive Carlo Maria Cipolla, «la malattia come la salute è nel contempo fenomeno biologico e fenomeno sociale». La loro narrazione «si presenta un po' come un gioco di scatole cinesi»: un gioco che, se riesce, dà «il senso dell'intricata interdipendenza dei fattori biologici, economici e sociali nella vita delle società umane»[15].

La riuscita del gioco di cui parla Cipolla è il fine ambìto dall'autore di questo libro. L'ambizione è stata stimolata da Franco Della Peruta, storico, e da Felice Mondella, filosofo della scienza, ai quali debbo gratitudine. Un ringraziamento particolare debbo a Maria Luisa Betri e a Edoardo Bressan, altrettanto preziosi interlocutori in tema di storia della sanità, quanto preziosi collaboratori nella redazione della rivista «Sanità, Scienza e Storia».

Dell'editoriale di questa rivista – sottoscritto nel 1984 da Franco Della Peruta, Umberto Levra, Felice Mondella, Giorgio Rumi e da chi scrive[16] – fa parte il passo seguente:

> Gli sviluppi della storia della medicina – a cui vanno innegabilmente riconosciuti i meriti di un'approfondita indagine sui temi della malattia e della sanità – hanno mostrato durante il nostro secolo e, in modo più marcato, negli ultimi decenni gli stretti vincoli imposti da una tradizione medica corporativa, non sempre illuminata dal ricordo dei suoi momenti migliori, lontana ormai dalle istanze euristiche degli studi ottocenteschi, nei quali il passato costituiva un riferimento indispensabile per ridisegnare la continuità di un ordine concettuale. Le poche eccezioni rappresentate da studiosi che si distaccano da questa tendenza, e che dobbiamo doverosamente ricordare, non ci impediscono di concludere che questa disciplina difficilmente sfuggirà ai propri limiti se non rinsalderà i legami con il portato della riflessione epistemologica e storico-sociale.
>
> D'altro lato, il ripensamento critico che la storiografia italiana più avvertita ha intrapreso da un quindicennio a questa parte, anche per

[14] F. Mondella, *Morte naturale e longevità come progetto utopico della medicina*, in «Minerva medica», 72, 1981, p. 2123.

[15] C.M. Cipolla, *I pidocchi e il granduca*, Il Mulino, Bologna 1979, pp. 10-11.

[16] Editoriale, in «Sanità, Scienza e Storia», I, 1, 1984, pp. 3-4.

suggestione di indirizzi e prospettive già consolidati nelle più avanzate correnti storiografiche francese e anglosassone, ha aperto nuovi ambiti di ricerca e dischiuso orizzonti di interazione concreta. L'impegno di studiosi di formazione diversa si è quindi rivolto – nel quadro di una più ampia analisi della società italiana moderna e contemporanea – alla disamina delle dinamiche della morbilità endemica ed epidemica, della formazione della classe medica, dell'evoluzione del pensiero scientifico, delle origini della legislazione sanitaria, delle trasformazioni delle istituzioni ospedaliere e assistenziali.

Su questi temi e problemi, che costituiscono parte dell'intelaiatura del libro, l'autore ha ricevuto illuminanti contribuiti da Giuliana Albini, Silvio Bertoldi, Chiara Borro, Elena Brambilla, Giorgio Chittolini, Paola Corti, Chiara Crisciani, Luisa Dodi, Luigi Faccini, Anna Lucia Forti Messina, Paolo Frascani, Giuseppe Gaudenzi, Pier Giorgio Gay, Patrizia Guarnieri, Maria Teresa Monti, Guido Panseri, Claudio Pogliano, Francesca Rigotti, Aurora Scotti, Paolo Sorcinelli, Nelli-Elena Vanzan Marchini.

A tutti un grazie sentito.

Ma il ringraziamento più profondo va, come sempre, a mia moglie Josiana, per il senso di serenità e di equilibrio che ha saputo e sa dare alla mia vita di studioso e di uomo.

G.C.

Storia della medicina e della sanità in Italia

Parte prima

Alle origini del mondo moderno: un blocco di tre secoli

I
La «gran morìa» del Trecento

1. *La peste nera: un problema aperto*

Chi ha definito la guerra nucleare come «l'ultima pestilenza»? Nel Trecento è come se sull'Italia di oggi si abbattesse improvvisa una grandinata di atomiche. L'Italia contava allora 11 milioni di abitanti, quasi un quinto della popolazione attuale. È come se oggi, nel giro di un anno, venissero cancellati dall'elenco dei vivi non meno di 5 milioni di italiani: una strage. Un numero proporzionalmente pari di vite umane scompare infatti tra il settembre 1347 e l'agosto 1348.

Muore, funesto primato del «triangolo commerciale» e dei suoi porti, oltre il 30% degli abitanti di Genova, Pisa, Venezia. Una pressoché uguale letalità falcia Firenze e la Toscana, le città dell'Emilia-Romagna, Perugia e Orvieto, Ancona, Napoli e la Sicilia[1]. Il punto di partenza è Messina. Nel grande circuito viene risparmiata Milano. Roma, città senza papa – Clemente VI è ad Avignone –, conta anch'essa i suoi morti.

Un crollo demografico, un disastro prima italiano e poi anche europeo. Eppure molti cultori di storia lo ignorano: per essi il

[1] «Nel complesso dell'Europa, si stima oggi che – su una popolazione che doveva aggirarsi sui 100 milioni – circa 30 siano potuti perire in questa prima spaventosa epidemia di peste, fra il 1347 e il 1351». Così scrive L. Del Panta, *Le epidemie nella storia demografica italiana (secoli XIV-XIX)*, Loescher, Torino 1980, p. 116. Una percentuale non inferiore, anche se riferita al solo periodo 1347-48, può essere ipotizzata per l'Italia, tenuto conto delle fonti coeve riportate da A. Corradi, *Annali delle epidemie occorse in Italia dalle prime memorie fino al 1850*, vol. I, Forni, Bologna 1972, pp. 184-99, rist. anast. (I ed. 5 voll., Gamberini e Parmeggiani, Bologna 1865-94), e da S. De Renzi, *Storia della medicina italiana*, vol. II, Forni, Bologna 1966, p. 295, rist. anast. (I ed. 5 voll., Tip. del Filiatre-Sebezio, Napoli 1845-48).

1347 è l'anno in cui, agli inizi della guerra dei Cent'anni, Edoardo III Plantageneto mette il blocco a Calais; e il Trecento è uno degli italici «secoli d'oro», il secolo, per intenderci, di Petrarca e Boccaccio. Però l'ecatombe oltrepassa Calais e il nome di Laura de Sade, l'ispiratrice del *Canzoniere*, figura tra quelli dei morti in Avignone, alla data del 3 aprile 1348; senza contare che le cento novelle del *Decameron* nascono in un «rifugio antiatomico» sui colli fiorentini, mentre Firenze soccombe sotto una catastrofe «modello Hiroshima»[2].

La metafora anacronistica finisce qui. Questo soggetto omicida, primattore sulla scena della demografia storica, protagonista in negativo della storia d'Italia, è la peste. Essa non devasta, spopola. La sua guerra non è nucleare, ma batteriologica. Oggi sappiamo che è dovuta a un coccobacillo veicolato da ratti e pulci. Ma per i medici del Trecento la batteriologia entra nei criteri di spiegazione del morbo né più né meno della polemologia nucleare.

Febris pestilentialis, *infirmitas pestifera*, *morbus pestiferus*, *morbus pestilentialis*, *mortalitas pestis* o, più semplicemente, *pestilentia*, *pestis*. La «peste», il cui nome forse deriva dal latino *peius* a significare «la peggior malattia», è una delle pesti, o pestilenze, che flagellano l'uomo nel Medioevo: nel nome le compendia tutte, riassumendole e massimizzandole. *A fame, peste et bello, libera nos, Domine*. Se nella preghiera medioevale la pestilenza è uno dei tre massimi flagelli, la peste è la sua elevazione a potenza e la sua esemplificazione. Quella del Trecento, poi, è «peste nera», *atra mors*: un evento che sembra fatto apposta per verificare storicamente una teoria delle catastrofi, un evento straordinario, di cui non c'è notizia – *infirmitas inaudita* – nella memoria storica della gente medioevale. Storiograficamente è un evento cruciale e periodizzante, che segna di sé sia la storia quantitativa, incidendo profondamente nelle curve dell'andamento demografico ed economico, sia la storia qualitativa, rappresentando il salto biologico in cui la vita precipita e insieme il dramma psicologico, individuale e collettivo, dell'incontro dell'uomo con la morte.

[2] L'espressione è riportata da E. Le Roy Ladurie, *L'histoire immobile*, in «Annales E.S.C.», XXIX, 1974, pp. 673-92. Sulla peste di metà Trecento vedi K. Bergdolt, *La peste nera e la fine del Medioevo*, traduzione di A. Frison, Piemme, Casale Monferrato 1997.

Geograficamente la peste è una calamità che viene dal mare, da quell'oceano che nel Trecento è il Mediterraneo con il suo grande lago interno, il Mar Nero. Di là da questo mare viene dalle Indie, dall'altopiano asiatico ai piedi dell'Himalaya, dove è endemica e dove è rimasta rintanata per secoli: peste dei roditori, epizoozia, prima che peste degli uomini, epidemia. Sei lunghi secoli sono passati dall'ondata di epidemie altomedioevali, seguite per circa duecento anni alla pandemia del 542 d.C. che ha sconvolto l'impero di Giustiniano. La seconda ondata è questa, bassomedioevale, trecentesca. È il basso Medioevo la stagione delle pestilenze, con la sua popolazione agglomerata nelle città, con la sua economia mercantile, di scambio.

La seconda ondata entra nello stretto di Messina alla fine di settembre del 1347. Dodici navi sfuggite all'assedio che i mongoli hanno posto a Caffa, base in Crimea dei traffici genovesi nel Mar Nero, hanno navigato il Mediterraneo come vascelli fantasma, con a bordo cadaveri e moribondi. Si tratta di appestati, ai quali la malattia è stata trasmessa dai morti per peste catapultati dai mongoli oltre le mura della città assediata, come proiettili. Se la notizia è attendibile, la batteriologia come arte di guerra ha preceduto di mezzo millennio la batteriologia come scienza.

Genuensis ergo mercator[3]. Le dodici navi genovesi hanno le stive zeppe di grano russo, destinato a mitigare la penuria di cereali seguita alle ripetute carestie del periodo. Il grano d'importazione non è sufficiente a ripristinare le scorte azzerate di una economia agricola in crisi; però è sufficiente a dare nutrimento a centinaia di topi, predatori e contaminatori. Della contaminazione, del contagio, i topi sono veicoli insuperabili (trasmettitori non solo della peste, ma anche del tifo murino, della spirochetosi ittero-emorragica, del sodoku, della tularemia). Pochi animali sono altrettanto nemici dell'uomo. L'antropomiomachia è una guerra antichissima, che fa parte della loro storia e della nostra.

La pelliccia dei topi è il microclima ideale per milioni di pulci. La pulce indiana, o *Xenopsylla cheopis*, è pulce «pestifera» e «pestigena». Pestifere sono le pulci che sono in grado d'infettarsi suc-

[3] L'antico proverbio è riportato da E. Ennen, *Storia della città medievale*, traduzione di L. Fasola, Laterza, Roma-Bari 1975, p. 152.

chiando sangue ricco di bacilli pestosi: ne esistono almeno un centinaio di specie. Pestigene sono le pulci che hanno la facoltà di trasmettere l'infezione attraverso la puntura: ne esistono poche specie[4]. *Xenopsylla*, la «pulce straniera», alberga nel proventricolo un ammasso di bacilli pestosi che non le permettono di nutrirsi di sangue se non dopo aver rigurgitato la maggior parte di tale ammasso nell'orifizio della puntura, prima dell'aspirazione. In questo modo infetta i roditori.

I roditori incriminati sono i ratti. Il vero nemico non è il cosiddetto «topo di casa» o *Mus musculus*, né il cosiddetto «topo campagnolo» o *Arvicola*, ma il *Rattus rattus*, topo nero, o il *Rattus norvegicus*, topo marrone. La storia della peste nera è la storia del topo nero, predominante nelle zone tropicali e temperate, invasivo delle città di mare dov'è conosciuto come «topo delle navi». Alle nostre latitudini non c'è flauto magico liberatore. La trecentesca invasione murina delle città mediterranee è l'esatto rovescio dell'evasione murina guidata dal pifferaio di Hamelin, nella fiaba nordica di fine Duecento.

Il sangue del topo nero è insieme il serbatoio e il terreno di coltura dell'infezione: succhiato e ingerito dalla pulce, contribuisce alla riproduzione dei bacilli rimasti. In questo ciclo biologico, scambio naturale tra l'ectoparassita e il suo ospite, l'uomo è un intruso fintantoché la pulce non è costretta a sceglierlo. È la morìa dei ratti che costringe la pulce alla scelta del nuovo fornitore del fabbisogno alimentare.

Morenti, i ratti escono all'aperto, in cerca di luce, quasi per un estremo stravolgimento dell'istinto che li ha tenuti rintanati in vita nel chiuso e nel buio. Ma non c'è nessun cronista del Trecento che li descriva, come fa invece Albert Camus, che seicento anni dopo, a proposito della peste di Orano – allegoria del nazismo – scrive:

Il numero dei roditori trovati andava aumentando, e la raccolta era ogni mattina più copiosa. Dopo il quarto giorno, i sorci, per morire,

[4] Tra le *pulci pestigene* sarebbe *Pulex irritans* la principale responsabile della trasmissione interumana e della diffusione massiccia della peste. È stato calcolato che, a parità di tempo, il tasso di morbilità da *Xenopsylla cheopis* è del 5%, mentre quello da *Pulex irritans* è dell'80%. L'ectoparassita murino procederebbe sommando i casi di peste umana, mentre l'ectoparassita umano agirebbe moltiplicandoli.

cominciarono a uscire a gruppi. Dagli stanzini, dai sottosuoli, dalle cantine, dalle chiaviche, salivano in lunghe titubanti schiere sino a vacillar nella luce, a girar su se stessi e a morire presso creature umane[5].

L'accostamento anacronistico delle due pesti, tardomedioevale e moderna, si giustifica col tentativo di seguire la prescrizione storiografica di Marc Bloch: «comprendere il passato mediante il presente»[6] o, nella fattispecie, comprendere il passato remoto mediante il passato prossimo. Ma nel passato remoto del tardo Medioevo una morìa di topi può apparire un fatto non abnorme e può non essere notato, specie in assenza di una specifica ipotesi al riguardo. La teoria specifica appartiene al passato prossimo ed è quella batteriologica, che permette ad Alexandre Yersin, durante la peste di Hong Kong del 1894, di identificare – nei ratti, nelle pulci, negli uomini – il bacillo che egli battezza *Pasteurella pestis*, in onore di Pasteur, e che sarà ribattezzato *Yersinia pestis*, in onore suo.

I cronisti del Trecento non notano nemmeno le pulci da cui sono immancabilmente punzecchiati, come tutti. Le pulci, dal canto loro, non si curano del fatto che i nuovi ospiti sono senza pelliccia. Gli abiti, la sporcizia, il sudore, il tepore umani assicurano loro un *habitat* favorevole, non molto diverso da quello offerto dal topo nero. La temperatura e il tasso di umidità dell'«ecosistema uomo» garantiscono la sopravvivenza e facilitano la moltiplicazione.

L'uomo medioevale dell'Occidente cristiano, diversamente dall'uomo mediorientale coevo, lava poco se stesso e la propria biancheria. Forse anche per questo la peste flagella la cristianità e risparmia il mondo arabo. L'ira di Dio e la grazia di Allah sembrano mediate dall'igiene intima dei rispettivi popoli fedeli. L'uomo occidentale è, per le pulci, un accettabile sostituto del topo.

Mercator ergo pestiferus. Sul mercato italiano delle pestilenze una malattia infettiva esogena come la peste non ha concorrenti tra le malattie infettive endogene. Divampa, si propaga come un in-

[5] A. Camus, *La peste*, Gallimard, Paris 1947. Il passo è dato nella versione di B. Del Fabbro, nell'edizione Bompiani, Milano 1968[8], p. 15.

[6] *Comprendere il passato mediante il presente* è il titolo del par. 7 del cap. I del saggio metodologico di M. Bloch, *Apologia della storia o Mestiere di storico*, a cura di G. Arnaldi, Einaudi, Torino 1969.

cendio: «non altramenti che faccia il fuoco alle cose secche o unte quando molto vi sono avvicinate», scrive Boccaccio[7]. *Italia pestifera.* L'infezione si attacca al corpo dell'Europa, di cui l'Italia è il bubbone iniziale, non l'ascesso di fissazione o il territorio di blocco. Il fatto è che la peste non è solo bubbonica. Boccaccio e i testimoni come lui – letterati, cronisti, medici – descrivono, unitamente ai bubboni, anche sputi emorragici e diarree profuse, contagi immediati e febbri acute, decorsi repentini e decessi fulminanti.

Il ciclo biologico uomo-pulce-uomo, esautorante il ratto, spiega solo in parte questi caratteri epidemiologici e clinici. L'estrema contagiosità dell'infezione comprova che vettore di questa è più l'uomo sporco e sudaticcio, portatore di pulci, che il ratto. Ma la stessa estrema contagiosità e l'estrema gravità del male dimostrano che la peste è anche polmonare e setticemica, trasmessa direttamente da uomo a uomo, tramite – oggi sappiamo – le particelle di espettorato cariche di bacilli, proiettate dai malati nell'atto di tossire e inalate dai sani. Anche la pulce, dopo il ratto, viene esautorata della sua funzione vettrice, viene sollevata dall'incarico di appestare. L'uomo fa da sé.

Questo mutato «genio» della malattia, nel suo farsi da esotica indigena e da bubbonica pneumonica, pone lo storico davanti al problema del come e perché. Problema delle precondizioni, della predisposizione morbosa, della virulenza morbigena: un problema comprensibile a tre diversi livelli. Al primo livello di comprensione – che potremmo definire veterobiologico – c'è la vecchia ipotesi che la peste trecentesca fu relativamente peggiore in Europa, dov'era sconosciuta da secoli, che in Asia, dov'era endemica, a causa delle mutate condizioni del «terreno», organico e ambientale. Contro questa ipotesi sta l'altrettanto vecchia constatazione, recentemente ribadita da McNeill[8] con ricchezza di dati, che la peste trecentesca, fuori da ogni precondizione, fu dotata di una nocività per così dire assoluta e fu la vera responsabile, comunque ben più che le devastazioni mongole, del dimezzamento della popolazione cinese nel XIV secolo.

[7] G. Boccaccio, *Il Decameron*, a cura di G. Petronio, Einaudi, Torino 1961, p. 13.

[8] W.H. McNeill, *La peste nella storia*, traduzione di L. Comoglio, Einaudi, Torino 1981, p. 148.

D'altra parte anche la peste che infierì al tempo di Giustiniano non fu meno assolutista, prescindendo dalle devastazioni della guerra gotica. Lo storico di questa guerra, Procopio, scrive:

La pestilenza quasi assorbì il genere umano [...]. Percosse l'orbe intero, sorprese ogni razza di uomini, qualunque ne fosse stata la natura e la complessione; né perdonò ad età o a temperamento. Non valse in alcun modo contro il morbo la diversità degli uomini, tanto per ciò che riguardava i luoghi di loro dimora, quanto la maniera di vivere, la costituzione del corpo, gli studi dell'animo, o qualunque altra cosa[9].

Al secondo livello di comprensione – che possiamo definire economico-ecologico – sta la corrispondenza biunivoca «carestia-epidemia» con, a monte, il rapporto con clima e microclima, con avversità meteorologiche e microbiologiche. L'epidemia come ultimo atto di una sequenza scontata si ribalta nell'epidemia come *primum movens*. Per un verso la peste è lo scatto finale del meccanismo d'arresto automatico della macchina malthusiana: la crisi di sussistenza di una popolazione che cresce sempre più e che mangia sempre meno si traduce meccanicamente in iponutrizione collettiva e in morbilità epidemica. Per questo verso la carestia trascina con sé la peste. Ma, in senso inverso, «la peste trascina con sé la carestia, rarefacendo la manodopera, impedendo le semine, i raccolti, i trasporti, in breve disorganizzando l'economia»[10].

A monte stanno condizioni naturali che prescindono, in parte, dall'intervento umano, così come la peste prescinde, in parte, dalle guerre dell'uomo. Qui l'effetto peste è il prodotto finale di un disordine collettivo dell'«ecosistema mondo»: un disordine mediato da incidenti climatici e dissesti agricoli, ma anche un nuovo ordine realizzato dalla «unificazione microbica del mondo» di cui parla Le Roy Ladurie[11]. I microbi – i virus avvelenatori – sconfi-

[9] Il passo di Procopio, tratto dal libro I del *De bello gothico*, è riportato nell'appendice documentaria (documento 4, p. VI) in S. De Renzi, *Storia documentata della Scuola Medica di Salerno*, Ferro, Milano 1967, rist. anast. (I ed. Nobile, Napoli 1857).

[10] F. Lebrun, *Les crises démographiques en France aux XVIe et XVIIIe siècles*, in «Annales E.S.C.», XXXV, 1980, p. 209.

[11] E. Le Roy Ladurie, *Un concept: l'unification microbienne du monde (XIVe-XVIIe siècles)*, in «Revue suisse d'Histoire», XXIII, 1973, pp. 627-96.

nano dalle loro sacche endemiche, pullulano, migrano, incontrano nuove razze, nuovi tipi somatici e genetici, nuovi ambienti. Si moltiplicano, si selezionano, generano nuove varianti; le più virulente prevalgono e unificano spopolando.

In questa unificazione microbica l'uomo riacquista il proprio ruolo di controparte attiva della natura. La libera circolazione degli agenti e vettori della peste, e delle altre malattie infettive, nasce dall'accresciuta mobilità degli uomini e delle cose, dalla mercantilizzazione dell'economia, dalla progressiva espansione dei traffici. Centocinquant'anni prima di scambiare col Nuovo Mondo, attraverso le vie del tabacco e del cacao, il virus del vaiolo per il treponema della sifilide, l'Europa importa dall'Asia, attraverso le vie del grano e delle spezie, il bacillo della peste, subendone i contraccolpi sul piano economico ma, prima ancora, i danni sul piano biologico. Ciò interessa evidentemente lo storico dell'economia, ma anche, e prima, lo storico della salute.

È lo storico della peste Jean-Noël Biraben a introdurci al terzo livello di comprensione. Egli afferma che una precondizione come la sottoalimentazione, provocata dalla carestia, «può raddoppiare o triplicare la letalità di certe malattie come il tifo o la dissenteria», ma «verosimilmente non modifica affatto, in base ai dati più recenti, quella della peste»[12]. A questo terzo livello, che definiamo neobiologico o immunologico, la tesi della nocività assoluta dell'endotossina elaborata dal bacillo di Yersin va confrontata con la tesi di una relativa minor difesa nei suoi confronti da parte del sistema immunitario dell'organismo. Lo stato di cronica sottoalimentazione di una popolazione in perenne stato di equilibrio marginale, pervenuta alle soglie di una strozzatura malthusiana, dev'essere riconsiderato in questa luce sotto altri, più problematici aspetti.

Una dieta è valutabile da tre punti di vista: dell'apporto di calorie, del fabbisogno minimo di sostanze indispensabili, dell'equilibrio dinamico degli alimenti. La legge dell'isodinamismo alimentare, appresa e insegnata nel XIX secolo, dice press'a poco che l'uomo può cibarsi di sostanze «massimali» – proteine, grassi, zuccheri –, non importa in quali proporzioni, purché la razione

[12] J.-N. Biraben, *Les hommes et la peste en France et dans les pays européens et méditerranéens*, 2 voll., Mouton, Paris-La Haye 1975-76, vol. I, p. 147.

calorica sia sufficiente. Ma la legge del fabbisogno minimo, acquisita dalla scienza fisiologica nel XX secolo, dice che l'uomo non può fare a meno di alcune sostanze «minimali» – vitamine, sali minerali, aminoacidi essenziali – la cui presenza nella dieta è necessaria per le funzioni vitali. Infine, la norma dell'equilibrio alimentare – una buona regola più che una vera legge – esige un certo qual rapporto proporzionato tra i diversi componenti della dieta.

Da questo triplice punto di vista, la dieta trecentesca dei ceti medio-bassi, ipocalorica e ipoproteica già in periodi di non-crisi e appena sufficientemente bilanciata[13], diventa nei periodi di crisi ancor più povera di calorie e fortemente squilibrata. I poveri, stretti più dei ricchi nella forbice consumi/risorse, non solo vedono contrarsi la quantità complessiva del loro cibo, ma subiscono anche, senza avvedersene, i contraccolpi organici di uno scompenso dietetico che si fa irreversibile.

Ora, il problema è questo: un'alimentazione ipocalorica, carenziata, squilibrata, traducendosi in denutrizione o malnutrizione organica progressiva, può determinare un difetto acquisito della reattività alle infezioni? Oggi sappiamo che la cronica malnutrizione provoca alterazioni che interessano pressoché tutti i settori della risposta immunitaria, da quella anticorporale a quella cellulo-mediata. Quest'ultima risulta particolarmente compromessa dall'atrofia del tessuto linfatico. Si può pensare che il ripercuotersi sul sistema immunocompetente dell'impoverimento del patrimonio vitaminico-proteico, quale oggi si osserva nelle popolazioni affamate del Terzo Mondo, si sia verificato in Europa a metà del Trecento, predisponendo alla peste organismi gravemente debilitati?

È significativo che a tacito confronto della peste venuta dall'Asia, oggi si dica: «L'*Aids* è nata in Africa»[14]. Casi africani della malattia sono caratterizzati da tumefazioni linfoghiandolari, infil-

[13] Cfr. A.M. Nada Patrone, *Il cibo del ricco e il cibo del povero*, Centro Studi Piemontesi, Torino 1981, pp. 446-47, e, per una visione dai «toni crudi», S. Mazzi, *Salute e società nel Medioevo*, La Nuova Italia, Firenze 1978, pp. 10-20.

[14] Vedi M.D. Grmek, *AIDS. Storia di una epidemia attuale*, traduzione di C. Milanesi, Laterza, Roma-Bari 1989. Agente eziologico dell'Aids è il virus Hiv. Esso induce una riduzione dell'immunità cellulo-mediata attraverso la deplezione di una classe di linfociti indispensabile alle difese.

trati polmonari multipli e setticemia: una triade già nota, pestisimile. In una visione apocalittica da millenarismo biologico, c'è chi parla di «peste del 2000». Però senza ratti. Ma la «febbre di Hantaan» o «febbre emorragica dell'Asia centrale», recentemente apparsa anche in paesi del Nord Europa e dell'Europa centro-meridionale, è dovuta a un virus isolato nel polmone di un roditore dei campi. Contro questo virus esistono anticorpi specifici, la cui presenza è già stata accertata nel siero di individui sani che, vivendo in alcune zone dell'Italia centrale ricche di roditori, vengono classificati come soggetti ad alto rischio[15]. Trasformatasi nel corso dei secoli l'ecologia del sistema uomo-ambiente, una *pestis* trasformista, adattata a tempi nuovi per legge storica di trasformazione, può dunque riapparire, tornare?

Al di là di ogni precondizione umana, la presenza dei roditori è fondamentale: senza topi, è stato detto, la peste esiste, ma non persiste. L'uomo è infatti solo un ospite sussidiario, contingente. Ma al di qua della presenza murina, le precondizioni umane non sono senza importanza. Fattori favorenti o, viceversa, ostacolanti la peste sono l'aumento o la perdita del potere vettore delle pulci, dipendente da fattori climatici, e la persistenza di ratti suscettibili o la selezione di ratti resistenti (che siano in grado di trasmettere questa resistenza acquisita alla propria discendenza). Ma fattori favorenti o, viceversa, ostacolanti le moderne malattie pestisimili sono anche stati di dipendenza da intossicazioni e da malnutrizioni o stati di buona nutrizione e di immunità non deficitaria.

Il rapporto tra peste e fame può essere anche rivisto come legame tra peste e miseria o, più in generale, tra biologia ed economia, tra natura e società. Non è tuttavia riproponibile senza riserve l'inserimento della peste in uno schema interpretativo dove il venir meno dei mezzi di sussistenza è l'autore di una demografia differenziale dei poveri e dei ricchi o l'elemento di una preferenza della malattia per questo o quel ceto sociale. La peste, sotto questo profilo, non discrimina tra ricchi e poveri, tra forti e deboli. Prescinde dall'indebolimento, dalla predisposizione, come aveva già notato Procopio. È davvero la grande livellatrice. Si

[15] M. Nuti, *La febbre di Hantaan sbarca in Italia*, in «Corriere medico», 3 luglio 1985, p. 11.

comporta come un «puro accidente biologico, colpendo la totalità del corpo sociale»[16].

In che cosa concretamente consista questa «purezza» biologica non è stato però ancora spiegato. Un ulteriore approfondimento dell'analisi a livello immunologico porta a implicare il materiale genetico indispensabile alla resistenza al bacillo e, in particolare, i meccanismi operanti nella produzione degli anticorpi. Secondo la teoria «istruttiva», gli antigeni virali o batterici istruiscono i ceppi cellulari preposti all'anticorpopoiesi, i quali producono il modello anticorporale richiesto. Secondo la teoria «selettiva», invece, gli antigeni selezionano tra i diversi stipiti anticorporali preformati quelli più confacenti alla propria struttura[17]. Nell'ambito di questa seconda teoria ha grande importanza l'integrità del patrimonio immunocompetente, e quindi proteico, originario. In tal caso l'importanza delle precondizioni sussistenziali e nutrizionali, cui questo patrimonio è legato, conferisce all'asserita «purezza» biologica non poche «impurità» d'ordine economico e sociale. Nell'altro caso, invece, il totalitarismo biologico della peste consiste nell'assoluta vulnerabilità di un sistema difensivo completamente disinformato e non istruito. L'informazione-istruzione è «acquisita successivamente attraverso una vera e propria vaccinazione naturale»[18].

In questa visione biologica totalitaria la virulenza della peste è tale che l'essere sottoalimentati o ipernutriti, gracili o floridi, non

[16] M. Aymard, *Épidémies et médecins en Sicile à l'époque moderne*, in «Annales cisalpines d'Histoire sociale», s. I, 4, 1973, p. 23.

[17] Nel 1940 l'ingegnere chimico americano Linus Pauling elabora la *teoria informativa* o dello stampo antigenico, in base alla quale l'antigene «stampa» l'anticorpo. Nel 1955 l'immunologo inglese (ma formatosi in Olanda e Danimarca) Niels Kaj Jerne, sulla scia del modo di pensare darwiniano applicato da Salvador Luria e Max Delbrück al campo delle mutazioni batteriche, elabora la *teoria selettiva* o della selezione naturale antigenica, in base alla quale l'antigene seleziona l'anticorpo. Secondo questa teoria, gli antigeni virali o batterici selezionano tra i diversi stipiti anticorpali quelli più confacenti alla propria struttura. Alla teoria di Jerne si richiama la *teoria della selezione clonale* elaborata nel 1957-59 dal virologo australiano Frank Macfarlane Burnet, in base alla quale ogni struttura anticorpale è il prodotto di un clone di cellule immunocompetenti dell'organismo. La teoria di Burnet è il fondamento storico della *nuova immunologia*, basata sul tema del riconoscimento, da parte dell'organismo, di ciò che gli è «proprio» (*self*) oppure «non proprio» (*non-self*).

[18] J. Ruffié, J.Ch. Sournia, *Le epidemie nella storia*, traduzione di A. Foa, Editori Riuniti, Roma 1985, p. 96.

fa gran differenza. Non è perché i ricchi hanno più da mangiare che essi sono più refrattari e sembrano più resistenti all'infezione. Essi lo sono e lo sembrano perché vivono in condizioni d'igiene migliori. La peste attecchisce e divampa nelle città a partire dai quartieri sovrappopolati, che sono anche quelli più poveri e più sporchi, dove vive la «minuta gente», mietuta dal morbo e commiserata da Boccaccio, una classe biologicamente pericolosa.

Rispetto alle città, alle «terre murate», le campagne sono terre di privilegio. Eppure i contadini sono i primi a patire la fame. La loro condizione privilegiata è dovuta al fatto che l'insediamento sparso diventa, in tempi di crisi, isolamento economico e isolamento contumaciale spontaneo. Sotto questo profilo, i contadini poveri possono restare indenni dalla peste né più né meno dei cittadini ricchi: gli uni rimanendo isolati, gli altri fuggendo. Però la differenza c'è, sotto un altro profilo: i contadini poveri, costretti a uscire dall'isolamento per procurarsi il cibo, trovano la morte in città; i cittadini ricchi, liberi di fuggire dalla città con le loro scorte di cibo, evitano la morte nelle loro dimore di campagna. La livella non è uguale per tutti.

2. *Ideologia medica della peste*

Per la peste vige la legge del *tutto o nulla*: si muore, se non la si evita. Ma anche chi è favorito dalla fortuna può morire, di angoscia o di paura. Un anonimo cronista, testimone oculare della peste in Orvieto, annovera tra le cause di morte improvvisa anche «lo sbigottimento delle genti»[19]. A proposito di grandi epidemie, Émile Littré ha scritto nel 1836, anno di esplosione del colera in Europa: «L'azione si porta sull'intelligenza e genera epidemicamente le alterazioni mentali più singolari. Il Medioevo è stato rimarchevole per molte affezioni di questo tipo»[20].

L'impatto con la peste, quanto è biologicamente esiziale, tanto è psicologicamente traumatico. Fuga e aggressività, manifeste nel-

[19] *Discorso historico [...]*, frammentariamente riportato da É. Carpentier, *Une ville devant la peste. Orvieto et la peste noire de 1348*, Imprimerie nationale, Paris 1962, p. 113 nota.

[20] É. Littré, *Des grandes épidémies*, in «Revue des Deux-Mondes», 15 gennaio 1836, rist. in Id., *Médecine et médecins*, Didier, Paris 1875^3, p. 16.

l'abbandono degli appestati da parte dei familiari e nell'isterìa errabonda dei flagellanti (non, in Italia, nella caccia al lebbroso o all'ebreo come capro espiatorio), sono comportamenti istintivi, o inconsci, e anche reazioni esistenziali alla paura e all'angoscia di morte. Il trauma è violento. Nella sensibilità collettiva la buona morte, porta d'ingresso felice nella vera vita, si circonda di terrore e di orrore, si deritualizza nel macabro: «morte selvaggia, non più addomesticata dalle consuetudini del rito, del pianto, della preghiera»[21].

Un cronista senese, Agnolo di Tura detto il Grasso, dà una notizia che suona come un lamento: «E nessuna campana suonava e nessuno piangeva [...]. E la gente diceva e credeva: è la fine del mondo»[22]. Poi moriva e veniva sepolta senza tomba *ad personam*. La tomba, custode di un'identità personale da conservare fino alla resurrezione della carne, si spersonalizza nella fossa comune, donde uscirà una folla di corpi anonimi, nel giorno del giudizio.

Nell'immaginario, la morte cambia volto. Da messaggera di Dio – quasi una sorta di angelo – si trasforma in dea pagana trasvolante nell'aria, in essere profano, in essere cadaverico, in controfigura vivente del corpo dell'appestato. Essa viene vista e definita non più a partire dalla soprannatura, provvida nel male come nel bene, ma naturalisticamente e senza finalità, a partire dall'incarnazione della malattia che la precede.

La morte è la peste. La peste, come morte, è il massimo dei fattori «mutanti». Mutante è l'insulto biologico, che abbatte la speranza di vita alla nascita: vicina ai 30 anni nel 1300, cade a 20 anni intorno al 1400. Mutante è l'entità della morìa, che destruttura economia e società; ma mutante è anche l'apparente novità, imprevista, della malattia causale. Il senso comune è impreparato, incompetente, privo anch'esso d'istruzione, di schemi, sprovvisto di anticorpi logici.

Se la peste non è, propriamente, una malattia nuova, la sua eccezionale gravità la rende una malattia eccezionale. Cause astrali straordinarie si prolungano in straordinarie cause telluriche e ma-

[21] G. Calvi, *Storia di un anno di peste*, Bompiani, Milano 1984, p. 119.

[22] La frase del cronista senese, citata da F. Schevill, *Siena: The History of a Mediaeval Commune*, Chapman and Hall, London 1909, p. 211, è riportata da B.W. Tuchman, *Uno specchio lontano*, traduzione di G. Paroni, Mondadori, Milano 1979, p. 118.

rine, nel terremoto capace di sprigionare dalle viscere della terra fumi e vapori infernali e immondi, nel maremoto capace di sollevare ingenti masse d'acqua portando a morte e putrefazione grandi masse di pesci. Certo, la terra e il mare possono tremare per cause siderali o planetarie, ma anche per mano di Dio: papa Clemente VI cita espressamente l'ira divina che affligge di pestilenza i cristiani.

La peste è ben più eccezionale di un'eclissi, o di un'estate fredda che costringa a ritardare la vendemmia oltre il consueto, o di una primavera che non porti a maturazione il grano o lo faccia marcire sotto la pioggia. Ma astri e clima sono le sole presenze naturali, logiche, in grado di dare concretezza fisica e razionalità a uno schema: quello dell'aere corrotto, pensabile anche come corruttore, come agente causale possibile, probabile, certo (sia della peste che della carestia), un agente pestigeno per se stesso, senza che più vi aleggi alcuna dea trasvolatrice.

La ragione medica non è più articolata di così, né meglio orientata. Essa è come còlta da capogiro davanti al vuoto scientifico spalancato dall'interrogativo inquietante: che cos'è la peste? L'incubazione brevissima, il rapido propagarsi, l'acuzie del quadro clinico, la prognosi inesorabile fanno della peste una malattia rivoluzionaria, che irrompe nella rete dei concetti medici tradizionali, forzandola.

Nello schema fisiopatologico ippocratico-galenico tutte le malattie, dunque anche quelle epidemiche come le pestilenze, sono dovute a una alterata «crasi» degli umori. Questo squilibrio, o «discrasia», può estrinsecarsi anatomicamente, in forma generale o locale, oppure funzionalmente, colpendo questa o quella facoltà. Esso ha sempre le sue regole, attinenti alla quantità e qualità degli umori e ai loro vari condizionamenti, interni ed esterni; e ha sempre le sue preferenze costituzionali e temperamentali, la sua distribuzione geografica per aree elettive, la sua cadenza cronologica per periodi e giorni critici. Invece «la peste non ha regolarità né di tempo, né di luogo, né di costituzione»[23].

In un'epoca che precede di molto l'osservazione dell'infinitamente piccolo e le congetture sul «contagio vivo», virus e batteri

[23] P. Manuli, *Medicina e antropologia nella tradizione antica*, Loescher, Torino 1980, p. 29.

non possono trovar posto nello schema. Ma nemmeno possono trovarvi posto ratti e pulci, nonostante che la loro sia una presenza macroscopica. La loro presenza non è fuori della norma, non è patologica; è anzi fisiologica a un metabolismo cittadino in continuo svolgimento tra magazzini e cloache, tra granai e canali di scolo, tra approvvigionamento di cibo e smaltimento di rifiuti, i due poli – anabolico e catabolico – della città d'antico regime. Medici e non medici non prestano attenzione a questa fauna domestica, che non rappresenta un'anomalia da spiegare. Non si può pensare ad essa come a una possibile causa o concausa esplicativa.

Esplicativa appare invece l'aria satura di umidità che rende irrespirabili i giorni di primavera dell'anno 1348. Un anno che trascorre come se stesse sempre per piovere; un'aria che Guy de Chauliac, medico alla corte papale in Avignone, attribuisce, come i professori della Sorbona consultati da Filippo VI, a «una grande congiunzione dei tre corpi superiori, cioè Saturno, Giove e Marte, che si era verificata l'anno 1345, il 24° giorno del mese di marzo, nel 14° grado dell'Acquario»[24].

Più verosimilmente sono i venti a creare l'atmosfera «pluviosa» e nebbiosa, che sappiamo essere un elemento di pressione selettiva propizio alla riproduzione degli ectoparassiti pestigeni[25]. Le città italiane fanno il resto, con la loro popolazione densa, con la loro igiene precaria. Il metabolismo cittadino entra in crisi: crisi di sussistenza, per l'inurbamento dei contadini affamati, crisi d'inquinamento, per via dei liquami escrementizi stagnanti nelle strade, colanti nelle fogne a cielo aperto, esalanti mefitici vapori. Questi vapori, di provenienza umana e animale, cumulano la nocività da degrado biologico incontrollato alla presunta nocività climatologica dell'ambiente.

[24] *Cyrurgia Guidonis de Cauliaco [...]*, frammentariamente riportata da J. Agrimi, C. Crisciani, *Malato, medico e medicina nel Medioevo*, Loescher, Torino 1980, p. 297.

[25] La ritenzione-eiezione dei bacilli pestosi nel o dal proventricolo delle pulci è in funzione della temperatura e della umidità atmosferiche. La peste si instaura con clima caldo e poco umido o, viceversa, con clima freddo e ricco di umidità. A quest'ultimo proposito si ricorda che il XIV secolo fu particolarmente freddo e umido in tutto il mondo, come sarebbe dimostrato dall'avanzamento dei ghiacciai europei, dall'innalzamento del livello del mar Caspio e dalle variazioni di spessore degli anelli di crescita dei tronchi delle grandi conifere americane.

Vapori pestilenziali da «aere infesto», scrive nel suo *Consilium pro peste evitanda* il medico imolese Pietro Curialti da Tossignano, lettore a Padova, Bologna e Pavia nell'ultimo trentennio del Trecento. La dottrina «aerista» esprime il massimo tentativo della ragione medica di razionalizzare la mostruosità della peste, di riassorbire l'eccezionalità del *monstrum* in un paradigma insieme meteorologico, epidemiologico, «pneumologico». L'antica idea di un unico pneuma, circolante fuori e dentro il corpo, fa da supporto teorico a mille osservazioni dello stesso fatto: che basta parlare con un appestato per morire, poco dopo, di peste.

Il paradigma non soffre eccezioni, sul versante dell'epidemiologia, da parte del dato empirico del fiato umano che ammorba. Nel suo *Consiglio contro la pistolenza* il fiorentino Tommaso Del Garbo, che Filippo Villani definisce «famoso in medicina» – all'epoca della peste nera è professore a Bologna – rileva e prescrive «come l'uomo si dee guardare da conversazioni di troppa gente»[26]. Il soffio pestifero e mortale esce ed entra per le vie del respiro; ma è così penetrante da permeare anche i pori, dilatati dal calore del corpo, ed è così fulminante che sembra non passi attraverso la bocca o il naso, ma attraverso le pupille. Uno sguardo e si muore.

Il paradigma non soffre eccezioni, sul versante della meteorologia, da parte del dato empirico dell'aere mozzafiato. Soccorrono, sotto questo aspetto, le supreme *auctoritates*. Sta scritto in Ippocrate: «Allorché molti uomini son còlti da una sola malattia nello stesso tempo, occorre imputarne la causa a ciò che v'è di più comune e di cui tutti in primo luogo ci serviamo: e questo è ciò che respiriamo»[27]. Duemila anni dopo Ippocrate, la peste del Seicento sarà interpretata dai medici con ancor più stringente sillogismo: poiché la peste è la malattia più sparsa, la sua causa dev'essere anch'essa la più sparsa e poiché l'elemento più sparso è l'aria, questo è l'elemento causale della peste[28].

[26] T. Del Garbo, *Consiglio contro la pistolenza*, a cura di P. Ferrato, Commissione per i testi di lingua, Bologna 1968, p. 21, rist. anast. (I ed. Romagnoli, Bologna 1866). Il giudizio di Filippo Villani è ivi, p. 8.

[27] Ippocrate, *Opere*, Utet, Torino 1965², p. 445. Il passo è tratto dal trattato sulla *Natura dell'uomo*, attribuito a Polibo, scolarca di Cos dopo Ippocrate.

[28] Il sillogismo, formulato nel 1628 dal medico francese Nicolas Lamelin, è riportato da Biraben, *Les hommes et la peste en France*, cit., vol. II, p. 21.

In Galeno sta scritto che le malattie epidemiche sono malattie prima aeree e poi umane[29]. Non a lui direttamente, ma agli interpreti arabi del suo pensiero si richiama «il divino principe dei medici», Gentile da Foligno, detto «l'anima di Avicenna»[30], che insegna a Perugia e che, autore di un *Consilium de peste*, muore di peste nel 1348. Con coerente arabo-galenismo scrive che l'aria pestilenziale causa nei polmoni e nel cuore un *quid vitiosum*, una corruzione putrida del sangue che si comunica a tutto il corpo.

Muovono da qui la fisiopatologia e l'anatomia patologica della peste. La malattia ha, per i medici del Trecento, una sua *familiarità* e un suo nesso con la *costituzione* individuale: una familiarità legata alla coabitazione e al contagio intrafamiliare, ma che può essere scambiata per predisposizione ereditaria, e una predisposizione costituzionale che può essere addebitata al temperamento sanguigno, nel quale si realizzano l'unione e la massima concentrazione di caldo e di umido, le due qualità accreditate di pestifilìa. La dottrina dei quattro umori (vedi oltre) e la teoria della rilevanza biologica delle quattro stagioni convergono nella stessa indicazione:

in primavera [...] il sangue s'accresce; infatti il freddo s'attenua e sopravvengono le piogge, e al modo stesso il sangue si accresce per le giornate piovose e calde. Per natura infatti questa stagione dell'anno gli è la più affine, essendo umida e calda. Lo puoi riconoscere da questo: soprattutto in primavera e d'estate gli uomini sono colpiti da dissenteria, e gli fluisce sangue dal naso, e sono assai caldi e arrossati[31].

Ippocrate *dixit*. Epistassi, dissenteria, calore febbrile sono sintomi naturali di una morbosità stagionale che nella peste si sviluppa su larga scala e si massimizza in emoftoe, diarrea infrenabile, febbre acuta. *Febris acuta subito infestabat, cum sputo sanguinis, vel carbunculo, vel fistulis*. Il fatto che la *semplicità* di una malattia stagionale sia *complicata* da carbonchi e da bubboni fistolosi è spiegato eziologicamente con l'eccezionalità meteorologica e

[29] Cfr. A. Zitelli, R.J. Palmer, *Le teorie mediche sulla peste e il contesto veneziano*, nel volume collettaneo *Venezia e la Peste. 1348-1797*, Marsilio, Venezia 1980², p. 22.

[30] L'appellativo è in A. Castiglioni, *Il volto di Ippocrate*, Unitas, Milano 1925, p. 156.

[31] Ippocrate, *Opere*, cit., p. 442.

climatica della stagione ed è spiegato patogenicamente in base alla teoria galenica degli emuntori.

La corruzione putrida del sangue coinvolge tutto il corpo, ma con preferenza per una delle sue tre parti principali – capo (cervello), petto (cuore), ventre (fegato) – a seconda dei casi. Al capo dà «la dormia», cioè sonnolenza, obnubilamento del sensorio, perdita di coscienza; al petto dà tosse con sputi e sbocchi di sangue; al ventre dà diarrea e spurghi analoghi. L'umore corrotto si convoglia rispettivamente: dal capo alle ghiandole del collo, «dietro gli orecchi»; dal petto a quelle ascellari, «sotto le ditella»; dal ventre a quelle inguinali, «al nodo di anguinaia». E da tutte queste sedi, fistolizzandosi, sfiata all'esterno, ritornando all'ambiente d'origine: dall'universo del corpo al corpo dell'universo, in cosmica circolarità pestilenziale.

La rete concettuale ippocratico-galenica, rinforzata nei punti nodali del pensiero di Avicenna e di altri medici arabi, è la trama teorica dei discorsi sulla peste intrecciati dai medici italiani per oltre tre secoli. È in questo arco di tempo che la peste si installa permanentemente in Italia, riesplodendo in forma epidemica, o addirittura pandemica, molte volte: ben cinque nella seconda metà del Trecento, due negli anni Venti e Settanta del Quattrocento, due negli stessi anni del Cinquecento, ancora due nel Seicento, nel 1630-31 e nel 1656-57. Al di fuori di queste esplosioni, «persiste» in forma endemica, in focolai circoscritti.

Stimolata da questa presenza e dalle sue periodiche *poussées*, già nel Trecento si sviluppa e prolifera una letteratura *de peste*, che toccherà la sua punta massima nel Seicento. I *regimina sanitatis*, regolamenti che dettano norme di vita per chi intenda vivere a lungo e in buona salute – celeberrimo il *Regimen sanitatis salernitanum* – evolvono nei *regimina contra pestilentiam*, regolamenti sul come conservarsi sani in tempo di peste. L'evoluzione segna un passo in avanti: mentre i «regimi di sanità» – come tutti i commentari, antidotari e trattati delle febbri scritti fra Trecento e Quattrocento – «non sono in fondo che amplificazioni o riassunti, imitazioni o rimaneggiamenti dei testi arabi»[32], i «regimi contro la peste» sono opere dettate dall'esperienza, oltreché dal buon senso, e più spe-

[32] G. Mazzini, *La medicina in Italia nel secolo XIV. Vita e opera di maestro Pietro da Tossignano*, Leonardo, Roma 1926, p. 83.

cializzate. In comune coi *regimina* generali da cui traggono origine hanno il carattere divulgativo e quello di rappresentare un po' il compendio del sapere igienico-dietetico del tempo.

Il *Consiglio* di Tommaso Del Garbo è uno di questi taccuini di regole, più d'autodifesa che mediche, basate sul vivere quotidiano e sul senso comune. Esso si colloca cronologicamente alle soglie o all'inizio del secondo semisecolo del Trecento, il semisecolo della peste. Quasi alla fine si colloca invece il *Consilium* di Pietro da Tossignano, «che lo stesso autore dice di aver scritto nel 1398»[33].

Al secolo successivo appartengono, tra gli altri, i trattati del medico padovano Michele Savonarola, avo di fra' Girolamo, e del medico ascolano Saladino Ferro, databili ambedue intorno al 1448, quello del medico istriano Giovanni de Albertis, databile tra il 1452 e il 1470, e quello del filosofo Marsilio Ficino, scritto nel 1481[34]. Essi fanno parte di una copiosa trattatistica europea, cui gli scrittori italiani – da Giovanni della Penna a Giovanni Dondi dell'Orologio, da Nicolò de Burgo a Franceschino da Collignano, da Giovanni da Noto a Ugolino da Montecatini – portano un ricco contributo.

Il quadro nosografico è invariante. La sintomatologia è descritta con ricchezza di particolari, le forme cliniche polmonare e bubbonica sono ben individuate e distinte, la diagnostica è compiutamente strutturata su una precisa semeiotica dell'ispezione. Ma se la diagnosi afferra il suo oggetto, questo sfugge alla terapia. La terapia è ancora agganciata all'aforisma primario, di ascen-

[33] Ivi, p. 90.

[34] I trattati cui si fa riferimento sono: il *De preservatione a peste et eius cura*, di Michele Savonarola (cod. XV secolo), pubblicato in M. Savonarola, *I trattati in volgare della peste e dell'acqua ardente*, a cura di L. Belloni, Tip. Stucchi, Milano 1953; il *Trattato della peste et sua preservatione et cura*, di Saladino Ferro, trad. in volgare di Salustio Viscanti, in Andrea Gratiolo, *Discorso di peste [...]*, G. Polo, Vinegia 1576; il *De preservatione corporum a pestilentia et de causis pestilentiae et modis eius*, di Giovanni de Albertis (cod. XV secolo), pubblicato sotto il titolo *Il libro della pestilenza di Giovanni de Albertis da Capodistria*, a cura di A. Castiglioni, Cappelli, Bologna 1925; il *Consiglio contro la pestilentia*, di Marsilio Ficino, edito per la prima volta «in Firenze per gli heredi di Philippo de Giunta» (1523) e più volte ristampato. Le citazioni che seguono, fino alla fine del paragrafo, sono tratte, salvo diversa indicazione, dalle opere predette, nonché dal citato *Consiglio contro la pistolenza*, di Tommaso Del Garbo, e dal *Consiglio per la peste* di Pietro da Tossignano, pubblicato in J. de Ketham, *Fasciculo de medicina*, per Zuane et Gregorio di Gregorii, Venexia 1494.

denza galenica: *cito, longe fugeas et tarde redeas* (fuggi presto, va' lontano, torna più tardi che puoi).

Il primato della fuga è il primato della prevenzione sulla cura. Già in Tommaso Del Garbo il precetto galenico si moltiplica in una precettistica profilattica – vero ricettario igienico-dietetico per benestanti – che raccomanda la calefazione dei locali con «fuoco di buone legne», il loro arieggiamento per «che 'l sole possa entrare per le finestre in casa», le abluzioni personali «coll'aceto e coll'acqua rosata», la selezione per la tavola di «buoni vini» e di buoni cibi, «siccome sono buon pane e buone carni di vitella, di castroni e d'agnelli grassi, e nel tempo del freddo caponi, polli, cavretti, cavriuoli, lepri, pernici, fagiani e uccelli piccioli di sustanzia umida, e piedi di vitello, di castroni, e di cavretti ben cotti, e messi nell'aceto». «Dopo il cibo si vuole riposare e prendere sollazzi», con «allegrezza della mente». Ma è opportuno astenersi dal coito, fomite di troppi umori, ottemperando al comandamento plebeo – *vox populi* – di tenere «il becco in molle e 'l pinco asciutto»[35].

Il primato della fuga, o della profilassi, è dunque il primato dell'igiene individuale, della buona dieta, della *mens sana*, della continenza, compendiato da Michele Savonarola nella formula «cinque sono le cosse che per f cominzono che nel tempo della peste fuzir si debbono: *fames*, *fatica*, *fructus*, *femina*, *flatus*».

Anche la terapia, per elevarla dal suo ruolo subalterno a pari dignità della profilassi, è formulata in cinque prescrizioni «le quali pur per f incomenciano, inzioè: *flebotomia*, *focus*, *fricatio*, *fuga*, *fluxus*, per fluxo intendendo debita evacuatione». A parte la ribadita prescrizione del fuggire, che è rimedio preventivo e non curativo, e a parte le «fregagioni delle parti estreme» (con aceto o acqua di rose, ma anche con vernaccia o malvasìa), i rimedi curativi veri e propri mirano, nel più ortodosso galenismo, a depurare il corpo dagli umori corrotti e a eliminare le superfluità. Distinti in generali e locali – da un lato purghe e salassi, dall'altro cauteri «actuali» (ferro infuocato) e «potenziali» (vetriolo, calce viva) –, sono tutti demandati alla manovalanza degli empirici, dei pratici, abilitati o avvezzi a incidere vene e bubboni e ad applicare impacchi e impiastri. Per i medici che visitano alla svelta e a distan-

[35] Così recita il sirventese trecentesco riportato da Castiglioni, *Il volto di Ippocrate*, cit., p. 156.

za – *cito, longe*: alla diagnosi ispettiva basta uno sguardo, fuggevole e da lontano – il corpo del malato di peste è un campo sperimentale dove spetta ad altri l'applicazione pratica di teorie consolidate e ritenute inconfutabili.

La xilografia che nel *Fascicolo de medicina* (Venezia 1494) illustra il *Consiglio* di Pietro da Tossignano mostra che la distanza tra medico e paziente è assicurata dal soppalco su cui questi, perché il suo respiro non ammorbi l'aria, è posto a giacere. Il contatto tra i due, ripristinato dalle dita del medico che toccano il polso del malato, sembra più appartenere a un immaginario rassicurante che indicare la continuità di un rapporto che la peste ha interrotto.

Il medico si tiene a ragionevole distanza e fiuta insistentemente il *pomum ambrae*, spugna o pallottola di garza imbevuta di una miscela di odori la cui formula è data nel testo, là dove si parla di rettificazione dell'aere. Due fiaccole accese recate dai domestici e il gatto di casa sono accanto al medico. Compresenze casuali o figurazioni inconsce? Ancora non si sa né di pulci, che i fuochi insetticidi tengono lontano, né di ratti, che il gatto topicida atterrisce.

Quanto alla farmacopea, tra i rimedi specifici più raccomandati sono le sostanze – minerali, vegetali, animali – che oppongono alle «qualità» pestilenziali qualità di segno opposto. *Contraria contrariis curantur*: la terra, le pietre, secche e fredde, si oppongono all'umido e al caldo. Bolo armeno (ematite e argilla) e terra sigillata o terra «lemnia» (così detta perché scavata con un particolare cerimoniale nell'isola di Lemno) sono medicamenti antipestosi come, tra le erbe, l'ersicaria, che ha la proprietà di essiccare gli umori e di raffreddare le febbri. Tra le sostanze di derivazione animale pregiato è l'unguento di scorpione, da spalmare sui bubboni. Ma presidio sovrano è la triaca maggiore, grande panacea, composta da oltre cinquanta ingredienti tra cui fondamentale è il tritato di vipera. Al veleno della peste si oppone il contravveleno della vipera, con quel tanto di esoterico e di magico che fa della triaca, a piacimento, un farmaco inutile, o un tossico, o un placebo.

Poiché la pelle dell'appestato è pallida, livida, si cerca di rinvigorirne il colore con lo zafferano, che trova frequentemente posto tra gli ingredienti dei farmaci antipestosi. Utile, antitossico e consolatorio è considerato dai medici il corno di cervo: di questo animale, del quale si favoleggia la longevità in mitici luoghi segreti e remoti, il corno somministrato in polvere o come limatura può tenere in vita gli appestati. Preziosi, anche come rimedi, sono considerati lo zaffiro e lo smeraldo: pietre con specifica facoltà di purificazione, moderatrici del calore interno e del sudore, depuratrici del corpo dalla corruzione e dell'anima dal peccato; gemme che «appese al collo in maniera che tocchino l'estrema regione del cuore», dirà Ludovico Antonio Muratori ancora nel 1721, «atterriscono talmente la peste che non osa accostarsi»[36].

Tutte queste cure sono riservate a quanti possono permettersele. Nel ricettario terapeutico per non abbienti la triaca è sostituita dai semi di limone o da «orliccio di pane bene arrostito intinto in buono aceto con un poco di ruta, e qualche volta un poco di cipolla». Salassi, clisteri, cauteri sono interventi costosi. I poveri, per loro fortuna, se ne scampano. Questi interventi debilitano i forti, stroncano i deboli. Nella mortalità per peste, le terapie costose sono un elemento di pressione differenziale forse minimo, ma comunque a tutto svantaggio di chi ne fruisce.

Accanto alla sostanziale inutilità o nocività della prassi, la trattatistica riflette una sterile elaborazione e rielaborazione della teoria: dallo *zero* teorico di Tommaso Del Garbo, le cui tesi sono totalmente pratiche, ma che è detto «filosofo grandissimo»[37], si arriva fino alla elaborata concettualizzazione della peste da parte di Marsilio Ficino.

Pietro da Tossignano affronta problemi di definizione – la problematica che sarà del manzoniano don Ferrante – e problemi di causalità. In undici «dubitazioni» di carattere teorico-sperimentale affronta numerosi perché: perché la peste provenga da corruzione di aere, perché si abbia più spesso in estate, perché segua il più delle volte una guerra, perché gli appestati non muoiano tutti, perché gli uccelli fuggano i luoghi della pestilenza. Saladino Ferro, che riprende le «dubitazioni» di Curialti, dice di non dare ad esse risposta per «lasciare qualche occasione di filosofare e speculare ai belli ingegni». Michele Savonarola, che insegna medicina pratica a Ferrara, afferma che il proprio trattato è scritto «non per stare su

[36] Il passo muratoriano, tratto dall'opera *Del governo della peste*, Rizzardi, Brescia 1721, è riportato da A. Galizzi, *Il bacillo di Hong Kong*, in «Kos», II, 18, 1985, p. 20.

[37] L'appellativo, dato da Filippo Villani, è in Del Garbo, *Consiglio contro la pistolenza*, cit., p. 8.

la speculatione». Però tutti si richiamano più volte a Ippocrate, Aristotele, Galeno, Avicenna, Avenzoar e alle loro teorie.

In sovrappiù Ferro non esita a cimentarsi in una *causarum quaestio* dove distingue le cause particolari «di questo particolare effetto chiamato la peste» dalle «cause mezzane» come l'aria, dalle «cause celesti» come gli astri, dalla «causa universalissima» come Dio. Anche i medici, in mancanza di una causa terrena sicuramente incriminabile, risalgono al castigo del Cielo. Forse nelle loro coscienze si agita un segreto complesso di colpa, per il non saper capire, per il non saper che cosa fare.

Ai grandi maestri della scienza medica, soprattutto a Galeno, si richiama più che mai Giovanni de Albertis, che abbonda in citazioni testuali e in elaborazioni teoriche. Ossequio alle autorità ed erudizione sono indici di una mentalità medica interprete anch'essa dell'impegno umanistico di risalire direttamente alle fonti del sapere. Scoprire la peste dal suo inviluppo d'ignoto significa riscoprirla attraverso la rilettura dei classici.

È un umanista filosofo a concludere emblematicamente questa linea di tendenza. Marsilio Ficino concepisce la peste come «vapore velenoso concreato nell'aria inimico dello spirito vitale, inimico dico non per qualità elementare, ma per propria qualità specifica, un vapore che diventa veleno quando per causa sua si putrefano e ribollono gli umori». L'asserita specificità della peste va oltre la genericità, fin allora sostenuta, della corruzione ubiquitaria, pertinente a ogni cosa corruttibile; ed è legata non più alle qualità elementari dell'aria – calidità, frigidità, siccità, umidità – ma all'affinità sua propria con l'organismo, per il commisurarsi della «proportione» del veleno con la «proportione» dello spirito vitale. Non un'ipotesi propriamente euristica e produttiva, ma almeno una concezione diversa, per tempi nuovi.

Invarianza nosografica o quasi, impotenza della prassi, improduttività della teoria: sono questi i connotati di una medicina sorretta da una ideologia di lunga durata, modellata per metà sul senso comune, da cui trae molti spunti, e per metà sulla scienza tradizionale, di cui riconosce il prestigio e di cui cerca d'imitare lo stile. Dalla casistica clinica – una casistica di morti – non emergono problemi salvo quello, macroscopico ma paradossalmente inavvertito, di una medicina che fallisce il proprio scopo istituzionale: totalmente, per quanto attiene al guarire, o in parte, per quanto attiene al prevenire.

I medici non ne sono frustrati, o non lo dànno a vedere. In fin dei conti *la peste è la morte*, ineluttabile: un grande alibi per i propri insuccessi, una grande notte in cui tutto è nero. In essa le insufficienze scompaiono, le anomalie non si vedono, né pongono problemi di trasformazione. Il modello di medicina, di una medicina che non può e non produce, non cambia. Sulla scena della peste il blocco ideologico della medicina è totale.

3. *La nascita del sistema sanitario*

Nel paesaggio italiano accidentato dalla peste crescono gli alberi del sapere medico, piantati nelle università, fruttiferi di un sapere nuovo, o creduto tale, alimentato dall'influsso di conoscenze mediche greche, portate e mediate dagli studiosi arabi di Sicilia e di Spagna. Questo sapere si sviluppa non più e non soltanto a Salerno, «città d'Ippocrate», sede dall'anno Mille della celeberrima *Schola*, primo centro consistente di medicina laica nel Medioevo, ma ora, dopo la metà del Trecento, abdicante al titolo di capitale medica d'Europa. Si sviluppa più a nord, in una nuova capitale, la *docta Bononia*[38].

Nello *Studium generale* di Bologna – prototipo delle università che nascono in Italia tra il 1220 e il 1370 – esistono dapprincipio due sole facoltà: *juris et artium*. Centro di rinascita del diritto romano, Bologna è anche la culla della nuova medicina che, tra le arti, è la disciplina più importante. Propedeutiche ad essa sono la logica e la filosofia della natura, insegnate sulla base del pensiero di Aristotele e dei suoi «commentatori», a cominciare da Averroè[39].

Il metodo di acquisizione-ricerca e di trasmissione del sapere medico ha le sue tappe procedurali nella *lectio* o «commento» al *Canone* di Avicenna, vera enciclopedia sistematica dell'intera medicina, nell'isolamento di particolari *sententiae*, nella proposizione e soluzione di *dubia generalia*, nell'approdo ai momenti euri-

[38] Cfr. C.H. Haskins, *La rinascita del XII secolo*, traduzione di P. Marziale Bartole, Il Mulino, Bologna 1975, pp. 323-24.

[39] Cfr. P.O. Kristeller, *La tradizione classica nel pensiero del Rinascimento*, traduzione di F. Onofri, La Nuova Italia, Firenze 1965, pp. 42-43.

stici della *quaestio* e della *disputatio*. Per una scienza di lunga durata come quella medioevale, coltivata nel segno dell'*auctoritas* in un mondo di pergamene, intesa come accumulazione di conoscenze tratte da testi autorevoli, il Trecento è il secolo in cui essa, da conclusa e perfetta, si apre e si problematizza, nel segno di una *ratio* analiticamente operante.

L'itinerario di procedure del sapere è anche il tramite di collegamento logico-didattico tra la *doctrina* impartita dal *doctor*, dal docente, e la *disciplina* appresa dal *discipulus*, dal discente. Dottrina e disciplina sono i due aspetti speculari di un unico procedimento: il *motus de cognitis ad incognita*, attraverso il quale dal *docere* e dal *discere* emerge lo *scire*. La *scientia* è conoscenza rigorosa che procede, appunto, per *auctoritates* e *rationes*.

Entro questo apparato dottrinale trovano posto anche prontuari pratici e trattatelli divulgativi, come i già citati «regimi», frutto di competenze che afferiscono non alla scienza, ma all'*ars*. Anche l'arte, complesso di comportamenti che nascono dall'esperienza diretta del medico, viene così inserita nella dottrina trasmissibile *ex cathedra*, nonché vagliata, problematizzata, sofisticata, arricchita – o impoverita – tramite la *inspectio*, *revelatio*, *exquisitio*, *autenticatio* dei testi arabo-galenici consegnati alla *traditio*. Essa viene in tal modo uniformata alla scienza. Nei modi contemplati dalla logica formale propria del discorso aristotelico, la medicina operativa, *pratica*, è unificata alla medicina speculativa, *teorica*. Quel che resta fuori della sintesi, afferendo a un'arte che non è «liberale» ma meccanica, è convogliato nella *operatio*, oggetto non di didattica logico-verbale, ma di ammaestramento pratico-manuale. Il «fare con le mani», la chirurgia, che si insegna e si apprende per imitazione, afferisce quindi non alla dottrina, ma all'*usus*[40].

Legittimata a scienza, cioè fondata sulla speculazione e sul metodo dialettico-disputatorio come la scienza del diritto, raccordata a questa da analogie teorico-procedurali e didattiche, la medicina ha validi motivi per pretendere parità di grado rispetto alla giurisprudenza e per rivendicare una autonomia tra le arti. La sua rivalu-

[40] Cfr. J. Agrimi, C. Crisciani, *Doctor et expertus: la formazione del medico tra Due e Trecento*, in «Quaderni della Fondazione Giangiacomo Feltrinelli», 23, 1983, pp. 149-71. Chi scrive è debitore a Jole Agrimi e a Chiara Crisciani di numerosi spunti e suggerimenti relativi al sapere medico nel tardo Medioevo.

tazione passa attraverso questa trasformazione strutturale interna, che la accredita di una propria dottrina, di una propria tradizione.

Ma il suo nuovo statuto non è solo il risultato di questa trasformazione interna; esso è anche la conseguenza di rinnovate condizioni culturali, di nuove filosofie. Uomo e natura, liberandosi da interventi divini, da origini e fini soprannaturali, diventano gli oggetti di filosofie umanistiche e naturalistiche progressivamente erosive dell'area teologica medioevale. Diventano gli oggetti di un'indagine medica a sé, per la quale il corpo umano è un insieme ordinato di fenomeni naturali direttamente osservabili, di cui la ragione può ricavare le leggi.

Scientificamente fondata, autonoma, inserita in modo organico nel contesto filosofico-culturale del tempo, la medicina è dunque, nel Trecento, dotata di una propria, nuova identità. Nel 1290, a Bologna, la facoltà medica si ristruttura, costituendo un modello, un esempio da imitare. Lo imita, un secolo dopo, l'Università di Padova, filiazione diretta di quella bolognese, trasformando l'insegnamento della medicina, attivato dalla metà del Duecento, in autonoma *universitas artistarum medicinae physicae et naturae* con pari diritti e privilegi rispetto alla *universitas juristarum*.

Artefice della ristrutturazione bolognese è stato Taddeo degli Alderotti, docente di medicina teorica e pratica dal 1265, maestro dell'ibridazione metodologica tra *observatio* e *disputatio*. In lui i pratici *consilia*, desunti dall'osservazione dei casi clinici, sono rimasti in equilibrio con l'apparato dottrinale fondato sul commento e sull'interpretazione dei testi. Analoga operazione, agli inizi del Trecento, ha compiuto a Padova Pietro d'Abano, *conciliator controversiarum quae inter philosophos et medicos versantur*. Egli ha dato soluzioni formali ai problemi emergenti dalla complessa realtà medico-naturale; ma, nella sostanza, ha saputo ibridare dialettica e sillogistica con l'«arte medica», la quale – ha detto – «non deve considerare che quelle cose che si possono vedere o sentire»[41].

[41] Le parole di Pietro d'Abano sono riportate in A. Castiglioni, *Le origini della Scuola medica padovana*, in «Rivista Ciba», III, 19, 1949. Il *Conciliator* è, tra le opere del maestro padovano, quella più famosa e che ebbe maggior diffusione. A Pietro d'Abano – sul quale vedi F. Alessio, *Filosofia e scienza: Pietro da Abano*, in *Storia della cultura veneta*, vol. II, *Il Trecento*, Neri Pozza, Vicenza 1976 – è stata dedicata parte del Convegno internazionale di studi *Primo umanesimo e filosofia a Padova* (26-29 settembre 1985). Sull'Università di Padova

Entrambi hanno avuto ben presente la peculiare struttura bipolare della medicina, che è insieme scienza e arte, teoria e prassi. In essi – e in Arnaldo da Villanova, autore della massima opera di sintesi e di amalgama tra le diverse componenti del sapere medico medioevale – è stata sempre viva la preoccupazione, sul piano epistemologico, di raccordare tra loro *ratio* ed *experientia*, onde non ridurre la medicina a dottrina astratta, nell'un caso, o a congerie caotica di dati, nell'altro; ed è stato sempre vivo l'intendimento, sul piano istituzionale, di combattere sia l'eccessivo teorizzare, che enfatizza la posizione elitaria ma vanifica la ragion d'essere del medico, sia l'eccessivo praticismo, che snatura la professione relegandola tra i mestieri meccanici e vili.

L'impresa avviata da questi maestri ha, nell'arco del Trecento, un duplice esito: positivo, sul piano istituzionale, caratterizzato dall'emancipazione e dalla salita di rango della medicina accademica; meno positivo, sul piano dei contenuti, caratterizzato da un crescente dottrinarismo, che passa e ripassa attraverso la rielaborazione dei testi arabo-galenici e che distacca via via la medicina professata dall'arte del concreto, da una prassi ancorata alla «maestria» di osservare e di fare. Chi insegna medicina è sempre meno *magister*, «maestro» come chi guida nelle botteghe gli artigiani e gli artisti, ed è sempre più *doctor*, come il giurista, *doctor utriusque juris*.

Modellata sempre più sulla scienza giuridica, altolocata nella scala sociale, e sempre meno sulla *techne* ippocratica, la nuova medicina scientifica va perdendo contatto con l'oggetto specifico del proprio sapere nel momento stesso in cui, paradossalmente, questo contatto sembra potenziarsi. Nel 1315, a Bologna, Raimondo de' Liuzzi, detto Mondino, ha fatto portare nell'aula di lezione due cadaveri umani – di due donne, che, come pensano alcuni, sono prive di anima – posando quella che i posteri diranno «la pietra di fondo della rinascita anatomica»[42].

cfr. P.-G. Ottosson, *Scholastic Medicine and Philosophy*, Bibliopolis, Naples 1984. Su Taddeo degli Alderotti cfr. N.G. Siraisi, *Taddeo Alderotti and His Pupils: Two Generations of Italian Medical Learning*, Princeton University Press, Princeton (NJ) 1981; Ead., *Pietro d'Abano and Taddeo Alderotti: Two Models of Medical Culture*, relazione presentata al convegno internazionale sopra citato.

[42] L'espressione è fatta risalire a Vittorio Putti, cultore della storia dell'insegnamento anatomico e chirurgico nello Studio bolognese. Essa è ripresa da gran parte della storiografia medica italiana.

Quarant'anni prima, sempre a Bologna, il piacentino Guglielmo da Saliceto, il chirurgo che ha riabilitato il bisturi nei confronti del cauterio, aveva compilato una *Cyrurgia*, poi detta «Guilelmia», in cinque libri, il quarto dei quali dedicato all'anatomia. Guglielmo era coevo del conterraneo Teodorico de' Borgognoni, parmigiano, autore nel 1267 di un'opera analoga, nella quale le affezioni chirurgiche non erano più esposte «da capo a' piedi» come in uso fin allora, ma suddivise in base alla loro tipologia. E ambedue, Guglielmo e Teodorico, erano debitori nei confronti di Ruggero Frugardi o da Frugardo (Frügard), chirurgo militante al seguito degli armati di Federico Barbarossa (e poi detto da Parma in quanto stabilitosi nella città emiliana), il quale nel 1180 aveva licenziato un trattato noto come *Cyrurgia Magistri Rogerii* e detto poi «Rogerina», che pochi anni dopo era stato arricchito e aggiornato da Rolando Capelluti (o Capezzuti), parmigiano di nascita, nell'opera detta «Rolandina». Nel volgere di poco più d'un secolo – il XIII – la chirurgia anatomica aveva acquistato autorevolezza e dignità per opera della Scuola di Parma e dello Studio di Bologna (senza dimenticare l'apporto di Lanfranco da Milano, autore nel 1296 di una *Chirurgia magna* molto studiata a Parigi, dov'egli era approdato dopo essere stato bandito dal ducato visconteo).

Nella culla bolognese degli studi anatomici, l'*Anathomia* – tale il titolo dell'opera redatta da Mondino, e poi stampata a Pavia nel 1478 – si è autopromossa da pratica settoria di maiali – l'*anathomia porci* dei medici salernitani – a pratica settoria del corpo umano, esercitata sul cadavere non più appeso verticalmente, ma disteso in posizione orizzontale, ed eseguita da mani che non sono più quelle del norcino sanaporci, ma quelle del chirurgo guidate dal medico: due figure che solo eccezionalmente, come nel caso di Mondino, si identificano in una.

La lezione di anatomia si ripete ogni anno nei giorni di quaresima – tra l'altro il freddo dell'inverno consente di conservare e meglio sezionare i cadaveri – con un apparato cerimoniale che comprende il rito funebre e che contempla il concorso, oltreché dei medici e dei chirurghi, degli altri competenti istituzionali del cadavere, preti e giudici. I cadaveri da sottoporre ad «aperture» – del ventre, del torace, del cranio, in tre giorni distinti – sono infatti generalmente quelli dei «sospesi o decollati per giustizia» o quelli dei morti per sospetto avvelenamento, gli uni e gli altri forniti dall'autorità civile con il benestare dell'autorità ecclesiastica. Su questi cadaveri si sperimenta e si perfeziona la tecnica settoria più che non si intraprenda uno studio sistematico della morfologia del corpo umano; né i cadaveri sono quelli dei morti in ospedale, sui quali ricercare le cause della malattia mortale.

L'anatomia resta una pratica, un terreno di non facile incontro tra la tecnica del chirurgo e la scienza del medico. Quest'ultima è una scienza anatomica essenzialmente «letteraria», al cui esercizio e accrescimento giovano più le informazioni contenute nella letteratura medica che l'osservazione diretta e la dimostrazione delle «parti». L'anatomia è nuova solo in quanto si pratica sull'uomo e non più sulle scimmie, come ai tempi di Galeno, e in quanto è finalmente riconosciuta come lecita, dopo che proibizioni di natura religiosa l'hanno preclusa ai medici arabi e il divieto di far bollire i cadaveri per ricavarne gli scheletri ha ritardato l'approccio dei medici cristiani (ancora nel 1300 – primo «anno santo» della storia – una bolla di papa Bonifacio VIII ha ribadito il divieto di ogni pratica «profanatrice»). Nata o rinata – o uscita dalla clandestinità dopo secoli – l'anatomia mondiniana è stata dunque un primissimo avvio, ma anche, in parte, una falsa partenza.

Separazione di livelli concettuali, distinzione di ruoli operativi: il medico è il «fisico-filosofo», un intellettuale, un uomo di lettere e di letture, preparato da un biennio di studi sugli *Analitici secondi* e sulle opere naturalistiche di Aristotele, formato da un triennio di studi sugli *Aforismi* di Ippocrate, sull'*Ars parva* di Galeno, sul *Canone* di Avicenna, e infine laureato in «filosofia e medicina». Egli è il depositario della scienza codificata, che lascia la tecnica al lavoratore manuale, al chirurgo, a chi maneggia con perizia e destrezza lancette, coltelli e cauteri. Per conferire la laurea taluni Collegi medici universitari richiedono addirittura l'impegno giurato di non mai operare *cum ferro et igne*.

La storiografia della medicina, in sorprendente sintonia con la satira trecentesca, indulge su questa «figura del medico del '300, di null'altro pensoso che della sontuosità delle vesti e dell'esame dell'orina, o della ricerca del giorno e dell'ora adatti per il salasso», del medico che, al capezzale dell'appestato, «portava strane vesti che tutto lo ricoprivano, con lunghi guanti» ed era solito annusare «una spugna imbevuta di aceto nel quale era stata sciolta della polvere di garofano o di cannella»[43].

Lo stereotipo di maniera ha elementi di prova nei vezzi di un medico che si compiace di certificare il proprio *status* sociale indossando una «veste alla foggia di Lombardia: con toga lunga fino a terra, d'ordinario nera, con maniche aperte e lunghe, forse di damasco o di velluto; la cintura con fibbie d'argento, le calze di seta con pianelle di velluto o panno nero e un berretto in capo»[44].

Questo medico, che talora veste invece di rosso e cavalca una mula bianca, non sfugge ai sarcasmi di Boccaccio e di Sacchetti, che apertamente irridono le sue debolezze e deficienze. Non sfugge alla violenza polemica di Petrarca, il quale dallo scetticismo verso la medicina arriva al vituperio verso chi la esercita. All'amico Dondi dell'Orologio, docente di medicina a Padova, commentando la morte per peste di Tommaso Del Garbo, scrive «o non valere nulla la medicina contro le malattie o non avere egli fatto alcun conto di quella medicina che professava»; e all'amico Boccaccio scrive che «non v'è strada più corta a risanare che tenersi lontano dal medico». La iatrofobia di Petrarca tocca il colmo nell'epistola a Clemente VI del 13 marzo 1352, dove scrive che «solo al medico è conceduto di dar morte agli uomini impunemente», e nelle *Invectivae contra medicum*, dove esclama «Mecanico! Io ripeto volentieri questo nome mecanico peroché di niun'altra villania più t'adiri» e dove designa «colore di medico» il giallore riverberato sul volto di questi dall'urina che egli scruta e dall'oro al quale pensa[45].

Lo stereotipo storiografico e le invettive dell'«usignolo di Valchiusa» fanno torto alla grande maggioranza dei medici, al medico *doctus et expertus* che esercita la professione a metà del Trecento. È un medico che ascolta e guarda il malato, che tocca il suo polso e la sua fronte, che ispeziona i suoi escreti e il suo sangue, che argomenta *de pulsibus et de urinis*. L'ispezione, lo sguardo, è insieme visita e analisi, approccio clinico ed esame di laboratorio. Il medico esamina il colore, il grado d'*inspissatio*, la schiuma del sangue, sa-

[43] A. Castiglioni, *Storia della medicina*, vol. I, Mondadori, Milano 1948², pp. 286 e 309.

[44] Mazzini, *La medicina in Italia nel secolo XIV*, cit., p. 47.

[45] I passi della prosa petrarchesca sono riportati da L. Felci, *Francesco Petrarca, Erasmo da Rotterdam e la medicina*, Ateneo di scienze, lettere ed arti, Bergamo 1975, pp. 10-11, 22, 28, 32.

lassato dal flebotomo con tecnica «derivativa» dal lato della parte affetta, onde ridurre la pletora nel focolaio morboso, oppure con tecnica «revulsiva» dal lato opposto, onde deviare dal focolaio morboso gli umori corrotti. La mappa corporea della flebotomia è complessa: così «la vena del polso tagliata nella passione cardiaca è assai utile», mentre «la vena sotto la verga vale contro la idropisia e ogni altra infiazion di corpo»[46]. I presupposti fisiopatologici del galenismo diventano nell'argomentare del medico i preconcetti che gli consentono di veder emergere smescolati, per effetto del processo di coagulazione e retrazione del coagulo, i quattro umori fondamentali, fluidi o rappresi, da valutare secondo quantità e qualità.

Con la «uroscopia», minuziosa metodica retta da canoni ben precisi – come le *Regulae urinarum* di Mauro Salernitano –, il medico vede smescolarsi per gravità nella «matula» – vaso di vetro a collo largo contenuto in un apposito cestino – le quattro «sezioni» di urina – «circolo», «superficie», «sostanza», «fondo» – cui ritiene corrispondente l'intero corpo umano, visto dall'alto in basso: cervello e *membra animata*, cuore-polmoni e *membra spiritualia*, fegato e *membra nutritionis*, reni e organi «inferiori». Per influenza del pensiero medico arabo, l'osservazione uroscopica trascende la semeiotica diagnostica e diventa «uromanzia», strumento di prognosi.

L'accostamento al malato è dunque fisico e storico: fisico, tramite lo sguardo e il tocco, storico, tramite l'anamnesi e la prognosi. Presente, passato, futuro: i tre tempi della vita dell'uomo, condensati nel momento cruciale della sua malattia, si offrono all'investigazione del medico, che vi intravede origini e destini, predeterminazioni e finalità.

L'uomo è visto ammalarsi quando uno dei quattro umori corporei – sangue, flegma o pituita, bile gialla o còlera, atrabile o melancolia – è sovrabbondante o scarso, oppure separato, smescolato dalla buona miscela o «eucrasia», che è la base fisiologica dello stato di salute. Per ricuperare quest'ultima, ove non bastino le forze della natura, il medico aiuta il malato a ritrovare il perduto equilibrio umorale oppure a espellere – attraverso il sudore, il muco, l'urina, il vomito, la diarrea – l'umore corrotto, in una crisi sa-

[46] Vedi Ketham, *Fasciculo de medicina*, cit., p. 16, didascalia della tav. V, riportata in L. Firpo (a cura di), *Medicina medievale*, Utet, Torino 1972, p. 148.

lutare. Se la crisi non avviene, se i medicamenti per favorirla non sono quelli giusti, la malattia si cronicizza, diventa incurabile. Se poi la cattiva miscela o «discrasia» è tale che né la natura né il medico riescono a risolverla, il malato muore.

Il sistema fisiologico tetraumorale corrisponde perfettamente alla cosmologia dei quattro elementi, alla meteorologia delle quattro stagioni, alla fisica delle quattro qualità, all'anatomia dei quattro maggiori visceri: cuore, cervello, fegato, milza. Ma soprattutto si integra bene con la dottrina filosofica, di derivazione platonico-aristotelica, delle tre funzioni o facoltà e dei tre spiriti: *naturale*, formato nel fegato per sanguificazione del cibo e condotto dalle vene a nutrire le membra; *vitale*, formato nel cuore per calefazione del sangue e veicolato dalle arterie a dar moto alle membra medesime; *animale*, formato nel cervello per raffinazione spiritosa ulteriore e somministrato dai nervi in tutto il corpo.

Fegato, cuore, cervello sono gli organi che governano le tre cavità organiche interne, la cui patologia, fatta di mali inaccessibili alla vista, è oggetto della *medicina interna*, che diagnostica i mali avvalendosi di uno sguardo che vede le cause morbose al di là dei segni esterni visibili. Essa è altra cosa dalla *medicina esterna*, che guarda non la profondità del corpo, ma la sua superficie, e che si serve di un metodo non raziocinante *per causas*, ma empirico e affidato agli «empirici».

Attorno ai professionisti della scienza, ma anche indipendentemente da essi e per questo accusati spesso di competenza usurpata, lavorano infatti gli empirici, cioè gli esercenti dell'arte a livello di chirurghi, e più giù, di barbieri e di flebotomi, quegli stessi che abbiamo visto cauterizzare e salassare i malati di peste. Tale è l'articolazione interna del sistema medico, paramedico, inframedico di controllo della peste e, più in generale o meno in grande, di ogni pestilenza, epidemia, malattia: un sistema in larga parte fallimentare.

Un altro sistema di controllo della salute muove i suoi primi passi nel semisecolo che segue alla peste nera. Torniamo all'anno di questa, al Quarantotto. A Venezia, in marzo, vengono nominati tre funzionari, incaricati di operare *pro conservatione sanitatis*. Anche a Firenze, in aprile, sono nominati «uficiali sopra ciò ordinati»[47]. Ai funzionari fiorentini viene assegnato il compito di sorvegliare i

[47] Boccaccio, *Il Decameron*, cit., p. 12.

mercati, di accertare la provenienza di merci e mercanti, di impedire la rivendita di indumenti e suppellettili appartenuti a individui morti di peste.

Con sincronismo rispetto all'evoluzione dei *regimina*, anche gli statuti sanitari si trasformano. In tempi normali o paranormali – di quella paranormalità medioevale fatta di crisi frumentarie ricorrenti e di penuria endemica – si occupavano prevalentemente di quantità e qualità delle derrate alimentari necessarie al vettovagliamento cittadino. Ora evolvono in *ordinamenta sanitatis tempore mortalitatis*, come a Pistoia, e si occupano anche d'altro, oltreché di problemi annonari.

A Pistoia viene posto sotto controllo il mercato della lana, nel timore che tra le maglie delle stoffe possa essere trattenuto alcunché di «appiccicaticcio» che sia in grado di diffondere la malattia; viene istituito, in giugno, il primo corpo speciale di quelli che saranno poi, dappertutto, i «beccamorti» o «monatti». Si vietano assembramenti e cortei funebri; ma funzioni religiose e processioni propiziatorie sono una terapia extramedica molto richiesta, che si oppone alla profilassi dell'isolamento. A Orvieto, in agosto, si colpisce lo sciacallaggio nelle case abbandonate. La paura del male non riduce la brama della roba altrui, né fa diminuire l'attaccamento alla propria che si teme di vedere alienata, distrutta. Ma proprio la roba è un fomite da tenere sotto stretto controllo. Sempre a Orvieto, in agosto, tra i controllori della peste c'è anche un medico, reclutato con specifico incarico di sorveglianza sanitaria civile.

A Milano, città signorile autoritaria, si barricano porte e finestre di tre case infette, lasciandovi reclusi gli appestati e i loro parenti: così la città scampa all'epidemia. In molte città si vieta l'accesso a chi proviene dai luoghi dove l'epidemia è accertata. Diventa molto importante avere notizie precise: una buona rete d'informazioni è, come in guerra, una delle premesse per far fronte al nemico. Si crea «un'organizzazione capillare di guardie e custodie lungo le vie di transito e nei punti di accesso alle città». A Milano «il timore era che il contagio avvenisse tramite la contaminazione dei sobborghi, posti all'esterno della città [murata], perché l'accesso ad essi era di più difficile controllo»[48].

[48] G. Albini, *Guerra, fame, peste. Crisi di mortalità e sistema sanitario nella Lombardia tardomedievale*, Cappelli, Bologna 1982, p. 95.

Si aboliscono fiere e mercati, si interrompono i traffici. L'interruzione del commercio è un danno, ma evita guai maggiori.

I commerci comunque riprendevano non appena la situazione sanitaria mostrava segni di miglioramento [...]. Nel settore commerciale si cercava di trovare soluzioni di compromesso tra le necessità di salvaguardare la situazione sanitaria e la volontà di contenere i danni economici e finanziari[49].

Uffici di sanità improvvisati e provvisori, sorveglianza delle possibili fonti d'infezione, misure iniziali d'isolamento, notiziario geografico della salute, organizzazione delle difese e oculato bilancio, almeno nelle intenzioni, tra sanità ed economia: questi i primi passi di una lunga marcia sanitaria intrapresa in Italia dalla metà del Trecento. Fra tanti primati italiani enfatizzati e fittizi, uno, almeno, sottaciuto e reale.

In seno a questo primato nazionale, una priorità viscontea. La politica dei Visconti

tendeva a favorire le immigrazioni dei ceti produttivi e a limitare l'afflusso, soprattutto nei momenti di pericolo di contagio, dei ceti improduttivi, che potevano costituire un elemento di disturbo per la compagine sociale ed essere nel contempo motivo di diffusione dell'epidemia[50].

Nel 1374, a Reggio Emilia, Bernabò Visconti, che l'anno prima ha fatto abbattere in Milano le case degli appestati, ordina che i sospetti di peste entrino in città non prima di essere rimasti isolati, fuori le mura, per dieci giorni.

Bernabò Visconti emana un «decreto da far rispettare a Milano e nelle altre città, ma anche nei borghi, castelli e territori: lo scopo era di contenere il contagio»[51]. I podestà locali – tra cui quello di Reggio, al quale è indirizzato il dispaccio visconteo conservato – sono tenuti a dare disposizioni perché ogni «anziano» delle parrocchie compili quotidianamente un elenco dei malati e perché ciascun *medicus, ciroychus, barberius, herborarius* notifichi

[49] Ivi, p. 98.
[50] Ivi, p. 20.
[51] Ivi, p. 85.

a un *inquisitor et executor super hoc deputatus* i nomi dei malati che ha in cura, con particolare riferimento ai sospetti di peste.

Nello stesso 1374 «Genova e Venezia chiudono il loro porto alle navi provenienti da località infette»[52]. Nel 1377 Ragusa decreta che le navi provenienti da queste località entrino in porto dopo un mese di isolamento. Questo periodo, per chi viaggia via terra, è portato a quaranta giorni: *quarantena*. La dottrina ippocratica dei giorni critici stabilisce che il quarantesimo è l'ultimo giorno nel quale può manifestarsi una malattia acuta, come appunto la peste; una malattia che insorga dopo questo termine non può essere che cronica e dunque non può essere peste[53].

Sul finire del Trecento sono già diffuse un po' dovunque le «bollette di sanità», passaporti della salute controllati da appositi «officiali delle bollette». Cominciano le prime pratiche di disinfezione pubblica: nel 1399 Gian Galeazzo Visconti ordina che sia consentita la compravendita di tessuti e vestiti d'occasione, previo lavaggio e previa esposizione al sole o al fuoco; nel 1402 Gian Maria Visconti dispone le prime fumigagioni, a base di fumi e profumi.

A cavaliere fra Tre e Quattrocento la sanità pubblica esce dal provvisorio, entra nel definitivo. Proprio nel 1400 Gian Galeazzo Visconti, rifugiato nel castello di Marignano per sfuggire all'epidemia, affida *specialiter* al proprio vicario generale Johannes de Roxellis l'*offitium perquirendi et exequendi expedientia circa conservationem sanitatis civitatis nostrae Mediolani*. All'acme del potere Gian Galeazzo governa uno Stato che copre l'Italia centro-settentrionale dalla Valtellina al Senese, dal Genovesato alla Feltria. Per questo «l'influenza di Milano nella lotta alla peste fu avvertita in tutta l'Italia settentrionale»[54]. Negli anni successivi Filippo Maria Visconti istituzionalizza l'ufficio, creando gli «officiali deputati a la conservatione de la sanità». Questo Ufficio di sanità viene, alla caduta dei Visconti, riconfermato dalla Repubblica Ambrosiana e poi da Francesco Sforza.

[52] J.-N. Biraben, *Conséquences économiques des mesures sanitaires contre la peste du moyen âge au XVIIIe siècle*, in «Annales cisalpines d'Histoire sociale», s. I, 4, 1973, p. 56 nota.

[53] Cfr. Id., *Les hommes et la peste*, cit., vol. II, p. 174.

[54] R.J. Palmer, *La Gran Morìa*, in «Kos», II, 18, 1985, p. 28.

Simmetria delle date: ventitré anni prima del 1400 è nata la quarantena, ventitré anni dopo il 1400 nasce un'altra fondamentale istituzione, il *lazzaretto*. La priorità, questa volta, è della Repubblica di Venezia. Nel 1423 il Maggior Consiglio decreta che la quarantena si svolga in un'isola della laguna, dov'è il monastero agostiniano di Santa Maria di Nazareth. Un'isola, per meglio isolare. Vi affluisce personale assistenziale proveniente dall'ospedale lagunare per lebbrosi dedicato a san Lazzaro: *nazaretho*, *lazaretho*.

Un muro circonda tutta l'isola: il muro della peste. Il passaggio concettuale e operativo da una distinzione tra infetti e sani a una distinzione successiva tra infetti e sospetti richiede per questi ultimi un secondo spazio insulare isolato e un Lazzaretto Nuovo, fondato nel 1468 presso l'isola di Sant'Erasmo. Mentre la gestione del Lazzaretto Vecchio, struttura per ammalati, resta affidata prevalentemente a religiosi, quella del Lazzaretto Nuovo, struttura per sospetti e convalescenti, viene affidata prevalentemente a funzionari civili. Sono costoro i controllori della peste, i doganieri della salute, coloro che sottopongono a quarantena gli equipaggi e che praticano «l'esposizione al sole, all'aria, a fumigamenti di sostanze odorose i carichi di lana, di seta, di lino, e l'immersione in aceto del denaro e delle pietre preziose»[55].

A proposito del Magistrato di sanità di Venezia, istituito nel 1486, è stato scritto:

I provveditori e sopraprovveditori vigilavano i lazzaretti, la nettezza della città, la salubrità delle cisterne, i canali interni, il buon ordine e la nettezza degli alberghi, i commestibili, le carni, i vini, i pesci, le beccarie, le abitazioni dei poveri, gli scaricatori del porto, esaminavano le fedi di sanità dei bastimenti, e disponevano in merito alla contumacia dei bastimenti sospetti e all'espurgo delle merci e della corrispondenza; erano preposti alla repressione dell'accattonaggio mediante l'allontanamento dei questuanti forestieri e le necessarie provvidenze per quelli indigeni, sorvegliavano il meretricio soprattutto per impedire la diffusione della lue venerea, il commercio dei cenci e delle robe vecchie, l'esercizio dell'arte medica, dell'ostetricia, dell'arte dei barbieri; disponevano per l'incisione dei cadaveri e per le sepolture; sorvegliavano i ci-

[55] M. Brusatin, *Il muro della peste. Spazio della pietà e governo del lazzaretto*, Cluva, Venezia 1981, p. 18.

miteri ed erano competenti per le denuncie immediate dei primi casi sospetti, per i censimenti, e la tenuta dei registri dei morti[56].

Il passo citato, fatta eccezione per la lue venerea che è malattia cinquecentesca e per l'incisione dei cadaveri che diventa pratica abituale nel Cinquecento, può dare un'idea dell'enorme mole di lavoro svolta dagli Uffici di sanità in Italia già nel corso del Quattrocento. La peste non è soltanto un agente destrutturante; è anche uno stimolo durevole che induce gli Stati della penisola – non importa se «ducati» o «repubbliche» – a darsi strutture idonee a fronteggiarla e ad affrontare con essa, dopo di essa, indipendentemente da essa, problemi igienico-sanitari di capitale importanza.

Uno studioso delle origini e dello sviluppo dell'organizzazione sanitaria in Italia, Carlo Maria Cipolla, ha scritto che alla fine del Quattrocento e poi nel secolo successivo «i maggiori Stati dell'Italia settentrionale (Milano, Venezia, Genova e Firenze, tanto per intenderci) avevano elaborato una organizzazione sanitaria d'avanguardia, notevolmente in anticipo sul resto dell'Europa»[57], estrinsecantesi in una serie di istituzioni e regolamenti modello.

Sembrerebbe di poter pensare che il paese nel quale nell'XI e XII secolo è fiorita la Scuola medica di Salerno, che ha fatto della città longobarda e normanna l'*hippocratica civitas* del bacino mediterraneo e nel quale in un secolo e mezzo, dal 1220 al 1370, sono sorte dodici università – a Bologna, Padova (1222), Napoli (1224), Roma (1303), Perugia (1308), Firenze (1321), Modena (1329), Pisa (1348), Siena (1357), Ferrara (1361), Pavia (1361), Torino (1365) – abbia naturalmente espresso una classe medica scientificamente avanzata, oltreché socialmente consapevole. Ma Cipolla ha anche scritto che, se fino a metà Cinquecento

le scuole di medicina italiane erano tra le più famose e le più avanzate in Europa e vi insegnavano personaggi a quel tempo prestigiosi [...], il sorgere e lo sviluppo degli Uffici di Sanità e della relativa legislazione sani-

[56] S. Carbone, *Provveditori e Soprapròvveditori alla Sanità della Repubblica di Venezia*, in «Quaderni della Rassegna degli Archivi di Stato», 21, 1962, p. 15.
[57] C.M. Cipolla, *Chi ruppe i rastelli a Monte Lupo?*, Il Mulino, Bologna 1977, p. 21.

taria non furono opera della professione medica quanto piuttosto dell'efficiente ed evoluta tradizione amministrativa degli Stati italiani[58].

Più recentemente uno storico della peste, Richard J. Palmer, ha ribadito che «non sarebbe stata la professione medica, ma lo Stato a mostrare la strada nella lotta contro la peste, affidandosi non tanto al sapere ereditato quanto a osservazioni di prima mano»[59].

In grandi città-Stato come Firenze e Venezia, la professione medica si è auto-organizzata in collegi corporativi già nella seconda metà del Duecento. Già dal Trecento in grandi città universitarie come Bologna e Padova, le stesse *universitates studiorum*, in quanto organizzazioni autonome di studenti, hanno prodotto per filiazione naturale i quadri organizzativi di coloro che, ultimati gli studi, accedono alla professione. Nell'Italia meridionale il potere centralizzato ha provveduto, già nella prima metà del Duecento, a far seguire all'inaugurazione degli studi universitari di medicina (fondazione dell'Università di Napoli nel 1224) la regolamentazione della professione medico-chirurgica (Costituzione di Melfi del 1231).

I rapporti tra associazioni mediche e Uffici di sanità sono formalmente corretti. Le prime assicurano consulenza e collaborazione, nell'interesse pubblico; i secondi si avvalgono di prestazioni necessarie e di competenze riconosciute. Nel loro organico non manca, non può mancare un rappresentante della professione medica. A Milano, nel 1451, alle dipendenze del nuovo *commissarius et offitialis*, nominato da Francesco Sforza, sono un medico fisico, con qualifica di «fisico dell'epidemia», un chirurgo e un barbiere.

Tuttavia la professione medica non ha gran parte nella presa di coscienza sanitaria e nell'attività di salute pubblica, delle quali sono protagonisti, dal Quattrocento in poi, provveditori, commissari, ufficiali di sanità. Anzi, sotto la crosta della correttezza formale, la piaga di una sostanziale conflittualità finirà per aprirsi tra una categoria professionale molto attenta ai propri interessi e un servizio pubblico molto attento agli interessi generali.

[58] Id., *Origine e sviluppo degli Uffici di Sanità in Italia*, in «Annales cisalpines d'Histoire sociale», s. I, 4, 1973, pp. 89-90.

[59] Palmer, *La Gran Morìa*, cit., p. 26.

Quanto al contributo diretto della scienza medica, quale viene insegnata e appresa nelle università, si tratta di un apporto scarso. Un enorme complesso teorico, dotato di una sua logicità e di una intrinseca coerenza, e che riflette tutto il lavoro di razionalizzazione compiuto dal mondo greco e dal mondo arabo, si traduce in un complesso di pratiche improduttive e inutili. Le grandi epidemie si lasciano alle spalle grandi cimiteri, in un contesto di pressoché totale impotenza medico-scientifica. Montagne di scienza partoriscono un *ridiculus mus*, ma il topo della peste non fa affatto ridere...

Però la dottrina «aerista», retaggio dell'arabo-galenismo, ha senza dubbio «il merito di attrarre l'attenzione degli organi amministrativi sulle disastrose condizioni delle città del tempo»[60]. Almeno così, indirettamente, la scienza medica esce fuori dal proprio involucro ideologico favorendo la formazione di un sistema alternativo di «idee essenzialmente corrette, talvolta addirittura geniali»[61], ispiratrici di pratiche utili e fruttuose nella lotta alle epidemie. Queste incomberanno *epì demon* (sopra il popolo) ancora per secoli, fino a tutto l'Ottocento e oltre. Fino a tutto il Seicento nell'accezione di *epidemia* rimarranno accostate, senza unirsi, due diverse interpretazioni: quella di malattia popolare, diffusa, totale, e quella di malattia individuale, inevitabile, fatale. Sarà la nozione di *contagio*, espressa nel Cinquecento ma convalidata soltanto dalla microscopia seicentesca, a cementare le due interpretazioni trasformandole in una sola[62]. L'accezione di *malattia epidemico-contagiosa* farà maturare in prassi scientifica – la «polizia medica» settecentesca, l'ottocentesca «igiene» – la profilassi empirica degli Uffici di sanità. Di questi sarà provata, *a fortiori*, l'intrinseca forza delle idee ispiratrici.

[60] Cipolla, *Origine e sviluppo*, cit., p. 96.
[61] Ivi, p. 101.
[62] Cfr. J. Revel, *Malattia e malessere sociale*, in «Prometeo», I, 3, 1983, p. 64.

II

La «reformatione» ospedaliera del Quattrocento

1. *Il medico e l'«hospitale»*

Protagonismo pestilenziale, protagonismo nella lotta alle pestilenze: sono questi i due caratteri originali di una storia morbosa e sanitaria dell'Italia moderna. Alle loro spalle, diversi ma non dissociabili, si profilano i due caratteri originali di una coeva storia della medicina in Italia: la sua instaurazione scientifica negli «studi», scuole dove il sapere medico antico è messo a nuovo, e la sua instaurazione professionale nei «collegi», corporazioni dove il mestiere di medico procede alla conquista della propria identità.

Il mestiere di medico si è lasciato indietro la medicina monastica dell'alto Medioevo. Il medico-monaco era un medico cristiano, più cristiano che medico, che vedeva nel malato l'incarnazione del Cristo ed entrava in rapporto con lui mosso da carità. Egli agiva, nell'ospizio del monastero, come esecutore del comandamento divino di fare opere di misericordia spirituale e corporale: l'amore verso il prossimo vicariava la scarsa efficacia delle sue terapie, perlopiù unguenti e pozioni preparate con i *semplici*, erbe medicinali coltivate nell'orto monastico. Vitto e alloggio valevano più di ogni farmaco, per individui la cui malattia era una sintesi di debolezze fisiche ed economiche: una infermità-povertà.

Il medico-monaco si era lasciato, a sua volta, indietro il medico-sacerdote che, nel santuario, faceva da mediatore, con il suo repertorio di gesti e di preghiere, tra il vero dispensiere della salute – Dio – e il malato o la folla dei malati che esibivano la propria condizione morbosa come un male dell'intera umanità colpevole e insieme come un mezzo privilegiato per riscattare la colpa originaria. Al di là di questa ambivalenza patologico-terapeutica, la malattia era, nella realtà sociale del tempo, una norma di natura, una presenza fisiologica e l'oggetto di un'assistenza caritatevole.

Il mestiere di medico, nella transizione dal mondo feudale all'età dei comuni, si è strutturato in forme nuove. Mosso da mondana *vagatio* e da profana *curiositas*, modi di comportamento antitetici rispetto alle monastiche *stabilitas* e *meditatio*, il medico si è venuto via via laicizzando. Specialista sempre più della sola *sanitas corporis* e sempre meno della *salus animae*, si è trasformato nel medico tardomedioevale, dispensiere di una salute ritenuta sempre meno *donum Dei* e sempre più *donum scientiae*, intesa cioè come ripristino dell'equilibrio umorale corporeo in base a tecniche, a pratiche, a regole di comportamento dettate non più dall'onniscienza divina, ma dalla scienza umana.

Anche se tra il curatore del corpo e il curatore dell'anima persiste una certa qual permeabilità d'immagini, dovuta al fatto che, dove giace un malato, medico e sacerdote sono figure di pari importanza e in parte sovrapponibili, tra essi non c'è più intersezione di ruoli. Dettati conciliari e bolle papali vietano ormai al clero lo studio e l'esercizio di una medicina che contempla, tra l'altro, il cimento in pratiche arrischiate e cruente. *Ecclesia abhorret sanguine.* Un nuovo codice di comportamento ispira un ministero che si è fatto mestiere, professione.

Nel nuovo codice il rapporto caritativo-fraterno col malato si è mutato nel controllo scientificamente neutro e non più gratuito della sua malattia. L'asserito *donum scientiae*, al passare dal piano scientifico a quello professionale, è diventato l'oggetto di una pattuizione economicamente determinata, di un rapporto contrattuale connaturato alla nuova ideologia mercantile: un rapporto tacitamente istituito tra chi presta un servizio e chi ne fruisce, con ovvia correlazione al censo del fruitore e quindi con ripercussione differenziata a seconda dello strato sociale.

La malattia ha perso gran parte della sua valenza simbolica, del suo significato sacrale. La prestazione medica non ha più lo scopo di assistere amorevolmente colui che ne è affetto, ma ha per nuovo obiettivo quello di eliminare la malattia nel corpo che ne è portatore. Negare la malattia nel corpo malato significa trarre dal corpo risanato la conferma del proprio potere. Questa nuova finalità, non più caritativa, ma produttiva è diventata l'elemento regolativo della medicina nei suoi rapporti interni, dall'esercizio professionale all'autoaffermazione come categoria.

Al medico, prestatore del servizio e detentore di una competenza riconosciuta e protetta, è consentito «di istituire criteri per l'esercizio monopolistico della professione, di squalificare ed emarginare alcuni ciarlatani, o comunque di creare una stratificazione gerarchica tra operatori della salute che non si configurano secondo i canoni del medico dotto»[1].

La medicina dotta, ufficiale, ortodossa, deve infatti fare i conti con «l'altra medicina», che non dispone di substrato scientifico, che si interseca con magia ed eresia, che si mescola con ciarlataneria e dilettantismo, che pendola tra buona fede e imbroglio. Il mestiere di medico, dopo aver lasciato indietro una medicina basata sull'etica del *donum*, deve lasciarsi ai lati e distanziare i propri fiancheggiatori – medicina popolare e ciarlatanismo –, saprofiti abituali dell'indifferenza medica verso molti malati e della diffidenza di molti malati verso la scienza medica.

Ciarlatano, come sarà indicato dall'Accademia della Crusca, è «colui che per le piazze spaccia unguenti o altre medicine, cava i denti e anche fa giuochi di mano». Suoi simili sono il cerretano, il ciurmatore, il bagattelliere, il saltimbanco, «coloro insomma che laddove più frequentemente la gente si aduna, salgono sopra banchi, panche o palchi per dispensare farmaci di varia natura, specifici contro determinate malattie, antidoti contro veleni, per cavar denti, compiere piccole operazioni chirurgiche»[2].

A tutti costoro la corporazione medica, a norma di statuto, destina il confino dell'illegalità e dell'abusivismo. La consegna è rigorosa: sorvegliare e punire. Ma gli acconciaossa che rimettono a posto un'articolazione lussata, i cavadenti che tolgono il dente e il dolore, gli spacciatori che vendono rimedi in qualche modo lenitivi – o di null'altro carichi che di benefica suggestione – sono tali da giustificare il detto che talora «arrivano le medicine degli empirici ché non giunge Galeno con la dottrina».

[1] Cfr. J. Agrimi, C. Crisciani, *Medicina del corpo e medicina dell'anima. Note sul sapere medico fino all'inizio del secolo XIII*, Episteme, Milano 1978, pp. 12-16; p. 17.

[2] A. Corsini, *Medici ciarlatani e ciarlatani medici*, Zanichelli, Bologna 1922, p. 28. Sulla ciarlataneria vedi G. Cosmacini, *Ciarlataneria e medicina. Cure, maschere, ciarle*, Cortina, Milano 1998.

L'inagibilità di una medicina d'élite dà spazio anche a figure di guaritrici come le *vetulae*[3], le vecchiarelle, le donne delle erbe e di tutti i rimedi, e le mammane, le prime addette a mansioni ostetriche e pediatriche. Esse esercitano la loro pratica curativa nei luoghi per così dire dell'autoconsumo. Sono questi i luoghi riservati anche, in ambito ritenuto pio, ai toccamenti e ai segni di croce, al culto terapeutico delle reliquie, alla liturgia della preghiera differenziata a seconda della malattia o del santo protettore, o viceversa, in ambito ritenuto empio, all'esorcismo nero, alla magia demoniaca, alla stregoneria. Sulla medicina femminile, dove si polarizza gran parte della medicina folklorica contrapposta alla medicina scientifica, esercitano tutto il loro peso pregiudizi che la confinano tra le pratiche stregonesche. «Val più tosto morire che per mano di donna esser guarito», si dirà ancora nel 1630 e oltre.

Tra le due medicine – che in un'ottica sociale possiamo anche vedere come *medicina divitum*, ricca per i ricchi, e *medicina pauperum*, povera per i poveri, ciascuna con una propria ben definita ideologia e strategia – si colloca l'empirismo medico, non eterodosso e non abusivo, dei barbieri e dei chirurghi.

I barbieri richiamano la figura del *barbitonsor* altomedioevale, del *rasor et minutor* che nel monastero assolveva l'incombenza periodica di radere i monaci, di praticare loro la tonsura e nel contempo di *minuere sanguinem*, cioè di salassarli allo scopo di purgare i loro corpi della materia peccante. Essi sono gli artisti della forbice e del rasoio, gli specialisti dell'avulsione dentaria e della flebotomia. Sono abili nell'acconciare le ossa, nell'applicare mignatte e cataplasmi, nel medicare piaghe e ferite. Sono essi quei *medici illitterati*, quei *chirurgi rurales*, ai quali è affidata la sola pratica sanitaria possibile nei villaggi e nelle campagne.

I chirurghi richiamano a loro volta la figura del *cerusicus*. Essi sono più elevati dei barbieri per dignità di mestiere e per rango. La loro posizione è quella di artigiani abili, formati dall'apprendistato presso chirurghi già esperti. I loro strumenti provengono dall'antico armamentario ippocratico-galenico – come i coltelli, i succhielli, le pinze, gli aghi – oppure dal meno antico arsenale ara-

[3] Sulle *vetulae* cfr. J. Agrimi, C. Crisciani, *Medici e «vetulae» dal Duecento al Quattrocento. Profili di una ricerca*, in P. Rossi *et al.*, *Cultura popolare e cultura dotta nel Seicento*, Franco Angeli, Milano 1983, pp. 144-59.

bo-musulmano – come il sistro, cucchiaio dal bordo tagliente, e il cauterio, ferro tagliente e rovente. I chirurghi possono operare «col ferro e col fuoco»: «quel che il farmaco non risana, risana il ferro; quel che il ferro non risana, risana il fuoco; quel che il fuoco non risana, nessun farmaco può risanare». I loro interventi vanno dalle restituzioni *ad integrum* di arti fratturati o lussati alle operazioni *cum defectu* di parti lese. Strumentario e interventistica, perfezionandosi, richiedono sempre più una specifica cultura anatomica. A partire dalla rivalutazione dell'anatomia nel Trecento, anche i chirurghi tendono a diventare professionisti acculturati, provvisti di dottrina oltreché di esperienza[4].

Anche il chirurgo tende a farsi, come il medico, *doctus et expertus*. Ma la sua cultura anatomica è una cultura essenzialmente anti-umoralista, che si applica a *parti* solide, locali e fisse, non a un *tutto* che scorre e fluisce. La cultura del chirurgo è una cultura essenzialmente anti-medica. Il suo ruolo resta subordinato. Stato dell'arte, linguaggio e grado sociale accentuano la contrapposizione. Arte meccanica, lingua volgare e ceto d'estrazione popolare-borghese tengono il chirurgo fuori dai ruoli privilegiati della professione medica. Questa non deroga dalla liberalità dell'arte, dall'esprimersi in latino, dal riprodursi per semi-ereditarietà in ambito altolocato. Se ai chirurghi si offre un «albo aperto» nel quale esercitare il mestiere, questo albo è rigidamente controllato dal Collegio medico universitario, che altrettanto rigidamente tutela in un «albo chiuso» la professione dei «dottori», cui ha conferito, col titolo di studio, l'abilitazione esclusiva all'esercizio professionale.

Le ragioni di nascita non escludono, è vero, quelle di merito; ma senza la base solida delle prime è ben difficile raggiungere i vertici dove si affermano le seconde o risalire comunque i gradini della gerarchia. La quattrocentesca scala gerarchica dell'arte, commisurata a una precisa graduatoria di merito, retributiva e sociale, è bene rappresentata nella *Relazione ai deputati dell'Ospedale grande* di

[4] Sulla professione chirurgica cfr. T. Pesenti, *«Professores chirurgiae», «medici ciroici» e «barbitonsores» a Padova nell'età di Leonardo Buffi da Battipaglia*, in «Quaderni per la Storia dell'Università di Padova», XI, 1978, pp. 1-38. Vedi anche M.-C. Pouchelle, *Corps et chirurgie à l'apogée du Moyen Age*, Flammarion, Paris 1983 e, più in generale, G. Cosmacini, *La vita nelle mani. Storia della chirurgia*, Laterza, Roma-Bari 2003.

Gian Giacomo Gilino, priore (presidente) del capitolo (consiglio) dell'Ospedale Maggiore di Milano, pubblicata il 4 novembre 1508. La *Relazione*, che è uno dei primi documenti a stampa sull'andamento sanitario di un grande e moderno nosocomio, ci informa che la pianta organica dell'Ospedale è composta da «quattro phisici uno per braccio della crocera, ed altri tanti chirurghi similmente distribuiti», ai quali il recente scoppio della lue venerea «ha facto agiongere el quinto phisico et chirurgo, perito de simile curatione, però che ad epsa pochi sano dare remedio»[5].

L'organico comprende «tre altre qualitate de medice: l'uno de taglio, in quelli quali hanno el male de preda [il male della pietra o calcolosi urinaria, abbisognevole della litotomia], et doi per medicare el male de capi ne li puti [cioè la tigna favosa, affezione parassitaria del capillizio, frequente nell'infanzia] et aiutare li allargati [cioè i portatori di ernia]». Peraltro i chirurghi maggiori dell'Ospedale, pareggiati in grado ai medici e come questi consci del proprio rango, ma più di questi preoccupati dei rischi professionali che la chirurgia del tempo comporta, rifuggono da interventi penalizzati da un'alta mortalità e «preferivano lasciarli praticare da empirici che, pur digiuni di studi, possedevano alla perfezione e gelosamente la tecnica operatoria, grazie a lungo tirocinio che si estendeva spesso a parecchie generazioni»[6]. Trovavano così il loro spazio professionale chirurghi *periti* ed *experti*, anche se non *docti*, nonché barbieri e sottobarbieri, ciascuno con specifica attribuzione di competenze e d'incarico.

Nella xilografia sul frontespizio della *Relazione* di Gilino è la fabbrica dello Spedal Grande de la Nunciata, secondo il progetto di Antonio Averlino detto il Filarete, scultore fiorentino improvvisatosi architetto d'ospedali nel 1456, per volere di Francesco Sforza, che lo ha inviato in quello stesso anno in Toscana, perché si ispirasse ai modelli ospedalieri di Santa Maria Nuova in Firenze e di Santa Maria della Scala in Siena, sia sotto il profilo ar-

[5] Dall'edizione in volgare del trattato *Fundatio Magni Hospitalis Mediolani*, ristampa con testo latino a fronte in G. Cosmacini (a cura di), *La carità e la cura. L'Ospedale Maggiore di Milano nell'età moderna*, Ospedale Maggiore, Milano 1992, pp. 172-73.

[6] L. Belloni, *Vita medica dell'Ospedale Maggiore nei secoli scorsi*, in *La Ca' Granda. Cinque secoli di storia e d'arte dell'Ospedale Maggiore di Milano*, Electa, Milano 1981, p. 61.

chitettonico sia dal punto di vista organizzativo: *ad instar Florentinensis et Senensis hospitalium*[7].

La fabbrica è raffigurata in due grandi crociere, a sinistra quella delle donne, a destra quella degli uomini. La disposizione a crociera delle corsie di degenza pone al centro della croce il presidio terapeutico ritenuto più efficace: l'altare con il tabernacolo. La partecipazione dei malati a messe e benedizioni è considerata un mezzo insostituibile per il ricupero della salute. Il permanere della concezione religiosa della malattia e della medicina si integra con l'ammodernarsi della tipologia architettonica. Le corsie su pianta a croce si sviluppano ai lati del cortile centrale disegnando quattro cortili minori, in un sapiente contrappunto di spazi chiusi e spazi aperti. Ma più dei caratteri architettonici è interessante il progetto organizzativo, base di una autentica svolta. Il nuovo ospedale milanese è la base di riferimento della *riforma ospedaliera del XV secolo*.

L'istituzione ospedaliera, una delle manifestazioni istituzionali di vita associata più direttamente legate alla coscienza sociale di un popolo e alla ideologia predominante in una data epoca, ha la sua origine nell'etica caritativa del Medioevo cristiano. In quel contesto gli ospedali erano spazi caritativo-assistenziali aperti a chiunque si trovasse nel bisogno, senza giudizio di merito o di colpa, senza distinzione tra esigenza sanitaria e indigenza economica.

Pauperes e *infirmi*, senza distinzione, erano tutti coloro che vivevano là dove la malattia era prodotta dalle stesse condizioni di vita. Gli uni e gli altri erano oggetto, quali controfigure del Cristo vivente, di *hospitalitas* disinteressata, espressione civile della *caritas*. Accoglienza e assistenza venivano date a indigenti e malati o, incondizionatamente, a tutti quanti, pur non essendo in condizioni d'indigenza e di malattia, avevano comunque bisogno d'aiuto, non essendo in grado di affrontare da soli le crisi economiche e fisiche di sopravvivenza.

Nei secoli del Medioevo tutta una folla di derelitti e d'invalidi, di accattoni e di sbandati, di vagabondi e di pellegrini popolava gli

[7] Sulla ospedalità in Toscana vedi il recente volume *L'Ospedale e la città. Dalla fondazione di S. Maria Nuova al sistema ospedaliero del 2000*, a cura della Fondazione Giovanni Michelucci, Edizioni Polistampa, Firenze 2000. Sull'ospedale fiorentino vedi il volume celebrativo *Santa Maria Nuova in Firenze*, a cura del Comune di Firenze e dell'Unità sanitaria locale, Firenze 1991.

ospizi situati sulle rotte della salvezza e della guarigione verso i grandi santuari, ai valichi alpini di nord-ovest per chi era diretto in Galizia o in Francia, o fuori delle porte «romane» delle città e lungo le strade «romee» per chi era diretto a Roma o in Terra Santa. Bambini senza famiglia e vecchi senza autosufficienza, minorati fisici e minorati psichici, malati e poveri si assiepavano negli «alberghi dei poveri», negli ospizi dei conventi, negli asili delle comunità religiose che avevano assunto la gestione delle fondazioni ospedaliere.

Nell'accezione propria della bassa latinità, *hospitale* era l'asilo gratuito. Esso funzionava da contenitore di una umanità afflitta, sofferente come la carne del suo Redentore: una umanità fatta di uomini ciascuno con la sua *specie* di male, però considerati come *genere* umano, globalmente, più per quello che rappresentavano che per quello che erano. *Infirmarii* e *infirmi* erano rispettivamente i soggetti e gli oggetti di un'assistenza generica, senza differenziazione o specializzazione di cure.

L'assistenza veniva intesa e praticata in modi non molto diversi da quelli pittorescamente rievocati:

> Tutti i servizi, dai più insalubri ai più ingombranti, ai più nauseanti, si compivano nelle sale. I malati venivano collocati, senza distinzione di forme, confusamente su enormi letti, ciascuno destinato ad accogliere da due a quattro infermi, alcuni riparati con tende, altri no, altri ancora collocati in non profumate alcove. Nella stessa infermeria, dove poco prima si era cambiata la putrida paglia dei sacconi di giacenza, si procedeva sui letti ad atti operativi; e sullo stesso letto talvolta il morto o il moribondo giaceva assieme al convalescente; spesso il malato comune si trovava assieme all'infettivo, e così via, non conoscendosi ancora l'eziologia dei morbi[8].

Ben prima che questa eziologia venisse riconosciuta, la peste trecentesca, col suo impatto durato mezzo secolo, ha contribuito a modificare in modo determinante i carnai umani dei vecchi ospizi. L'Ospedale di Santa Maria Nuova in Firenze, eretto alla fine del Duecento e «sempre abbondante – al dire di Matteo Villani –

[8] Il passo di E. Ronzani, *Gli istituti ospitalieri di Milano dal XV al XX secolo. L'igiene ospitaliera attraverso cinque secoli*, Edizioni dell'Almanacco del Medico, Genova s.a. [ma 1937], è riportato da S. Spinelli, *La Ca' Granda. 1456-1956*, Cordani, Milano 1956, p. 98.

di molti infermi, huomini et femine», ha ricevuto proprio nel 1348 l'emolumento massimo di 25.000 fiorini[9]. La considerazione dei governanti per i problemi della salute si va concretando non solo nelle misure di polizia medica degli Uffici di sanità, ma anche nel delinearsi di una vera e propria politica ospedaliera.

Lo statuto di «opere pie» delle fondazioni ospedaliere aveva per lungo tempo assicurato ad esse una sostanziale indipendenza dal potere politico, permettendo loro nel contempo di ricevere donazioni e lasciti testamentari, finalizzati all'assistenza gratuita, e di godere di esenzioni fiscali.

La Chiesa aveva del resto, a partire dal Concilio di Ravenna del 1311 e di Vienna del 1312, rivendicato la sua preminenza nelle opere assistenziali e il carattere eminentemente religioso degli istituti ospedalieri sorti durante i secoli precedenti: l'ingerenza dei laici era giudicata motivo di dispersione delle risorse, e di storno dei proventi derivanti dai beni accumulati[10].

Sostenuta da cospicue risorse e forte della propria autonomia, questa struttura assistenziale era venuta ampliando la rete degli ospedali urbani, rinforzata dall'istituzione di numerosi enti elemosinieri. L'intervento successivo delle magistrature dello Stato cittadino ha portato a una prima regolamentazione statuale dell'amministrazione-gestione ospedaliera e a una prima disciplina della professione sanitaria all'interno degli ospedali. Le parti – tra ordinamento ecclesiastico e civile, tra gestione religiosa e laica – si sono ribaltate. L'ingerenza del clero, già proscritta a livello professionale dalla bolla di papa Onorio III, è stata limitata dall'autorità civile per quanto attiene al governo di quegli stessi ospedali che da parte del clero sono stati «fondati e accresciuti, ma amministrati come cosa propria, anziché come beni dei poveri»[11].

In una fase intermedia del processo di secolarizzazione, alcuni ospedali hanno assunto un carattere misto: l'amministrazione è laica, retta da un collegio civico; l'assistenza è religiosa, retta da

[9] Cfr. A. Castiglioni, *Storia della medicina*, vol. I, Mondadori, Milano 1948[2], p. 335.

[10] G. Albini, *Guerra, fame, peste. Crisi di mortalità e sistema sanitario nella Lombardia tardomedievale*, Cappelli, Bologna 1982, p. 65.

[11] Spinelli, *La Ca' Granda*, cit., p. 15.

un «prelato» o «ministro». I medici, in quanto professionisti, prestano la loro opera dall'esterno. All'interno, il ministro è coadiuvato da persone pie dell'uno e dell'altro sesso, che non sono propriamente frati e suore, ma che come *fratres* e *sorores* afferiscono in qualche modo allo stato religioso, col titolo di «conversi» e «converse». Non sono peraltro costoro a svolgere le mansioni più umili del servizio di assistenza, che vengono lasciate ai servitori di infimo livello, quali i «famuli» e le «famule».

Se i primi conversi che si offrirono di servire ai poveri infermi negli spedali – scrive Pecchiai nella sua «storia spedaliera» – lo fecero unicamente per amore del prossimo e per puro spirito religioso, a poco a poco, quando i frati, divenuti padroni di laute rendite, cominciarono a gustare una vita più comoda, lasciando ai servi tutte le opere faticose e basse, cambiano anch'essi i loro costumi, ed i casi di scandali si fanno frequenti. Nella seconda metà del Trecento, e più nella prima del Quattrocento, abbondano anche processi tra frati e frati e specialmente tra frati e ministri, con gravi e ignobili imputazioni vicendevoli: la calunnia sopra tutto fiorisce, con l'evidente scopo da parte di certi frati di schiudersi la via ai ministrati degli spedali. E degli infermi non si parla quasi più. Le sostanze si dilapidano, e son godute oltre che dai frati anche dai loro parenti ed amici, per i quali gli spedali, case di dolore per i poveri, si trasformano in case di piacere, di crapula. E queste notizie non le attingiamo a scrittori sospetti di partigianeria e malafede, ma a documenti degli spedali medesimi e particolarmente ai decreti emanati dall'arcivescovo Enrico Rampini[12].

Il *sistema della carità* entra dunque in crisi per due diversi fattori: il già ricordato impatto con la peste, espressivo di profonde trasformazioni strutturali, e il cambiamento della figura tradizionale di chi dispensa e presta l'assistenza, espressivo di altrettanto profonde trasformazioni ideologiche. Nell'Italia trecentesca, mentre si comincia a percorrere la via del moderno sviluppo economico in un quadro storico di cosiddetto «capitalismo precoce», il processo di accumulazione originaria del capitale si confronta con un aumento demografico non più sostenuto da sufficienti risorse. La

[12] P. Pecchiai, *L'Ospedale Maggiore di Milano nella storia e nell'arte*, Pizzi e Pizio, Milano 1927, p. 14. La prima parte del volume è dedicata alla «storia spedaliera».

peste nera interviene a colare a picco il bilancio di sopravvivenza di città sovrappopolate, sempre più a corto di cibo e sempre più scarse d'igiene. Dall'indomani della peste, in una popolazione che continua a essere decimata da carestie ed epidemie, sacche sempre più ampie di povertà-infermità sono lo specchio fedele nel quale si riflettono le ricchezze e fortune di nuova formazione. L'ideologia mercantile e manifatturiera del *negotium*, che sorregge queste nuove fortune, tende a considerare quelle sacche come aree sociali dell'ozio pretestuoso e della falsa invalidità. Poveri e malati non richiedono più, o non soltanto, carità e aiuto, richiedono anche sorveglianza e controllo, nonché, in prospettiva, emarginazione ed esclusione.

Cambia pertanto anche la figura tradizionale di chi riceve l'assistenza. L'assistenza stessa muta di segno: «deve soccorrere, ma non di meno controllare e magari far la sua parte per reprimere conflitti sociali dannosi per l'ordine costituito». L'intervento diretto dello Stato signorile nell'amministrazione degli enti ospedalieri si esprime con la nomina di rappresentanti governativi – e anche episcopali – nei capitoli consiliari, prima quasi indipendenti. Ma l'intervento statale è soprattutto diretto a una razionalizzazione complessiva dell'assistenza,

che se da una parte rispondeva a una pratica necessità, dall'altra era il presupposto per esercitare l'auspicato controllo. L'esempio di più grande rilevanza è dato dalle numerose concentrazioni ospedaliere avvenute intorno alla metà del Quattrocento, su iniziativa congiunta dell'autorità laica ed ecclesiastica, che dettero vita al *sistema degli ospedali maggiori*, destinato a un'esistenza plurisecolare[13].

2. *Dall'albergo dei poveri alla fabbrica della salute*

La nuova ideologia produttiva che funziona da elemento regolativo della medicina nella sua articolazione interna – come scienza, professione, corporazione – regola la medicina anche nei suoi rap-

[13] Sulla medicina ospedaliera in età medievale vedi M.D. Grmek, *Le médecin au service de l'hôpital médiéval en Europe occidentale*, in «History and Philosophy of the Life Sciences», IV, 1, 1983, pp. 25-64.

porti esterni, in campo amministrativo, politico, sociale. A Milano, durante il triennio repubblicano che separa la fine del ducato visconteo dall'inizio di quello sforzesco, si abbozza un progetto di radicale trasformazione sanitaria sollecitato dai gravi problemi della guerra e della carestia, che moltiplicano la presenza in città di poveri e mendicanti.

Poco dopo l'inizio del loro governo, i *Capitanei et Defensores* della Repubblica Ambrosiana emettono, nel settembre 1447, un decreto *pro hospitalibus et pauperibus alogiandis* e nominano, nell'ottobre successivo, i *deputati sopra le provvisioni dei poveri*. L'intento è di rendere più incisiva l'assistenza mediante il controllo delle amministrazioni ospedaliere e dei modi di gestione dei possedimenti fondiari. La mossa decisiva è però l'ordinamento con cui, il 9 marzo 1448, giusto un secolo dalla peste nera, l'arcivescovo Rampini, fatta propria la volontà di riforma dei *Capitanei*, «appreso da fonte sicura che tutti gli ospedali costituiti in passato dentro e fuori Milano, nel suburbio e nei corpi santi, non hanno corrisposto e non corrispondono che poco e debolmente ai loro fini, a causa della poca diligenza e cura degli amministratori»[14], nomina una commissione di ventiquattro delegati – quattro per ogni porta cittadina – con il compito di sovrintendere *secundum Deum et bonam conscientiam* alla erogazione delle entrate, procurando che esse siano destinate agli assistiti e non ad altri.

La commissione, o capitolo centrale preposto a tutti gli istituti ospedalieri della città e del contado, dura in carica un anno. Essa controlla i vari istituti tramite «massari» o «cellerari» di propria fiducia, diretti responsabili dell'amministrazione e dell'economato. Sulla base dei bilanci amministrativi ed economali, gli istituti con rendite appena sufficienti al mantenimento dei ministri e del personale, e pertanto senza possibilità di erogare effettiva assistenza, vengono soppressi o incorporati negli ospedali maggiori.

Il decreto arcivescovile viene ratificato il 5 luglio 1448 con bolla di papa Niccolò V, emanata dietro richiesta dei «capitani e difensori della città di Milano»: la sollecitudine e il reale interesse della Repubblica Ambrosiana per i problemi dell'indigenza e della salute pubblica sono attestati anche dal provvedimento con cui

[14] Il passo è riportato da Spinelli, *La Ca' Granda*, cit., p. 47.

il governo repubblicano, dopo aver insediato con atto d'imperio il Magistrato dei poveri, delibera uno stanziamento di fondi per la costruzione di un lazzaretto. Come la guerra e la fame, anche la peste continua a occupare le menti. L'intesa tra governo repubblicano e potere ecclesiastico è, in questo campo, esemplare.

L'ordinamento rampiniano è importante sotto tre aspetti: sotto l'aspetto giuridico-amministrativo, in quanto detta una serie di norme che regolamentano compiti, funzioni e comportamenti degli amministratori ospedalieri cambiando, in pratica, i criteri di gestione degli ospedali; sotto l'aspetto etico-economico, in quanto pone le premesse di una riforma sostanziale dell'assistenza, trasformata da religiosa in laica, nel segno di una morale diversa, meno formale e più realistica, dove non trova più spazio la manipolazione dell'assunto caritativo da parte di ministri e di frati poco o punto caritatevoli e dove trova invece spazio una nuova interpretazione dell'assistenza in termini di pratica produttiva, almeno nelle intenzioni, di salute e di idoneità fisica; sotto l'aspetto sanitario e sociale, in quanto procede alla riorganizzazione delle strutture assistenziali, creando un nuovo sistema erogatore di assistenza che culmina nella edificazione della Ca' Granda[15].

L'erezione dello Spedal Grande de la Nunciata o Ca' Granda, promessa da Francesco Sforza ai milanesi nell'atto di restaurare il ducato, è una carta ben giocata dal nuovo duca sul tavolo del potere, è un'abile mossa politica mirante a ingraziarsi il favore popolare. La volitiva tenacia ducale nel portare avanti l'iniziativa incontra molti ostacoli.

In primo luogo le resistenze dei rettori dei piccoli ospedali che dovevano essere soppressi o incorporati nell'ospedale *magnum* e che perdevano così una sicura fonte di reddito; in secondo luogo la tenace opposizione dell'ambiente ecclesiastico milanese che nella fabbrica dell'ospedale e nelle future indulgenze vedeva un pericoloso storno di denaro e di lasciti a danno della fabbrica del Duomo [...]. [In terzo luogo], intralci e opposizioni sarebbero poi venuti dalle famiglie che tenevano i beni degli ospedali e che con la nuova amministrazione avrebbero perduto tutti i benefici economici acquisiti per l'incuria e il di-

[15] Cfr. M. Degani, A. Gorla, A.A. Mastinu, *Recinti, macchine, disegni. Spazio e territorio delle istituzioni*, Unicopli, Milano 1982, pp. 32-34.

sinteresse dei rettori o, più spesso, grazie ai loro rapporti di parentela con i medesimi rettori[16].

Ma «l'entusiasmo popolare» e «l'appoggio dell'arcivescovo»[17], che dal 1454 è Gabriele Sforza, fratello del duca, consentono a questi la posa della prima pietra, il 12 aprile 1456, seguita dall'*exequatur* di papa Pio II, Enea Silvio Piccolomini, con bolla del 9 dicembre 1458. L'approvazione pontificia è formalmente necessaria a una iniziativa che, riformatrice *de facto*, si colloca *de jure* nel solco di una tradizione che contempla le opere di assistenza ospedaliera anzitutto come opere di carità.

Il momento veramente riformatore è quello della conferma del decreto rampiniano con trasformazione dell'Ospedale Grande in Ospedale Maggiore, che unifica 16 preesistenti ospedali «minori» (dei quali 7 gestiti da religiosi, 8 a gestione mista e uno gestito da laici), vincendo le resistenze di prelati e ministri litigiosi, preoccupati dei propri venali interessi. Qui la ratifica papale è necessaria nella sostanza, non solo nella forma, per tagliare di netto l'intricata matassa dei privilegi e vitalizi ecclesiastici.

Questo passaggio da *grande* a *maggiore* non è solo una mutazione nominale di tipo accrescitivo. Essa segna nei nomi una mutazione reale e profonda: la trasformazione dell'ospedale da edificio contenitore di assistenza in ente assistenziale commisurato alla popolazione e ai suoi bisogni, secondo un avanzato piano sanitario e di controllo[18].

L'opera di rinnovamento s'irradia dentro e fuori i confini del ducato sforzesco, nei luoghi dove più viva è la consapevolezza del problema e più attiva la volontà politica di affrontarlo. «Già nel 1429 Brescia aveva operata la gran riforma», la grande *reformatione*. «Venne seconda Milano nel 1447-48; seguirono: Cremona e Mantova (1450), Lodi (1454), Como (1468), Piacenza (1471)»[19]. «A Venezia nel 1477 e a Crema nel 1479 si fondano pure nuovi

[16] F. Leverotti, *Ricerche sulle origini dell'Ospedale Maggiore di Milano*, in «Archivio storico lombardo», CVII, 1981, p. 81.

[17] Ivi, pp. 85 e 88.

[18] Vedi G. Cosmacini, *La Ca' Granda dei milanesi. Storia dell'Ospedale Maggiore*, Laterza, Roma-Bari 1999.

[19] Pecchiai, *L'Ospedale Maggiore*, cit., p. 107.

ospedali»[20]. Nuovi grandi ospedali quattrocenteschi sono anche l'Ospedale degli Innocenti di Firenze (1421), l'Arcispedale di Sant'Anna di Ferrara (1440), l'Ospedale della Pietà, detto anche di San Matteo, di Pavia (1449), l'Ospedale di Pammatone di Genova (1472).

La grande *reformatione* è tale soprattutto perché la soluzione rampiniana dà il via alla realizzazione di un disegno strategico che vedrà, in capo a un secolo, razionalizzarsi e trasformarsi un po' dovunque l'organizzazione ospedaliera: una soluzione «all'insegna di quello *spirito di razionalità* che motivò un po' ovunque sia in Italia sia in tutta l'Europa soluzioni similari»[21]. Essa però non è dappertutto così incisiva come nei maggiori Stati dell'Italia settentrionale, quegli stessi dove abbiamo visto sorgere, press'a poco nello stesso periodo, Uffici di sanità modello.

A Roma, la *Regula* dell'Ospedale di Santo Spirito in Sassia, sorto all'inizio del Duecento *ad usum infirmorum et pauperum* e per ospitare i pellegrini sassoni in viaggio nella città eterna, prescriveva al cap. XL che «un giorno alla settimana i poveri malati venissero ricercati per strade e piazze e trasportati nella casa di Santo Spirito per esservi curati con somma premura» e al cap. XLII che «i poveri comuni che volessero farsi ospitare nella casa di Santo Spirito fossero accolti volentieri e trattati caritatevolmente»[22].

La trasformazione dell'istituto in grande ospedale, voluta da papa Sisto IV con ricostruzione della sede e ampliamento al massimo della capacità ricettiva, viene attuata all'insegna della vecchia sintesi ideologico-fattuale tra *pauper* e *infirmus*. Il breve papale che il 21 marzo 1477 tutela l'integrità patrimoniale ospedaliera sancisce che i beni dell'ospedale siano destinati alla cura *pauperum languentium*. Inoltre, nel progetto di Sisto IV, ultimo papa – dopo Callisto III, Pio II, Paolo II – a fare appello alla solidarietà cristiana per una crociata contro i turchi conquistatori di Costantinopoli (1453),

[20] G. Castelli, *Gli antichi ospedali e la unificazione ospedaliera milanese del XV secolo*, Cordani, Milano 1938, p. 56.

[21] M. Mollat, *I poveri nel Medioevo*, traduzione di M.C. De Matteis, M. Sanfilippo, Laterza, Roma-Bari 1982, p. 322.

[22] *Liber regulae S. Spiritus*, a cura di A.F. La Cava, Hoepli, Milano 1946, pp. 164-65. Sul grande ospedale romano vedi L. Cardilli, *L'Ospedale di Santo Spirito. Ottocento anni di storia*, Il Veltro, Roma 2002; AA.VV., *L'antico Ospedale di Santo Spirito dall'istituzione papale alla sanità del terzo millennio*, 2 voll., Il Veltro, Roma 2001-2002.

l'ospedale ammodernato è anche base di assistenza per le truppe crociate e per quanti vengono a Roma per arruolarsi.

Tutto ciò rivela quantomeno il permanere, accanto a una pratica assistenziale in fase di ammodernamento, di una concezione assistenziale di vecchio stampo caritativo. La mini-riforma papale è anche caratterizzata dal fatto che «il papa si preoccupò molto dell'aspetto esteriore, chiamando noti artisti dell'epoca ad affrescare le sale, ma assai poco delle questioni igieniche»[23].

Un intendimento opposto caratterizza l'impresa di Francesco Sforza e del suo *architectus, fabricator, director et ingenierius*, tra il 1457 e il 1466, anno in cui lo Sforza muore e il Filarete è liquidato *pro completa solutione sui salari et laborerio*. Anche se il Filarete – «non secondo in piaggeria al famoso umanista autore della Sforziade»[24], Francesco Filelfo – pensa l'ospedale come uno dei centri funzionali della città rinascimentale, concepita nei modi del proprio progetto urbanistico di *Sforzinda*, su un piano meno idealistico dà il meglio di sé nella progettazione delle corsie di degenza e nella concezione dei servizi igienici.

Ogni braccio della crociera dell'ospedale (delle due progettate viene realizzata solo quella di destra) è alto quasi dieci metri, con grandi finestre che assicurano una libera circolazione d'aria intorno ai letti, disposti in due ordini paralleli e costruiti in legno con cassetti per biancheria ai piedi e con banco a lato, collegato alla testiera appoggiata alla parete. Dietro questa un corridoio, suddiviso in stanzette dette «destri», fornisce ciascun posto letto di un locale per i servizi igienici, aerato sui chiostri. Al di sotto del piano terra più cunicoli sovrapposti permettono lo scorrimento dei liquami negli alvei di un canale, munito di camminamenti sui due lati per la manutenzione, che trae dal Naviglio e vi scarica un ampio volume di acque.

Nel quadro dell'architettura civile l'ospedale sforzesco si pone come prototipo riconosciuto di una «maniera italiana» d'impostare e risolvere con taglio moderno i problemi ambientali relativi al controllo della malattia e al ricupero della salute. Quel che

[23] Degani, Gorla, Mastinu, *Recinti, macchine, disegni*, cit., p. 85.

[24] A. Peroni, *Residenza signorile e costruzioni pubbliche*, in A. Peroni *et al.*, *Pavia. Architetture dell'età sforzesca*, Istituto Bancario San Paolo, Torino 1978, p. 34.

s'impone è però soprattutto il modello di programmazione e organizzazione dell'assistenza realizzato dal nuovo ente ospedaliero.

Dalla *Relazione* di Gilino apprendiamo che, agli inizi del Cinquecento, nella Ca' Granda vengono ricoverati i malati acuti, mentre i malati cronici vengono ricoverati negli ospedali aggregati: i «lazarosi o infecti da cancrene et simili mali» al San Lazzaro, gli «infecti de altra ulcerazione o debilitate per vechieza» negli ospedali di Sant'Ambrogio, San Dionigi, San Simpliciano e del Brolo. In questo sono curati anche «li infirmi de la egritudine scoperta in questa nostra etate chiamata de brossole», cioè la sifilide. Ai folli, che «de cervello manchino, sive sono furiosi», è riservato l'Ospedale di San Vincenzo in Prato, alle donne «de maiore età miserabile per vechieza o povertà o altro male» l'Ospedale Nuovo, detto di Donna Bona[25].

L'Ospedale di San Celso *extra urbis muros* è il ricovero degli infanti esposti, ma adibiti a brefotrofio sono anche altri ospedali, «essendo el numero de epsi esposti quasi incredibile, peroché quasi sempre excede più de mille». Le «figlie dell'ospedale», cioè le esposte che, raggiunti gli otto-dieci anni d'età, non conviene mantenere nel brefotrofio di San Celso insieme coi maschi, se «de meliore indole et speranza» sono inviate all'Ospedale di Santa Caterina per attendervi il matrimonio o la monacazione, se «de più bassa condicione» o «de deteriore forma atque indole» sono inviate invece all'Ospedale di Donna Bona, con la prospettiva di restarvi fino, appunto, all'«età miserabile per vechieza»[26].

«La forma adunca presa a questa *reformatione* è stata in questo modo», enuncia Gilino sottolineando il criterio medico ispiratore della riforma: essendo le malattie «o croniche o de qualità che presto son terminate vel con salute, vel con morte, queste de presta terminatione son designate all'Hospitale Grande dove, come è predicto, i malati o moreno o, facti sani, vanno con la benedictione a fare li facti soi». «Le altre egritudini croniche», invece, «o mali de altra qualità, quali vogliono tempo», sono destinati altrove, onde non trasformare la Ca' Granda in un ricovero per lungodegenti o, peggio, in un cronicario[27]. La riforma ospedaliera

[25] Per le citazioni vedi Cosmacini (a cura di), *La carità e la cura*, cit., p. 176.
[26] Ivi, p. 177.
[27] Ivi, p. 176.

non dev'essere vanificata ritrasformando il nuovo ospedale in un vecchio ospizio.

Perché questo regresso non avvenga è indispensabile che il medico sia coinvolto nell'attuazione della riforma. Escluso dalle fasi progettuale, organizzativa e gestionale (non può far parte del capitolo ospedaliero, onde evitare l'equivoca figura dell'amministratore-amministrato), egli deve trovare il proprio specifico ruolo nella fase operativa, ma prima ancora che nell'attività in corsia, nell'attività preliminare di accettazione e smistamento dei malati. «Né alcuno di essi malati si può ricevere se prima la qualità del male suo non è intesa da li phisici o chirurghi del hospitale et epsi non riferiscono prima el parere suo sopra el loco dove li pare se habbiano recogliere».

Medico, malato, ospedale: elementi interdipendenti di una triade. Ogni mutazione dell'uno implica di necessità una mutazione degli altri. L'inserzione attiva del medico ospedaliero nella pratica riformatrice è implicita nella ridefinizione del ruolo dell'ospedale e della fisionomia del soggetto spedalizzato. Tale ridefinizione si rifà a due principi: il principio dell'esclusione dagli ospedali dei *pauperes communes* e il principio dell'accettazione ospedaliera riservata ai soli *infirmi*, distinti in acuti o curabili, destinatari del sapere medico applicato, e in cronici o incurabili, destinatari del semplice ricovero.

L'ospedale diventa così uno specifico luogo di ricovero e cura, dove la carità è definitivamente sostituita dalla tecnologia medico-assistenziale e dove le opere di misericordia spirituale e corporale cedono il posto a una pratica diversamente salutifera. La ridefinizione della fisionomia del malato in ospedale rientra in una nuova ideologia, dove produttività della prassi medica ed esclusione dei soggetti irricuperabili ai fini produttivi sono connaturate allo sviluppo economico della società italiana tra Medioevo e Rinascimento.

La *riforma ospedaliera del XV secolo*, più o meno spinta a seconda delle parti d'Italia, segna l'inizio di una nuova età sanitaria. Il vecchio ospizio era il luogo pio dove vigeva l'universalismo imparziale delle buone intenzioni caritative; il nuovo ospedale è spesso ancora, nominalmente, un pio luogo, ma di fatto è lo spazio dove il medico, ispirandosi a un'etica professionale diversa dalla *pietas* e dalla *caritas*, può coltivare il proprio «astratto universalismo scientifico» facendo leva sulla «neutralità della pratica terapeutica» nei confronti di malati considerati «clinicamente omogenei»[28].

In questo spazio la pratica curativa, gestita per le rispettive aree e ai vari livelli di competenza dal personale amministrativo-sanitario, prevale sulle opere di assistenza spirituale, affidate al personale religioso che è investito solo indirettamente, secondo fini di cornice o di sussidio, dei compiti di assistenza corporale agli infermi. Il prevalere della terapia fa sì che «i poveri, i malati non entrino più in ospedale solamente per viverci, invecchiarvi e morirvi»[29], ma anche e soprattutto per esservi curati e per uscirne possibilmente guariti.

L'Ospedale Maggiore di Milano, «città ospedaliera» – al dire di Mollat – inserita nel programma architettonico dell'urbanesimo del Rinascimento, va ben oltre le intenzioni del suo costruttore, che ha dedicato a Francesco Sforza il *Trattato di architettura* con queste parole: «Nella tua gloriosa città di Milano, io costruii il celebre albergo dei poveri di Cristo, la prima pietra del quale tu stesso hai posato»[30]. La fabbrica del Filarete, infatti, più che un albergo dei poveri, è una moderna «fabbrica della salute»[31].

3. *Dal lebbrosario al lazzaretto*

Il delineato panorama della riforma ospedaliera del XV secolo sarebbe incompleto se non comprendesse anche quella istituzione fondamentale che abbiamo visto nascere a Venezia nel terzo decennio di quel secolo e che nei decenni successivi si afferma dovunque come struttura indispensabile alla gestione della salute pubblica: il lazzaretto.

Il lazzaretto non è come gli altri ospizi, che mescolano alla malattia il vizio, l'infermità o la follia; gli è innata una permanente peculiarità; es-

[28] Agrimi, Crisciani, *Medicina del corpo e medicina dell'anima*, cit., p. 15.

[29] Mollat, *I poveri del Medioevo*, cit., p. 322.

[30] La dedica del Filarete è riportata *ibid.* Il Filarete dedicò la prima redazione del trattato al duca di Milano; successivamente dedicò un esemplare dell'opera a Piero de' Medici, figlio di Cosimo il Vecchio.

[31] Cfr. N.-E. Vanzan Marchini, *Dall'Ospedale dei Mendicanti alla grande fabbrica della salute*, in Ead. (a cura di), *La memoria della salute. Venezia e il suo Ospedale dal XVI al XX secolo*, Arsenale, Venezia 1985, pp. 41-52.

sa impone una scelta precisa di luogo: fuori della città, isolato, in modo che tra il suo recinto e la popolazione urbana si estenda uno spazio neutrale, che dia sicurezza, ma non certo – o almeno non solo – psicologica; perché nella stessa localizzazione sta una prima misura preventiva [...]. Un primo provvedimento, dunque: allontanare e isolare in uno spazio isolato chi erra senza dimora seminando il contagio, chi cerca contatto con le altre persone per mendicare o anche per necessità di scambio[32].

Il personale di assistenza che si insedia nel Lazzaretto Vecchio di Venezia proviene dal lebbrosario lagunare. È questo uno dei pochi elementi di continuità tra le due malattie predominanti, nell'Europa occidentale e in Italia, durante il Medioevo: la lebbra, nell'alto Medioevo, la peste, nel basso Medioevo. Due morbi tipici di due età contigue: ma il regredire del primo non è in rapporto col progredire del secondo. Piuttosto, ai contemporanei, «sembrò, in un certo modo, che esso arretrasse di fronte ad un altro che andava sorgendo, forse più temibile di lui, in quel primo nascere, perché assai più diffuso e più facile a contrarsi: la sifilide»[33].

Le somiglianze anatomo-cliniche tra sifilide e lebbra, quali il carattere granulomatoso delle lesioni, la specificità dei rispettivi granulomi, la sequenza cutaneo-nervosa delle rispettive manifestazioni, sono però insufficienti a delineare una continuità o competitività tra le due malattie, a livello epidemiologico, biologico, storico.

Agli stessi livelli, e anche a quello sociologico, esiste invece continuità tra lebbra e tubercolosi: una continuità o affinità che investe la causa micobatterica, l'evoluzione delle lesioni, la diffusione delle due malattie, le condizioni socio-culturali del loro attecchire e del loro endemico permanere. *Mycobacterium leprae* e *Mycobacterium tuberculosis* hanno filogeneticamente un antenato comune, cui lo storico delle malattie all'alba della civiltà occidentale Mirko Drazen Grmek dà il nome di *Mycobacterium archaicum*[34].

In entrambi i casi le alterazioni possono evolvere o in essudazione e ulcerazione o in fibrosi e incapsulamento. Gli essudati e le

[32] P. Morachiello, *Howard e i Lazzaretti da Marsiglia a Venezia*, nel volume collettaneo *Venezia e la Peste. 1348-1797*, Marsilio, Venezia 1980^2, p. 158.

[33] A. Pazzini, A. Baffoni, *Storia delle malattie*, Clinica Nuova, Roma 1950, pp. 137-38.

[34] M.D. Grmek, *Le malattie all'alba della civiltà occidentale*, traduzione di R. Albertini, Il Mulino, Bologna 1985, p. 355.

ulcere favoriscono il diffondersi delle due malattie; la reazione connettivale e la capsula fibrotica ne isolano invece i focolai. In entrambi i casi la miseria, l'ammassamento umano, l'igiene precaria favoriscono l'attecchimento e il mantenimento del male.

Viceversa tra lebbra e peste non c'è continuità, né reale, né concettuale, né simbolica. C'è solo una continuità nominale, tra due nomi entrambi di genere e non di specie, multicomprensivi e non individualizzanti: come il nome *pestis* contempla tutte le più grandi epidemie, così il nome *lepra* comprendeva tutte le più gravi malattie della pelle. Tuttavia l'appestato non è l'erede del lebbroso, né il lazzaretto raccoglie l'eredità del lebbrosario.

Il malato di lebbra anticipava in vita la decomposizione della carne propria della morte; però non induceva paura di morte, come il malato di peste, ma soltanto ripugnanza e, al limite, compassione. Il suo corpo corrotto, mutilato, deformato, animalesco – la lebbra era detta pure *leontiasis*, *elephantiasis*, *satyriasis* – era il simbolo della diversità propria di chi – lebbroso, folle, eretico, ebreo – apparteneva alla cosiddetta «famiglia del diavolo» (al tempo della peste nera i lebbrosi francesi sono arsi vivi, insieme agli ebrei, perché accusati di seminare il contagio). Ma se il corpo del lebbroso era il simbolo vivente della colpa, esso era anche, al limite, l'incarnazione del Redentore che si è fatto carico delle colpe da redimere. Il corpo dell'appestato, invece, non è mediatore né del diavolo né di Dio; esso è solo un'anticipazione inesorabile del cadavere, un apportatore di morte certa per chi lo avvicina.

A loro volta, lebbrosario e lazzaretto sono spazi chiusi la cui continuità è soltanto formale: entrambi sono spazi extraurbani, d'isolamento e interdizione degli *altri*. Ma il lebbrosario era uno spazio chiuso che partecipava della valenza ambigua del lebbroso: spazio opposto alla città e insieme spazio a struttura cittadina, composto da tutti gli elementi urbanistico-ambientali e rituali propri della città. Un ghetto per *diversi*. Uno spazio creato per un tempo indefinito, per viverci tutta una vita; un recinto per individui contagiosi e pericolosi, ma non altamente patogeni e con tasso di pericolosità non elevato, però irricuperabili e come tali segregati in permanenza dal consorzio dei sani, nonché organizzati stabilmente in modo autonomo.

Il lazzaretto invece è uno spazio chiuso privo di ambiguità: spazio con struttura ospedaliera, fuori della città ma non anticittà.

Uno spazio creato per un tempo provvisorio, transitorio; uno spazio non semplicemente recintato, ma sbarrato. Un luogo di segregazione per individui anch'essi contagiosi e pericolosi, ma con patogenicità e pericolosità elevatissime, però non irricuperabili in assoluto, anche se la violenza della malattia lascia spesso poche possibilità di ricupero.

Sono l'epidemiologia e la clinica della lebbra e della peste a determinare le rispettive valenze e metafore, a condizionare le rispettive istituzioni e strutture di difesa. La lebbra è una malattia cronica, subcronica, invalidante, non mortale. È morte civile, non fisica. La peste è una malattia acuta, iperacuta, non invalidante, mortale. È morte vera, non metaforica. Se riconsideriamo la classificazione fatta da Gilino delle malattie in «croniche o de qualità che presto son terminate vel con salute, vel con morte», la peste, in quanto malattia «de presta terminatione», è destinata a una struttura ospedaliera «dove, come è predicto, i malati o moreno o, facti sani, vanno con la benedizione a fare li facti soi», mentre la lebbra, in quanto appartenere a «mali de altra qualità, quali vogliono tempo», era destinata a una struttura che aveva più del ricovero, del cronicario. Il luogo della lebbra, il lebbrosario, era più simile al vecchio ospizio; il luogo della peste, il lazzaretto, è più simile all'ospedale moderno.

La transizione da ospizio a ospedale, caratterizzante la riforma ospedaliera di metà Quattrocento, si riproduce per così dire nella stessa storia interna del primo lazzaretto. Rispettivamente ventisette anni prima e diciotto anni dopo la metà del secolo, il Lazzaretto Vecchio e il Lazzaretto Nuovo di Venezia nascono ambedue come luoghi di isolamento e di difesa. Ma mentre il primo è ancora luogo di pietà, sede di una prassi assistenziale svolta da eremiti caritatevoli, esperti nell'assistenza ai lebbrosi, il secondo è ormai luogo di controllo, sede di una prassi per certi aspetti simile a quella ospedaliera dell'accettazione e dello smistamento: accettazione in quarantena dei sospetti, smistamento nel Lazzaretto Vecchio dei sospetti rivelatisi infetti.

Di norma si faceva distinzione tra *infetti* e *sospetti*. *Infetto* era colui nel quale la malattia di contagio fosse stata diagnosticata da un medico o da un chirurgo; *sospetto* chiunque fosse venuto in contatto con persona infetta, con oggetti considerati infetti, o venisse da un'area ritenuta appestata. Gli epidemiologi moderni insistono che a nessun costo infetti e sospetti siano rinchiusi insieme in una casa colpita dal morbo come si faceva nel Medioevo e come si fece ancora in Manciuria nel 1921 [...]. Nei lazzaretti permanenti, come a Milano, c'erano quartieri distinti per gli infetti e per i sospetti[35].

Si è parlato, per quanto riguarda l'organizzazione complessiva degli interventi assistenziali, di una «esemplarità dello Stato di Milano» dall'inizio della signoria viscontea al periodo tridentino[36]; e si parla, allo stesso proposito, di una «centralità *lombarda*», sia «nel senso storico-geografico più ampio», sia in senso «culturale»[37]. L'evoluzione quattrocentesca del Lazzaretto di Milano è certamente un momento significativo – «esemplare» o «centrale» – della riorganizzazione sanitaria dell'epoca.

Si è visto che la breve stagione democratica dello Stato di Milano segna l'emergere nella coscienza civica dei problemi del pauperismo e della salute pubblica. I *Capitanei et Defensores* che compongono l'esecutivo repubblicano, nel decidere la riforma degli ospedali, istituiscono con diploma del 30 agosto 1448 un lazzaretto in Cusago, destinando a tale scopo alcuni edifici già esistenti tra il castello e la chiesa, adibiti ad asilo dei poveri e ora anche a ricovero dei malati di peste.

In un secolo di pestilenze ricorrenti, Milano è rimasta colpita e illesa più volte: illesa nel 1347-50; poi colpita nel 1360-63, nel 1373-74, nel 1383, nel 1398-1400; poi ancora illesa, per quasi mezzo secolo. Ora che la peste ritorna, all'inizio del triennio di metà secolo – 1448-51 – in cui *multi et infiniti perierunt*, viene improvvisato a Cusago un lazzaretto d'emergenza. Esso funziona alla meno peggio, come luogo ancora troppo simile ai vecchi ospizi: «Gli appestati vengono accomunati ai poveri, percepiti rispetto a loro come categoria contigua [...]. Questa promiscuità è una chiara persistenza dell'assistenza caritativa medioevale»[38]. Anche per questo il Lazzaretto di Cusago si rivela insufficiente e inadatto.

[35] C.M. Cipolla, *Cristofano e la peste*, Il Mulino, Bologna 1976, p. 20.

[36] Cfr. L. Prosdocimi, *Il diritto ecclesiastico nello Stato di Milano dall'inizio della signoria viscontea al periodo tridentino (sec. XII-XV)*, L'Arte, Milano 1941, pp. 203-38.

[37] E. Bressan, *L'«Hospitale» e i poveri*, Ned, Milano 1981, p. 26.

[38] Degani, Gorla, Mastinu, *Recinti, macchine, disegni*, cit., p. 128.

Nel 1468 un'altra epidemia mette nuovamente in crisi il sistema sanitario cittadino. Il notaio Lazzaro da Cairate, *tamquam unus de populo*, presenta al duca Galeazzo Maria Sforza il progetto di un lazzaretto in Crescenzago. Questo nuovo lazzaretto dovrebbe occupare un quadrilatero di 400 pertiche, ubicato in prossimità del Naviglio, canale navigabile che consentirebbe il trasporto degli infetti su barconi e che, derivato in un alveo lungo il fossato dello stabilimento, funzionerebbe da via di espurgo dei «destri» o latrine di cui è dotata ciascuna delle 200 stanzette perimetrali, «larghe et longhe octo braza» e provviste di due finestre contrapposte e di un caminetto. Nelle camerette i malati sarebbero trattenuti «sino ad sanitate vel morte»; dopodiché i loro effetti personali sarebbero «gittati nell'acqua a netare e purgare» e la paglia sarebbe «bruxata in esse camerete». Così in capo a un'ora diverrebbero «nete et purgate dicte camerete da ogni infectione»[39].

Nonostante che per i medici del tempo fosse «concetto comune che tenere gli ammalati contagiosi *in cameris* impedisse il ricambio dell'aria e ritardasse quindi la guarigione», le proposte del notaio sono state giudicate in sede storica come «prescrizioni igieniche molto assennate e giudiziose»[40] e la sua progettazione viene oggi vista come «strettamente funzionale al governo della peste»[41]. Un notaio antiveggente, precursore, esperto di sanità più dello stesso personale destinatario, nel lazzaretto da lui ideato, di una grande casa riservata da un lato ai «medici et barbieri» e dall'altro agli «officiali».

La tipologia del Lazzaretto di Crescenzago, per le caratteristiche architettoniche, per gli aspetti distributivi e tecnici, per i criteri igienici e contenitivi, per le finalità sanitarie, si ricollega chiaramente alla contemporanea soluzione filaretiana delle problematiche ospedaliere. Ciononostante essa non è la soluzione ideale, data l'ubicazione nel suburbio, troppo lontana dal centro urbano.

Lo stato delle strade, tormentate da buche e fossati, provocava non infrequentemente il rovesciamento dei carri e dei malati in trasferimento [non bastando evidentemente la via fluviale]; il trasporto not-

[39] Cfr. L. Beltrami, *Il Lazzaretto di Milano. 1448-1882*, Allegretti, Milano 1889, p. 18.

[40] Cfr. Spinelli, *La Ca' Granda*, cit., pp. 108-109.

[41] Degani, Gorla, Mastinu, *Recinti, macchine, disegni*, cit., p. 131.

turno faceva giungere i contagiati al ricovero *semi mortui propter frigus noctis*; gli assalti di briganti e di ladri erano inconvenienti di non poco conto che preoccupavano sia il popolo, sia il collegio dei medici milanesi[42].

Occorrono due altre gravi pestilenze – nel 1476-79 e nel 1485-87, quest'ultima micidiale – perché si dia il via, vent'anni dopo, al definitivo Lazzaretto di San Gregorio, appena fuori Porta Orientale. La scelta del luogo è il frutto di un'attenta ricognizione topografica, compiuta da una commissione mista di rappresentanti delle porte cittadine e di medici qualificati. Di essa fa parte anche Lazzaro Palazzi *inginiero*, poi scelto come progettista del lazzaretto e urbanista dell'intero complesso.

Il documento finale, elaborato dalla commissione, indica una serie di ragioni che impongono l'installazione del nuovo lazzaretto in vicinanza della città. Motivazione fondamentale è la facilità dei collegamenti: essa ha più valore delle obiezioni, demolite dai relatori, secondo cui un lazzaretto troppo vicino alla città non può contenere e sigillare la peste, non può impedire il propagarsi del contagio tramite l'aria, l'acqua, le persone.

Si afferma il concetto che un lazzaretto vicino non è nocivo, ma utile, in quanto la difesa della salute non è più affidata alla distanza – come a Cusago e a Crescenzago – ma a un'approfondita conoscenza del clima e dei venti, a una sapiente tecnologia delle acque di alimentazione e di espurgo e a una ferrea osservanza delle norme d'isolamento.

Tecnici dell'ambiente, ingegneri idraulici e ufficiali di sanità sono direttamente cointeressati: ad essi, e agli ingegneri militari esperti in opere di difesa, è affidata la tattica di difesa della salute. All'architetto resta affidata soltanto l'arte del costruire; e ai fisici, chirurghi e barbieri l'arte del guarire. Ma la strategia della difesa è a monte dell'intervento dei tecnici, è nelle teste e nelle mani dei rappresentanti della città, dei veri responsabili della gestione della salute: una gestione non solamente tecnica, ma politica.

Per chi detiene il potere decisionale, il lazzaretto, come l'ospedale, non è più solo uno spazio d'internamento, ma è soprattutto un luogo funzionale all'economia generale della città: un luogo

[42] *La Ca' Granda. Cinque secoli*, cit., p. 98.

«che funzioni, che sia economicamente produttivo rispetto alla gestione della salute pubblica». Il lazzaretto, come l'ospedale, «deve servire anche alla cura». Istituzione ospedaliera per malati acuti, strutturata sul modello della filaretiana Ca' Granda, deve contemplare «la possibilità di una veloce guarigione, in sostanza il possibile reinserimento nella vita produttiva». «È proprio in questo sapere economico-funzionale che è da ricercarsi la rottura *progettuale* che caratterizza quegli anni»[43] ed è da ricercarsi, aggiungiamo, la rottura *concettuale* che caratterizza ancora più decisamente la riforma sanitaria del XV secolo.

Il Lazzaretto di San Gregorio è un'applicazione particolare, a una particolare malattia, di un modello ospedaliero per malattie acute già sperimentato e consolidato. Elementi differenziali sono il cordone sanitario esterno – formato dal fossato, dal muro e dalle stanze perimetrali – e la divisione dello spazio interno, destinato agli infetti, ai sospetti, ai convalescenti. Con la presenza di settori per convalescenti

> non ci si proponeva tanto di aiutare la gente a ristabilirsi, quanto piuttosto di mantenerla in isolamento per un periodo ulteriore dopo il termine della malattia. L'idea era che il convalescente potesse essere ancora contagioso almeno per qualche tempo: idea validissima, ma che, in assenza del microscopio e di conoscenze microbiologiche, restava a livello di pura intuizione. Il criterio di massima restava questo che, più lungo era il periodo di isolamento, maggiore era il margine di sicurezza[44].

Idee sperimentate, idee avanzate, idee di un nuovo sapere. Nel Quattrocento, in Italia, sorgono lazzaretti, oltreché a Venezia, a Pisa, nel 1464, e a Firenze, nel 1479. Ma è quello milanese, costruito tra il 1488 e il 1494, «il modello di questo nuovo sapere, il monumento a cui si ispireranno molti dei successivi lazzaretti»[45].

[43] Degani, Gorla, Mastinu, *Recinti, macchine, disegni*, cit., pp. 134 e 139, corsivo mio.

[44] Cipolla, *Cristofano e la peste*, cit., p. 19.

[45] Degani, Gorla, Mastinu, *Recinti, macchine, disegni*, cit., p. 140.

III
La scienza medica del Cinquecento

1. *Verso il metodo*

Promossi dai problemi connessi alle epidemie e al pauperismo e maturati per elaborazione attiva o per mimesi, a seconda dei luoghi, i principi informatori di una corretta gestione della sanità sono, agli inizi del Cinquecento, affermati un po' dovunque in Italia. La modernità, validità e carica riformatrice di tali principi non può che suscitare ammirazione in chi conti oggi i passi che, nel campo dell'assistenza ospedaliera e della salvaguardia della salute, sono stati compiuti da allora, nel corso di mezzo millennio.

La prassi primaria del prevenire non è tutta una libera opzione di governi illuminati. Essa è anche una scelta interessata: il problema della salute da difendere si intreccia più che mai con quello dei poveri e della povertà, diventandone quasi un sottoproblema. È in questo senso che

> il Cinquecento resta il momento delle *grandi scelte*, tanto più significative quanto più riscontrabili sul piano europeo e rappresentative, per molti versi, di un punto di non ritorno. Nel tentativo di risolvere il problema dei poveri e della povertà, si fa strada un *grande sforzo di controllo e di organizzazione*[1].

I soggetti da controllare e organizzare sono ancora quelli appartenenti alle due grandi categorie medioevali dei *pauperes* e degli *infirmi*. Ma, sotto gli impulsi della nuova ideologia mercantilistica e produttivistica, le due categorie hanno interagito: la prima si è sdoppiata e specificata mercé la seconda. Le due nuove cate-

[1] E. Bressan, *L'«Hospitale» e i poveri*, Ned, Milano 1981, p. 70.

gorie dell'età moderna sono quella dei *pauperes infirmi*, invalidi e malati, e quella dei *pauperes non infirmi*, vagabondi e oziosi.

Il loro destino si divarica. La malattia-inabilità degli uni sarà curata in nome della salute-efficienza da tutelare e riacquistare; l'ozio degli altri sarà negato in nome del *negotium* utile e del lavoro virtuoso. Una stessa finalità d'internamento, volta a contenere le anomalie biologicamente e socialmente pericolose, sarà conseguita in luoghi di ricovero e cura o in luoghi di reclusione e lavoro coatto.

Oltreché interessata, la prassi del prevenire è anche una scelta forzata, dovuta all'impotenza del reprimere. Le cure della medicina non sono tali da poter controllare e ridurre i mali naturali – malattia, invalidità, morte prematura – che affliggono l'uomo e travagliano la società. La profilassi sta alla terapia press'a poco come la diplomazia sta alla guerra; ma un problema politico può essere risolto con mezzi sia diplomatici che bellici, mentre un problema sanitario ha, nel Cinquecento, qualche possibilità di essere risolto solo con mezzi preventivi.

In tempi di grandi contraddizioni ideologiche – tra Rinascimento e Controrinascimento[2], tra Riforma e Controriforma – la scienza medica vive anch'essa un interno travaglio. Tra i fatti di questa scienza medica – o della scienza in generale – e i fatti politico-economici del Cinquecento – o di qualunque altra età – non esiste concatenazione meccanica, ma interrelazione a distanza. Essere convinti del carattere sovrastrutturale dell'impresa scientifica non significa fare di questa un registro puntuale immediato delle strutture coeve. L'ultimo decennio del Quattrocento segna una svolta nelle cose d'Italia. La *scoperta* del Nuovo Mondo[3] dà inizio al processo di riduzione del Mediterraneo da oceano a mare interno. La calata di Carlo VIII dà inizio al processo di marginalizzazione politico-economica del paese. Ma per tutto il Cinquecento

[2] Per la categoria storiografica di Controrinascimento cfr. H. Haydn, *Il Controrinascimento*, traduzione di A. Ballardini, Il Mulino, Bologna 1967. In proposito vedi anche E. Battisti, *L'antirinascimento*, Feltrinelli, Milano 1962.

[3] Il concetto tradizionale della *scoperta* è stato sostituito dal concetto di mutuo *descubrimiento*, emerso al Congresso internazionale di scienze storiche di Madrid nel 1990 e ripreso da G. Cosmacini, *America e Europa: il mutuo «descubrimiento» medico-sanitario*, nel volume collettaneo *Tra due sponde. Europa ed America ispanica: dalla scoperta alla conquista*, Società siciliana per la storia patria, Palermo 1993, pp. 309-18.

l'inerzia iniziale propria di ogni processo di trasformazione rende ancora flessibile questa linea di tendenza. Anche se la prima metà del secolo è un'età di ferro e di fuoco, con francesi, spagnoli, tedeschi, svizzeri accampati su una terra devastata e spopolata da guerre, carestie, epidemie – così riferiscono gli ambasciatori inglesi che si recano a Bologna, nel 1529, per l'incoronazione imperiale di Carlo V –, la seconda metà del secolo conosce ancora una «estate» economica, sia pure «di San Martino», e ancora una «rinascenza» culturale, nelle lettere, nelle arti, nelle scienze.

La storiografia nazionale ama veder rinascere la scienza medica in Italia, nel Cinquecento, all'insegna del «ritorno agli antichi, preparato nel Quattrocento dalla rinnovata coscienza della dignità umana», e del «rinascere della individualità, individualità fisica e spirituale che si afferma con l'amore per il corpo umano e per la sua bellezza, in un concetto essenzialmente classico»[4]. Antichità e classicità sono viste quali matrici di un rinascimento medico che è in gran parte un artefatto, concepito idealisticamente e con idea di primato.

Nel far rivivere il mondo classico, e nell'enfatizzare questa riviviscenza, l'Umanesimo ha visto nella cultura italiana l'erede naturale di quel mondo. *Entro* questo schema di auto-identificazione nazionale, a un'idea retorico-letteraria di cultura si giustappone un culto dell'attività scientifica, anche naturalistico-medica, *fuori* da riferimenti teorici d'ordine generale e con base nell'esperienza particolare, individuale, singola. Ciò favorirà il perpetuarsi di un modello di scienza, anche medica, frammentaria e specialistica, priva di una propria filosofia scientifica e con una riflessione storiografica scarsamente autocritica[5].

[4] A. Castiglioni, *Storia della medicina*, vol. I, Mondadori, Milano 1948², p. 355. Vedi A. Pazzini, *La medicina nella storia, nell'arte, nel costume*, vol. II, Bramante, Milano 1969, p. 478. Sul tema del rinascimento medico, in una visione storiografica di ampio respiro, vedi A. Wear, R.K. Lonie (a cura di), *The Medical Renaissance of the Sixteenth Century*, Cambridge University Press, Cambridge 1985.

[5] In questa prospettiva cfr. G. Micheli, *L'assimilazione della scienza greca*, in R. Romano, C. Vivanti (a cura di), *Storia d'Italia. Annali*, vol. III, *Scienza e tecnica nella cultura e nella società dal Rinascimento a oggi*, a cura di G. Micheli, Einaudi, Torino 1980, pp. 201-57. Sui rapporti tra Umanesimo e medicina, in un'ottica non «antiumanistica», vedi anche R. Schmitz, G. Keil (a cura di), *Humanismus und Medizin*, Acta Humaniora, Weinheim 1984.

Il celebrato «ritorno agli antichi», preparato dai dotti bizantini convenuti al Concilio di Ferrara-Firenze del 1438-39 per l'unione tra le Chiese d'Oriente e d'Occidente e poi inflazionato dalla folla di studiosi fuggiti da Costantinopoli con il loro bagaglio di manoscritti greci, è svalutato totalmente da chi lo considera «un completo disastro, in quanto prolungò la vita alle errate convinzioni di Galeno»[6] e quindi ritardò, piuttosto che accelerare, il progresso scientifico della medicina e delle sue scienze di base.

Il «rinascere della individualità», celebrato in parallelo, si rivela controproducente nella misura in cui contrappone, alla strategia di politica sanitaria *pro civitate* emersa nel Quattrocento, il «carattere elitario della ricerca naturalistico-medica», qualificante in modo non propriamente positivo «l'intenzionalità teorico-pratica dell'intellettuale italiano del Cinque-Seicento, che sempre più produrrà una cultura segnata dal disimpegno e dal rifugio corporativo». Corollario implicito è che l'apertura a un mondo antico, non a un nuovo mondo, è in sintonia con un riflusso anche medico dal pubblico al privato e dal sociale al *particulare*: «con la parziale eccezione di Venezia, è questo un processo che si estende in tutta Italia assieme al crollo delle città-repubbliche, al formarsi del dominio spagnolo e all'accentuarsi della risposta romana di fronte alla cattolicità minacciata dalla riforma»[7].

Questa seconda controtesi è molto più convincente della prima, che è altrettanto inaccettabile della tesi cui si oppone. La questione del ritorno agli antichi non può essere liquidata da posizioni manichee, tutto valorizzando o tutto svalutando con enfasi. È invece necessario, in medicina come altrove, «vedere più chiaro in quella che fu una indiscutibile svolta culturale, inserita in un momento critico di trasformazioni profonde»[8].

In campo medico «ritorno agli antichi» significa lettura filologica di Galeno non più mediata da traduzioni latine di inesatte versioni arabe, ma diretta, di prima mano, condotta sui codici greci origi-

[6] Cfr. W.P.D. Wightman, *La nascita della medicina scientifica*, traduzione di G. Scaravelli, Zanichelli, Bologna 1975, p. 39. Sul «problema Galeno» vedi V. Nutton (a cura di), *Galen: Problems and Prospects*, Wellcome Institute for the History of Medicine, London 1981.

[7] G. Panseri, *La nascita della polizia medica*, in Romano, Vivanti (a cura di), *Storia d'Italia. Annali*, vol. III, cit., p. 158.

[8] E. Garin, *Il ritorno dei filosofi antichi*, Bibliopolis, Napoli 1983, p. 21.

nali e diffusa per mezzo della nuova industria cinquecentesca della stampa. Nelle cinquanta stamperie di Venezia si stampa un numero di libri certamente superiore a quello stampato in tutto il resto d'Italia. Si stampa praticamente di tutto. Così alcune «rinascenze» sono l'immagine deformata di mere sopravvivenze. Con quella galenica, rinasce la medicina di Avicenna, riportata in auge dall'orientalista e naturalista Ramusio, grande amico dello stampatore Manuzio; rinasce anche la medicina di Avenzoar, il medico che Averroè ha definito «il più grande dai tempi di Galeno». Delle opere di Avenzoar si succedono in quarant'anni ben cinque edizioni. Nella maggior piazza mercantile del mondo il commercio dei prodotti culturali d'Oriente tien dietro alla vasta domanda. L'Università di Padova assicura un largo consumo di libri e insieme fornisce la manodopera intellettuale che li rende accessibili in buone traduzioni e ben chiosati. A Padova, dove si legge Aristotele attraverso Averroè, anche la ricerca del «vero» Galeno fa i conti un'altra volta con gli interlocutori e interpreti arabi, ritradotti e ricommentati[9].

Il «ritorno a Galeno» incomincia in modo strano. La prima opera a stampa di argomento medico edita in Italia non è di Claudio Galeno, ma di Aulo Cornelio Celso, ingegno enciclopedico fiorito in Roma nell'età di Tiberio, divulgatore di medicina più che medico e come tale degno più del titolo di «Cicerone dei medici» che della fama di «Ippocrate romano». La stampa degli otto libri celsiani *De re medica* (Firenze 1478) precede di dodici anni la *editio prima* delle opere di Galeno (Venezia 1490). Ma la galenica *Microtechne* – in latino *Ars parva* – viene stampata e ristampata in volgare più volte, sul finire del Quattrocento, inserita nella raccolta intitolata *Articella* (Venezia 1479, 1483, 1487, 1491, 1493). Essa non ha contenuto problematico: «questo carattere di aproblematicità

[9] La medicina araba, metabolizzata e assimilata in Occidente, ha i suoi massimi rappresentanti in: Rhazes (864-925), autore del «Compendio» (*Liber continens*), monumentale raccolta di casi clinici; Albucasis (936-1013), autore di una enciclopedia – «La compilazione» – in 30 libri, dei quali l'ultimo, intitolato *Chirurgia*, è un vero trattato di strumentazione e tecnica operatorie; Avicenna (980-1037), autore del *Canone*, ricapitolazione completa della medicina ippocratico-galenica e della filosofia biologica di Aristotele integrate da apporti personali; Avenzoar (1092-1161), autore dell'opera «Dei medicamenti e delle diete»; Averroè (1126-1198), autore dei sette libri delle «Regole generali di medicina» (*Colliget*).

dogmatica e i pregi mnemonici sono certo stati la causa principale della grande fortuna che l'opera ha avuto nei secoli»[10].

Niccolò da Lonigo, detto Leoniceno, longevo ed eruditissimo caposcuola di medicina a Ferrara tra Quattrocento e Cinquecento, usa la filologia come strumento atto a restituire alla scienza medica il vero Galeno e alla botanica il vero Plinio. Per lui, e per gli umanisti come lui, compiere una scoperta scientifica vuol dire riscoprire un testo classico. Ma in lui la ricerca filologico-critica dell'umanista-letterato, che padroneggia greco e latino nell'esegesi dei testi, si prolunga nella ricerca osservativo-descrittiva del naturalista-scienziato. Questi, a partire dal momento in cui la critica testuale rimuove le incrostazioni stratificatesi nel tempo sull'originale e autentica scienza pliniana e galenica, può riosservare e ridescrivere *ex novo* piante medicinali e malattie, promuovendo un ulteriore avanzamento della conoscenza[11].

Dalla cattedra ferrarese Leoniceno usa l'*Ars parva* di Galeno come strumento metodologico. Ma al tempo stesso, in uno sfoggio di citazioni da Platone e da Aristotele, indicativo del fatto che la *concordia discors* tra neoplatonici e neoaristotelici è destinata a maturare in *pax philosophica*, lascia intendere che le argomentazioni «dimostrative» e le procedure «compositive» proprie di quel metodo hanno finalità di «esposizione», non di «investigazione», e servono a insegnare e ad apprendere, non ad approfondire lo scavo conoscitivo dei fenomeni naturali. Senza erudizione il progresso in medicina è vietato, ma dalla erudizione il progresso in medicina non è affatto esaurito.

La medicina è una scienza progressiva; le malattie, che sono tra gli oggetti del suo conoscere, sono a loro volta suscettibili di evoluzione storica. Protagoniste inveterate e ostinate della storia dell'umanità, anche le malattie nascono, crescono, resistono, declinano, scompaiono, come le teorie mediche e le loro applicazioni. Antiche malattie si sono estinte; nuove malattie, ignote a Galeno, vengono a instaurarsi per non lasciare l'uomo privo del suo destino biologico. Per affrontarle il medico deve andare oltre Galeno

[10] È quanto scrivono i curatori del volume *Opere scelte di Galeno*, a cura di I. Garofalo, M. Vegetti, Utet, Torino 1978, p. 1014.

[11] Cfr. G. Panseri, *Medicina e scienze naturali nei secoli XVI e XVII*, in Romano, Vivanti (a cura di), *Storia d'Italia. Annali*, vol. III, cit., pp. 351-52.

di fatto, nella pratica, non solo nella teoria e nel metodo. Leoniceno dà il primo quadro clinico completo della sifilide e delle opinioni circolanti intorno ad essa nel suo *Libellus de epidemia, quam vulgo morbum gallicum vocant* (Venezia 1497).

Detto in Italia «morbo gallico» o «mal francese», ma in Francia *mal de Naples*, la sifilide, forse già presente in Europa in forma attenuata ed endemica, ha raggiunto massima virulenza e incidenza da forme gravi di origine americana, importate dai reduci delle spedizioni colombiane. Dalla Spagna è passata in Italia nel 1495 con l'esercito di Consalvo di Cordova, inviato nel Regno di Napoli a contrastare la spedizione di Carlo VIII. Trentaseimila soldati di varie nazionalità al soldo dei francesi, risalenti la penisola nel 1496 dopo la fallita impresa di rivendicare i diritti angioini sul reame, hanno, con il loro seguito di circa ottocento «femine da coito impuro», propagato l'epidemia in tutta Italia e successivamente in Europa[12].

«La tendenza della sifilide a trasformarsi da non prevalentemente venerea in prevalentemente venerea si manifestò», appunto, «in occasione della prima epidemia conosciuta, che iniziò sullo scorcio del XV secolo»[13]. Il carattere epidemico di contagiosità elevata e anche di mortalità che essa ha al suo apparire è dovuto a fattori insieme biologici e socio-economici, quali un deficit delle difese organiche associato a scarsità di igiene collettiva e a condizioni di vita promiscua con frequenti occasioni di contagio extrasessuale (uso in comune degli utensili per mangiare e bere). Sotto questo aspetto ha grande importanza la guerra, con il suo corteo di migrazioni in massa e di sovraffollamento di ambienti.

[12] Marcello Cumano, medico delle milizie venete, così descrive la malattia osservata nelle sue truppe: «Attesto che nell'anno 1495 [...] ho visto molti cavalieri e fanti essere affetti, per via di un'influenza celeste trapassata in ebollizione di umori, da molte pustole in faccia e su tutto il corpo, le quali cominciavano generalmente fuori e dentro il prepuzio oppure sopra il glande». Tommaso Catania, cronista napoletano, scrive: «1496. A dì 16 gennaio incomenzò lo male franzese in Napoli». Alessandro Benedetti, lettore di chirurgia e anatomia nello Studio di Padova, scrivendo della malattia nel 1496 dice che «per contatto venereo il mal franzese, nuovo o perlomeno sconosciuto ai medici precedenti, irruppe a noi da occidente». In proposito vedi il capitolo dedicato a *Una nuova epidemia: il «mal franzese»*, nel volume di G. Cosmacini, *La medicina e la sua storia. Da Carlo V al Re Sole*, Rizzoli, Milano 1989, pp. 19-30.

[13] A. Zanca, *Il Mal Francese*, in «Kos», I, 1, 1984, p. 78.

La successiva trasformazione in venerea della malattia, che viene via via accentuandosi nel corso del Cinquecento, è dovuta al progressivo miglioramento delle condizioni generali di vita e al relativo prevalere, tra le diverse cause di promiscuità e di contagio, di quelle sessuali, legate alla licenziosità della vita cinquecentesca. Una licenziosità che non è solo prerogativa del ceto nobiliare e del clero corrotto:

l'orgia stregonesca clandestina, le orge sessuali che coronavano certe feste popolari in campagna e in città, le spedizioni punitive contro le concubine dei preti, il frequentare i bagni pubblici promiscui, sono esempi fra i molti di pluralismo sessuale in Europa. È certo tuttavia che, in misura maggiore, la libertà sessuale caratterizzò la casta signorile, dedita ai piaceri della vita in un clima di corruzione morale e politica[14].

Al tempo in cui scrive Leoniceno la controversia tra i sostenitori della tesi colombiana e quanti invece negano «che la malattia sia stata trasmessa per contagio da' calunniati Americani a' compagni di Colombo» non si è ancora accesa. Non hanno ancora preso piede le ipotesi che la malattia sia giunta dall'Africa con l'importazione di schiavi negri o dalla Spagna attraverso gli ebrei cacciati nel 1492: ipotesi emergenti in un mondo cristiano che intende ritorcere sugli infedeli la colpa di una malattia ritenuta il prodotto della pubblica immoralità. Clinicamente, a quel tempo, il morbo è «caratterizzato da pustole alla pelle, da dolori osteocopi e da labe generale sollecitamente succeduta a' sintomi locali»[15].

Leoniceno, erudito fedele agli antichi, nega che si tratti di un morbo nuovo: «non riesco assolutamente a credere che questa malattia sia nata improvvisamente solo ora e abbia infettato la nostra epoca e nessuna delle precedenti». Cionondimeno egli, pur rilevando che licenziosità e immoralità «si sono ripetute migliaia di volte dall'inizio del mondo», liquida l'ipotesi eziologica della «vendetta degli dèi» e sostiene la tesi naturalistica che imputa la malattia alle perturbazioni climatiche di quegli anni, seguite da alluvio-

[14] Ivi, p. 79.

[15] S. De Renzi, *Storia della medicina italiana*, vol. III, Forni, Bologna 1966, pp. 592-93, rist. anast. (I ed. 5 voll., Tip. del Filiatre-Sebezio, Napoli 1845-49).

ni e carestie[16] (altri pensa a una congiunzione astrale nefasta nel segno dello Scorpione, sotto il cui influsso sono gli organi genitali).

In una *medicinalis epistola* del 1526, anno in cui raccoglie l'eredità didattica di Leoniceno, il ferrarese Giovanni Manardi, già esponente – alla corte di Ladislao VI e Ludovico II d'Ungheria – della legione italiana di medici *cortegiani* itineranti presso principi e re, parla di

> pustole di diverso genere, e nella maggior parte crostose, che apparivano quasi contemporaneamente nelle parti oscene, nel volto e nella testa. Esse guarivano facilmente, ma dopo apparivano i dolori più gravi nella notte, le esostosi, le quali suppurando davano luogo a varie carie; brutte ottalmìe; tubercoli alle narici con erosione deformatrice; elefantiasi; afte, e tabe [...] [e] le verruche ed i porri[17].

L'ampliamento del quadro sifilografico, in Manardi, è espressivo di una più ricca messe di osservazioni, anche se per lui la sifilide, sotto il profilo eziologico, è riconducibile *tout court* all'amplesso di una prostituta spagnola con un lebbroso (come parimenti, in Paracelso, è dovuta all'unione di un lebbroso francese con una donna affetta da bubboni venerei)[18].

[16] Il passo di Leoniceno, tratto dal *Libellus de epidemia*, è riportato nella versione data da A. Foa, *L'insorgere della sifilide (1494-1531)*, in «Quaderni storici», n.s., XIX, 55, 1984, p. 14.

[17] De Renzi, *Storia della medicina italiana*, vol. III, cit., p. 594.

[18] La letteratura cinquecentesca sulla sifilide è vastissima. Se ne indicano i capisaldi anzitutto nelle osservazioni-descrizioni dei medici spagnoli, *in primis* del medico-vescovo Gaspar Torrella, curante di casa Borgia in seno alla corte papale di Alessandro VI, che parla di *pudendagra* (affezione delle parti pudende). Importante quanto celebre è la testimonianza di Joseph Grünpeck, chierico di Augusta, autore di un *Tractatus de pestilentia scorra* (1496) e di un *Libellus de mentulagra* (1503) nei quali descrive la propria malattia con modi e toni da medico-paziente attendibile: «il suo racconto è uno dei testi più belli e più terrificanti che siano mai stati scritti sulla sifilide» (C. Quétel, *Il mal francese*, traduzione di M. Longo, Il Saggiatore, Milano 1993, p. 25). Il medico Sebastiano Aquilano, in un trattatello *De morbo gallico* pubblicato nel 1498, dice come Leoniceno di credere che il morbo sia antico; di parere opposto è il medico genovese Giacomo Cataneo, autore di un trattatello coevo. Nei primissimi anni del Cinquecento, Antonio Benivieni, nell'opera *De abditis nonnullis ac mirandis morborum et sanationum causis*, pubblicata nel 1507 (cinque anni dopo la morte dell'autore), scrive che la malattia colpisce *prima* i genitali con pustole esul-

L'identificazione della sifilide con la lebbra – malattie che colpiscono entrambe la pelle in modo appariscente – è il segno del trasferimento operato, nell'orizzonte culturale della società cristiana del tempo, del simbolo del peccato da una «malattia vergognosa» medioevale come appunto la lebbra a una «malattia vergognosa» moderna come appunto la sifilide. Essa spiega anche perché, accanto alle denominazioni che colpevolizzano le genti in modo incrociato – «male dei cristiani» per i turchi, «male spagnolo» per i mori, «male castigliano» per i portoghesi, «male dei tedeschi» per i polacchi – trovi fortuna la denominazione di «lebra de San Jobe» o *mal di San Giobbe*, protettore dei lebbrosi, e perché i sifilitici siano in Italia ricoverati inizialmente nei vecchi lebbrosari, prima che sorgano un po' dovunque gli Ospedali degli Incurabili. Ospedali del genere devono il nome alla credenza che la sifilide sia incurabile, o piuttosto inguaribile. Dice infatti un adagio cinquecentesco, interrogandosi sul morbo: «Chi il cura? ogn'huom / chi lo guarisce? morte». Ospedali degli Incurabili sono già sorti a Genova (1499), Savona (1513), Bologna (1513), Roma (1512-15), Napoli (1517-19), Vicenza (1518-19), Verona (1519), Brescia (1520), Firenze (1520), Venezia (1522), Padova (1526)[19].

A Manardi, più che l'ampliamento del quadro nosografico della sifilide, si deve soprattutto una più larga attuazione delle istanze metodologiche di Leoniceno. Nel metodo, sappiamo, la fase filologica deve essere il prestadio della fase osservativa. Poiché i testi classici sono riboccanti di oscurità e di errori, per Manardi è necessario un lavoro etimologico preliminare atto a «stabilire il

cerate e *dopo* tutto il corpo con pustole sordide e rosse: questo «prima» e questo «dopo» sono indizi di una interpretazione che porterà alla nozione di manifestazioni primarie e secondarie. In piena epidemia il medico Giovanni da Vigo, archiatra di papa Giulio II che era affetto dal male, afferma nel *De practica copiosa* che il mal francese ha origine, senza eccezioni di sorta, *in vulva in mulieribus et in virga in hominibus*. Ulteriori importanti contributi alla precisazione della identità della malattia e alla proposizione di cure in qualche modo efficaci sono portati da medici italiani quali Nicola Massa, Antonio Musa Brassavola, Gabriele Falloppio. Quest'ultimo indica precise misure profilattiche: usare un *linteolum ad mensuram glandis*, cioè un presidio di «tela finissima, unta della stessa sostanza medicamentosa con cui ricoprire il glande durante la coabitazione».

[19] Cfr. C. Carpaneto (p. Cassiano da Langasco), *Gli Ospedali degli Incurabili*, Spedali Civili, Genova 1938.

valore di alcuni nomi tecnici, i quali non hanno eguali significati per i Greci, i Latini, e gli Arabi, e traggono in errore i medici volgari». Medici volgari sono i *medici ex commentario*, i quali «ripongono tutta la loro medicina non nel petto e nella mente, ma sulle carte e sulle pergamene; né sanno curare il morbo se pria non ne sappiano il nome per poter andare a riscontrare negli autori i rimedi convenienti».

La fase filologica non dev'essere bloccante.

I veri medici, che esercitano l'arte con metodo, non si curano de' nomi, ma cercano ravvisare l'indole e le cagioni dei morbi per istabilire le indicazioni opportune a vincerle. E se questi talvolta ricorrono a' libri, non lo fanno da ciechi, né si fanno sedurre da' nomi, ed imporre dall'autorità, ma sottopongono ciò che leggono alla lima della ragione; non ubbidiscono a' precetti scritti come a' decreti degli oracoli, ma piuttosto se ne valgono come mezzi subordinati a proseguire le loro ricerche[20].

Si trova qui abbozzata quella contrapposizione-giustapposizione tra libro di testo e malato da cui trae origine una metafora clinica molto fortunata: la metafora del malato-libro, tipico *topos* della medicina d'osservazione e caso particolare della celeberrima metafora galileiana della natura come libro da leggere e giustapposta-contrapposta alla Scrittura. Ma soprattutto vi si trova ribadita e meglio circostanziata la tesi che la medicina, per progredire, deve farsi da nominalistica realistica e da espositiva investigativa.

Colui che porta a compiuta maturazione e ad applicazione questa tesi innovativa è il veronese Giovanni Battista da Monte (*Montanus*), caposcuola di medicina a Padova fino al 1551. Sul piano metodologico egli opera una distinzione di grande importanza: lo *scire* del medico non è più in continuità, come fino a tutto il Quattrocento, con il *discere* dello studente di medicina e, simmetricamente, con il *docere* del professore. Il metodo di apprendimento-insegnamento è stato fin allora basato sulla procedura «compositiva», che attraverso la dimostrazione sillogistica tende al fine di certezza proprio della scienza. Esso non corrisponde più al vero *methodus docendi* o *methodus medicinae universalis*, il quale è una strada su cui progredire alla ricerca del vero: «questo pro-

[20] De Renzi, *Storia della medicina italiana*, vol. III, cit., p. 419.

gresso è un certo movimento dal noto all'ignoto [...]. E le cose più note sono quelle più vicine ai sensi e più evidenti»[21].

Autoevidenza e sensate esperienze. Accanto alla *compositio*, procedura sintetica, è necessaria la *resolutio*, procedura analitica, risalente dagli effetti particolari osservati alle cause generali presunte, in vista di un fine non tanto speculativo, quanto produttivo-pratico, proprio dell'arte. Nel caso dell'*ars medica* il fine produttivo-pratico è la salute.

Palese è l'influenza del pensiero logico-naturalistico di matrice aristotelica eterodossa, che trae da Averroè la tesi secondo cui la ragione è l'unico strumento atto ad acquisire conoscenze scientifiche e che ha in Bologna e Padova la culla e la cassa di risonanza, nonché una propria tradizione in campo medico, da Pietro d'Abano ad Alessandro Achillini. Montano conclude: le due procedure devono essere mediate da una terza, «definitiva» o «mista», la quale «giova a connettere tutt'i mezzi della dimostrazione e della indagine per istabilire definitivamente e fissare una verità, e farla passare nella persuasione degli uomini»[22].

Lo studente di medicina, nel farsi esercente dell'arte, cioè medico pratico, deve incominciare a verificare con l'*investigazione* nei malati quanto gli è stato insegnato dalla *esposizione* dei dettami contenuta nei libri, e deve continuare a verificare nei libri quanto impara a «leggere» nei malati.

Montano infatti non si limita a impartire lezioni di metodo. La nuova metodologia è propedeutica alla clinica. Pubblicando nel 1554 a Parigi alcune lezioni del maestro, un allievo di Montano scrive: «Queste cose furon lette dal Montano nell'Ospedale di San Francesco in Padova, mentre esercitava i suoi scolari nella pratica, nel mese di aprile dell'anno 1543»[23].

Montano è probabilmente il primo a impartire l'insegnamento medico in una corsia d'ospedale, non più solo in aula, e a far esaminare i malati dai suoi studenti. L'*esposizione* del testo galenico si continua, ma metodologicamente si discontinua, nell'*investigazione*, nella pratica osservativa. Montano ripete più volte: «come io vi feci osservare», «come aveste occasione di osservare», «come ieri

[21] Il passo citato, tratto dal damontiano *Methodus docendi*, è riportato nel testo latino ivi, p. 423 nota.

[22] Ivi, p. 423.

[23] Il passo citato è riportato nel testo latino ivi, p. 542.

vi ho fatto osservare»[24]. Osservazione è un più attento ascolto e una più attenta ispezione del malato. La priorità e l'originalità del metodo sembrano sottendere un salto epistemologico di qualità.

La priorità e l'originalità di Montano ci sono confermate dalla testimonianza, due secoli e mezzo dopo, del più nominato protomedico e clinico dell'Italia napoleonica, Giovanni Rasori. Questi, nella prolusione del 1808 *Sul metodo degli studi medici*, dirà: «Io onoro la memoria del nostro Montano, che fin dalla prima metà del secolo decimosesto istruiva gli alunni suoi al letto dell'ammalato nello Spedale di Padova, celebratissimo in tutta Europa per la medica istruzione»[25].

2. *La rivoluzione incompiuta*

Laureandi e neolaureati in medicina in cerca di qualificazione professionale e di aggiornamento scientifico vanno nel Cinquecento tutti a Padova – o a Bologna, a Ferrara – da ogni parte d'Europa. Attraverso «la fertile Lombardia, giardino ameno della grande Italia», vanno alla «bella Padova, culla delle arti»[26], dice Shakespeare per bocca di uno dei suoi personaggi, interprete figurato di compatrioti divenuti medici famosi: come Thomas Linacre, lettore a Oxford, allievo prediletto di Leoniceno e traduttore di Galeno in inglese, fondatore di quell'ordine di medici qualificati che diventa nel 1557 il Royal College of Physicians, e come John Kay (Caius), lettore a Cambridge, anch'egli gran grecista, benemerito autore nel 1522 di un «libro di consigli» contro il morbo chiamato *sudor anglicus*, una pestilenza d'oltremanica con alto tasso di mortalità (probabilmente una sepsi di tipo reumatico, identificata dai medici cinquecenteschi con il *morbus cardiacus* descritto da Celso e recidivata più volte in forma epidemica tra il 1485 e il 1551).

Gli inglesi a Padova sono così numerosi che nel 1534 la loro colonia o «nazione anglica» è costretta a dividersi, escludendo gli

[24] Ivi, p. 543.

[25] G. Rasori, *Sul metodo degli studi medici*, in Id., *Opere complete*, Tipografia della Speranza, Firenze 1837, p. 293.

[26] W. Shakespeare, *La bisbetica domata*, atto I, scena I, in Id., *Il teatro*, traduzione di C.V. Lodovici, Einaudi, Torino 1960^2, p. 427.

scozzesi. Le *nationes* sono centri omogenei di raccolta, di assistenza e di studio per studenti o studiosi. Ogni nazionalità o confessione è ben accetta: lo Studio padovano incoraggia allo studio anche protestanti ed ebrei. La «nazione germanica» raccoglie e assiste tedeschi, boemi, svizzeri, fiamminghi. Tra i fiamminghi, nativo di Bruxelles da famiglia originaria di Wesel, è Andreas Wesalius (Vesalius).

Il ventitreenne Vesalio, però, viene a Padova non tanto per apprendere, quanto per insegnare e insegnando perfezionarsi. Ai primi di dicembre del 1537 supera così brillantemente le prove del dottorato abilitante che subito dopo riceve la nomina a professore di chirurgia con l'incarico di leggere anatomia e di praticare dissezioni. Vesalio è venuto a Padova per questo: fare autopsie, perfezionare e insegnare la tecnica settoria e la sistematica delle dissezioni. È un patrimonio personale. A Parigi il suo primo maestro Jacques Dubois, quegli che Vesalio chiama il «mai abbastanza lodato» Iacobus Sylvius, merita lode per la didattica filologica, fedele a Galeno, non per le dissezioni sui cani, delegate ai barbieri. A Lovanio, tappa intermedia della sua formazione universitaria, «i medici – scrive Vesalio – per diciotto anni non si erano nemmeno sognati dell'anatomia», né avevano mai usato il coltello se non a tavola[27].

Più che dai suoi professori d'università, Vesalio ha ricevuto l'interesse per la ricerca anatomica dai pittori fiamminghi che vanno nella farmacia di suo padre a cercarvi gli oli e i pigmenti necessari per i loro colori. Sono essi ad averlo contagiato, adolescente, con il gusto artistico della *forma* umana, trasformato in curiosità scientifica per l'interna *struttura*? L'ipotesi è contraddetta da chi sostiene che gli artisti studiavano non i cadaveri, ma i viventi, cioè i modelli nei quali i muscoli e le vene superficiali meglio si disegnavano sotto pelle[28]. Se qualche artista giungeva a scorticare un cadavere, il suo scopo non era quello di una conoscenza sistemati-

[27] I passi vesaliani del presente capitolo sono dati nella versione riportata in A. Vesalio, *Prefazione alla «Fabrica» e lettera a G. Oporino*, a cura di L. Premuda, La Garangola, Padova 1964, pp. 15, 27, 29, 31, 33, 35-37.

[28] L'ipotesi del debito ideale di Vesalio nei confronti degli artisti fiamminghi, sostenuta da F.H. Garrison, *The Principles of Anatomic Illustration before Vesalius*, Hoeber, New York 1926, è contraddetta da C.D. O'Malley, *Andreas Vesalius of Brussels, 1514-1564*, University of California Press, Berkeley 1964.

ca approfondita; il suo naturalismo, anche quando toccava le punte massime di un Leonardo o di un Verrocchio, non poteva generare la mentalità e gli interessi che animano l'anatomista.

Vesalio è un anatomista superdotato, che a Parigi e Lovanio si è reso *exercitator* con dissezioni che gli hanno permesso di diventare padrone di un mezzo tecnico innovatore. Si tratta di un mezzo tecnico che promette molto e che spiazza chi non è in grado di assimilarlo, usarlo e rinnovarsi. Siccome è meno frustrante ammettere di essere spiazzati dalla sregolatezza che dal genio, il suo maestro Sylvius gli cambierà il nome in Vesanus, il Pazzo[29].

Andrea il Pazzo rivoluziona la prassi anatomica che è ancora quella dei tempi di Mondino, degenerata dopo Mondino in un'attività dissociata, schizoide, dove la *lectio* viene impartita dal «lettore», che commenta e chiosa il testo di Galeno, mentre al tavolo anatomico opera l'«incisore» e mentre l'«ostensore» cerca di mettere d'accordo i passi della lettura e i reperti della dissezione.

Così la descrive Vesalio:

> Costoro [i «lettori»], come fanno le cornacchie, affidano quelle cose cui mai si sono accostati, ma che solamente imparano a memoria dai libri degli altri e pongono sotto agli occhi copiate, gracchiando dall'alto della cattedra con rara presunzione; gli altri [i «settori»], essendo inesperti a tal punto nel parlare, non possono spiegare le dissezioni agli spettatori e rovinano ciò che è da mostrare seguendo l'ordine del medico teorico, il quale avendo la mano per niente abituata alla dissezione del corpo, recita la parte del grande marinaio, contento del suo libro, non senza aggrottar di ciglia. E, come in tal modo ogni cosa viene insegnata male nelle scuole e alcuni giorni se ne vanno in discussioni ridicole, così anche avviene che in quella confusione sono presentate agli spettatori meno cose di quelle che un macellaio al mercato potrebbe insegnare ad un medico.

Tutta l'accumulazione di esperienze realizzata in oltre due secoli dall'anatomia post-mondiniana è servita poco, in assenza di una idea guida. La mentalità sistematica dell'anatomista che procede nella dissezione dalle ossa agli organi interni – attraverso i mu-

[29] Vedi in proposito il capitolo dedicato a *L'anatomista impazzito* nel volume di Cosmacini, *La medicina e la sua storia*, cit., pp. 120-36.

scoli, i vasi, i nervi – e che di ogni parte studia «numero, posizione, forma, grandezza, sostanza, connessione con le altre parti, utilità, funzione e moltissime altre qualità» non è filiazione dell'anatomia tardomedioevale, che procedeva in senso inverso – dagli organi interni, eviscerati all'inizio perché più putrescibili, alle parti muscolo-scheletriche – e che procedeva per proprio conto, priva di teoria, guidata solo dalla mano di «ignorantissimi barbieri».

Mentalità e idee non sono in Vesalio né di origine leonardesca né di origine mondiniana. Chi è, in fondo, il suo vero maestro, ce lo dice egli stesso. «Ho seguito – scrive – il parere di Galeno». Raccontando la storia della propria impresa, Vesalio prosegue: «Ma questo studio non avrebbe avuto nessun successo se, mentre mi applicavo alla medicina a Parigi, non avessi posto mano io stesso a quest'affare». L'affare si conclude in Italia. «A Padova, nel Ginnasio più illustre di tutto il mondo», Vesalio si dedica «all'insegnamento della chirurgia [cui] appartiene anche la trattazione dell'anatomia». A quale scopo? «Per non staccarmi – dice – dal resto della medicina», dal momento che – ha premesso – «io ritengo non piccolo danno la divisione particolareggiata delle discipline».

I passi citati sono tratti dalla *Praefatio* vesaliana ai sette libri *De humani corporis fabrica* (Basilea 1543), che fanno di Vesalio un «eroe culturale» al pari di Copernico. L'anno di pubblicazione dell'opera è quello stesso della pubblicazione del *De revolutionibus orbium coelestium* (Norimberga 1543) dell'ex studente di Padova Niccolò Copernico. La «rivoluzione copernicana» della medicina intrapresa da Vesalio muove da Galeno, ma si rivolge subito contro Galeno, il quale «nel corso di una sola dimostrazione anatomica errò più di duecento volte» e nel quale si trovano «molte affermazioni che non sono esatte nemmeno per le scimmie». L'anatomia galenica, desunta dalla dissezione di macachi di Barberia, è una anatomia comparata illegalmente presentata come umana normale: così la mascella è bipartita, l'utero biloculato, lo sterno diviso in sette parti, il fegato diviso in sette lobi. Quanto al metodo, negli epigoni di Galeno la tecnica settoria è inaccettabilmente scissa dalla conoscenza anatomica. L'anatomista galenico è un tecnologo *duplex*, sdoppiato; il chirurgo e il medico, il braccio e la mente.

Alla *pars destruens* segue la *pars construens*. Il luogo dove costruire la nuova *fabrica* è Padova. Vesalio viene qui perché «in niun altro paese gli sarebbe stato permesso di sezionare tanti cadaveri [...]. *Itali quidem primi corpora humana dissecuerunt*»[30]. Nella Repubblica di Venezia, quanto ad aperture di cadaveri, non vigono divieti insormontabili, altrove esistenti di fatto anche se le bolle papali di Sisto IV e di Clemente VII hanno dato il permesso ufficiale di eseguire anatomie. Vesalio gode dell'appoggio del podestà di Padova, Contarini, che lo autorizza a utilizzare i corpi dei giustiziati.

Nello Studio padovano Vesalio può praticare autopsie «tutti i giorni feriali, nella mattina e nel pomeriggio»; solo «in mancanza di cadaveri umani, la dissezione veniva praticata sugli animali»[31]. Il metodo didattico, quale si ricava dalla registrazione scritta di una sua lezione tenuta a Bologna il 15 gennaio 1540, è quello di procedere alla dissezione facendo contemporaneamente osservare agli studenti uno scheletro montato e alcuni disegni anatomici. Ma il vero metodo è quello di unificare mani e cervello in uno stesso operatore: l'anatomista vesaliano è un tecnologo che, circolarmente, estrae nuova conoscenza dalla tecnica e guida la tecnica in base alla nuova conoscenza acquisita.

Tuttavia la rivoluzione di Vesalio non intende limitarsi alla tecnica, al metodo, non vuole essere soltanto anatomica. Vesalio dice apertamente di non volersi «staccare dal resto della medicina». Il rifiuto del galenismo anatomico è la prima fase, non l'unica, di una rivoluzione che intende rifiutare il galenismo non solo per quanto attiene all'anatomia, ma a partire dall'anatomia.

Il progetto non si limita a una trasformazione interna, intradisciplinare. La trattazione dell'anatomia, dice letteralmente Vesalio, «è pertinente *ad medicinae chirurgicae professionem*». L'anatomia è finalizzata non tanto all'insegnamento della chirurgia, quanto all'esercizio della medicina chirurgica. Il nuovo anatomi-

[30] De Renzi, *Storia della medicina italiana*, vol. III, cit., p. 150. La frase latina è di Albrecht von Haller.

[31] A. Castiglioni, *Lo studio di Padova nel Rinascimento*, in «Rivista Ciba», IV, 25, 1950, p. 619. Sullo Studio di Padova, oltre ai saggi pubblicati nei «Quaderni per la Storia dell'Università di Padova», vedi A. Poppi (a cura di), *Scienza e filosofia all'Università di Padova nel Quattrocento*, Lint, Trieste 1983, in particolare il saggio di J.J. Bylebyl, *The School of Padua: Humanistic Medicine in the Sixteenth Century*, ivi, pp. 335-70. Vedi anche il volume collettaneo *I secoli d'oro della medicina. 700 anni di scienza medica a Padova*, a cura dell'Assessorato alla cultura e beni culturali del Comune di Padova, Modena 1986.

sta è strettamente legato a una nuova figura di «medico-chirurgo». La contestazione anatomica degli errori di Galeno deve diventare contestazione teorica e pratica della medicina galenica. Anche il fiammingo Vesalio, come l'elvetico Paracelso – *Lutherus medicorum* – che nel 1527 a Basilea ha inaugurato il proprio corso di lezioni gettando alle fiamme i libri di Galeno e Avicenna e proclamando i propri lacci delle scarpe più dotti di essi, trae suggestioni e stimoli da un modello di sviluppo della critica, e di scardinamento dell'ordine costituito, che è davanti agli occhi di tutti, nel cuore dell'Europa: la critica moralistica degli errori e degli abusi (del clero), diventata critica dottrinale e rivolta contro il principio d'autorità.

La seconda fase della rivoluzione vesaliana è però soltanto enunciata, non realizzata. Il progetto di agganciare la chirurgia alla medicina tramite l'anatomia non giunge a buon fine. Vesalio fa anche lezioni di chirurgia, com'è previsto dall'atto di nomina. Ma presto l'anatomia assorbe interamente la sua attività. Anche se nel 1542 afferma di aver insegnato medicina chirurgica per un quinquennio, nei documenti ufficiali non si trova notizia di questo suo insegnamento ed egli viene sempre citato come *lector, dissector et ostensor in anothomia*: un anatomista completo, non un «medico-chirurgo» modernamente concepito.

Nello stesso anno dell'annuncio del suo progetto, il non ancora trentenne Vesalio è già via da Padova, promosso (*ut amoveatur*?) «medico familiare ordinario» di Carlo V. La nomina «lo costrinse a rifiutare una cattedra di medicina offertagli dal duca Cosimo de' Medici»[32] a Pisa. Passa il resto della vita – vent'anni – tra Magonza, Ratisbona, Bruxelles, Augusta, Madrid: una vita per l'imperatore, prima al seguito dell'esercito imperiale impegnato nelle campagne militari contro i protestanti, poi in veste di *comes sacri Palatii* e di uomo di corte. A Padova non torna più.

Nel 1562, alla vigilia di partire in pellegrinaggio per il Santo Sepolcro – Filippo II gli avrebbe commutato in pellegrinaggio espiatorio una condanna dell'Inquisizione –, Vesalio scrive a Gabriele Falloppio, suo successore nella cattedra padovana: «Io ricordo sempre la vita dolcissima che ebbi quando insegnavo ana-

[32] E. Hintzsche, *La rinascita dell'anatomia*, in «Rivista Ciba», IV, 25, 1950, p. 808.

tomia in Italia, la vera nutrice del genio»[33]. Un uomo forse presago della fine, un genio fiorito e finito nella breve stagione di Padova. Vesalio muore nel 1564, sulla via del ritorno dalla Terra Santa, nell'isola di Zante, dove viene sepolto. Trent'anni dopo un terremoto squassa l'isola cancellando ogni vestigia tombale e calando un velo d'incognito anche sull'ultimo atto.

La vera incognita, storiografica ed epistemologica, è questa: perché, a metà Cinquecento, dalla compresenza in Padova della pratica medica di Montano, innovatore del metodo clinico, e della pratica settoria di Vesalio, innovatore del metodo anatomico, non si innesca la *rivoluzione anatomo-clinica* di cui lo stesso Vesalio si è fatto annunciatore? Si tratta, in altri termini, di capire perché non si realizza, con due secoli e mezzo d'anticipo, quella nascita della clinica moderna dove la medicina trae certezza di scienza dalla correlazione tra la possibilistica o probabilistica fenomenologia dei sintomi e dei segni, fornita dalla sintomatologia e dalla semeiotica, e il punto fermo della fenomenologia delle lesioni, fornita dalla dissezione anatomica.

Coincidenza di date: l'anno dell'annunciata rivoluzione copernicana di Vesalio è l'anno in cui Montano, passando dall'insegnamento di medicina teorica a quello di medicina pratica, porta per primo in corsia i suoi studenti, clinicizzando di fatto l'ospedale. La medicina di Montano è proprio «il resto della medicina» con cui Vesalio, in quanto chirurgo, vuole mantenere il contatto. La clinica del medico Montano e l'anatomia del chirurgo Vesalio sono sul punto d'incontrarsi: nel 1543, a Padova, esiste più che mai la prescritta unità aristotelica di tempo, di luogo, d'azione.

C'è un precedente. Cinquant'anni prima, Antonio Benivieni, medico fiorentino appartenente alla cerchia del Magnifico Lorenzo e all'*Academia platonica* di Marsilio Ficino, ha dato l'impressione di voler mettere a confronto la sintomatologia clinica osservata nel vivente con la lesione anatomica riscontrata nel cadavere. La sua opera *De abditis nonnullis ac mirandis morborum et sanationum causis* (Firenze 1507), pubblicata cinque anni dopo la sua morte, contiene infatti la descrizione di una ventina di casi

[33] La lettera di Vesalio a Falloppio è parzialmente riportata da Castiglioni, *Lo Studio di Padova*, cit., p. 620.

in cui il quadro clinico è corredato dal reperto autoptico. Per questo è stato detto che «nel Benivieni è presente in embrione il metodo anatomo-clinico»[34]. Ma è stato obbiettato che «leggere la fine descrizione di casi clinici e l'accurata indagine anatomo-patologica come una sorta di primi precorrimenti [...] è quanto mai fuorviante»[35]. Infatti il quadro teorico-culturale di riferimento di Benivieni è quello stesso di Ficino, un Ficino che, tra l'altro, riconosce per padri Galeno e il «divin Platone»: è un quadro nel quale la percezione del medico è collegata non tanto ai segni fisici del corpo umano vivo o morto, quanto a una segnaletica fatta di rimandi animistici tra l'uomo, il mondo e Dio.

Benivieni è uno di quei *philosophi naturalium rerum* che con la loro *naturalis magia* cercano di conoscere la *machina mundi*: è uno di quei medici rinascimentali che cercano di interpretare per linee simpatetiche – le simpatie-antipatie che legano macrocosmo e microcosmo – la natura delle malattie e le *virtutes occultae* dei loro rimedi. Significativa a questo proposito è la parte che nei suoi casi clinici Benivieni riserva alle parole e ai gesti in grado di ottenere effetti miracolosi: *fusa oratione ac signo crucis ibidem impresso*, il malato guarisce. Il testo di Benivieni è ricco di questi segnali ed è stato accostato al ficiniano *De vita*: «testi di medici (Ficino scrive il *De vita* come medico) tutti fondati sull'idea che la connessione fra spirito e corpo agisce nella direzione delle modificazioni corporee»[36]. Il nesso non è dunque tra segni clinici e segni anatomici, ma tra segni anatomo-clinici da un lato e segnali animistico-cosmici, dell'*anima mundi*, dall'altro. Per questo dell'anatomismo clinico *ante litteram* di Benivieni resta null'altro che una labile traccia.

Diverso è il contesto padovano. Se anche nell'area culturale emiliano-veneta è avvertito il nesso esistente tra il corpo umano e la totalità della natura, lo sfondo teorico non è quello del rapporto tra microcosmo e macrocosmo. È piuttosto, come in Alessandro Achillini, quello di un «rapporto di connessione fisico-natu-

[34] L. Belloni, *Introduzione*, in a A. Benivieni, *De regimine sanitatis ad Laurentium Medicem*, pubblicazione della Società italiana di patologia in occasione del II Congresso, Torino 8-10 giugno 1951, p. 7.

[35] Panseri, *Medicina e scienze naturali*, cit., p. 358.

[36] E. Garin, *Dal Medioevo al Rinascimento*, Sansoni, Firenze 1950, p. 57.

rale»[37]. Da questo sfondo Achillini, che tiene a Bologna il duplice insegnamento di filosofia naturale e di medicina teorica, estrae nelle sue *Anotomicae annotationes*, pubblicate postume nel 1520, una anatomia che si esprime per segni fisici diretti, non per rimandi simbolici.

Achillini, «che godeva a Bologna della più alta considerazione come filosofo e come medico e del favore dei Bentivoglio»[38], in quanto fautore di questi ultimi fugge a Padova quando, l'11 novembre 1506, papa Giulio II fa il suo ingresso armato in Bologna. Come a Bologna, anche a Padova – dove resta tre anni, fino alla pace tra Giulio II e Venezia seguita alla battaglia di Agnadello – Achillini esegue diverse «anatomie». «Egli ha cura di descriverci il procedimento col quale conduceva la dissezione, e di suggerire il modo più adatto per mettere a nudo, senza lederlo, quell'organo o tessuto che si ha in animo di studiare». Le dispute intorno ai testi di Galeno, di Avicenna, di Mondino

> s'arrestavano, le ire si placavano, quando gli occhi dell'anatomista, e di coloro che gli facevan corona nell'anfiteatro, si fissavano su quello che il coltello metteva a nudo, e la luce dell'esperienza rivelava qualcosa di nuovo e d'insospettato. Il che del resto avvenne, nel secolo XVI, non solo nel campo dell'anatomia, ma in tutte le ricerche concernenti la natura, e non per influsso dell'umanesimo, ma per un processo di critica interna, quasi direi di autocombustione, in seno alle scuole aristoteliche[39].

A parte ogni *querelle* sulle radici regionali (e ideologico-culturali) della scienza in Italia[40], si presenta ancor più incalzante il quesito del mancato incontrarsi, nel pur propizio luogo d'incontro padovano, dell'aurorale clinica di Montano con l'anatomismo

[37] G. Baroncini, *Forma e ruolo dell'esperienza nel sapere di un medico e filosofo naturale dello studio bolognese: A. Achillini (1465-1512)*, in P. Rossi *et al.*, *Il Rinascimento nelle corti padane. Società e cultura*, De Donato, Bari 1977, p. 383.

[38] B. Nardi, *Appunti su Alessandro Achillini*, in Id., *Saggi sull'aristotelismo padovano dal secolo XIV al XVI*, Sansoni, Firenze 1958, pp. 250-51.

[39] Ivi, p. 273.

[40] Sul tema delle «varietà regionali» universitarie vedi Ch.B. Schmitt, *Filosofia e scienza nelle università italiane del XVI secolo*, nel volume collettaneo (in onore di E. Garin) *Il Rinascimento. Interpretazioni e problemi*, Laterza, Roma-Bari 1979, pp. 355-98.

divenuto solare in Vesalio. L'incontro anatomo-clinico effettivo e decisivo avverrà negli ospedali clinicizzati della Parigi napoleonica, tra l'anatomia patologica di Bichat e la semeiotica plessica e stetoacustica di Corvisart e Laënnec. Sarà questi a verificare nel cadavere la corrispondenza delle lesioni anatomiche (cardiopolmonari) con i segni fisici rilevati prima nel vivente (per mezzo della percussione e dell'auscultazione stetoscopica del torace). Ma sarà pur sempre l'adozione del modello anatomico della chirurgia, indicante l'ambito della dissezione come l'area privilegiata dove ricercare il *punto fisso* da cui partire per riconoscere e definire la malattia, a fornire alla medicina interna il filo d'Arianna per uscire dal «labirinto oscuro dove – sono parole di Bichat – noi vaghiamo a caso, per i sentieri confusi dell'errore e della verità»[41].

3. *Le ragioni del blocco*

Anche nel Cinquecento il filo d'Arianna che può consentire alla medicina «interna» di colmare il distacco che la separa dalla chirurgia si svolge lungo il percorso che ha reso e rende possibile a quest'ultima il salto di qualità da mera competenza tecnica di cerusici a vera disciplina scientifica per medici, elevata di rango anche dal punto di vista sociale.

Nel Cinquecento la chirurgia, come l'anatomia cui è strettamente legata, è dovunque in progresso. A Parigi la prima edizione a stampa *en langue d'oïl* – datata anch'essa 1478, come l'*Anothomia* di Mondino – della classica *Cyrurgia* trecentesca di Guy de Chauliac ha aperto culturalmente la strada a una crescita che culmina, dopo la metà del secolo, nella grande chirurgia enciclopedica di Ambroise Paré. Paré deve all'esperienza di *compagnon chirurgien*, di barbiere-chirurgo militare compiuta in Italia tra il 1536 e il 1545, l'idea di curare le ferite d'archibugio con unguento (uovo sbattuto con olio di rose e trementina), anziché con olio bollente, e di fermare le emorragie mediante legatura dei vasi, anziché mediante cauterizzazione[42].

[41] X. Bichat, *Notice historique sur la vie de Pierre-Joseph Desault*, in «Journal de Chirurgie», 4, 1795, p. 195.

[42] Su Paré vedi P. Dumaître, *Ambroise Paré, chirurgien de quatre rois de*

La trasformazione delle armi belliche nella prima metà del Cinquecento pone ai chirurghi l'assillo delle lesioni d'arma da fuoco, delle grandi emorragie, delle frequenti gangrene. La loro arte e il loro strumentario si trasformano anch'essi. Fili di seta e corde di «minugia» (già note a Galeno) trovano impiego nelle nuove legature; fasciature in nuove fogge (bendaggi occlusivi) sono applicate alle parti lese. Si fanno strada – penalizzate da una mortalità elevata, ma non incriminabile, tenuto conto di una morte comunque quasi certa – tecniche di amputazione con destrezza, col ferito legato e stordito dall'*aqua vitae* o dalla *spongia somnifera* (una spugna imbevuta di oppio, belladonna, giusquiamo, mandragora e cicuta).

L'efficiente o affaccendata medicina chirurgica di Paré – contro cui si accanisce la facoltà medica di Parigi, gelosa del suo credito come chirurgo di monarchi – rende ancor più vistoso il distacco esistente tra questa disciplina e la medicina «interna» coeva, alla quale Jean-François Fernel, professore alla Sorbona, dà basi neogaleniche mantenenti in vita, sotto i nomi nuovi di *physiologia* e *pathologia*, l'antica filosofia naturale di Galeno. Fernel, come molti suoi colleghi ed emulatori italiani, ha per dogma che questa filosofia è il vero fondamento necessario alla medicina. Si ammette che anche la conoscenza dell'anatomia è utile; ma, lungi dal farne il punto di partenza di una nuova medicina, si ritiene, come già Ippocrate, che è superfluo applicarvisi troppo[43].

In Italia, nel campo chirurgico, «spetta a Berengario il titolo di maggior precursore di Vesalio»[44]. Il successore di questi, Falloppio, definisce Jacopo Berengario da Carpi *restaurator anatomicae artis, quam Vesalius postea perfecit*. Benché noto soprattutto per la parte avuta nella terapia mercuriale della sifilide, da lui praticata con fumigagioni al cinabro o con unzione «cinerea» dei malati, Berengario è l'autore di corposi *Commentaria* (Bologna 1521) all'anatomia mondiniana, dove ammonisce che «non si creda di poter possede-

France, Perrin, Paris 1986, e il capitolo dedicato al «chirurgo non medico» nel volume di Cosmacini, *La medicina e la sua storia*, cit., pp. 137-53.

[43] Cfr. L. Figard, *Un médecin philosophe au XVIe siècle*, Alcan, Paris 1903, p. 30. Su Fernel vedi il capitolo dedicato al «Galeno di Francia» nel volume di Cosmacini, *La medicina e la sua storia*, cit., pp. 157-70.

[44] L. Belloni, *Jacopo Berengario da Carpi, chirurgo e anatomico del Rinascimento*, in Rossi *et al.*, *Il Rinascimento nelle corti padane*, cit., p. 383.

re questa disciplina attraverso la sola lettura o il solo ascolto, perché qui si richiedono vista e tatto»[45], cioè osservazione e manualità.

Diversamente dai più, *qui intricant anatomiam cum auctoritatibus et non cum sensu*, Berengario lascia intendere che bisogna servirsi di Galeno solo se la sua autorità e la sua dottrina servono a orientare meglio, non a disorientare, il lavoro del chirurgo «poiché», dice con metafora molto in voga, «noi siamo come bambini in collo a un gigante: possiamo vedere più lontano di quanto abbia vista l'antichità»[46]. In lui, come vent'anni dopo in Montano e in Vesalio, la critica filologica del galenismo, lungi dall'esaurirsi in dispute scolastiche, si continua-discontinua nella prassi produttiva del moderno *operator*.

In forza della sua esperta manualità di operatore e della sua penetrante capacità di osservazione, Berengario dimostra che la *rete mirabile* arteriosa, che nel sistema anatomo-fisiologico di Galeno sta alla base del cervello per trasformare gli spiriti vitali in spiriti animali, non esiste. «Ho molto lavorato», scrive, «per riconoscere questa rete e la sua sede»; ma, nonostante un centinaio di craniotomie su cadaveri eseguite a questo solo scopo, *istud tamen rete numquam vidi*[47].

Berengario fornisce dunque un altro esempio della produttività di un metodo che muove da Galeno per contraddire e superare Galeno. Tuttavia, nonostante la sua *falsificazione* di alcuni punti del galenismo, nello Studio di Bologna dov'è lettore di chirurgia per un quarto di secolo – dal 1502 al 1527 – egli continua a leggere e a insegnare Galeno. Berengario fornisce dunque anche un primo esempio del condizionamento mentale che il galenismo, nonostante l'attacco subìto in punti cruciali del proprio sistema – come quello costituito dalla «rete del miracolo» che filtra l'«anima» dalla «vita» –, continua a esercitare su chi lo ha attaccato e quindi, a maggior ragione, sulla generalità dei medici. In costoro, per tutto il Cinquecento e oltre, una mentalità alla Fernel blocca una produttività alla Paré, o alla Vesalio.

Vesalio, portando più in profondità l'attacco di Berengario, dissente in oltre duecento punti dall'anatomia di Galeno. Con le

45 Il passo di Berengario da Carpi è riportato ivi, p. 385.
46 Ivi, p. 384.
47 Ivi, p. 387.

sue molte dissezioni constata che il setto interventricolare del cuore è impervio e non cribroso; e dubita che il sangue possa attraversarlo per procedere dalle cavità di destra a quelle di sinistra. Nutre il sospetto che il sangue passi invece per i polmoni, ma non riesce a liberarsi del dogma galenico secondo cui il sangue passa dal cuore destro al sinistro attraverso i pori del setto; pertanto considera l'evidente compattezza di quest'ultimo come prova inconfutabile, non *falsificabile*, dell'infinita potenza di Dio.

Vesalio, come Berengario prima di lui e come altri dopo di lui, non si considera affatto un *falsificatore* di Galeno. «A proposito della pratica chirurgica, la cui dignità rivendicava vivacemente, riteneva di raccogliere l'eredità e il messaggio di Ippocrate e di Galeno, il cui senso genuino era stato distorto dagli interpreti arabi e dai loro seguaci latini»[48]. È significativo il fatto che la pubblicazione del *De humani corporis fabrica*, manifesto della nuova scienza medica che intraprende il rifiuto del galenismo a partire dall'anatomia, sia preceduta di appena due anni dall'edizione dell'*Opera omnia* di Galeno (Venezia 1541), cui collaborano insigni professori e studiosi di ogni parte d'Italia, tra cui appunto Vesalio.

Il massiccio complesso ideologico che supporta il galenismo è un enorme macigno. La fenditura apertavi dal sospetto della circolazione cuore-polmoni, nel quale un anatomo-chirurgo come Vesalio si astiene dall'impegnarsi, vede viceversa impegnato a fondo il medico-teologo aragonese Miguel Servet da Villanova. Il suo impegno avviene in nome della ragione teologica, non della ragione medica. La sua eresia antitrinitaria lo spinge a rifiutare la galenica tripartizione dell'organismo (fegato-cuore-cervello) e la conseguente dottrina fisiologica dei tre spiriti (naturale-vitale-animale).

La connessione dei tre livelli di spiritualità organica con una fonte spirituale comune e unica, che in base alla servetiana interpretazione letterale della Bibbia è il sangue – anima-vita-natura dell'uomo che «l'inspirazione mescola con l'aria e l'espirazione purga delle fuliggini» –, spinge Servet ad affermare con fermezza, più che con la certezza derivantegli dalle proprie rare dissezioni anatomiche, ciò di cui Vesalio ha soltanto dubitato.

Ciò spiega perché la prima enunciazione della teoria del cir-

[48] G. Zanier, *Medicina e filosofia tra '500 e '600*, Franco Angeli, Milano 1983, p. 5.

colo polmonare risulti consegnata a un libro di teologia quale la *Christianismi restitutio* (Vienne 1553), opera di Servetus, nome con cui l'autore firma i propri scritti teologici riservando a quelli medici lo pseudonimo di Villanovanus. La data di pubblicazione dell'opera è quella stessa della sua distruzione al rogo, nella calvinista Ginevra: 1553. Sul rogo, assieme a molte copie del libro, c'è anche, arso vivo, l'autore.

La collocazione della teoria del piccolo circolo in un testo non medico, non facilmente reperibile, e l'odore di eresia che accompagna il nome e le opere di Servet spiegano, almeno in parte, la minor risonanza che nel mondo scientifico ha la prima enunciazione del circolo polmonare rispetto alla seconda, anatomicamente più corretta, che compare sei anni dopo nel *De re anatomica* (Venezia 1559) di Realdo Colombo, allievo di Vesalio e continuatore dell'insegnamento del maestro, in Padova, per un biennio.

Scrive Colombo che tra i due ventricoli del cuore esiste

> un setto, pel quale quasi tutti gli anatomici credono che il sangue si aprisse la strada per passare al ventricolo sinistro; e perché siffatto passaggio avvenga con maggiore facilità dicono che il sangue divenisse più sottile per la generazione degli spiriti vitali. Ma costoro – prosegue – grandemente s'ingannano: imperocché il sangue vien recato al polmone per mezzo della vena arteriosa [arteria polmonare], e colà si attenua, e di poi insiem con l'aria vien condotto nel ventricolo sinistro del cuore per mezzo dell'arteria venosa [vene polmonari][49].

L'autore conclude stigmatizzando che ciò non sia stato fin allora segnalato o descritto da alcuno, quantunque «facile ad avvertirsi da tutti».

Realdo Colombo descrive con esattezza quel che Vesalio ha intravisto ed egli ha invece visto chiaramente. Tra la reticenza del maestro e l'esatta descrizione dell'allievo c'è di mezzo l'eresia antidogmatica di Miguel Servet. Nell'opulenta Roma di Paolo IV e Pio IV, Realdo Colombo insegna alla Sapienza per circa un decennio. Se a Padova «le asperità religiose della Controriforma giungono rarefatte»[50], a Roma le stesse asperità creano una temperie

[49] Il passo di Realdo Colombo è dato nella versione riportata da De Renzi, *Storia della medicina italiana*, vol. III, cit., p. 312.

[50] Panseri, *La nascita della polizia medica*, cit., p. 160.

densa di condizionamenti ambientali. Le idee di Servet sono almeno altrettanto note nell'ateneo, quanto sono inquisite dalla curia, dove Paolo III ha istituito nel 1542 la Sacra Romana Inquisizione dando inizio a giudizi per *autodafé*. Se quindi è accettabile la tesi che l'opera di Servet «richiamò l'attenzione dei governi i quali cercarono di distruggerla e d'impedirne la circolazione», è però inaccettabile il corollario che «le idee di Serveto, quali che siano state, furono certamente inutili per la scienza e sconosciute in Italia»[51].

Sconosciute e inutili, no. Scrive Delio Cantimori:

> La preparazione filosofica, patavina o fiorentina, diffusa nella cultura italiana, aveva ben disposto gli animi alla discussione più ardita dei principi stessi del Cristianesimo, e a rinnovare radicalmente. L'avviamento a questa critica avanzata viene dato dagli scritti del medico e filosofo spagnolo Michele Serveto, che si diffondono nel Veneto subito dopo la loro pubblicazione[52].

L'Italia costituisce «un mondo di ricercatori e studiosi più vivo e più consono alla mentalità di questi eretici»[53]. In Italia c'è anche chi, nel secondo Cinquecento, con allusione a Servet, dice: «La Spagna fece le galline, l'Italia covò le uova, e noi ci vediamo già attorno i pigolanti pulcini»[54].

Le idee metafisiche – «l'ardore del metafisico o addirittura la fede del credente»[55] – costituiscono talora il nucleo fertile di un programma di ricerca scientifica o di una scoperta. Le idee di Servet, unite alla passione d'anatomista, dànno alle osservazioni anatomiche di Realdo Colombo l'ipotesi-quadro di una nuova fisiologia nella quale inserirsi; e dànno a queste stesse osservazioni quella spinta *contra Galenum* che è mancata alle osservazioni anatomiche di Vesalio. Paradossalmente, il luogo è più propizio: non

[51] De Renzi, *Storia della medicina italiana*, vol. III, cit., p. 310.

[52] D. Cantimori, *Eretici italiani del Cinquecento*, Sansoni, Firenze 1967[2], p. 36.

[53] Ivi, p. 233.

[54] La frase, di Girolamo Zanchi, «maestro di teologia in diverse scuole», è riportata in E. Colomba, *I nostri protestanti*, vol. II, Claudiana, Firenze 1897, p. 486.

[55] A. Koyré, *La rivoluzione astronomica*, traduzione di L. Sosio, Feltrinelli, Milano 1966, p. 100.

nella «liberale» Padova, ma nell'ovattato e controllato ambiente romano la «rivolta antigalenica» può assumere aspetti di riforma galenica e, al limite, intenzioni di controriforma nel nome di Galeno; e può compiersi con discrezione, senza traslazioni ideologiche in altri campi, battezzando col crisma dell'ortodossia un sistema anatomo-fisiologico che sembra nascere dal grembo stesso di Galeno, con una maieutica quasi da parto spontaneo.

Quel che sulla scoperta di Realdo Colombo viene tramandato, e più volte ripreso dalla storiografia nazionale, è perciò indicativo non dell'autonomia e priorità di tale scoperta, ma del perdurante disconoscimento della sua paternità ideologica, pericolosa o imbarazzante da ammettere. Va valutata in questa luce l'asserzione che «senz'altri antecedenti che quelli somministrati dall'anatomia, senz'altra guida che il proprio ingegno, Realdo Colombo fece in Roma la scoverta della circolazione polmonare»[56].

La grande trasformazione annunciata da Vesalio viene ridotta in tal modo a una riforma tecnica di anatomici, senza diventare una rivoluzione teorico-pratica, fisiopatologica e clinica. Il vascello pilotato dai medici galenisti, i «grandi marinai» di cui parla Vesalio, continua a galleggiare nonostante le falle aperte nel suo scafo. I medici cinquecenteschi sono edotti dei nuovi fatti, ma prigionieri delle vecchie idee: «il fatto gl'istruiva, ma gli disimparava il sistema dottrinale»[57].

Nella Padova del dopo-Vesalio e del dopo-Falloppio (morto quest'ultimo prematuramente a 39 anni dopo aver avuto «l'ardire di staccarsi dagli insegnamenti di Galeno ancor più decisamente che non avesse fatto il Vesalio»[58]) domina la figura di Girolamo Fabrizi d'Acquapendente, dal 1565 lettore di chirurgia con l'obbligo dal 1571 di insegnare anche anatomia, «la cui fama e la cui scienza lo avean cinto di un'aureola, che offuscava ogni lume minore. E Fabrizio per questo come per molte altre cose fisiologiche temé contaminarsi del contagio de' novatori, e fu fedele alle vecchie credenze»[59].

Fabrizi tiene cattedra di anatomia in inverno e di chirurgia in

[56] De Renzi, *Storia della medicina italiana*, vol. III, cit., p. 310.
[57] Ivi, p. 325.
[58] Castiglioni, *Storia della medicina*, vol. I, cit., p. 372.
[59] De Renzi, *Storia della medicina italiana*, vol. III, cit., p. 351.

primavera. Egli è senza dubbio «il chirurgo più in voga nell'Italia del Rinascimento»[60]: abile nella legatura delle arterie, opera con poco spargimento di sangue; dà indicazioni precise sul come eseguire la litotomia, seguendo esattamente la curva uretrale, e sul come praticare la «scannazione» (tracheotomia) in casi di «strozzamento» da *mal del garrotillo* (croup difterico); mette a punto ingegnosi apparecchi ortopedici per curare il gibbo e il collotorto. È richiestissimo dai più illustri personaggi del tempo. Il Senato veneto lo crea cavaliere «con ricca ricompensa di collana e medaglie»[61] per il successo delle cure prestate a fra' Paolo Sarpi, ferito in un attentato *stilo Romanae Curiae*[62] l'anno dopo l'interdetto papale a Venezia. Accumula una fortuna e quando muore, a 82 anni, lascia ai suoi eredi un patrimonio valutato più di 200.000 ducati.

Fabrizi, da un lato, è il professionista esperto e lo scienziato di valore, le cui innovazioni in campo chirurgico vanno di pari passo con le scoperte in campo anatomico. In lui la chirurgia diventa tecnica sempre più raffinata, non però prassi densa di teoria, pregna di indicazioni dalle quali partire per trasformare la medicina «interna» secondo il programma di Vesalio. D'altro lato Fabrizi è il medico di grido, lo specialista sublimato a consulente del potere e uniformato ai modi di vita delle classi più alte, però svuotato di una missione teorico-culturale, e quindi anche pratico-sociale, da compiere.

Il Cinquecento resta perciò il grande secolo dell'anatomia, della tecnica chirurgica; non diventa il secolo della clinica. Nella spiegazione del perché, ragioni esterne alla scienza medica – ideologiche, politiche, sociali – si embricano con elementi teorici e pratici, di episteme e di metodo, regolanti le trasformazioni strutturali interne della scienza medica stessa.

La clinica, con basi fisiopatologiche pesantemente gravate dall'ipoteca galenica, non può confrontarsi in modo paritetico e fruttuoso con un'anatomia che, sia pure gradatamente e a fatica, va liberandosi da quella stessa ipoteca. Concepire l'organismo in

[60] Castiglioni, *Storia della medicina*, vol. I, cit., p. 412.

[61] F. Micanzio, *Vita del padre Paolo (1552-1623)*, in P. Sarpi, *Istoria del Concilio Tridentino*, a cura di C. Vivanti, vol. II, Einaudi, Torino 1974, p. 1356 (I ed. J.A. van der Marsce, Leida 1646).

[62] Ivi, p. 1354.

modo umorale, umoralista, come miscela dei quattro umori, significa concepire le sue malattie come misture variamente alterate, da riconoscere nel vivente a umori fluidi, non nel cadavere a umori rappresi, denaturati, fissati. In base a questa concezione la clinica non può riconoscere nell'anatomia del cadavere il punto fermo, d'appoggio, sul quale sollevarsi al rango di scienza sperimentale.

La scienza medica greca, filologicamente depurata, aggiustata nelle diverse anomalie mediante opportune soluzioni *ad hoc*, è ancora in grado di soddisfare le esigenze di una classe medica ideologicamente bloccata. Non è attraverso la filologia o tramite aggiustamenti che può prodursi un nuovo sapere medico. Però quella scienza è rappresentativa, al più alto livello, della cultura degli antichi: la cultura del più antico d'ogni regime, altolocata, ordinata, rassicurante, filtrata dai secoli. Essa non presenta implicazioni extrascientifiche rivoluzionarie, non tocca le istituzioni, i ruoli professionali, le idee portanti e gli *status vitae* della società.

Lo sbarramento culturale inibisce di fatto a tutta una categoria di periti ed esperti dell'arte l'accesso a una scienza che si esprime nel linguaggio dei classici. Ma lo sbarramento fondamentale, al passaggio tra Cinque e Seicento, è di nuovo o più che mai quello di classe, stabilito dall'appartenenza all'ordine nobiliare, a gruppi di dinastie «togate» nel cui seno la professione «civile» di medico si trasmette di padre in figlio, quasi sia parte del patrimonio familiare o addirittura del corredo genetico: uno sbarramento che si fa sempre più insormontabile man mano che la struttura sociale si distacca dalla relativa mobilità cinquecentesca con le sue non infrequenti promozioni e ascese – come quella di Giulio Casserio che da *famulus* di Fabrizi ascende alla cattedra padovana di chirurgia – per fissarsi e irrigidirsi nella «società di ordini» tipica del Seicento.

La serrata è resa ancor più ermetica dallo sbarramento corporativo dei Collegi medici cittadini, che impongono la duplicazione del titolo di «dottore» avocando a sé la facoltà di abilitare all'esercizio della professione. Il fine non è quello, promozionale, «di completare il titolo scientifico [conferito dai Collegi universitari o «palatini»] con quello di specializzazione professionale, gli studi teorici con la pratica, ma piuttosto quello di escludere dall'esercizio gli esteri, i forensi e chi è comunque privo dei requisiti prescritti dagli statuti»[63], nonché privo dei requisiti previsti dall'ortodossia scientifica, aristotelico-galenica, e dalla devozione religiosa. Nella temperie controriformista, l'alleanza tra scienza e fede è infatti un presupposto irrinunciabile: «la devozione è il primo dovere del medico»[64].

In un clima socio-culturale dove il prestigio acquisito dal *faber* trapassa in requisito del *sapiens* che uniforma il fare al sapere e il sapere al potere, il sistema, così difeso, tende a perpetuarsi inalterato.

[63] E. Brambilla, *La medicina del Settecento: dal monopolio dogmatico alla professione scientifica*, in R. Romano, C. Vivanti (a cura di), *Storia d'Italia. Annali*, vol. VII, *Malattia e medicina*, a cura di F. Della Peruta, Einaudi, Torino 1984, p. 8.

[64] Ivi, p. 18.

Parte seconda

La lenta trasformazione

I
Una età di crisi: 1550-1650

1. *Epidemiologia e pesti urbane*

Agli inizi del Cinquecento il nome «peste» è ancora indicativo non di una malattia specifica, ma di tutto un genere morboso: era «concesso – scrive De Renzi – a tutte le malattie, che riunivano il doppio carattere della *epidemicità* e della *letalità*». Peste è ogni epidemia letale.

Un primo tentativo, cinquecentesco, di specificazione nosologica è la distinzione dei «morbi sporadici dagli epidemici, e gli uni e gli altri dal grado di lor gravezza», onde i «morbi popolari» sono chiamati col solo attributo di «epidemici», se «leggieri o benigni», o con l'aggiunta dell'altro attributo di «pestilenziali», se «pericolosi o maligni». Morbo o febbre pestilenziale è, dunque, ogni epidemia pericolosa e maligna: petecchiale (tifo esantematico), perniciosa (malaria), con macchie pestilenti (vaiolo), con influssi pestilenti (influenza) e via dicendo.

De Renzi cita, a mo' di «curioso esempio», una similitudine cinquecentesca: la differenza tra peste e febbre pestilenziale è la stessa che passa tra «bestia» e «uomo bestiale», intendendosi per questo «non chi sia assolutamente bestiale, ma chi abbia alcuno de' vizi alla bestia appartenente»[1].

La differenziazione è difficile anche perché sembra che la peste si presenti spesso in associazione morbosa, come nel 1528, «anno infelicissimo», quando nella valle del Po compaiono insieme «vaiuoli», «febbri terzane» e la «infermità de le petigie con

[1] S. De Renzi, *Storia della medicina italiana*, 5 voll., Forni, Bologna 1966, vol. III, pp. 555-57, rist. anast. (I ed. 5 voll., Tip. del Filiatre-Sebezio, Napoli 1845-49).

qualche poco de peste»[2]: quattro malattie in un colpo solo. Più che di associazione morbosa si tratta dell'incapacità della medicina a scomporre il *complesso pestilenziale* nelle sue diverse componenti nosologiche, un'incapacità che si traduce, sul piano pratico, in una diagnostica differenziale perlopiù aleatoria.

Le «petigie» o petecchie sono chiazzette rosse che punteggiano l'epidermide degli individui affetti da tifo petecchiale, o tifo esantematico, o dermotifo: «una morte spruzzata di rosso come stille di sangue»[3], una malattia forse non nuova ma che sembra tale per l'alta frequenza e violenza, due caratteristiche epidemiologiche che la rendono concorrenziale alla peste nel corso del Cinque-Seicento.

L'affinità epidemiologica di questa malattia con la peste sembra tale che il medico veneziano Nicola Massa propone per le petecchie o *peticulae* il nome *pestichiae*; e il medico veronese Girolamo Fracastoro propone per elemento causale il solito inverno «sciroccale e piovoso», seguito dalla solita primavera nebbiosa onde «si perderono i germi di molte piante e soprattutto delle ulive». «Siffatte febbri», continua Massa portando particolare attenzione al nesso carestia-epidemia, «furon peggiori per la penuria dell'annona: imperocché i poveri spinti dalla necessità si nutrivano di cattivi cibi, e contraevano pessime malattie, dalle quali pochissimi scampavano»[4].

Il nesso guerra-epidemia è invece sottolineato dal nome «peste di guerra» o «tifo castrense» dato alla malattia, *pessima febris cum peticulis* che miete le sue vittime negli accampamenti militari e in genere là dove si deteriorano le condizioni igieniche della vita collettiva. Portata dai lanzichenecchi diretti al sacco di Roma nel 1527 è nel Cinquecento soprattutto malattia degli eserciti allo sbando.

Un quadro preciso del tifo esantematico ci è dato da Fracastoro nella «deposizione sulla qualità e natura del morbo delle petecchie», rilasciata il 10 marzo 1547 come medico del Concilio di

[2] Cfr. A. Corradi, *Annali delle epidemie occorse in Italia dalle prime memorie fino al 1850*, 5 voll., Forni, Bologna 1972-73, vol. I, p. 416, rist. anast. (I ed. 5 voll., Gamberini e Parmeggiani, Bologna 1865-94).

[3] A. Pazzini, A. Baffoni, *Storia delle malattie*, Clinica Nuova, Roma 1950, p. 176.

[4] Cfr. De Renzi, *Storia della medicina italiana*, cit., vol. III, p. 562.

Trento. Egli descrive «macchie al dorso e alle braccia, quali *lenticulae vel puncturae pulicum*»[5]. Ma le pulci, questa volta, non c'entrano; c'entrano, invece, i pidocchi, sia quelli dei vestiti (*pediculosis vestimenti*), sia quelli del capo (*pediculosis capitis*). Sono essi i trasmettitori della malattia, gli ospiti intermedi obbligati degli agenti eziologici: le rickettsie, coccobacilli che stanno a metà tra i batteri e i virus. La malattia si propaga tra individui pidocchiosi: i pidocchi, divenuti infettanti dopo aver succhiato sangue infetto, trasmettono l'infezione anche attraverso le proprie feci, inquinanti le lesioni cutanee da grattamento.

Sintomo patognomonico è l'esantema petecchiale, costituito da soffusioni emorragiche della cute (dovute ad alterazione endoteliale tossinica dei capillari del derma). La malattia decorre con febbre elevata e con grave compromissione del cuore, del circolo, dei centri nervosi. *Tuphos* significa appunto stupore, spossatezza, incoscienza. Il tifo esantematico ha un tasso di letalità che si aggira intorno al 20% (contro l'80% della peste). Colpisce prevalentemente gli adulti e predilige i mesi invernali, «quando la gente non solo sta rintanata nelle case e nelle baracche, ma per via del freddo si lava di meno e soprattutto si copre abbondantemente di indumenti che quando sudici sono l'*habitat* naturale del pidocchio»[6].

Fracastoro ignora ovviamente tutte queste acquisizioni della scienza medica moderna. Per lui, sul piano pratico, il tifo petecchiale è una febbre che lo spinge a licenziarsi immediatamente dal servizio, protestando «in Trento esser venuto a curare le febbri e gli altri mali ordinari, ma non la peste» e sottolineando la protesta con l'esclamare: «Chi mi donasse cento scudi il giorno, non starei qui un mese; et chi ci starà, se ne pentirà». Seguendo il suo esempio, due mesi dopo, il 13 maggio, i padri conciliari lasciano Trento e trasferiscono il Concilio a Bologna.

Sul piano teorico, il tifo petecchiale è una malattia che fa di lui il massimo esperto *De contagione et contagiosis morbis*. Il suo libro che reca questo titolo, pubblicato a Venezia nel 1546, un anno prima della fuga da Trento, ha per oggetto il meccanismo dei contagi. Tifo, peste, tisi, sifilide sono malattie contagiose. Alla sifilide Fra-

[5] La *depositio* di Fracastoro è riportata integralmente da Corradi, *Annali delle epidemie*, cit., vol. I, pp. 491-93.

[6] C.M. Cipolla, *I pidocchi e il granduca*, Il Mulino, Bologna 1979, p. 10.

castoro ha dato il nome con il suo poema in esametri latini *Syphilis sive morbus gallicus* (Verona 1530), dedicato a Pietro Bembo. Il poema – che è un impasto di scienza medica, di mitologia pagana, di elogio delle virtù terapeutiche dell'«argento vivo» o mercurio e del guaiaco, legno amerindio considerato rimedio sovrano di ogni male «incurabile» – ricava dal *fatto nuovo* rappresentato dal «mal francese» una serie di osservazioni che cozzano contro la vecchia dottrina «aerista» e che determinano l'enuclearsi di una *nuova teoria*. Il *De contagione* è infatti un trattato scientifico con cui Fracastoro costruisce un nuovo modello esplicativo.

Nel cap. IV del libro I Fracastoro ipotizza la presenza di un veleno «in cose toccate da tisici e appestati, quali letti, vesti, legni e altro simile; spessissimo infatti abbiam visto detto veleno persistervi per due e anche tre anni, laddove nessuna delle molecole che evaporano da materie putrefatte sembra possa mantenere così a lungo tal potenza». Non il vapore esalato dalla putredine, non l'aere corrotto, ma un veleno, un *virus* è il presunto agente dei morbi epidemici. Nel cap. IX del libro III scrive:

Veramente fa stupire la tenacia e la durata delle molecole di tal virus nei corpi solidi a cui si appiglino: ad esempio le vesti portate già da un tisico comunicarono il male anche dopo due anni, e lo stesso si dica delle camere, dei letti e dei pavimenti, ove un tisico sia morto. In tali corpi pertanto convien credere che restino dei semi contagiosi.

Questi semi contagiosi – i *seminaria* – sono agenti differenziati e specifici. Sempre nel cap. IX del libro III Fracastoro scrive infatti, a proposito della tisi:

Bisogna che in questi germi vi sia un'incredibile corrispondenza o affinità elettiva con la sostanza polmonare, poiché si comunicano a questa e non ad alcun altro membro. Ma già dimostrammo come la cagione di ciò sia nelle leggi dell'Universo, le quali dispongono che non tutto abbia potere su tutto, ma che a certi effetti occorrono speciali proprietà dell'agente, della materia e del modo dell'azione; e ciò appunto costituisce la analogia[7].

[7] I passi del *De contagione* sono dati nella versione riportata da A. Castiglioni, *Storia della tubercolosi*, a cura di L. Devoto, Vallardi, Milano 1931, p. 22.

L'analogia sancita dalle leggi dell'universo è teorizzata nel trattatello *De sympathia et antipathia rerum* edito insieme al *De contagione*: il contagio avviene per «simpatia» tra i *seminaria* e gli umori corporei ad essi più affini. La constatata, da tempo, predilezione dei morbi epidemici per le classi povere è vista ancora in termini umoralistici. I *seminaria* simpatizzano con gli «umori crudissimi» propri dei *pauperes* che si ammassano in baracche e accampamenti, in ospizi e taverne: soldati, pellegrini, mendicanti, vagabondi. «Malattia dei vagabondi» sarà detta, ancora nel Novecento, la pigmentazione bruna diffusa della pelle, secondaria alla pediculosi cronica, via d'accesso sempre aperta alle infezioni in genere e alle rickettsie in particolare.

Seminaria è vocabolo di origine lucreziana; lucreziana è la modellistica particellare dei minimi di materia, indivisibili e invisibili. Grande è il debito di Fracastoro nei confronti di Lucrezio, il poeta della natura riscoperto dall'umanista Poggio Bracciolini e salito a grandi fortune rinascimentali. L'amico degli anni giovanili Andrea Navagero, uomo politico e letterato, ha curato una edizione del *De rerum natura* e certamente tramite suo Fracastoro ha letto l'autore latino meditandone il pensiero e traendone ispirazione.

Dal lucreziano assioma materialistico che la vita è materia, Fracastoro trae il proprio concetto vitalistico che la materia è vita. Invertendo i termini del sillogismo, il risultato cambia: i fracastoriani semi di pestilenza non sono più sovrapponibili ai lucreziani atomi di materia. Essi sono agenti materiali infinitesimi provenienti dalla materia alterata degli organi malati e indirizzati a un bersaglio. Per queste loro caratteristiche è stato detto che Fracastoro riconosce ad essi una «varietà di modi di essere e di azione corrispondenti appunto alle varie entità dalle quali si partivano» e che egli «vide, in una parola, la necessità della loro differenziazione e della loro specificità»[8].

Fracastoro risale alla matrice filosofica del pensiero lucreziano. I suoi *seminaria* ricordano infatti quei flussi di atomi – i *simulacra* – che, nella fisica epicurea divulgata da Lucrezio, si stacca-

[8] F. Pellegrini, *Introduzione*, in G. Fracastoro, *Scritti inediti*, Valdonega, Verona 1954, p. 13.

no dalla superficie dell'oggetto per andare a colpire il sensorio del soggetto e determinarvi la sensazione. Il meccanismo del contagio, in Fracastoro, è modellato sul meccanismo della conoscenza in Epicuro: un messaggio *fisico* – la fisica epicurea comprende anche la gnoseologia – di cui destinatario è l'uomo, paziente nell'un caso, senziente nell'altro. La sua memoria cognitiva modella, per così dire, la sua memoria biologica.

Nel contagio l'uomo è anche mittente: dalla superficie del suo corpo i *seminaria* si distaccano come gli impalpabili detriti che si scrostano dai muri delle case battute dal vento e dalla pioggia o surriscaldate dal sole. Gli astri, che governano gli agenti atmosferici, governano anche i corpi umani. Astrologia, meteorologia, epidemiologia, patologia sono tutt'uno. Le congiunzioni astrali sfavorevoli surriscaldano i corpi di febbri, ne fanno svaporare gli umori in effluvi perniciosi, ne alterano le parti superficiali. Così queste parti si coprono di forfore, di scabbie, di làttime, di petigie, di pustole: da queste tutte, e dalle esalazioni del respiro, si trasmette, si propaga il contagio. Si propaga, dice Fracastoro, «quasi per generazione». Approfondendosi nel corpo, esso genera le gomme e gli sfaceli della sifilide, la marcia e le emorragie della tisi, i bubboni e i catarri insanguinati della peste; penetrando nel sangue, arriva al cuore e lo guasta.

Fracastoro è il tipico «uomo del Rinascimento» che nel *Syphilis* emula da poeta il Lucrezio poeta e nel *De contagione* emula da scienziato il Lucrezio filosofo della natura. Salutato dai posteri come «batteriologo del XVI secolo»[9], precursore della teoria del *contagium vivum seu animatum* e «padre della moderna epidemiologia»[10], egli ha senza dubbio il merito di essersi fatto interprete, per primo, di intuizioni fondamentali. Ma qual è il suo vero ruolo nella crescita della conoscenza epidemiologica?

Nel contesto della letteratura medica del XVI secolo Fracastoro appare meno come un rivoluzionario e più come un riconciliatore della teoria classica con la moderna osservazione; egli non ha infatti inventato la nozione di contagio, che era già fondamentale nella pratica

[9] Ivi, p. 7.

[10] A. Castiglioni, *Storia della medicina*, vol. I, Mondadori, Milano 1948², p. 406.

degli Uffici di Sanità, e nemmeno ha rovesciato le teorie classiche, ma le ha piuttosto tradotte in un nuovo lessico[11].

Una innovazione soltanto lessicale?

I *seminaria* sono particelle che possono passare dal malato al sano con i toccamenti, che possono «appiccicarsi» agli oggetti e venir trasportati, che possono trasmettersi anche senza contatto. Il contagio è diretto; o indiretto, mediato da «fomite di robe»; o simpatetico, a distanza. Una dottrina plurisecolare, pneumologica e umoralista, nel confrontarsi con l'esperienza più recente si ammoderna. Un antico sapere viene riformulato. Ma, sul piano epidemiologico, i paradigmi elaborati da Fracastoro restano «affatto inoperanti sul diffondersi della peste e delle pestilenze»[12] e, sul piano clinico, il suo sguardo riesce solo a vedere che le febbri petecchiali «stanno fra le pestilenziali e le non pestilenziali perché molti muoiono e molti si salvano»[13]. Inoltre non c'è sguardo per le condizioni socio-economiche dei poveri; eppure è proprio «lungo il corso del Cinquecento e in particolare del Seicento che la dinamica dei loro spostamenti conosce una certa accelerazione, in conseguenza dell'aggravarsi della crisi economica»[14].

I paradigmi di Fracastoro eserciteranno la loro influenza sulla trattatistica successiva. Ma nel 1576 – nel corso della peste che, zigzagando nei territori della Serenissima, colpisce Verona, Vicenza, Brescia, Padova, ma risparmia Bergamo, Rovigo, Treviso – cinque professori dell'ateneo padovano, consultati dal Senato veneto, dichiarano ufficialmente che l'epidemia da cui è coinvolta Venezia non è peste, perché una pestilenza cosiffatta, concentrata in alcune località e quindi tutt'altro che «sparsa», non può essere la peste generata dall'aria corrotta, in quanto l'aria è «spar-

[11] A. Zitelli, R.J. Palmer, *Le teorie mediche sulla peste e il contesto veneziano*, nel volume collettaneo *Venezia e la Peste. 1348-1797*, Marsilio, Venezia 1980², p. 25.

[12] M. Brusatin, *La macchina come soggetto d'arte*, in R. Romano, C. Vivanti (a cura di), *Storia d'Italia. Annali*, vol. III, *Scienza e tecnica nella cultura e nella società dal Rinascimento a oggi*, a cura di G. Micheli, Einaudi, Torino 1980, p. 69.

[13] L'asserzione di Fracastoro è riportata da Cipolla, *I pidocchi e il granduca*, cit., p. 9.

[14] Panseri, *La nascita della polizia medica*, in Romano, Vivanti (a cura di), *Storia d'Italia. Annali*, vol. III, cit., p. 169.

sa» dappertutto. Il paradigma galenico «aerista» predomina ancora, nonostante e dopo Fracastoro.

Tra i cinque professori padovani è Girolamo Mercuriale. Egli insegna medicina pratica propugnando il «ritorno a Galeno» e in una delle sue lezioni *de pestilentia* riafferma che «peste non è una sola determinata malattia, ma qualunque malattia può essere peste»[15]. Coerentemente con la diagnosi formulata – del non esservi peste in Venezia – Mercuriale si reca a visitare gli ammalati più gravi, portando con sé due gesuiti, un chirurgo incisore di bubboni e un barbiere salassatore. Pochi giorni dopo i due gesuiti e il barbiere sono morti, Mercuriale e i suoi quattro colleghi licenziati. La peste, a Venezia, dilaga.

La pandemia ha afferrato l'Italia come le pinze di una tenaglia: da nord e da sud, da Trento e dalla Sicilia. A Trento, città imperiale, la peste è stata portata da «due pitochi fiaminghi di quelli che vanno cantando per le contrade»[16]; secondo altra fonte è invece un regalo dei turchi – Costantinopoli è preda di una grande epidemia – portato da mercanti ungheresi in traffico sull'asse fluviale Danubio-Adige: un regalo per Venezia, giunto a destinazione quattro anni dopo Lepanto. Nel luglio 1577 Venezia conta i morti del biennio: quasi 50.000, pari a circa il 25% della popolazione cittadina. La Sicilia registra, nel 1583, 100.000 abitanti in meno nella popolazione isolana.

A Palermo la peste è arrivata con una galeotta venuta di Barberia, che aveva già infettato Sciacca e Messina. Come due secoli prima, nel 1347 – e come due secoli dopo, nel 1743 –, Messina, «porta della Sicilia non solo verso il continente, ma anche verso l'oriente greco e turco», collocata «sull'incerta frontiera dello spazio liquido» dove «uomini vanno e vengono, giocando un ruolo fondamentale nella trasmissione delle infezioni», apre alla peste la «ricettività patologica» di un clima e di un ambiente umano «immersi in un vero e proprio mare epidemico, com'è appunto il Mediterraneo»[17].

[15] *De pestilentia Hieronymi Mercurialis foroliviensis medici praeclarissimi lectiones*, Patavii 1577, p. 6.

[16] Cfr. Corradi, *Annali delle epidemie*, cit., vol. I, p. 580.

[17] G. Restifo, *La peste a Messina nell'anno 1743, e oltre*, nel volume collettaneo *Malattie, terapie e istituzioni sanitarie in Sicilia*, Ciso Sicilia, Palermo 1985, p. 184. Vedi in proposito G. Cosmacini, *Il Mediterraneo epidemiologico*, in *Car-*

Giovan Filippo Ingrassia, «protomedico di Sicilia e delle isole adiacenti», nominato tale da Filippo II nel 1563, scrive a Madrid che non si tratta di vera peste perché questa deriva da «alteratione et corrotion di aere» ed è quindi ubiquitaria, mentre il «pestifero et contagioso morbo» che infuria in città è tutt'altra cosa, «non essendo in noi epidemia, né per carattere di aere, né per altra cagion superiore, né inferiore». La diagnosi differenziale del protomedico è ipotecata ancora dal paradigma «aerista» e sembra più idiomatica che di sostanza. Però Ingrassia – primo descrittore tra l'altro della scarlattina sotto il nome di *rossania* – nella propria *Informatione* a Sua Maestà il Re Cattolico specifica la diagnosi in termini più convincenti: trattasi di «pestifero contagio» perché la malattia si contrae «praticando con gl'infetti per contatto, ovvero per mezzo del fomite di panni o altre robe»[18].

Ingrassia, come Mercuriale, nega la peste. Ma l'affinità, tra i due, è solo apparente: tra le rispettive tesi c'è un divario concettuale nel quale s'infila, s'indovina, uno spiraglio di luce. La negazione di Mercuriale nasce dall'assioma galenico che la grande morìa viene dalla peste e questa viene, per definizione, dall'aria corrotta. La negazione di Ingrassia nasce invece dall'osservazione che la grande morìa viene da una pestilenza di origine contagiosa. Il paradigma di Fracastoro agisce spostando l'asse logico dalle idee presupposte alle tesi dell'esperienza; in ciò è produttivo.

Nel caso di Mercuriale, il discorso è subito finito, bloccato. Nel caso di Ingrassia, il discorso invece mette capo a due conclusioni possibili: una, che Ingrassia sottoscrive, è quella di dare un altro nome alla grande morìa; l'altra, che invece sfugge ai medici cinquecenteschi, è quella di togliere credito al nesso tra peste e aria corrotta. È qui che il paradigma di Fracastoro resta inoperante; è per questo che nella «epidemiologia cinquecentesca [...] la *scienza normale* è ancora lontana dall'aver acquistato quei *paradigmi* fondamentali che sono la condizione essenziale per qualsiasi ulteriore progresso della ricerca»[19].

lo V, Napoli e il Mediterraneo, a cura della Società italiana di storia patria, Napoli 2001, pp. 149-56.

[18] G.F. Ingrassia, *Informatione del pestifero et contagioso morbo [...] di questo Regno di Sicilia nell'anno 1575 et 1576 [...]*, appresso G.M. Mayda, Palermo 1576, pp. 8-10.

[19] P. Preto, *Peste e società a Venezia nel 1576*, Neri Pozza, Vicenza 1982²,

La precondizione essenziale è la crisi del sistema medico-scientifico dominante. Ebbene,

> un evento così traumatico come la peste mette in crisi tutto un mondo di convinzioni e di certezze su cui la scienza medica ha costruito da tempo un enorme patrimonio di prestigio scientifico e sociale e incrina non solo il rapporto di fiducia tra il popolo e i tradizionali custodi della pubblica e privata salute ma anche i presupposti teorici su cui si fondano ricerca e pratica della medicina; anche alcuni medici non sfuggono a questa crisi di identità della loro scienza e della loro professione[20].

La vera produttività, in campo epidemiologico, non è quella della scienza medica, ma quella degli Uffici di sanità. Nel semisecolo che abbraccia in pari misura Cinque e Seicento lo stato di salute della popolazione italiana è messo ripetutamente a dura prova. Due grandi epidemie di peste segnano l'inizio e la fine del cinquantennio. Colpiscono entrambe l'Italia centro-settentrionale, confermando la predilezione del morbo per le aree a più alta concentrazione urbana e le città a più alto popolamento, luoghi dove il generale incremento demografico del Cinquecento tocca le sue punte massime.

La pandemia del 1575-77 si arresta ai confini della Toscana e dello Stato pontificio, però risparmiando il Piemonte e colpendo, come s'è visto, la Sicilia; la pandemia del 1630-31 coinvolge anche la Toscana e l'Emilia, risparmiando però il Genovesato. Nella «peste di San Carlo» del 1576-77 Milano conta 18.000 morti; ne conta addirittura 60.000 (pari al 46% degli abitanti) nella «peste manzoniana» del 1630-31. In quest'ultima epidemia Venezia perde 46.000 abitanti (33%), Verona 30.000 (57%), Bologna 15.000 (24%), Firenze 10.000 (13%). Una stima attendibile fissa il numero dei morti nell'Italia centro-settentrionale, popolata da 4 milioni di abitanti, intorno al milione (25%)[21].

p. 48. L'autore fa esplicito riferimento ai concetti espressi da T.S. Kuhn, *La struttura delle rivoluzioni scientifiche*, traduzione di A. Carugo, Einaudi, Torino 1969.

[20] Preto, *Peste e società a Venezia*, cit., pp. 69-70.

[21] Numero dei morti e percentuale di decurtazione della popolazione sono riportati da L. Del Panta, *Le epidemie nella storia demografica italiana (secoli XIV-XIX)*, Loescher, Torino 1980, pp. 151 e 160.

Questo tracollo demografico conclude in modo altamente drammatico un cinquantennio di svolta, nel quale la spinta demografica cinquecentesca gradatamente si attenua fino a toccare il suo limite di rottura. Il periodo è costellato da ripetute crisi di sussistenza, dovute da un lato alla perduta autosufficienza cerealicola, dall'altro alle ricorrenti penurie da carestia. Le carestie più gravi sono quella del 1591-92 e quella del 1629, quest'ultima proprio alla vigilia della pandemia seicentesca. Altri anni di crisi, nella prima metà del Seicento, sono il 1601-1602, il 1607-1608, il 1622, il 1636, il 1643-44, il 1648[22]. Nel triennio 1648-50, in una popolazione affamata e debilitata, esplode una nuova epidemia di tifo petecchiale.

Il tifo petecchiale, diversamente dalla peste o molto più che la peste, costituisce «quasi lo sbocco naturale cui va incontro una popolazione i cui componenti sono indeboliti dalla sottoalimentazione ed esposti inoltre a maggiori rischi di contagio per l'accresciuta mobilità che in tali periodi caratterizza soprattutto le fasce più miserabili della popolazione medesima»[23]. Per questo il tifo petecchiale, nonostante la sua predilezione per la stagione invernale, prospera anche in primavera o in estate, nei periodi del maggior esaurimento delle scorte alimentari e del maggior spostamento di chi è preso per fame. Nei mesi caldi prosperano anche altri «tifi», nonché varie «dissenterie».

La perdita della tipicità stagionale, che nelle epidemie di tifo petecchiale è espressiva del prevalere sui fattori climatico-naturali dei fattori economici, è in altre epidemie, specie se di minor conto, del tutto indipendente da questi ultimi. È il caso delle varie «influenze» e «febbri con catarri» che, per quanto tipicamente invernali, possono presentarsi anche fuori stagione, a un brusco variare del clima e perfino nei mesi caldi.

La pandemia influenzale del 1580 – capostipite della varie «spagnole», «asiatiche», «filippine» e «russe» dell'età contemporanea – discende dalle Alpi occidentali a fine primavera. Il protofisico bolognese Ulisse Aldrovandi – che merita fama soprattutto per aver conquistato alla botanica un posto eminente tra le scien-

[22] Cfr. ivi, p. 152.
[23] Ivi, p. 61.

ze e le discipline universitarie – scrive che «in Bologna per tre mesi è regnata una grande siccità e calidità». È da qui che secondo Aldrovandi trae origine l'epidemia: la grande calura «ha causato nella terra molte crepature profonde, dalla quale terra si sono elevati molti vapori che hanno cagionato intemperie di aria, che ingenera questo male»[24].

«Influenza», per Aldrovandi, non è che un *flatus vocis*, emesso da chi, convinto dell'influenza degli astri sulla salute dell'uomo, pensa di dare alla malattia un nome che ne indichi l'origine astrale: un nome duraturo, destinato a sopravvivere a qualunque confutazione batteriologica o virologica. La realtà non è nei nomi: oggi sappiamo che la realtà dell'influenza sta negli starnuti e nei colpi di tosse, emittenti migliaia di goccioline infette, proiettate a distanza e sospese in aria per parecchio tempo, cariche di milioni di virus e di batteri, specie pneumococchi e bacilli «amici del sangue» come l'*Haemophilus influentiae*. Anche per Aldrovandi la realtà sta nelle cose: non nei proiettili aerei caricati a virus, però nel mezzo da essi percorso. «Quando tiriamo il fiato – scrive Aldrovandi – non tiriamo alcuna influenza, ma sì bene tiriamo l'aere buono o reo che egli sia». La contagiosità del morbo è ancora in funzione dell'aria: «procedendo esso dall'aria, facilmente si attacca». Ma l'aria è corrotta da tutt'altra causa che dagli astri: è corrotta dai vapori terrestri nei quali già s'indovinano i terreni agenti corruttori.

L'epidemia influenzale percorre in due mesi tutta la penisola «con una velocità pari a quella del vento». «Malattia del vento», la chiameranno in Asia. La rapidità di propagazione suggerisce una analogia che sottintende sempre l'ipotesi – vecchia, ammodernata o nuova – della patogenesi «aerista».

Il morbo influenzale, detto *mal mattone* per il «male della zucca» o male di capo acerbissimo che colpisce all'improvviso il malato che entra in letto mezzo matto, «per esser stato afflitione senza morte non lo potiamo giudicare in alcun modo peste, ma semplicemente morbo popolare», scrive ancora Aldrovandi. Il termi-

[24] Biblioteca universitaria di Bologna, Fondo Ulisse Aldrovandi, «Lettere e discorsi», t. II, pp. 1-45, lettere di Ulisse Aldrovandi al fratello monsignor Teseo Aldrovandi, 6 agosto e 3 settembre 1580. Cfr. G. Cavina, *L'influenza epidemica attraverso i secoli*, Pozzo, Roma 1959, pp. 80-81.

ne di riferimento costante è la peste: per Aldrovandi, come per Fracastoro, la *diversità* dalla peste di qualsiasi epidemia sta nella diversa gravità del quadro clinico; per Aldrovandi, come per Mercuriale, l'*identicità* di qualsiasi epidemia con la peste sta nell'identica patogenesi aerea. La peste, ancora una volta, fa buio pesto intorno a sé.

Nel dilagare in Milano della peste tardocinquecentesca Ludovico Settala, giovane medico fresco di studi ma già lettore nell'Università di Pavia, brancola nel buio dal duplice punto di vista clinico ed epidemiologico. Afferma che «tutte le malattie intercorrenti assumevano il carattere della peste»[25], onde grande è l'imbarazzo diagnostico di chi, come lui, è «deputato alle visite et giuditii degli infermi e morti». Inoltre, «sebbene propugnatore del contagio», giudica «piuttosto nocive che utili» le quarantene adottate dall'Ufficio centrale di sanità[26].

L'Ufficio di sanità di Milano, già riformato nel 1534 da Francesco II Sforza, si ristruttura nel 1590 ampliando ulteriormente la propria sfera di competenze. I suoi compiti di controllo sono molteplici: controllo delle derrate alimentari e del loro smercio, delle attività sanitarie ai vari livelli, delle condizioni igieniche delle abitazioni private e dei luoghi pubblici, con particolare attenzione all'affollamento delle case, allo smaltimento domestico dei rifiuti, agli scarichi di macellerie e concerie, alla nettezza urbana in generale. Aree sorvegliate sono i mercati, gli alberghi, gli ospedali, i cimiteri. Vigilati speciali sono i venditori ambulanti, i viaggiatori, gli accattoni, le prostitute.

Gli Uffici di sanità italiani sono istituti esemplari per una Europa che, da metà Cinquecento, li sta imitando dovunque:

gli uffici sanitari permanenti divennero la norma anziché l'eccezione, nelle città principali. [...] Contemporaneamente, le città che ancora mancavano di uffici di sanità permanenti presero a eleggere, con maggiore frequenza, magistrature temporanee in caso di emergenza e in risposta a epidemie di peste in atto non solo nelle immediate vicinanze, ma anche a distanza considerevole.

[25] L'asserzione di Settala è riportata da De Renzi, *Storia della medicina italiana*, cit., vol. III, p. 577.
[26] Corradi, *Annali delle epidemie*, cit., vol. I, p. 619.

I confini di difesa si allargano, i posti di guardia si spostano dalle porte cittadine ai traghetti e ai ponti fluviali, ai valichi alpini, alle frontiere politiche. Una rete capillare d'informazione lega tra loro i maggiori Stati italiani:

> Tra il 1576 e il 1577, ad esempio, Firenze inviò rapporti regolari sulla peste di Venezia a Lucca, Genova, Ancona, Bologna, Ferrara e Napoli. In questo modo gli Stati italiani erano al corrente dei movimenti della peste in tutto il continente. Genova trasmetteva informazioni sulle epidemie in Spagna e Francia, Milano sulla Svizzera e la Germania, Venezia sul Mediterraneo orientale, i Balcani e l'Austria[27].

Un grande sforzo comune per salvaguardare la salute dell'intera penisola, una unità, sul piano sanitario, anticipata di secoli.

Gli Uffici di sanità di Firenze, Genova e Venezia, quantunque non innovatori come quello milanese, forniscono anch'essi un esempio di grande organizzazione ed efficienza. La minor presenza di medici nei loro quadri è compensata dal fatto che, date le condizioni di stallo del sapere medico-scientifico in campo epidemiologico, «una ragionevole dose di senso comune è sufficiente per apprendere quel poco che c'è da sapere circa le precauzioni riguardanti il contagio»[28].

Questa minor presenza è però anche indicativa di un rapporto non facile. Gli ufficiali sanitari, in tempi di pestilenze, hanno compiti rischiosi. In prima linea sul fronte del contagio, sono i soli a non poter fruire, per statuto, dell'unica risorsa terapeutica veramente efficace: la fuga. Intorno a sé vedono fuggire tanta gente, anche medici, e ciò non contribuisce a rinsaldare un legame.

Il canonico Ripamonti, «istoriografo milanese» *De peste quae fuit anno 1630*, confrontando differenze e analogie di quest'ultima con la «peste carliana» scrive che «scarsi erano i medici, essendosi nascosti, o simulando di non essere tali [...]. Benché si promettessero stipendi generosissimi non si riuscì a cavar fuori dalle ville parecchi di loro, i quali vi si tenevano nascosti, aborrendo la mercede della morte». È la peste il momento della verità: quello

[27] R.J. Palmer, *La Gran Morìa*, in «Kos», II, 18, 1985, p. 29.

[28] Cfr. C.M. Cipolla, *Public Health and the Medical Profession in the Renaissance*, Cambridge University Press, Cambridge 1976, p. 23.

in cui si dimostra l'autenticità di una vocazione, lo zelo di una professione, «d'un'arte, il cui nome soltanto è sollievo e farmaco agli infermi»[29].

Nei giorni della peste i medici vivono i momenti della massima frustrazione, gli ufficiali di sanità vivono i momenti del massimo potere. Tra le ombre degli abusi di potere e le luci della dedizione al proprio ufficio e dell'abnegazione personale, le loro figure oscillano nel chiaroscuro di un ruolo autoritario e ingrato. La loro autorità si esercita su tutti; l'ostilità nei loro confronti si manifesta da parte di tutti. Borghesi, popolo minuto, nobili, clero hanno tutti lo sguardo offuscato: da interessi vilipesi, da bisogni insoddisfatti, da privilegi conculcati, da comandamenti contraddetti. Ai loro occhi i poliziotti della salute sono rei di molte colpe: bloccando la libera circolazione delle merci (oppure bruciando o danneggiando con fumigagioni le sete e le lane), fanno la rovina dei mercanti; paralizzando l'economia, condannano alla disoccupazione e alla fame i lavoratori a giornata; intimando clausure e sequestri, violano la libertà dei gentiluomini; vietando riunioni e processioni religiose, peccano contro Dio.

Nell'ottobre 1576 il cardinale Carlo Borromeo, che all'intransigenza moralizzatrice unisce una grande carità verso i poveri, rischia di veder vanificato il proprio zelo missionario in difesa della salute dei milanesi a causa delle tre imponenti processioni di pubblica penitenza che, da lui promosse per stornare il castigo della peste, contribuiscono non poco a diffondere il contagio. Una cinquantina d'anni dopo, nel giugno 1630, il nipote cardinale Federico Borromeo lo emula, promuovendo un'altrettanto imponente processione propiziatoria, aperta dall'urna con le sante reliquie del grande zio. Scrive ancora il canonico Ripamonti: «Riuscirono vane le preci; e la pestilenza, quasi eccitata dal vociferare de' supplicanti, più crebbe e inferocì. Non è lecito a noi l'indagare [...] per qual motivo il contagio, che prima lentamente serpeggiava, si diffondesse terribile dopo la traslazione del corpo di S. Carlo»[30].

[29] G. Ripamonti, *La peste di Milano del 1630*, traduzione di F. Cusani, Forni, Bologna 1977, p. 303, rist. anast. (ed. or., *De peste quae fuit anno 1630*, apud Malatestas, Mediolani 1641).

[30] Ivi, pp. 51-52.

Che le processioni siano tra i maggiori veicoli del contagio, tali da superare perfino le infami «unzioni», non sfugge agli Uffici di sanità. «Il Tribunale di Sanità comprese il pericolo; ma non aveva forza di opporsi al voto di tutta una popolazione»[31]. Dove gli Uffici di sanità trovano questa forza, il clero, ritenendosi oltraggiato dai loro divieti, usa tutto il suo potere per fare di essi il bersaglio dell'opinione pubblica e delle più alte gerarchie. «Durante l'epidemia del 1630, il vescovo di Volterra trascina in giudizio un ufficiale inflessibile e lo accusa di eresia e il papa [Urbano VIII], su istigazione del clero toscano, sommariamente scomunica tutti gli ufficiali del presidio di Firenze»[32]. «Chiaramente, nell'era della Controriforma c'era ampio spazio per aspre controversie tra Chiesa e Stato», rileva Richard J. Palmer. «Ma per lo più siffatti incidenti erano rari. In generale, Chiesa e Stato trovarono il modo di collaborare nella lotta contro la peste»[33].

La grande maggioranza dei medici milita fuori dai ranghi della sanità pubblica. A Milano soltanto una trentina – cinque o sei per ciascuna porta della città – prestano la loro opera nella pubblica amministrazione. Rispetto ad essi, i medici *privati*, tenuti a un minore impegno nei confronti della collettività, sono più flessibili nei confronti del singolo, specie se religioso o d'alto ceto. In questi casi sono molto più cauti nel formulare una diagnosi ovvia, che equivale a una denuncia e che significa segregazione ed esproprio.

La flessibilità di molti medici si esprime anche in termini epidemiologici. Nel 1576 Cesare Rincio, «ritenuto il più dotto dei medici milanesi – Settala è ancora giovanissimo –, nella relazione presentata, a nome del Collegio dei medici, al Tribunale di Sanità», pur schierandosi «in favore della contagiosità del morbo, propone la cessazione o l'attenuazione della quarantena»[34]. «Egualmente a Girolamo Mercuriale non piacevano gran fatto tali sequestri»[35]. Ma Gerolamo Monti, presidente del Tribunale di sanità, «pur non essendo medico»[36], sa il fatto suo: per lui la quarantena è indi-

[31] Ivi, p. 52 nota.
[32] Cipolla, *Public Health*, cit., p. 37.
[33] Palmer, *La Gran Morìa*, cit., pp. 45-46.
[34] A.F. La Cava, *La peste di S. Carlo. Note storico-mediche sulla peste del 1576*, Hoepli, Milano 1945, p. 55.
[35] Corradi, *Annali delle epidemie*, cit., vol. I, p. 619.
[36] La Cava, *La peste di S. Carlo*, cit., p. 56.

spensabile in quanto «tal male di peste non procede da infettione di aria o da mala disposizione de' luoghi, ma da contagione»[37].

Nell'arco del Cinque-Seicento tra i medici in generale e gli ufficiali sanitari si delinea sempre più la contrapposizione di due comportamenti. Il comportamento dei primi è quello di membri di una corporazione omogenea alla società in cui è inserita, di professionisti fieri del proprio stato sociale più che del proprio sapere, più riguardosi di sistemi consolidati che attenti a nuovi valori. Il comportamento dei secondi, tra cui non mancano i medici, è quello di membri di un consorzio che vuol essere una sorta di coscienza sanitaria collettiva, di governo e di popolo, disponibile a opporsi a chicchessia con una efficienza produttiva di salute e per un'igiene di vita migliore.

Nel 1629 Alessandro Tadino, «medico pubblico zelante, esperto, coraggioso, infaticabile»[38], e il protofisico Ludovico Settala, «vecchio e sommamente autorevole per l'esattezza de' suoi pronostici»[39], sono entrambi «conservatori» della pubblica salute presso il Tribunale di sanità di Milano. Il loro sodalizio è annoso; due anni prima si è ancor più cementato per aver entrambi curato l'edizione postuma dell'opera *De lactibus sive de lacteis venis* (Milano 1627) del comune amico Gaspare Aselli, professore di anatomia e chirurgia nell'Università di Pavia, che il 23 luglio 1622, durante una dissezione su un cane compiuta alla loro presenza in Milano, ha riscoperto l'esistenza delle *venae albae et lacteae*, cioè dei vasi linfatici (già nota ai greci e poi caduta in oblìo). Tadino e Settala, alle soglie del 1630, «quando ancora altri medici la negavano o ne dubitavano, avvisarono che veramente la peste era in Milano»[40], portatavi da un soldato contagiato dai soliti lanzichenecchi, imperversanti in Valtellina e nel Lecchese al termine della seconda guerra del Monferrato. Tadino, in particolare, ha redatto una premonitrice «geografia della pestilenza»[41].

[37] L'affermazione di Monti è contenuta in una lettera, datata 15 febbraio 1557, indirizzata ad Ascanio Centorio e da questi premessa alla propria opera *I cinque libri de gli avvenimenti, ordini, gride et editti fatti et osservati in Milano ne' tempi sospetosi della peste de gli anni 1576 et 1577*, per Filippo Ghisolfi, Milano 1631.

[38] Corradi, *Annali delle epidemie*, cit., vol. II, p. 89.

[39] Ripamonti, *La peste di Milano*, cit., p. 44.

[40] Corradi, *Annali delle epidemie*, cit., vol. II, p. 89 nota.

[41] Ripamonti, *La peste di Milano*, cit., p. 233.

I due medici *pubblici* fanno richiesta al Tribunale di sanità di «costringere all'osservazione delle leggi sanitarie non solo i plebei, ma anche molti nobili, i quali andavano dicendo esser falso il pericolo del contagio e nemici della patria i medici che lo sostenevano»[42]. «Nobili e ricchi facevano cadere nel vuoto ogni provvedimento contrario al loro interesse»[43]. Resistenze e inadempienze rendono ancora maggiori le dimensioni della strage.

A Settala e Tadino che richiamano il Tribunale di sanità ai suoi doveri fa riscontro il presidente della Sanità che richiama il Collegio medico ai suoi impegni deontologici. Marc'Antonio Monti, omonimo del suo predecessore di cinquant'anni prima, lamenta «che non si trovavano medici che volessero entrare nel lazzaretto per visitare e curare gli appestati». Poiché «il Collegio medico, invitato per lettera dal Tribunale di Sanità perché ne destinasse alcuni a tale ufficio, procrastinava», Monti lo sollecita «affinché soccorresse la patria coll'arte sua, né disonorasse, col negare sussidj, la medicina»[44]. Anche se non ha la forza di una precettazione, la richiesta è pressante.

Sul terreno della prassi c'è dunque concordanza tra gli Uffici di sanità e i medici più responsabilmente impegnati. Però nel campo delle idee epidemiologiche c'è ancora divergenza; anche i medici più responsabilmente impegnati restano concettualmente refrattari, quasi impossibilitati ad adeguarsi. Ludovico Settala, che da giovane ha condiviso il parere di Rincio contro la quarantena, da vecchio è ancora della stessa opinione. Settala e Tadino «disapprovavano la quarantena nelle case proprie, parendo loro impossibile che, essendo le stanze e le robe infette, i rinchiusi non ne dovessero rimanere ammorbati»[45]. Ma Marc'Antonio Monti, come cinquant'anni prima il suo predecessore, ha le idee chiare: ordina «di dar principio allo spurgo di tutta quanta la città, d'impedire il mutuo contatto degli abitanti rinchiudendoli nelle rispettive case, [...] [di] istituire una prova di quaranta giorni per scevrare gli infetti dai sani»[46].

[42] Ivi, p. 237.
[43] Ivi, p. 228.
[44] Ivi, p. 214.
[45] Corradi, *Annali delle epidemie*, cit., vol. II, p. 89.
[46] Ripamonti, *La peste di Milano*, cit., p. 204.

L'attaccamento ai reliquati «aeristi», ippocratico-galenici, della teoria del contagio fa segnare il passo anche ai medici più avanzati. La contraddittorietà di questo avanzare sostando è espressiva di un asincrono procedere e di un controverso rapporto tra scienza medica e prassi sanitaria; l'eponimo di «Ippocrate del secol nostro»[47] conferito nel 1640 a Ludovico Settala indica, del tutto inintenzionalmente, un ancoraggio al passato molto duro da sciogliere.

2. *Campagne e «mala aria»*

Le aree urbane dell'Italia centro-settentrionale non possono essere ritenute compiutamente espressive della realtà morbosa e sanitaria dell'intero paese. In parte continentale, l'Italia è in gran parte peninsulare e insulare, distesa nel Mediterraneo. «A tutta la geografia della regione piana mediterranea», ci ricorda Fernand Braudel, è collegato il cosiddetto *complesso malarico*[48]: un insieme morboso polimorfo, composto da tutta la patologia, propriamente malarica e non, che appartiene come per diritto naturale a quella geografia umana.

Mala aria: storicamente, «l'Italia e le sue isole ne hanno determinato il primato. Nel mondo occidentale la *malaria* è stata una malattia italiana; ha ricevuto il suo nome in Italia e, fino a tempi recenti, gli scienziati italiani hanno dato un contributo determinante alla malariologia e alla sua storia»[49]. Uno di questi malariologi, Angelo Celli, ha scritto che uno dei suoi maestri, il meridionalista Giustino Fortunato, giustamente ammoniva «che la storia dell'Italia meridionale fu e sarà la storia della malaria»[50].

Nell'Italia tra Cinque e Seicento sono malariche le valli del Po e dell'Adige, la zona tirrenica maremmana, la campagna intorno a Roma, la costa laziale tra Ostia e Anzio, le grandi isole – Corsi-

[47] Ivi, p. 44.

[48] F. Braudel, *Civiltà e imperi del Mediterraneo nell'età di Filippo II*, traduzione di C. Pischedda, Einaudi, Torino 1953², p. 72.

[49] J. Ruffié, J.Ch. Sournia, *Le epidemie nella storia*, traduzione di A. Foa, Editori Riuniti, Roma 1985, p. 191.

[50] A. Celli, *Malaria e colonizzazione nell'Agro Romano dai più antichi tempi ai giorni nostri*, Vallecchi, Firenze 1925, p. 18.

ca, Sardegna, Sicilia – specialmente lungo i litorali. In Sicilia, nel Palermitano, il lago di Bonriposo coltivato a papiro determina «la produzione del malaere»; la malaria è «ben descritta, verso il 1550, a Caronia», villaggio costiero tra Cefalù e Messina spopolato dalle incursioni barbaresche, ma soprattutto «per caggione di molti ch'ogn'anno in tempo dell'estate in quella si morino»; ed è ben descritta a Lentini, nel Siracusano, cittadina prossima al famoso *biviere*, palude ove ristagnano le acque di piena dei rivi discendenti dai monti Iblei («una preoccupazione sanitaria spiegherebbe la fondazione di Carlentini, a metà del XVI secolo, in un luogo protetto»)[51].

Quanto all'Italia centrale, «nel 1590, grandi inondazioni allagarono la maremma toscana», ricorda ancora Braudel, che commenta:

> Le acque montane giungono in pianura molto presto, appena cadute, portate da fiumi che sono torrenti [...]. Raggiunta la pianura, le acque non sempre scorrono facilmente verso il mare. Quelle che discendono dai Monti Albani e dai Volsci stagnano su un fronte di trenta chilometri tra le montagne e il mare, creando così le Paludi Pontine [...]. *Acqua, ora vita, ora morte*: qui l'acqua è sinonimo di morte[52].

Già gli etruschi e i romani avevano capito che esisteva un nesso di causalità tra acque stagnanti e malaria. A capirlo per primi erano stati coloro che si occupavano di problemi agrari: prosciugare le acque, conquistare la pianura ai lavori agricoli, significava far arretrare la malattia; viceversa trascurare il drenaggio e l'irrigazione del terreno, disboscare la montagna vicina, significava farla progredire.

Se la malaria ha una sua storia naturale, biologica, «l'uomo è, dunque, il fattore attivo di questa storia»[53]. La tesi di Jones e di Ross, che un'iperendemia malarica di tipo maligno fu «il fattore decisivo del declino della civiltà classica»[54], ipotizza dunque che

[51] Cfr. M. Aymard, *Épidémies et médecins en Sicile à l'époque moderne*, in «Annales cisalpines d'Histoire sociale», s. I, 4, 1973, p. 21.

[52] Braudel, *Civiltà e imperi*, cit., pp. 70-71.

[53] Ivi, p. 72.

[54] M.D. Grmek, *Le malattie all'alba della civiltà occidentale*, traduzione di R. Albertini, Il Mulino, Bologna 1985, p. 478. Cfr. R. Ross, *Malaria in Greece*, in

greci, etruschi e romani siano stati fattori attivi di quel declino. Anche Ravenna, capitale bizantina, declinò insieme al proprio porto insabbiato in palude; anche Aquileia declinò a favore di Venezia, sorta in mare aperto e perciò più salubre.

Il Trecento, abbiamo visto, è il secolo della peste. Ma in talune regioni d'Italia, osserva il malariologo Celli, «la peste che distrugge veramente e definitivamente città e campagna è la perniciosa, la malaria». Dal Trecento in poi «l'Etruria meridionale ed il Lazio meridionale non si redimono più, non vengono più colonizzati»[55].

«L'infezione malarica, tra continue oscillazioni di recrudescenze ed attenuazioni, entra alla metà del '500 nella fase ascendente d'un nuovo ciclo secolare»[56], osserva ancora Celli. Braudel conferma: «Non ci si sottrae all'impressione di una recrudescenza del male nel secolo XVI», un secolo d'intensa colonizzazione interna nei paesi mediterranei, soprattutto in Italia. «Se questo paese non riuscì a conquistare colonie lontane, ciò [...] dipese anche, tra l'altro, dall'essersi impegnato a conquistare in casa tutto lo spazio conquistabile per mezzo delle tecniche del tempo, dalle pianure inondate sino alle sommità montane»[57].

Nel Cinquecento i coloni italiani, alla ricerca di terre nuove per far fronte alle necessità annonarie di una popolazione in progressivo aumento, scendono dagli insediamenti cacuminali, lasciano le zone collinari e montane supersfruttate per esigenze di sostentamento. Vanno incontro al loro antico, tradizionale nemico delle pianure, la malaria, «con i modesti mezzi allora a disposizione: fossi, canaletti, canali, pompe di mediocre portata»[58].

Anche se in alcune regioni italiane cominciano ad avere successo le «bonifiche dovute alle iniziative individuali di grandi capitalisti», come «le risaie sviluppatesi nel secolo XVI nella parte più interna della Lombardia»[59] o le imprese che nella terraferma

«Journal of Tropical Medicine», IX, 1906, pp. 341-47; W.H.S. Jones, *Malaria, a Neglected Factor in the History of Greece and Rome*, Macmillan & Bowes, Cambridge 1907.

[55] Celli, *Malaria e colonizzazione*, cit., p. 84.

[56] Ivi, p. 105.

[57] Braudel, *Civiltà e imperi*, cit., pp. 74-75.

[58] Ivi, p. 76.

[59] Ivi, p. 78.

veneta tendono a capitalizzare le ricchezze sottratte ai declinanti commerci mediterranei, il ritorno cinquecentesco alla pianura è in gran parte respinto.

Gli insuccessi superano di gran lunga i successi. Nel 1580 Montaigne, rappresentante di quei viaggiatori – ambasciatori, mercanti, gesuiti, medici – ai quali siamo debitori della *geografia medica* cinque-secentesca, percorre nella valle dell'Adige, a sud di Monselice, una strada su «un argine in mezzo a due paludi larghe più di quindici miglia, e stendentisi a perdita d'occhio. Un tempo erano stagni grandissimi, ma la signoria ha tentato di prosciugarli per farne arabile, e qua e là c'è riuscita; ma è poca cosa. Adesso è un'infinita distesa di terreno fangoso, sterile e pieno di canne»[60].

In Toscana i granduchi hanno intrapreso, a Pisa dove «dominava la malaria, [...] quei lavori grandiosi di assestamento che dovevano migliorare le condizioni igieniche della città»[61] e redimerla dalla «pessima aria» notata da Benvenuto Cellini, che vi ha contratto nel 1517 quel «poco di febbre»[62] donde è iniziata la sua cronica malaria ricorrente. Ma gli stessi granduchi tentano invano, a più riprese, di fare della Maremma senese e delle bassure della val di Chiana una grande pianura cerealicola.

«Alle cateratte costruite dal granduca Ferdinando de' Medici per bonificare la Val di Chiana», e ad analoghe imprese dei suoi predecessori, sono attribuite «le tremende alluvioni del Tevere che a ragione o a torto furono accusate di essere la causa di tutti i malanni di Roma»[63]. Calamità umane-naturali a parte,

ogni sforzo, anche il più generoso, fallisce tragicamente nella lotta per il risanamento dell'agro romano. Ed è questo un vero fenomeno paradossale: mentre la città si popola di monumenti, di edifizi, e mentre gli abitanti si accrescono entro le sue mura – Roma passa da 33.000 abitanti, dopo il sacco del 1527, a 110.000, nel 1600 –, la campagna diventa ogni giorno più squallida e deserta[64].

[60] M. de Montaigne, *Viaggio in Italia*, traduzione di A. Cento, Laterza, Roma-Bari 1972, p. 120.

[61] A. Castiglioni, *Il volto di Ippocrate*, Unitas, Milano 1925, p. 216.

[62] B. Cellini, *La vita, scritta da lui medesimo*, a cura di B. Bianchi, Le Monnier, Firenze 1852, p. 21.

[63] Celli, *Malaria e colonizzazione*, cit., p. 87.

[64] Ivi, p. 105.

Scrive ancora Montaigne, nel 1581:

Avvicinandosi a Roma si vedono quasi da ogni parte campagne per lo più sterili e incolte, sia per difetto del terreno o, come a me pare più verosimile, perché questa città non ha quasi affatto manovali e uomini che vivano del lavoro delle loro braccia. [...] È una città tutta corte e tutta nobiltà: ognuno partecipa a modo suo dell'ozio ecclesiastico[65].

Per cause naturali-umane falliscono anche i tentativi di risanamento dell'Agro Pontino, in parte arenati nelle sabbie di una cattiva amministrazione, in parte vinti dalla palude. «Sisto V concede ad Ascanio Finizi di Urbino nel 28 marzo 1586, un anno dopo che fu eletto papa, il prosciugamento della palude pontina. Il giorno 11 ottobre 1589 andò a vedere i lavori ed esaminare il frutto della sua tenacia»[66]. Ma le grandi piogge d'autunno e il conseguente straripamento del Tevere fanno annotare, a un anonimo cronista, il 4 aprile 1590: «Le Paludi Pontine prosciugate l'anno scorso [...] son ritornate nello stato primitivo»[67].

Ancora per molto tempo le paludi pontine non produrranno grano, contrariamente a quanto avveniva al tempo di Augusto; saranno capaci di nutrire soltanto pecore sotto nugoli di zanzare [...]. Nobili e cardinali costruivano le loro ville sui monti Albani, mentre i loro contadini vivevano in basso, nella pianura, tra i vapori mefitici[68].

In una campagna romana spopolata, anche a causa delle scorrerie saracene, dal brigantaggio e dalle guerriglie intestine travaglianti la nobiltà capitolina, «grandi raccolte d'acqua stagnante», palustre, mefitica, «esistevano alla fine del medio evo e al principio dell'evo moderno»[69]. Ma a proposito del clima di Roma e dintorni, già Galeno aveva notato come *coelo romano nil esset instabilius*. Nel 1560 l'ambasciatore veneto Luigi Mocenigo scrive che

[65] Montaigne, *Viaggio in Italia*, cit., p. 195.

[66] A. Celli, *Storia della malaria nell'Agro Romano*, in «Atti della R. Accademia nazionale dei Lincei. Memorie della Classe di Scienze fisiche, matematiche e naturali», s. VI, III, 1, 1927, p. 240.

[67] L'annotazione è riportata da J. Delumeau, *Vita economica e sociale di Roma nel Cinquecento*, traduzione di S. Cantoni, Sansoni, Firenze 1979, pp. 141-42.

[68] Ruffié, Sournia, *Le epidemie nella storia*, cit., p. 192.

[69] Celli, *Malaria e colonizzazione*, cit., p. 91.

al tempo dell'estate «i forestieri che vengono in Roma in detta stagione quasi sempre corrono pericolo d'infermità o morte»; e nel 1572 l'ambasciatore mediceo, riferendosi agli abitanti della campagna romana, scrive che «tutti quei che hanno fatto mutazione d'aria o sono morti o ammalati assai»[70].

«Una recrudescenza più grave assai di altre precedenti si verifica nell'estate del 1581»; e «nel 1590, anno di malaria gravissima, soccombe Sisto V»[71], stroncato da un accesso del male. Il suo successore, Urbano VII, è anch'egli portato via dalla malaria, dopo appena tredici giorni di pontificato. La malattia fa molte vittime in Vaticano, luogo «pestifero»[72]. Un conclavista annota: «stiamo a S. Pietro, dove è il peggiore aere di Roma»[73]. Il malariologo Celli commenta: «La morte consecutiva di due papi per malaria non va considerata come effetto di coincidenza fortuita, ma come un episodio collegato alle recrudescenze della malattia in quell'epoca»[74].

L'importanza che *Le arie, le acque, i luoghi* – è il titolo dell'opera che costituisce il frutto più maturo del pensiero ippocratico – hanno nella patogenesi della malaria è presente, nella seconda metà del Cinquecento, alla mente dei medici più avvertiti. Nel 1558, un altro anno in cui l'endemia malarica «assunse l'aspetto di una vera epidemia»[75], un gran «diluvio d'acqua», scrive Ingrassia,

> sommergendo in Palermo, siccome in Firenze ed in Roma molte case, corpi umani, cavalli ed altri animali e roba, lasciò un luto viscoso, donde si elevarono, per forza del sole chiaro per molti giorni sopravvenuto, assai vapori corrotti, fetidi e di *maligna natura* [...]. Aggiungasi che per la gran penuria il popolo aveva mangiato frumento corrotto, e quel che era stato bagnato nell'inondazione, e sommerso nell'acqua torbida e putrida. Era il morbo una febbre che sollecitamente andava alla testa producendo coma vigile, spasmi, sincopi, deliqui, deliri. Intensissima la sete, nera la lingua, gli occhi pieni di *còlera* gialla, anzi tutto

[70] L'osservazione di Galeno e quelle dei due ambasciatori sono riportate da Celli, *Storia della malaria*, cit., pp. 250-52.

[71] Ivi, pp. 253 e 255.

[72] Id., *Malaria e colonizzazione*, cit., p. 105.

[73] L'annotazione del conclavista è riportata da Id., *Storia della malaria*, cit., p. 255.

[74] Ivi, p. 259.

[75] Pazzini, Baffoni, *Storia delle malattie*, cit., p. 188.

il corpo come se fosse attossicato, con petecchie o lenticole a guisa di morsicature di zampaglioni[76].

«Zampaglioni», in dialetto siciliano *zappaghiuni*, sono le zanzare. Come la peste e il tifo esantematico, anche la malaria dipende dalla guerra biologica tra l'uomo e gli insetti: pulci, pidocchi, zanzare sono nemici naturali dell'uomo. Il *complesso malarico* di cui parla Braudel, e che fa da sfondo alla patologia mediterranea, comprende oltre all'uomo zanzare del genere *Anopheles* ed ematozoi del genere *Plasmodium*. Un intreccio biologico e storico, di storia evolutiva, collega tra loro tre categorie di viventi.

Le specie anofeliche sono molte; le specie plasmodiche, quelle patogene per l'uomo, quattro: il *Plasmodium malariae*, che trasmette la malattia tre mesi l'anno, agente causale della febbre quartana; il *Plasmodium vivax*, che trasmette la malaria sei mesi l'anno, agente causale della terzana benigna; il *Plasmodium falciparum*, a trasmissione perenne, agente causale della terzana maligna; il *Plasmodium ovale*, responsabile delle febbri terzanarie di carattere mite ed effimero[77]. Tutti questi ematozoi alternano al ciclo riproduttivo asessuato – *schizogonia* –, che si effettua nel sangue dell'uomo, un ciclo riproduttivo sessuato – *sporogonia* –, che si effettua nel corpo della zanzara. Anche se filogeneticamente la malaria è una malattia di quest'ultima, come è dimostrato dal buon adattamento reciproco tra zanzara e plasmodio, dal nostro punto di vista essa è indubbiamente una malattia dell'uomo. Ematozoi sono appunto i protozoi che vivono nel sangue umano come parassiti dei globuli

[76] G.F. Ingrassia, *Ragionamento in presenza del Magistrato sopra le infermità epidemiali, e popolari, successe nell'anno 1558*, in Id., *Trattato assai bello et utile di doi mostri nati in Palermo in diversi tempi [...]*, Palermo 1560. Cfr. Corradi, *Annali delle epidemie*, cit., vol. I, pp. 543-44.

[77] Il *Plasmodium falciparum* «risulta essere il parassita malarico più antico». È assai «verosimile che la malaria fosse presente nella penisola italica dall'VIII-VII secolo a.C., ma quasi esclusivamente con le infezioni dovute a *Plasmodium vivax* e forse a *Plasmodium malariae*». «I fatti più significativi per inquadrare il problema della malaria grave nell'Italia antica avvennero probabilmente nel III secolo a.C. [...]. È probabile che in quel periodo venissero ripetutamente introdotti, attraverso gli scambi commerciali, ceppi di *Plasmodium falciparum*, che si radicarono in concomitanza con fenomeni sociali 'favorevoli', come le guerre» (G. Corbellini, L. Merzagora, *La malaria tra passato e presente. Storia e luoghi della malaria in Italia*, Università La Sapienza, Roma 1998, pp. 18, 22-23).

rossi, i quali vanno incontro a distruzione (iperemolisi), donde anemia e color giallo degli occhi (subittero o ittero sclerale), quest'ultimo corrispondente, in termini umorali ippocratico-galenici, all'aumento della *còlera* o bile gialla descritto da Ingrassia.

Le scoperte relative ai ruoli del parassita e della zanzara nella eziopatogenesi della malaria sono scoperte tardo-ottocentesche[78]. Il nome *malaria* e il suo sinonimo *paludismo* sono indicativi della concezione eziopatogenetica imperante prima di tali scoperte: una concezione che nel Cinquecento addebita la malattia all'aria corrotta e corruttrice delle paludi, ai vapori generati dalla terra e dall'acqua, sollevati per «disposizione» del cielo, «fomentati» dal calore del sole (il calore è importante: sotto i 15°C il plasmodio non compie il suo ciclo vitale). Con il sole, il cielo, l'acqua, la terra, anche il mondo vegetale e animale è implicato, cosmicamente, nella malattia dell'uomo: alla putrefazione degli umori corporei concorrono infatti, sotto forma di alimenti corrotti, le carni del bestiame già vagolante in palude, i cereali macerati alla radice nel suolo acquitrinoso, gli ortaggi intrisi di melme stagnanti.

«Cagione di putredine et di cattivo odore», secondo Ingrassia che nel 1576 espone al suo re la «ragion di epidemia a Palermo», è «quando si lascia qualche palude intorno al mare». Ogni epidemia palermitana, dall'influenza del 1558 alle pesti del 1575-76 e del 1624, ha il suo corteo d'accompagnamento nelle febbri malariche. Concorrono anche qui le carni corrotte, «di quei tonni puzzolenti e di vil prezzo dei quali se ne saturarono le genti basse»[79].

Il massimo della razionalizzazione eziologica della malaria è

[78] Charles-Louis-Alphonse Laveran, nel 1880, scopre nei globuli rossi del sangue dei malati di febbri intermittenti il parassita che è causa dell'infezione. La scoperta di Laveran è confermata nel 1885 dagli studi di Ettore Marchiafava e Angelo Celli. Essi dànno al parassita il nome di *Plasmodium* e descrivono l'agente responsabile della terzana maligna, che battezzano *Laverania malariae*. Camillo Golgi nel 1886 dimostra l'interdipendenza tra la vita del parassita e l'andamento delle febbri e descrive i parassiti responsabili della terzana benigna e della quartana. Ronald Ross nel 1897 descrive il ciclo di sviluppo che un parassita malarico degli uccelli compie in zanzare del genere *Culex*. Battista Grassi nel 1898, con Giuseppe Bastianelli e Amico Bignami, dimostra che la malaria umana è trasmessa da zanzare del genere *Anopheles*.

[79] Ingrassia, *Informatione*, cit., pp. 59-64. Cfr. C. Valenti, *La peste a Palermo nell'anno 1624*, nel volume collettaneo *Malattie, terapie e istituzioni sanitarie in Sicilia*, cit., p. 118.

fornito dalla *dottrina miasmatica*, dalla teoria dei «mefitici miasmi», fattori causali tra il nuovo e l'antico. *Miasma* è infatti vocabolo seicentesco, mentre la *dea Mefitis* è divinità antichissima, come la *dea Febris*[80], divinizzazione di una malattia che ha bisogno di essere ritualizzata per diventare oggetto della terapia consigliata per prima: la preghiera.

Il medico Giambattista Cavallario, in un opuscolo del 1602, afferma che, in occasione dell'epidemia verosimilmente malarica manifestatasi nel Napoletano nel 1600[81],

> solamente in Nola e ne' contorni perirono da 8.000 persone, e quasi 40.000 nelle altre terre. Napoli quantunque non distante più di 12 miglia, e con la vicinissima Barra infetta, andò immune: 1° per volere di Dio, e per i meriti della B.V. di Costantinopoli, e di S. Gennaro; 2° perché essendo città popolatissima (di oltre 300.000 abitanti), i grandi fuochi che vi si fanno purificano l'aria [...]; 3° perché in Napoli l'acqua non è cattiva né stagnante[82].

Se la terapia e la profilassi sono queste, la diagnosi è ancora quella dei tempi di Aulo Cornelio Celso, basata sulla distinzione tra febbri quartane e terzane e sull'ulteriore distinzione di queste ultime in benigne e maligne.

> Le quartane sono più semplici: per solito cominciano col ribrezzo, poi sopravviene il caldo; finita la febbre, per due giorni, si è liberi; al quarto giorno nello stesso modo ritorna. La terzana è di due sorte: nell'una, incomincia e termina come la quartana; con la differenza soltanto, che un giorno solo lascia liberi, e al terzo ritorna: molto più grave è l'altra, che ritorna ogni tre giorni, delle quarantotto ore suole con l'accesso occuparne dal più al meno trentasei, e nella remissione non cessa del tutto ma soltanto è più leggera[83].

[80] R. Ross, *Dea Febris: A Study of Malaria in Ancient Italy*, in «Annals of Archeology and Anthropologie», II, 1909, pp. 97-124.

[81] «La malaria si manifestò in Italia in forma epidemica nel 1600 nel Napoletano» (Castiglioni, *Storia della medicina*, vol. I, cit., p. 489).

[82] Quanto riferito dal medico napoletano Cavallario nel suo opuscolo è riportato da Corradi, *Annali delle epidemie*, cit., vol. I, p. 706.

[83] Celso, *Della medicina*, traduzione di A. Del Lungo, Sansoni, Firenze 1985², pp. 122-23.

Nell'aria mefitica delle paludi, dopo Fracastoro, si incomincia però a intravedere un pullulare di corpuscoli miasmatici, di *seminaria* malarigeni, o uno sciame di invisibili animaletti, di *animalia quaedam minuta quae non possunt oculi consequi*, come aveva già intuito uno dei romani scrittori *rustici*, Marco Terenzio Varrone. Un altro degli scrittori *ruris amatores*, Lucio Giunio Moderato Columella, prototipo di *gentleman farmer* vissuto ai tempi di Tiberio e contemporaneo di Celso, aveva scritto:

> Pessima è l'acqua che scorre lenta e si impaluda. Quella, poi, che sta sempre ferma nella palude è pestilenziale [...]. La palude esala d'estate un vapore nocivo e genera tutti quegli animaletti armati di pungenti aculei che poi volano a nuvole intere contro di noi; ma soprattutto, quando restano privati dell'umore invernale, ne escono rospi e serpenti, avvelenati dalla fanghiglia e dalla putrefazione d'immondezze accumulate, i quali spesso fanno venire malattie insidiose, di cui nemmeno i medici sanno trovare le cause[84].

Il modello d'infestazione malarica di Columella, con tutta la sua macro- e microfauna, non è più arretrato di quello dei medici cinquecenteschi. La sua evoluzione in età moderna nel modello microbiologico è comunque del tutto ininfluente sul *complesso malarico*, che s'impone come «uno dei fattori determinanti della evoluzione demografica ed economico-sociale di una vasta parte della penisola italiana»[85] e dal quale «la vicenda cinque-seicentesca dell'economia di alcune parti della penisola nei suoi diversi momenti e aspetti può venire in qualche caso chiarita»[86].

«Per quanto riguarda l'andamento della curva malarica», Celli registra che il suo «incremento prosegue più rapido nel sec. XVII, con oscillazioni separate per lo più da periodi di cinque o dieci anni»[87]; per quanto riguarda il popolamento pendolare tra pianure e alture, tale popolamento è l'effetto di una migrazione demografica discendente per sfidare la malaria, una volta esauri-

[84] Columella, *L'arte dell'agricoltura e libro sugli alberi*, traduzione di R. Calzecchi Onesti, Einaudi, Torino 1977, p. 49.

[85] F. Bonelli, *La malaria nella storia demografica ed economica d'Italia: primi lineamenti di una ricerca*, in «Studi storici», VII, 4, 1966, p. 659.

[86] Ivi, p. 682.

[87] Celli, *Storia della malaria*, cit., p. 279.

te le risorse dell'economia di sostentamento collinare e montana, e di una migrazione demografica ascendente per sfuggire alla malaria, in corrispondenza di questo o quell'acme del suo endemico imperversare.

La malaria – osserva ancora Celli – è il fattore precipuo dello spopolamento dei territori ove, quando vi infierisce, uccide e debilita non solo l'uomo, ma, con analoga sebbene non identica specie parassitaria, anche gli animali utili equini, ovini e specialmente bovini di razza gentile. [...] Proprio nel tempo delle più intensive opere agricole, cioè d'estate e d'autunno, l'uomo e gli animali bovini ammalavano e negli anni più funesti morivano di febbre. L'uomo quindi doveva fuggire sui monti per mettere, e non sempre, in salvo la vita[88].

Sui monti e sui colli, la coltura intensiva dei terreni, dissodati e disboscati spesso oltre i limiti dell'equilibrio ecologico, è uno dei due termini di riferimento di quella economia dualistica del sottosviluppo e dell'arretratezza che ha l'altro termine nella coltura estensiva dei latifondi con i loro incolti malarigeni: anche per questo, come disse Plinio, *latifundia Italiam perdidere*.

La «rifeudalizzazione» socio-economica del Seicento e, prima, la tendenza di trasformazione capitalistica dell'economia in alcune parti d'Italia «risultano sincrone e quasi espresse dalle fasi [rispettivamente] di espansione e di riduzione del fenomeno malarico»[89].

Dall'età del Rinascimento a quella della Controriforma – scrive Emilio Sereni – sempre più frequente si fa, nelle cronache e nelle carte degli archivi, la menzione di terre già bonificate, che tornano ad impaludarsi [...]. Paesaggi di palude o vallivi tornano ad allargarsi su più ampi settori della penisola e delle isole: e quando non restano del tutto deserti per la malaria[90],

restano abitati da una popolazione contadina rada e macilenta, che invecchia precocemente con breve speranza di vita. «Pochi e

[88] Id., *Malaria e colonizzazione*, cit., pp. 13 e 16.

[89] Bonelli, *La malaria nella storia*, cit., p. 659.

[90] E. Sereni, *Storia del paesaggio agrario italiano*, Laterza, Bari 1962², pp. 185-86.

pallidi spettri umani sotto la sferza canicolare stavano a guardia dei pochi animali bradi e selvaggi, che con la strage dei più deboli la febbre selezionava»[91].

Quanti di questi individui siano pallidi perché malarici o perché affetti da «anemia mediterranea» non sappiamo. Non sappiamo quanti di questi individui siano febbrili perché malarici o perché affetti da una tra le tante malattie infettive – tifi, dissenterie, brucellosi, tubercolosi – che abitano lo stesso paesaggio umano, talora associate alla malaria o complicanti quest'ultima.

La talasso-anemia – «anemia del mare» detta impropriamente, ma comunemente, *talassemia* – copre un'area geografica sovrapponibile in parte a quella della malaria. In Italia le regioni più colpite sono il delta del Po, le zone costiere del Mezzogiorno, la Sicilia, la Sardegna. La malattia è una emoglobinosi, un'anomalia dell'emoglobina, il pigmento del globulo rosso appetito dal parassita malarico. I globuli rossi anomali e malati non sono appetibili: chi ne è portatore, cioè il paziente talassemico, ha il vantaggio, tra i tanti svantaggi, di non ammalare di malaria. È protetto, resiste, ha maggiori probabilità di sopravvivere e di perpetuarsi in una discendenza selezionata[92]. Per questo, nelle zone malariche, tra i tanti individui pallidi e malati molti forse lo sono in quanto talassemici, non in quanto malarici; per questo, nel Cinque-Seicento e anche dopo, il *complesso malarico* è più vasto della malaria propriamente detta, superando ampiamente le possibilità d'inquadramento nosologico e di diagnosi differenziale possedute dalla scienza medica.

La scienza medica, comunque, dibatte a fondo il problema malariologico. Ippocraticamente, «l'acqua, l'aria, gli alimenti, la profilassi delle malattie popolari furono», nella seconda metà del Cinquecento e soprattutto in Roma, «i prediletti e ben discussi temi di igiene pubblica» da parte di alcuni medici illuminati, dal trattatello *Del Tevere e della natura e bontà dell'acqua* (1558) di Andrea Bacci al *De romani aeris salubritate* (1599) di Marsilio Cagnati. Ma la maggior parte dei medici, al dire di Celli, «si preoc-

[91] Celli, *Malaria e colonizzazione*, cit., pp. 16-17.

[92] Sull'anemia mediterranea e il contributo italiano al suo studio si veda I. Bianco Silvestroni, *Storia della microcitemia in Italia. Pagine di scienza e di vita*, Fioriti, Roma 2002.

cupavano più specialmente della minuta ed egoistica igiene individuale»[93].

C'è da rilevare che, in campo malariologico, le misure d'*igiene pubblica* falliscono, mentre quelle d'*igiene individuale* registrano un primo consistente successo. Infatti, se il risanamento dell'ambiente naturale e la prevenzione del suo degrado, terapie radicali del *complesso malarico*, restano esigenze di lungo periodo, inattuate nel breve e sempre differite, la cura delle febbri malariche è invece una realtà che trova pratica attuazione poco prima della metà del Seicento e soprattutto in Roma. Essa è affidata alla polvere della corteccia di china.

La nozione del suo benefico effetto sugli accessi febbrili è passata dai *conquistadores* ai *loyolitas* e, più specificamente, dai colonizzatori spagnoli della Nueva Grenada (Perú) ai gesuiti romani. La storia-leggenda, tramandata dal medico genovese Sebastiano Bado nella sua *Anastasis corticis peruviae seu chinae chinae defensio* (1633) e certamente non priva dei «fondamentali errori»[94] rilevati dalla critica odierna e riferibili alla tradizione orale del tempo, parla della consorte del viceré spagnolo, contessa di Cinchon, ammalatasi in Lima di febbre terzana, che, risanata da un guaritore peruviano mercé la *quina-quina* o «scorza da masticare», da tempo appartenente alla farmacopea indigena, magnifica in patria il potere curativo del farmaco. Questo, battezzato «polvere della contessa», e più tardi da Linneo *China Cinchona*, viene reclamizzato da Pedro Barba, medico del cardinale infante Ferdinando, fratello di Filippo IV re di Spagna, con la memoria dal titolo *Vera praxis ad curationem tertianae* (1642). Un altro cardinale spagnolo, il gesuita Juan de Lugo, elevato alla porpora cardinalizia nel 1643, personalmente informato delle virtù terapeutiche della corteccia di china dal proprio confratello padre Bartolomeo Tafur, procuratore della Compagnia di Gesù nella provincia peruviana, introduce il farmaco, divenuto «corteccia del cardinale», nella spezieria del Collegio romano. Qui, «a mezzo dei padri gesuiti poté far esperimentare la china in molti casi, con evidente

[93] Celli, *Storia della malaria*, cit., p. 230.

[94] A.W. Haggis, *Fundamental Errors in the Early History of Cinchona*, in «Bulletin History Medicine», X, 1941, pp. 417 sgg.

successo, elargendola ai poveri, nonostante che il prezzo della corteccia fosse allora assai elevato»[95].

Dopo la sperimentazione romana, il farmaco entra nei ricettari dei medici italiani. Un secolo prima il commercio del guaiaco – «legno santo» antiluetico – era stato controllato dalla potente famiglia dei Fugger, mercanti e banchieri in Augusta[96]. A metà Seicento il commercio della corteccia peruviana è controllato dalla potentissima Compagnia di Gesù. Alla diffusione su larga scala della «polvere dei gesuiti» non sono estranei grandi interessi commerciali.

Non mancano, specialmente all'estero, i detrattori, tanto più pericolosi per il lucroso commercio, quanto più autorevoli. Fortunato Plempio, professore di medicina a Lovanio, sostiene che la corteccia peruviana è dannosa e afferma che se a Roma i malati guariscono, nelle Fiandre invece, «presa la polvere, molti diventano cachettici e alcuni addirittura muoiono». Tutt'altra campana suona il padre gesuita Onorato Fabbri che nell'opuscolo *Pulvis peruvianus vindicatus*, pubblicato a Roma nel 1655, esalta le virtù febbrifughe della china e afferma che negli ospedali romani «migliaia di febbricitanti erano stati risanati» e che Fonseca, archiatra pontificio nell'entourage dei Barberini e dei Pamphili, credeva fermamente nel farmaco e «l'usava sempre con grande successo»[97].

Questi effetti terapeutici contrastanti si spiegano, almeno in parte, con il fatto che il nome indigeno *quina-quina* era originariamente quello della scorza degli alberi fornitori del balsamo del Perú e solo in un secondo tempo fu usato per denominare la scorza degli alberi della china.

[95] A. Benedicenti, *Malati, medici, farmacisti*, vol. II, Hoepli, Milano 1951, p. 817.

[96] Jakob II Fugger detto il Ricco (vedi W. Winker, *Fugger il ricco*, Einaudi, Torino 1942) fondò addirittura una cosiddetta «casa del legno» per i suoi dipendenti d'ambo i sessi che fossero affetti da «mal franzese». Il «legno» o *Guaiacum officinale* è una pianta d'alto fusto dell'America centrale; il suo legno durissimo veniva usato per fabbricare gli alberi delle navi; una sua varietà è il *Guaiacum sanctum* della Florida e delle Bahamas. L'acquisizione del «legno» da parte della farmacopea europea, avvenuta fra il 1508 e il 1516, fece del guaiaco il *lignum vitae* usato nella cura dei malati «incurabili»; per questo fu anche detto *lignum sanctum* o *lignum benedictum*.

[97] Cfr. Benedicenti, *Malati, medici, farmacisti*, vol. II, cit., pp. 818-20.

Per di più la scorza peruviana era tanto ricercata in Europa, che spesso le forniture erano insufficienti: talvolta veniva aggiunta alla prima, abusivamente, la scorza di [falsa] china, che abbondava. Per molti anni la frode passò inosservata e le due scorze vennero impiegate senza discriminazione, ottenendo, naturalmente, risultati contraddittori[98].

A Roma, dove il contenuto della corteccia in chinina – l'alcaloide della china dotato di azione antipiretica – non soffre verosimilmente alterazioni di grande rilevanza, i risultati sono ottimi. Così li registra, in data 5 aprile 1659, il gesuita fra' Paolo Puccerini, speziale del Collegio romano:

Io infrascritto fo piena e indubitata fede che la Corteccia chiamata China China, da altri Corteccia della febre, qual si porta dal Perù, a chi l'ho data per darla a chi avea febre terzana, e quartana, o febri longhe intermittenti, particolarmente le longhe autunnali, dico a tutti, che l'hanno presa, gli ha levato la febre infallibilmente [...] e non ho neppure uno saputo, a tanti che l'ho data (che saranno molte migliara l'anno) che habbi fatto alcuno male, né qui in Roma, né in Firenze, né nello Stato della Chiesa; e tanta anche ne hanno portata in Francia li corrieri, e altri, e in Napoli, e in Genova, come nello Stato di Milano, Piemonte, e in Inghilterra, Fiandra e Germania, che per tutte queste parti l'ho mandata[99].

Questa diffusa commercializzazione della china può dare una risposta ai perché relativi all'«intervento diretto del cardinale De Lugo nella spezieria dell'Ospedale»[100] di Santo Spirito in Sassia, retta dal capo-speziale Domenico Auda, frate d'estrazione francescana, il quale nella sua *Practica de' spetiali*, pubblicata «proprio quando qui [in Roma] il cardinale De Lugo con tanto zelo si interessava della corteccia di china per combattere le febbri, non indica nessuna ricetta sulla china», anzi, «parlando della china, di-

[98] D. Guthrie, *Storia della medicina*, traduzione di L. Dann Treves, Feltrinelli, Milano 1967, p. 197.
[99] Lo scritto di Puccerini è riportato da Celli, *Storia della malaria*, cit., pp. 296-97.
[100] Ivi, p. 298.

ce soltanto che è febrifuga e che da principio veniva sincera, ma poi giungeva per lo più falsificata»[101].

In questa luce, «l'atto energico del cardinale non potrebbe spiegarsi in altra maniera se non col proposito di debellare le opposizioni che si annidavano» in una spezieria molto prestigiosa e commercialmente importantissima, fornitrice di 50.000 sciroppi, 10.000 medicamenti e 25.000 serviziali annui. Non «apparisce singolare che un religioso, interamente dedito agli studi di filosofia e teologia, si trasformasse in apostolo del farmaco», un apostolo, *sponte pia ac liberali concedente manu*, di un farmaco acquistato dalla spezieria ospedaliera in partite di 25 scudi l'una[102].

Tagliata da «innumerevoli spezie di false chine» o da «alcune cortecce inerti, alle quali si era conciliata una certa amarezza con una infusione di aloe»[103], la nuova droga non si impone dovunque subito, come meriterebbe. Tuttavia il maggior ostacolo alla sua adozione ubiquitaria immediata non è d'ordine pratico, ma teorico. La china «guariva le febbri e non faceva sudare, né vomitare; non purgava, non produceva salivazione; nessun umore peccante usciva dal corpo e l'inferno era risanato. Questa droga [...] sconvolgeva tutte le idee dei medici del tempo»[104].

Lo speziale del Collegio romano, nello scritto citato, osserva che «né qui in questo medicamento entra l'arte Galenica». Galeno aveva affermato che la materia febbrile era una intemperie calda, che consumava l'*umidità radicale* propria dell'essere vivente. Com'è mai possibile che un rimedio caldo e secco come la china elimini quell'intemperie calda e giovi a questa umidità? A parte ogni sua adulterazione per mano di mercanti avidi o di speziali poco scrupolosi, la china, che l'esperienza dimostra essere farmaco efficace e prezioso, nel quadro fisio-farmacologico galenico di riferimento risulta *a priori* controindicata e nociva. Ancora a metà Seicento il galenismo si rivela una ideologia scientifica bloccante. Già «dal 1630, tuttavia, i tempi stanno cambiando e molti dubbi

[101] P. De Angelis, *La spezieria dell'Arcispedale di Santo Spirito in Sassia e la lotta contro la malaria*, Tip. Coluzza, Roma 1954, p. 49.

[102] Celli, *Storia della malaria*, cit., pp. 298-99. L'attività annua della spezieria dell'ospedale romano è tratta da C. Fanucci, *Trattato di tutte le Opere Pie dell'Alma Città di Roma*, Facii, Roma 1601.

[103] De Renzi, *Storia della medicina italiana*, cit., vol. IV, p. 397.

[104] Benedicenti, *Malati, medici, farmacisti*, vol. II, cit., pp. 815-16.

stanno cominciando a scuotere le menti di un sempre maggior numero di medici acculturati»[105].

3. *Medicina e «contromedicina»*

Nel secolo di «crisi generale»[106] – politica, sociale, economica e, come s'è visto, sanitaria – che passa tra la metà del Cinquecento e la metà del Seicento, la medicina in Italia vede entrare in «crisi», appunto, molti suoi paradigmi. L'epidemiologia «contagionista» di Fracastoro viene ad agitare i risaputi e ripetuti stereotipi del discorso «aerista». La terapeutica, dopo secoli di eclettismo polifarmaceutico, trova un primo punto fermo nel nuovo metodo di curare le febbri con la china, ricavato non dalla dottrina di Galeno, ma dall'accumulo di esperienza, popolare e non dotta, compiuto in un mondo ben lontano da quello classico, nel Nuovo Mondo. La profilassi delle pestilenze non è più solo quella del fuggire presto e lontano, o del serbare il corpo forte e temperante, ma è quella attuata dagli Uffici di sanità. L'anatomia «animata» – cioè correlata alla fisiologia – dei post-vesaliani Falloppio, Realdo Colombo, Fabrizi d'Acquapendente, Casserio apre vistose crepe nel vetusto edificio dell'umoralismo galenico, prospettando una nuova piattaforma – anatomica e chirurgica, se non ancora anatomoclinica – come base per una possibile ricostruzione dell'intera scienza medica. La scienza medica, tuttavia, ha visto rilanciata su scala europea, dal «Galeno di Francia» Fernel, la fisiopatologia tetraumorale e trinitario-gerarchica di Galeno, che ha bloccato nei ceppi la clinica e ha resistito agli attacchi che, soprattutto in Francia, Germania e Inghilterra, le sono stati portati dai medici paracelsiani.

Paracelso, lo zurighese Philipp «Teofrasto Bombasto Aureolo» von Hohenheim, è il medico che ha fatto della propria rifor-

[105] Cipolla, *Public Health*, cit., p. 108.

[106] «Crisi generale» è l'espressione che ricorre nei saggi di E.J. Hobsbawm e di H.R. Trevor-Roper che aprono la silloge *Crisi in Europa. 1560-1660*, a cura di T. Aston, traduzione di G. Incarnato, Giannini, Napoli 1968. Tale silloge raccoglie una parte del complesso di lavori apparsi sull'argomento in «Past and Present» dal 1952 al 1962.

ma della medicina l'arma per realizzare un programma rivoluzionario più vasto. Il sabotaggio da parte sua dell'autorità di Galeno è stato solo la prima mossa, metodologica. Essa ha rivendicato la «verità» del momento empirico – dell'*Experienz* – contro la «falsità» del momento speculativo. «Non vi è dubbio – rileva Charles Webster – che vi sia un notevole grado di somiglianza tra l'epistemologia di Paracelso e quella dei baconiani»; e «dunque, la prima grande battaglia della rivoluzione scientifica fu combattuta tra Paracelso e Galeno, piuttosto che tra Copernico e Tolomeo»[107]. Non a caso uno dei continuatori della rivoluzione copernicana, Keplero, definisce se stesso «il Lutero dell'astrologia», proprio come Paracelso era stato definito «il Lutero della medicina».

La seconda mossa, filosofica, è stata quella di ricuperare la sapienza del mitico Ermete Trismegisto, cioè l'universo di conoscenze «ermetiche» – filosofico-religiose e astrologico-alchemiche – attribuite al dio Ermes (Mercurio) «tre volte grandissimo»[108]. Il ricupero dell'idea-guida che l'uomo sublimandosi coincide con Dio è avvenuto spostando l'asse metafisico verticale esistente tra essi sul piano naturalistico orizzontale. Ne è nata l'elaborazione di un nuovo mito, fondato sull'intuizione della coincidenza tra il mondo esterno della natura, di cui è signore Dio, e il mondo interno dell'uomo, di cui è signore il medico, sublime tra gli uomini. La nuova medicina nasce da qui. La terza mossa, culturale e sociale, è stata quella di inserire la nuova medicina tra le «varie forze intellettuali mobilitate per generare fiducia in una sorta di *renovatio mundi* alla vigilia della destabilizzazione del vecchio ordine europeo»[109].

[107] Ch. Webster, *Magia e scienza da Paracelso a Newton*, traduzione di P. Corsi, Il Mulino, Bologna 1984, pp. 83 e 16. Su Paracelso sono fondamentali i lavori di W. Pagel, *Paracelsus: An Introduction to Philosophical Medicine in the Era of the Renaissance*, Karger, Basel 1958; Id., *Paracelsus: Traditionalism and Medieval Sources*, in L.G. Stevenson, R.P. Multhauf (a cura di), *Medicine, Science and Culture: Historical Essays in Honor of Owsei Temkin*, Johns Hopkins University Press, Baltimore 1968, pp. 51-76. Vedi anche il libro di P. Meier, *Paracelso. Medico e profeta*, Salerno, Roma 2000, nonché il capitolo dedicato al «Lutero dei medici» nel volume di G. Cosmacini, *La medicina e la sua storia. Da Carlo V al Re Sole*, Rizzoli, Milano 1989, pp. 59-72.

[108] Il *Corpus Hermeticum* è una raccolta di scritti d'età ellenistica, tradotti dal greco in latino da Marsilio Ficino, ispirati al concetto di una gnosi che rivelando all'uomo il divino lo identifica con esso.

[109] Webster, *Magia e scienza*, cit., p. 90.

Primo fondamento della nuova medicina, «senza il quale», ha affermato Paracelso, «nessuno può diventare medico», è la conoscenza del mondo esterno, che è una sorta di *macroantropo*, oggetto nella sua componente astrale di quella «retta anatomia» che è l'astronomia: «il medico deve derivare dal mondo esterno la sua conoscenza e non già dall'uomo». L'anatomia umana non serve. «Soltanto le cose esterne ci dànno la conoscenza di quelle interne [...]. Così è l'astro il padre dell'uomo, e dall'astro l'uomo prende la sua origine. Orbene ogni infezione comincia nell'astro, e dall'astro penetra nell'uomo». Come dalle congiunzioni astrali traggono origine le pestilenze, così dal mondo stellare antropomorfo ha principio la conoscenza dell'uomo sano e malato, il quale è una sorta di microcosmo normale e patologico: «infatti, come è la stella, tale è la malattia»[110].

Il mondo interno dell'uomo è tutto conoscibile nelle sue proiezioni esterne, non solo celesti, ma anche terrestri. Paracelso è stato medico dei minatori, in Tirolo e Carinzia. Conosce bene i minerali estratti dalle viscere della terra. La sua *teoria dei metalli*[111], non diversamente dalla *Pyrotechnia* (1540) del senese Vannuccio Biringuccio, si è imperniata su esperimenti di «metallica trasformazione» del malleabile *zolfo* e del fluido *mercurio*, i due sorprendenti «fossili» combustibili e sublimabili che insieme alla combusta cenere del *sale* costituiscono i *tria prima*, cioè le radici chimiche elementari del cosmo, contrapposte da Paracelso ai quattro elementi tradizionali[112]. La «magica» sublimazione di

[110] Paracelso, *Paragrano*, a cura di F. Masini, Boringhieri, Torino 1961, pp. 31, 76, 97, 108.

[111] Ai tempi di Paracelso i metalli erano 7 (in significativa corrispondenza con i 7 corpi celesti): oro, argento, piombo, rame, stagno, ferro, mercurio. Quest'ultimo non era soltanto il metallo «vivo», inafferrabile (come Mercurio, sfuggente dio dei *mercatores*); era anche il «mercurio dei filosofi», depositario della volatilità propria dello «spirito» (mentre lo zolfo era il principio depositario dell'infiammabilità propria dell'«anima» e il sale era il principio depositario della resistenza al fuoco propria del «corpo» che, bruciato, resta cenere incombusta).

[112] La protochimica paracelsiana faceva del mercurio, sciolto in «acqua regia» e calcinato, il «precipitato rosso» che era lo specifico curativo della sifilide; faceva dello zolfo, reagente in forma acida con alcool, l'«acqua bianca» che attutiva la sensibilità dolorosa e che i posteri chiameranno «etere»; faceva del sale, sciolto in acqua come la natura stessa faceva nelle acque minerali saline, il liquido di lavaggio e di medicazione delle ferite infette.

zolfo e argento vivo fornisce la chiave «logica» per passare dall'antico concetto di pneuma, soffio divino che tutto pervade con l'invadenza propria del dio Mercurio, al concetto paracelsiano di caos (da cui il paracelsiano van Helmont trae il concetto moderno di *gas*).

Il microcosmo umano è dunque oggetto di conoscenza e di prassi tramite l'alchimia «metallurgica», «che prepara per l'astro quel che gli è proprio». Essa prepara i veri farmaci, gli *arcana*, portatori di «virtù e forze» occulte – rette da un interno *archeus* – rivelabili da quell'*occulta philosophia* che è la magia. Questi farmaci sono *volatilia*, «non posseggono corpo alcuno, sono caos, sono lucidi e trasparenti e assoggettati al potere degli astri».

Secondo fondamento della medicina è l'alchimia, coincidente con l'astronomia allo stesso modo che il microcosmo chimico è struttura coincidente col macroantropo cosmico, nella mitologia paracelsiana dei *similia similibus*. Se l'astronomia è produttiva di una semeiotica celeste esplicativa delle malattie, l'alchimia è capace di mettere a punto i farmaci curativi, di dar conto dei veleni depositati dai cibi – come il «tartaro» della gotta e della calcolosi urinaria –, di sostituire all'uroscopia tradizionale la distillazione dell'urina per separarne il sedimento e studiarlo. La tecnoprassi alchemica, dimostrando che l'antimonio fuso e raffreddato in presenza di ferro si rapprende in una forma cristallina a struttura stellare – la «stella di antimonio» –, fornisce la prova lampante della coincidenza dell'universo chimico con l'universo astronomico.

Non tutte le similitudini sono manifeste. Sta alla *magia naturale* riconoscerle e arguire da esse le intenzioni divine. La divinazione astrologica, l'osservazione astronomica, la sperimentazione alchemica coprono soltanto una parte della vasta area esplorata dalla magia paracelsiana, che vuol penetrare le analogie esistenti tra l'uomo, gli animali, le piante, le pietre. Bestiari, erbari, lapidari servono a questo. Alla pratica osservativo-sperimentale si unisce una *teoria delle segnature* secondo cui tutti gli esseri, animati e inanimati, hanno un segno che li marchia e che dà loro un preciso, profondo significato.

La filosofia delle universali analogie è il terzo fondamento della medicina. Conoscere i legami analogici tra visceri e astri, tra morbi ed esseri viventi, è indispensabile per trarre utili indicazioni terapeutiche[113]. «Ciò che appartiene al cervello, sarà condotto al cervello dalla Luna, quel che appartiene alla milza, sarà condotto alla milza da Saturno, quel che appartiene al cuore, sarà condotto al cuore dal Sole»[114].

Quarto pilastro della medicina è la virtù, via etico-pratica di approccio al sapere e di esercizio della professione. Paracelso non ha esitato a impegnarsi nel *topos* classico del buon medico, bravo e virtuoso. La virtù è lo specchio della fede. Non l'intelletto o la ragione, ma la fede è il tramite che collega la scienza del medico all'onniscienza di Dio. Paracelso, che ha viaggiato e studiato in Italia laureandosi probabilmente a Ferrara con Leoniceno e servendo Venezia come chirurgo militare, ha investito di acre polemica i *doctores* del suo tempo. Nuovo Socrate, li ha chiamati «sofisti». Ha lasciato scritto: «Non è mai ancora uscito un medico dalle università». I medici «devono essere medici e chirurghi e nessuno deve essere separato dall'altro, come accade invece nella pratica». «Il medico deve seguire la malattia come la vacca la mangiatoia. Con ciò si dimostra che il medico deve prendere le mosse dalla natura e non dalla speculazione»[115].

L'impresa metodologica, filosofica, culturale di Paracelso è stata anche un modo di comportarsi che gli ha messo contro tutti i potenti: le gerarchie professionali, che lo hanno accusato di ciarlataneria e di gradire troppo l'alcol prodotto dalle sue distillazioni; le gerarchie politiche, che lo hanno accusato di essere stato tra i diabolici padri ideologici della rivolta dei contadini capeggiata dal diavolo in persona, Thomas Müntzer; le gerarchie economiche, impersonate nei Fugger, i mercanti-banchieri d'Augusta che non gli hanno perdonato di aver sconfessato le virtù curative del guaiaco, che essi importano e smerciano come «legno santo» antiluetico.

[113] I legami tra visceri e astri (sole-cuore, luna-cervello, Marte-fegato, Saturno-milza) costituivano il nesso tra la semeiotica celeste e la diagnostica medica. Cornelio Agrippa di Nettesheim (1486-1535), un medico contemporaneo di Paracelso che era un'autorità in materia di astri, elaborò nel 1510 una teoria astrologica della «melancolia» che spiegava la «saturnofobia» da cui era affetto l'imperatore Massimiliano I con lo sconcerto «ipocondriaco» della bile nera prodotta dalla sua milza soggiacente a Saturno.

[114] Paracelso, *Paragrano*, cit., p. 194.

[115] Ivi, pp. 45, 64, 156.

Gli echi della tempesta provocata da Paracelso, morto quarantottenne nel 1541 dopo una vita randagia[116], sono vivi più che mai dopo un secolo. Tra la fine del Cinquecento e gli inizi del Seicento si è reso disponibile alla lettura e alla rielaborazione dei medici l'intero corpo delle opere paracelsiane[117]. Perciò «il paracelsismo fu un fenomeno del diciassettesimo quanto del sedicesimo secolo»[118]. Si può passare per paracelsiani anche solo assumendo atteggiamenti anticonformisti e provocatori; ma si può esserlo davvero, sia sul piano pratico, ricercando la «chiave chimica» che si adatti a una nuova «serratura fisiologica»[119], sia sul piano teorico, ricercando tra le simpatie-antipatie cosmiche la chiave filosofica per tentare di aprire le porte di un nuovo sapere scientifico.

In Italia, la filosofia dell'universale analogia, unita al richiamo all'esperienza e calata nella prassi astrologico-alchemica, si è incarnata, indipendentemente da Paracelso, in Gerolamo Cardano, professore di medicina a Pavia e Bologna, la cui figura di medico-mago è evocata, meglio che dalla storiografia medica, dal bozzetto caricaturale lasciatoci da un suo contemporaneo, lo speziale-letterato fiorentino Anton Francesco Grazzini detto il Lasca:

era uomo ghiribizzoso e molto fantastico; aveva dato opera all'alchimia, era ito dietro e andava tuttavia alla baia degli incanti; aveva sigilli, caratteri, filattiere, pentacoli, campane, bocce e fornelli di varie sorte da stillar erba, terra, metalli, pietre e legni; [...] attendeva all'astro-

116 Paracelso fu un medico itinerante tra corti principesche e comunità montane, con speciale predilezione per le località balneo-termali dell'Alsazia, della Svizzera, della Baviera, della Boemia, ciascuna con il suo *Bad*. Egli era fermamente convinto dell'utilità terapeutica del *baden*: le sorgenti di acque minerali erano per lui, come le miniere, dei laboratori naturali da utilizzare a beneficio dell'uomo.

117 La prima edizione degli *opera omnia* di Paracelso è quella di Basilea del 1603-1605, preceduta dall'edizione in tedesco del 1589-91. Sul paracelsismo italiano vedi Istituto nazionale di studi sul Rinascimento, *Scienze, credenze occulte, livelli di cultura*, Atti del Convegno internazionale di studi (Firenze 26-30 giugno 1980), Olschki, Firenze 1982, con i saggi di M. Ferrari, *Alcune vie di diffusione in Italia di idee e di testi di Paracelso*, pp. 21-29, e di P. Galluzzi, *Motivi paracelsiani nella Toscana di Cosimo II e di Don Antonio dei Medici: alchimia, medicina, «chimica» e riforma del sapere*, pp. 31-62.

118 Webster, *Magia e scienza*, cit., pp. 20-21. Vedi M. Pelling, Ch. Webster, *Medical Practitioners*, in Ch. Webster (a cura di), *Health, Medicine and Mortality in the 16th Century*, Cambridge University Press, Cambridge 1979, pp. 165-235.

119 W.P.D. Wightman, *La nascita della medicina scientifica*, traduzione di G. Scaravelli, Zanichelli, Bologna 1975, p. 54.

logia, alla fisonomia, alla chiromanzia e cento altre baiacce; credeva molto alle streghe, ma soprattutto agli spiriti andava dietro, e con tutto ciò non aveva mai potuto vedere né fare cosa che trapassasse l'ordine della natura[120].

Il medico-mago Cardano è infatti un filosofo della natura rispettoso dei limiti di questa, che tuttavia sono illimitati, estesi dal terreno all'ultraterreno e dal manifesto all'occulto, ma accessibili ai sensi raffinati di un *doctor subtilis*. Nel *De subtilitate* (Norimberga 1550), enciclopedica congerie di osservazioni e nozioni, la *naturalis magia* di Cardano si presenta come una scienza-ponte tra l'osservazione empirica e la tecnica operativa, capace di cogliere e sfruttare nell'ordine naturale delle cose le relazioni e interazioni esistenti tra queste, e tra queste e i nomi, i numeri, i segni zodiacali, i sogni, i presagi, le occulte presenze.

L'universo delle simpatie-antipatie è uno spazio sterminato continuo – reale, nominale, matematico, astrologico, alchemico, onirico, mistico – dove trovano posto e spiegazione, in base a osservazioni ed esperimenti, a divinazioni e oroscopi, a cabale e calcoli (Cardano contende a Tartaglia la priorità della scoperta del metodo per risolvere le equazioni di terzo grado), tutti quanti i fenomeni medico-naturali: dalle similitudini tra animali e piante alle dissimilitudini tra animali e mostri; dalle influenze dei moti celesti sugli eventi terrestri (ivi comprese le epidemie) alle concordanze tra astri e parti dell'organismo (tra sole e cuore, tra luna e umori); dalle analogie tra gemme con virtù curativa ed elementi del creato (rubino-fuoco, zaffiro-aria, smeraldo-terra arborigera, diamante-acqua) alle corrispondenze tra storie-situazioni-destini umani (salute, malattia, speranza di vita) e linee della mano, del viso, della fronte (oggetto rispettivamente di chiromanzia, *physiognomica*, metoposcopia).

Nella seconda metà del Cinquecento la medicina è anche questa. Il suo statuto epistemologico si incarna nella teoria e nella pra-

[120] Il passo di Grazzini è riportato in *Gerolamo Cardano, filosofo e medico*, in «Il Giardino di Esculapio», XXVIII, 1, 1959, p. 30. Su Cardano vedi A. Bellini, *Gerolamo Cardano e il suo tempo (sec. XVI)*, Hoepli, Milano 1947; G. Cardano, *De propria vita*, traduzione di A. Bellini, La Famiglia Meneghina, Milano 1932; M. Milani, *Gerolamo Cardano: mistero e scienza nel Cinquecento*, Camunia, Milano 1990.

tica di personaggi apparentemente ambigui, ma in realtà coerenti: considerarli dei portatori di sublimi saggezze e d'incredibili assurdità è quanto mai fuorviante. Le loro congetture sono spesso fantasticherie, e astruserie le loro astrazioni; le loro confutazioni negano spesso il fortuito, non l'erroneo, e le loro verifiche dimostrano spesso soltanto il verisimile. Tuttavia «non si tratta affatto di un'inammissibile confusione tra il vero e il falso, ma di un modo di intendere la natura come distesa ininterrotta di parole e cose»[121]: un modo diverso di leggere il grande libro.

Il libro della natura letto da Paracelso non è ancora scritto in linguaggio matematico come quello che di lì a poco leggerà Galileo. Però la *spagyrica* (dal greco *spào*, «estraggo», e *agèiro*, «raccolgo») dei medici paracelsiani contemporanei di Galileo è già una tecnoprassi dove i «magici» procedimenti di analisi e sintesi preludono alla protochimica farmaceutica. L'alchimia tra Cinque e Seicento è ormai diversa dall'«arte di mentire e ingannare altrui» vituperata da Petrarca e dalla «negromantia» biasimata da Leonardo. Sul piano etico, essa non mette più a repentaglio la virtù del buon medico e, sul piano scientifico, non è più guidata da una «ricerca di perfezione», ma da una ricerca prettamente naturalistica. Quella che Carl Gustav Jung ha definito una «tecnica soteriologica» esercitata con fini di salvezza e ricchezza si va trasformando in una tecnologia di laboratorio di tipo moderno.

Così Leonardo Fioravanti non fu «uno de' più celebri secretisti e ciarlatani, che avesse prodotto l'Italia nel secolo XVI»[122], ma un medico animato dal desiderio di leggere la natura nei suoi molteplici aspetti, facendo ricorso a categorie in grado di rendere intelligibili anche quelli più misteriosi e reconditi. Anch'egli, come Cardano, conduce un'esistenza avventurosa e un po' bizzarra. Protomedico dell'armata spagnola contro i mori, si dice che non esitasse a «praticare le autopsie sugli arabi ancor vivi»; comunque, «nonostante le *notomie* eseguite per mano sua a *centinara* [in Palermo, Messina, Napoli] o viste a regola di arte eseguite dal peritissimo boia dei romani pontefici sui condannati allo squarta-

[121] G. Panseri, *Medicina e scienze naturali nei secoli XVI e XVII*, in Romano, Vivanti (a cura di), *Storia d'Italia. Annali*, vol. III, cit., p. 364.
[122] De Renzi, *Storia della medicina italiana*, cit., vol. III, p. 75.

mento»[123], Fioravanti giunge alla conclusione che tutta questa esperienza anatomica, utile forse a un artista come Leonardo, a lui come medico è servita poco o nulla: «il che stimo esser venuto non tanto per la mia incapacità quanto perché la cosa è in sé impossibile a sapersi»[124]. Per Fioravanti la scienza del corpo morto non serve a conoscere salute e malattia, che sono condizioni proprie del vivente, e pertanto esula dalle competenze del medico: è lo stesso rifiuto dell'anatomia pronunciato da Paracelso.

Il fatto singolare è che Fioravanti deve la fama al proprio *Compendio di tutta la cirugia* (Venezia 1561) e all'asportazione di una enorme milza, in donna malarica, che rappresenta la prima splenectomia eseguita nel vivente. Ma il vero operatore della paziente splenomegalica è stato un norcino sanaporci specializzato in litotomie. Fioravanti è un medico, non un chirurgo. Nella società signorile del suo tempo si viene realizzando, con netta inversione di tendenza rispetto alla precedente società comunale, «quel profondo cambiamento sociale nel corso del quale le distinzioni di classe diventano più marcate e si fissano: i medici sono assimilati alle classi superiori, i chirurghi – con i barbieri e gli speziali – alle classi inferiori»[125]. Proprio quando l'anatomia, nelle università, si afferma definitivamente come scienza, la chirurgia, ove non diventi la tecnica raffinata di grandi medici anatomisti come Fabrizi e Casserio, ridiventa la prassi di cerusici operanti al fianco di medici che spesso, come Fioravanti, tengono l'anatomia in scarsissimo conto.

In quest'ottica, anatomia e chirurgia non servono alla clinica. Quel che serve è un modello alternativo, di tipo analogico, come in Cardano. Questo modello è offerto dall'agricoltura. Scrive Fioravanti: «Alli medici e cirugici egli è più che necessario di sapere in tutto e per tutto gli effetti dell'agricoltura, [...] e per questo è

[123] *Leonardo Fioravanti, un bizzarro medico del Cinquecento*, in «Il Giardino di Esculapio», XXVIII, 3, 1959, p. 50. Su Fioravanti, oltre ai cenni in Cardano, *De propria vita*, cit., vedi D. Giordano, *Leonardo Fioravanti Bolognese*, Cappelli, Bologna 1920; Ferrari, *Alcune vie di diffusione*, cit., p. 22 nota. Vedi inoltre P. Camporesi, *La miniera del mondo. Artieri, inventori, impostori*, Il Saggiatore, Milano 1990, parte prima, pp. 5-86; Id., *Camminare il mondo*, Garzanti, Milano 1997.

[124] L. Fioravanti, *Dello specchio di scientia universale*, Vincenzo Valgrisi, Venetia 1564, libro I, cap. III, p. 13.

[125] Cipolla, *Public Health*, cit., p. 72.

molto necessario saper conoscere l'erbe di ogni specie, gli alberi, gli animali, e le piante: sopra le quali cose la nostra medicina è fondata»[126]. La chirurgia, in particolare, «si può dire che sia quasi una agricoltura di uomini». Si tratta di una analogia che avrà fortuna, nel pensiero medico, fino alle soglie dell'Ottocento[127].

Il nuovo modello consente a Fioravanti di porsi in antitesi al medico galenista. Questi dal proprio umoralismo fisiopatologico di base è forzato a tenere aperte le ferite suppuranti per lasciarne spurgare gli umori corrotti, la materia peccante. Fioravanti opera in modo opposto, con bendaggi occlusivi alla Paré: «come la natura opera nelle piante quando elle son ferite e l'agricoltore le copre con paglia, le infascia, le lega strettamente così il simile si fa nella cirugia negli uomini»[128].

L'anti-galenismo di Fioravanti, che si sente quasi «un nuovo inventore e riformatore della medicina [la] quale in questi nostri tempi è stata tanto ingarbugliata»[129], si manifesta però soprattutto nel suo tentativo di promuovere medicina e chirurgia da sterile *theorica* di «medici razionali» a *pratica* di «villani», i quali «hanno tanta esperienza delle cose naturali e sanno le virtù di tanti semplici»[130] da poter aiutare la natura nella sua capacità di medicare. *Surgunt indocti*: Fioravanti è un tipico esponente di quella rivoluzione ideologica anti-intellettualistica che guarda alla ragione astratta come a un disvalore e che esalta contro la vanità del sapere «razionale» l'esperienza e la tecnica dei contadini e dei semplici (*semplici* è nome che qualifica sia i «villani» sia le erbe medicinali dei loro orti).

La rottura dell'orizzonte medico-scientifico tradizionale porta Fioravanti a emulare Paracelso anche negli enunciati, sacrificando all'istanza empirico-pragmatica non solo la dottrina di Galeno e Avicenna, ma lo stesso insegnamento d'Ippocrate.

[126] Fioravanti, *Dello specchio*, cit., libro I, cap. I, p. 7 e cap. V, p. 17.

[127] Gli *Elementa medicinae* (Edimburgo 1780) del medico scozzese John Brown si aprono con l'affermazione che medicina e agricoltura sono in fondo tutt'uno: *medicina est, secundam animantium valetudinem tuendi, adversae occurrendi ac medendi, scientia; idem, ad plantas conversum, studium, agricoltura nominandum*.

[128] Fioravanti, *Dello specchio*, cit., libro I, cap. V, p. 17.

[129] Id., *Il tesoro della vita humana*, Melchior Sessa, Venetia 1570, libro IV, p. 272.

[130] Id., *Del regimento della peste*, A. Ravenolto, Venetia 1565, p. 7.

Io non ho seguito in ciò lo stile d'Ippocrate, né di Galeno, né d'Avicenna, né di altri antichi e moderni autori [...] che dapoi che l'uomo li ha ben letti e riletti, non si sa risolvere come debba procedere, né che modo abbia da tenere in saper curare le infermità degli uomini e delle donne del mondo[131].

Gettate in un canto le preparazioni galeniche dei farmaci, Fioravanti, come Paracelso, presume che solo la tecnica alchemica consenta di «trasfondere nel corpo dell'uomo positive influenze naturali»[132]. Nella «liberale» Venezia di fra' Paolo Sarpi, dove pubblica le proprie opere e propaganda le proprie idee eterodosse, i suoi balsami – «mirabile», «artificiato» – ed elettuari – «angelico», «imperiale», «aromatico» – vanno a ruba. Egli è un medico controcorrente di successo, ascoltato anche dal Senato veneto, che decide di affidargli la direzione di una colonia destinata a ripopolare e risanare la città di Pola, resa deserta dalla malaria. L'idea di Fioravanti al riguardo non è «di distruggere la malaria coi suoi balsami, ma di eliminarla lavorando e vangando la terra per eliminare le acque stagnanti»[133].

Ovviamente egli è anche colui che dispensa una «quintessenza vegetabile» in grado di risuscitare i mezzi morti e che, tra i propri «secreti», ha anche quello della «pietra filosofale». Nell'ultimo periodo della sua vita – gli anni Ottanta del Cinquecento – tutta l'Europa è messa a rumore dalla notizia che sono state coronate da successo le annose ricerche di molti intorno, appunto, al *lapis philosophiae*, capace non solo di trasmutare un metallo vile come il piombo in un metallo nobile come l'oro, ma anche di fornire l'«oro potabile» che guarisce ogni male, l'«elisir di lunga vita» che assicura la longevità.

Implicato nelle ricerche, al pari di Fioravanti, è un mago-scienziato di molto maggior statura, Giambattista Della Porta, autore di una *Magia naturalis* prima in quattro libri («piccola» *Magia*, Napoli 1558) e poi in venti («grande» *Magia*, Napoli 1589) che costituisce un grande teatro delle meraviglie e insieme una vera en-

[131] Id., *Ragionamenti a' lettori*, in Id., *De' capricci medicinali*, Lodovico Avanzo, Venetia 1582.
[132] Panseri, *Medicina e scienze naturali*, cit., p. 357.
[133] *Leonardo Fioravanti*, cit., p. 50.

ciclopedia del sapere naturalistico del tempo, e dove larga parte – tra cui un intero *Liber medicus* – è dedicata a problemi medico-naturali: «veneni et antidoti», «secreti mirabili a far la peste e guarir gli appestati», rimedi contro i ritardi mestruali, la sterilità, l'impotenza, la sifilide.

Della Porta è il naturalista fantasioso che non esclude la possibilità che «uomini di lunga verga» possano con questa giungere «agli interni luoghi della matrice» di un'asina e generarvi una fanciulla; ma è anche il fisico-matematico *linceo* che si cimenta nella quadratura del cerchio e che progetta complicati strumenti ottici lodati da Keplero. Keplero lo definisce un «eccellente sacerdote della natura»: un mago-scienziato rinascimentale con cui la magia si distacca definitivamente dalla *daemonomania magorum*, anche se nel mare mosso della Controriforma è investita dalla procellosa accusa di infame commercio con gli spiriti immondi.

Nel suo orizzonte alchemico non esistono più fini equivoci di favoloso arricchimento. A proposito della pietra filosofale Della Porta scrive: «noi qui non promettiamo i monti d'oro né forse quella famosa pietra dei Filosofi così vantata per molti secoli e forse ritrovata da alcuno». E aggiunge di non promettere nemmeno «quell'oro potabile che preserva gli uomini dalla morte perché in questo mondo alterabile e corruttibile ogni cosa è sottoposta alla morte, e prometter queste cose sarebbe d'un temerario e non sano giudizio»[134].

Rigore autocritico o cautela del medico-mago? Della Porta, che pratica anche la medicina, gratuitamente, è costretto a passare attraverso il vaglio dell'Inquisizione napoletana, specie dopo la bolla papale di Sisto V contro le arti magiche, e attraverso le calunnie di detrattori alla Jean Bodin, il filosofo e magistrato che lo accusa di conoscere e insegnare la preparazione dell'«unguento delle streghe». Quel che ispira Della Porta è «l'idea di Paracelso, in polemica con la medicina galenica, ma anche con l'alchimia che doveva distogliersi secondo lui dalla ricerca dell'oro e mettersi al servizio della medicina»[135].

[134] Il passo di Della Porta, tratto dal libro V della «grande» *Magia*, è riportato da L. Muraro, *Giambattista della Porta, mago e scienziato*, Feltrinelli, Milano 1978, pp. 95-96.

[135] Ivi, pp. 43-44 (cfr. Paracelso, *Paragrano*, cit., pp. 196-97).

Tramite «l'immenso magisterio» della distillazione dei metalli, la medicina può arricchirsi di rimedi in grado di medicare «ferite immedicabili» e di far sì che malattie che «fecero tremar il grande Hippocrate e Galeno» diventino curabili con facilità «insin dalle donnicciole»[136]. È, con molta maggior consapevolezza scientifica, lo stesso sfondo culturale del medico Fioravanti: il medico-mago non è un taumaturgo «secretista» che fa ricorso a talismani, sortilegi, pratiche criptiche, ma è un mediatore che svela i misteri della natura e ne rende padroni anche gli incolti. Paracelso diceva che «l'alchimista è in ciò simile al fornaio che cuoce il pane, al vignaiuolo che fa il vino, al tessitore che fa il panno»[137].

Grande estimatore del «gran Paracelso», Della Porta, nonostante che la società scientifica costituitasi intorno al 1560 nella sua casa napoletana si chiami Accademia dei Segreti, va dunque verso quella «democratizzazione della magia»[138] che costituisce un altro passo avanti sulla strada della nuova scienza, intesa come sapere non più iniziatico e riservato, ma pubblico e controllabile.

La magia rinascimentale non è dunque in conflitto con la scienza moderna. Per tanti aspetti ne è l'humus. La storia delle idee ha fatto giustizia della loro presunta incompatibilità, sostenendo con forza la tesi di una loro coesistenza pacifica e, per certi aspetti, felice. Naturalmente sono molti gli elementi concettuali e comportamentali – dall'interpretazione analogica del mondo alla mentalità immaginifica e artificiosa, dalla stravaganza-competenza dell'agire alla credulità-criticità del pensare – che fanno di questi personaggi, se medici, dei medici controcorrente, dei *contromedici*[139], non però dei «medici ciarlatani» o dei «ciarlatani medici»[140], da consegnare come tali alla storia della medicina.

[136] Le parole di Della Porta sono riportate ivi, p. 45.

[137] Paracelso, *Paragrano*, cit., p. 190.

[138] Webster, *Magia e scienza*, cit., p. 88.

[139] Per questa categoria storiografica, mutuata da H. Haydn, *Il Controrinascimento*, traduzione di A. Ballardini, Il Mulino, Bologna 1967, vedi *supra*, p. 71, nota 2.

[140] «Ed un altro medico del 1500 dobbiamo includere tra quelli che, dal più al meno, si macchiarono di ciarlatanismo, Leonardo Fioravanti» (A. Corsini, *Medici ciarlatani e ciarlatani medici*, Zanichelli, Bologna 1922, p. 77).

C'è da tener presente, qui emergente, là sommersa, una distinzione di categoria, o di classe, tra professionisti con la loro pratica, retrocessi a praticoni dalla medicina dotta, e professionisti con la loro dottrina, che si ipervalutano scientificamente e socialmente si altolocano. Simmetrica a questa distinzione a livello medio-alto, c'è la distinzione a livello medio-basso tra quegli stessi pratici, che a loro volta si qualificano come detentori di vera scienza – paracelsiana o altra –, e i bassi praticanti, barbieri e ciarlatani. Con qualche approssimazione e con qualche eccezione, «è lecito raffigurare nelle professioni sanitarie di quel tempo [1574] la seguente gerarchia: medici fisici, chirurghi maggiori, chirurghi minori, norcini, ciurmadori»: dall'esame dei registri del Collegio medico fiorentino, organo della corporazione dei medici e speziali che dal 1560 è composto da dodici membri nominati a vita e rinnovati per cooptazione, «si vede come vi siano, di seguito e giorno per giorno, registrati medici, cerusici e ciurmadori»[141].

I Collegi medici, istituiti dai vari governi di cui sono consiglieri *pro sanitate tuenda* e da cui sono garantiti *pro medicina servanda*, si compongono di *homines suis nataliciis nobiles*, che si autoselezionano a salvaguardia di una professione che ritengono minacciata da un sempre maggior numero di *ignobiles*, tra i quali figurano anche medici illustri come Cardano, cui viene negato l'accesso al Collegio medico milanese a causa dei suoi oscuri natali.

Per esercitare la professione medici e chirurghi devono essere «matricolati» nelle corporazioni, previo esame da parte dei Collegi medici e previo pagamento di una tassa. L'arte cerusica è abilitata a trattare malattie «esterne» o croniche o giudicate insanabili: taruoli (ulcere veneree), aposteme (tumori purulenti), cateratte, scabbie, tigne, alopecie. Alla norcineria vera e propria, avvezza a praticare la castrazione dei maiali destinati all'ingrasso e dei fanciulli destinati al bel canto, è concesso il trattamento delle ernie e del mal della pietra (calcolosi urinaria); ai norcini, come ai barbieri cui spetta di salassare, impomatare e far serviziali, è data anche licenza di cavar sangue in presenza del medico e di applicare chiare d'uovo. Ai ciurmadori, cioè agli uomini della ciarlataneria, è da-

[141] Ivi, p. 62. Sull'argomento vedi G. Cosmacini, *Ciarlataneria e medicina. Cure, maschere, ciarle*, Cortina, Milano 1998.

ta licenza, previo esame del prodotto posto in commercio, di «vendere pomate et unguento per la rogna et grasso di serpe, palle muschiate, et altre cose appartenente alla profumeria et merceria»[142].

Ma la regolamentazione dei diversi mestieri che trovano spazio nel grande mercato sanitario del Cinque-Seicento sfugge spesso a ogni controllo corporativo o collegiale. La domanda e l'offerta di salute sono ambedue molto differenziate al loro interno: a fronte di clienti-pazienti appartenenti a una gran varietà di gruppi sociali – dalla nobiltà e alto clero fino ai ceti più bassi – esiste una vasta gamma di fornitori di cure, che va dagli esperti selezionati attraverso studi universitari o apprendistati presso chirurghi fino a quei «dottori *marginali* che esercitano nei villaggi e nelle città e la cui clientela sono i poveri»[143]. Accanto a questi dottori marginali, perlopiù sprovvisti di *positioni ferme*, cioè di ingaggi «obbligati» presso comunità civili o religiose o presso case nobiliari, traffica a contatto coi poveri una moltitudine composita di empirici itineranti, venditori di tutto e capaci di tutto, unici interlocutori di una classe sociale che fa esclamare al protofisico Ingrassia: «Io non sono mai stato chiamato da gente bassa di tal genere»; una classe che, osserva Cipolla, «riflette una realtà sociale che variava molto poco da Palermo nel sud (dove Ingrassia esercitava) a Padova nel nord (dove Ingrassia aveva studiato)»[144].

Nei confronti degli empirici, *quorum laurea ignota est, et tamen artem medendi exercere audent*, c'è da parte della medicina ufficiale una presa di posizione che, ove non riesca a controllarne le competenze e prestazioni e a registrarne le abilitazioni e licenze, li squalifica in blocco, senza discriminare tra un'incultura che spesso è una cultura diversa e un'impostura che spesso è soltanto presunta. Tale atteggiamento, se in alcuni medici corrisponde a un'autentica preoccupazione di tutelare la dignità della propria professione e di combattere l'arbitrio dei non medici nel trattare le malattie «interne», in altri esprime il non disinteressato proposito di stroncare una pericolosa concorrenza.

In una delle *Quaestiones medico-legales* (Roma 1621-35; Am-

[142] Da una licenza per ciurmadore rilasciata dal Collegio medico fiorentino in data 28 giugno 1581 e riportata da Corsini, *Medici ciarlatani e ciarlatani medici*, cit., p. 63.

[143] Cipolla, *Public Health*, cit., p. 86.

[144] Ivi, p. 77.

sterdam 1650) che costituiscono «forse la migliore rappresentazione seicentesca delle modalità di governo del complesso [della salute] secondo un ordine che consente non solo il controllo di ogni arte sanitaria e di ogni specie di ammalato, ma l'armonizzazione della loro funzione in base agli intendimenti del principe»[145], il medico romano Paolo Zacchia, protofisico dello Stato pontificio e archiatra di papa Innocenzo X, afferma che «certamente gli empirici, tutte le volte che somministrano medicamenti, commettono peccato mortale, perché medicano senza conoscenza della malattia, né cognizione della sua causa»[146]. Col che vien presa a pretesto, per colpevolizzare l'empirismo non medico, la mancanza di quella prenozione eziologica della malattia che zavorra in molti casi anche la medicina ufficiale. Questa infatti usa spesso il procedimento diagnostico *ex adjuvantibus* che, in presenza di una malattia «criptogenetica», cioè a eziologia ignota, cerca di individuarne *a posteriori* la causa attraverso l'efficacia della cura adottata.

Da queste procedure di squalifica, non importa se pretestuose o legittime, sono coinvolti e trascinati in giù, anche se acculturati o forse proprio perché diversamente acculturati, gli eterodossi che si richiamano a Paracelso. Ma

l'esistenza della medicina di Paracelso è significativa poiché dimostra che vi era una radicale alternativa alla medicina di Galeno; essa forniva un posto a coloro che erano così insoddisfatti della medicina galenica da non potersi accontentare di un mero aggiustamento di essa[147].

La *contromedicina*, con tutta la sua carica eversiva, si pone in contrasto alla medicina tradizionale, in quanto ne contesta la filosofia naturale di fondo, aristotelico-galenica, e in quanto allestisce un nuovo arsenale di strumenti teorici, di metodi, di dati, che promettono grandi progressi nella ricerca e utili applicazioni nella pratica.

Un posto intermedio, di concordista, spetta ad Andrea Cesalpino, professore di medicina a Pisa e Roma negli ultimi trent'anni

[145] Panseri, *La nascita della polizia medica*, cit., pp. 182-83.

[146] La sentenza di Zacchia è riportata da Corsini, *Medici ciarlatani e ciarlatani medici*, cit., p. 67.

[147] *Introduction*, in A. Wear, R.K. Lonie (a cura di), *The Medical Renaissance of the Sixteenth Century*, Cambridge University Press, Cambridge 1985, pp. XV-XVI.

del Cinquecento, un aristotelico eterodosso alla maniera dei filosofi e logici suoi contemporanei insegnanti a Padova, Giacomo Zabarella e Cesare Cremonini. Egli ha viaggiato a lungo in Germania dov'è conosciuto come «il Papa dei filosofi»[148]. Filosofo e logico anch'egli, autore di cinque libri *Peripateticarum quaestionum* (Venezia 1571) nei quali concepisce il reale in termini animistici e panteistici, è medico-mago che nei due libri *Quaestionum medicarum* (Venezia 1593), pubblicati insieme a una riedizione della propria *Daemonum investigatio peripatetica* (Firenze 1583), elabora il panteismo in panpsichismo, ravvisando nella natura una presenza ubiquitaria di «spiriti» malefici e come tali morbigeni e pestiferi.

Questa presenza «spirituale» nemica, a norma del *logos* aristotelico interpretato anche come pneuma del cosmo e psiche del corpo, porta a considerare quali malattie i fenomeni abnormi già ritenuti effetto di possessione diabolica, o della *magia infernalium* esercitata dalle streghe. Accessi convulsivi o allucinatori e comportamenti devianti sono effetto degli «spiriti» malefici presenti nell'anima, così come molte altre malattie sono dovute a presenze altrettanto maligne e impalpabili circolanti nell'aria. Logica aristotelizzante, demonologia, teoria degli spiriti, pneumologia sono le radici rinascimentali della psichiatria moderna e della moderna epidemiologia.

Il mediatore Cesalpino è anche l'operatore di una sintesi originale tra l'*artifex*, operante *cum artificio* nel chiuso del proprio laboratorio alle prese con un «lapidario» ricco di *lapides* e di altri *fossilia – terrae*, *metalla*, *succi* o sali minerali –, e lo *spectator naturae*, curioso osservatore del proprio «viridario» che è come un grande, aperto laboratorio naturale. A Pisa, dove è anche lettore dei «semplici», Cesalpino è succeduto a Luca Ghini nella direzione del viridario lungo l'Arno, voluto da Cosimo I per emulare l'orto botanico realizzato in Padova dal Senato veneto intorno al 1544.

Se è «a quaresima che sogliono iniziarsi le ostensioni anatomiche», è «a primavera che si va nel *giardino dei semplici* per lo studio dei rimedi botanici»[149]. Dalla seconda metà del Cinquecento,

[148] De Renzi, *Storia della medicina italiana*, cit., vol. III, p. 327.

[149] E. Brambilla, *La medicina del Settecento: dal monopolio dogmatico alla professione scientifica*, in R. Romano, C. Vivanti (a cura di), *Storia d'Italia. Annali*, vol. VII, *Malattia e medicina*, a cura di F. Della Peruta, Einaudi, Torino 1984, p. 25.

i «giardini dei semplici» e i «teatri anatomici» – il primo dei quali è quello di Padova, instaurato nel 1594 da Fabrizi d'Acquapendente – sono i luoghi dove si producono due nuove scienze d'osservazione, la botanica e l'anatomia. Mentre quest'ultima è direttamente utilizzabile in campo medico, venendo a costituire la prima scienza di base della medicina moderna, la botanica è utilizzabile nello stesso campo solo indirettamente, per il fatto che essa è «una scienza estremamente elastica». Ciò la renderà «una disciplina sempre più importante col progredire dell'educazione medica e scientifica nelle università del XVII e XVIII secolo»[150].

Cesalpino è un grande studioso *De plantis* (Firenze 1583). In questo campo realizza una continuità tra i vecchi botanici di erudizione, come il filologo umanista Leoniceno impegnato nella rilettura di Plinio, e i nuovi botanici di osservazione, come il viaggiatore-esploratore Prospero Alpino impegnato negli studi *De plantis Aegypti* (Venezia 1592). Le nuove teoriche si confrontano ancora con l'esegesi dei testi classici, ma si producono soprattutto con l'indagine naturalistica di prima mano.

Egli è anche un grande studioso *De metallis* (Roma 1596). Se «la mineralogia dovea fiorire in Germania, così abbondante di miniere», e «la botanica dovea essere coltivata in preferenza» nel giardino d'Europa, cioè «nell'Italia»[151], Cesalpino riunisce in sé l'*artificialismo* dei paracelsiani d'oltralpe e il *naturalismo* della tradizione mediterranea. Alla generazione degli umanisti e dei filologi è subentrata «una generazione di naturalisti, viaggiatori, esploratori, collezionisti, astrologi, matematici, chimici e medici», alla Cesalpino e alla Cardano, «che esercitano le risorse del loro ingegno in campo teorico e pratico, medico e paramedico»[152].

Il nome di Cesalpino è stato a più riprese messo in campo, da numerosi storici della medicina italiani, in rapporto alla scoperta della circolazione del sangue. Nelle sue opere filosofiche e mediche non sono pochi i passi, sparsi qua e là, rivelatori del fatto che

[150] Ch.B. Schmitt, *La scienza nelle università italiane nel Cinquecento e agli inizi del Seicento*, in M.P. Crosland (a cura di), *L'affermazione della scienza moderna in Europa*, Il Mulino, Bologna 1975, p. 57.

[151] De Renzi, *Storia della medicina italiana*, cit., vol. III, p. 89.

[152] P. Delaunay, *La vie médicale aux XVI*^e^*, XVII*^e^ *et XVIII*^e^ *siècles*, vol. II, Hippocrate, Paris 1935, p. 450.

egli ha ricavato dal proprio aristotelismo in versione padovana, laico e senza abiti cristiani, l'idea di un'anima intesa naturalisticamente come principio vitale, che ha sede nel cuore dove, in quanto calore, trasforma il sangue in alimento destinato a tutto l'organismo; e ha ricavato, dalla propria pratica di «mago notomista», le prove che il sangue *per venas duci ad cor et per arterias in universum corpus distribui*.

Ma si tratta di frammenti, non dell'insieme teorico e sperimentale necessario all'acquisizione scientifica della circolazione del sangue. «Egli – osservano A. Rupert Hall e Marie Boas – pensava a un flusso del tipo di quello delle maree, con delle inversioni nel sonno e nella veglia»[153]. Herbert Butterfield sottolinea un doppio svantaggio nel voler rivendicare a Cesalpino il primato e il merito di un acquisto che non è suo. In primo luogo, «il fatto che ci si sia concentrati su questo singolo settore della sua opera ha impedito che si ritrovassero nei suoi scritti molte altre idee degne d'interesse»[154], come quelle protopsichiatriche e infettivologiche. In secondo luogo, questo stesso fatto fa torto al «credito dovuto in proposito all'Italia», che è «più grande di quanto non possano rivendicare i suoi storici patriottici», un credito che non va ascritto a questo o quel medico, ma «collegato dal principio alla fine all'Università di Padova»[155].

In questa università l'anatomia post-vesaliana di Fabrizi d'Acquapendente sopporta ancora la vecchia fisiologia galenica, nonostante le molte palesi incongruenze e contraddizioni. Nella patria culturale dell'aristotelismo, il programma di ricerca di Fabrizi, tra Cinque e Seicento, è più che mai quello di «ricreare il programma di ricerca di Aristotele nell'anatomia»[156], intesa quest'ultima come scienza universale, cioè comparata, fondata su una filosofia investigante l'universa natura.

L'anatomista vede, il filosofo spiega. Nel 1603 Fabrizi reca un ulteriore apporto alla prossima instaurazione di una nuova fisio-

[153] A.R. Hall, M. Boas Hall, *Storia della scienza*, traduzione di A.M. Petroni, Il Mulino, Bologna 1979, p. 160.

[154] H. Butterfield, *Le origini della scienza moderna*, traduzione di A. Izzo, Il Mulino, Bologna 1962, pp. 56-57.

[155] Ivi, p. 59.

[156] A. Cunningham, *Fabricius and «the Aristotle Project» in Anatomical Teaching and Reserch at Padua*, in Wear, Lonie (a cura di), *The Medical Renaissance*, cit., p. 195.

logia, circolatoria e unitaria. Nell'opera *De venarum ostiolis* dà la comunicazione di una *res nova inventa*: la scoperta di «membrane delicate nelle cavità delle vene, che si presentano singolarmente o a coppie, specie in quelle degli arti, e che si aprono verso l'alto, con forma simile a quella di fogliuzze in un ramoscello»[157].

Fin qui l'«anatomia esatta» di Fabrizi. Da qui ha inizio la sua filosofia investigativa, ispirata al finalismo di Aristotele: il fine funzionale degli *ostiola* è di «ritardare il sangue nell'interesse di una appropriata distribuzione e assimilazione del nutrimento»; le arterie ne sono prive perché non hanno parte nel processo di nutrizione. Vene e arterie sono viste ancora procedere, con diverse funzioni, dal centro alla periferia del corpo, secondo lo schema galenico perfettamente accordato al criterio esplicativo aristotelico di causa finale. Secondo tale schema e criterio Fabrizi interpreta le «piccole porte delle vene» non come valvole atte a regolare il reflusso del sangue dalle estremità, ma come chiuse di mulini ad acqua, atte a regolarne l'afflusso.

Nello stesso anno un suo allievo inglese, William Harvey, lascia Padova dopo cinque anni di studi, per confermare in patria il proprio titolo di *doctor bullatus*. La bolla *In sacrosanta*, emanata da papa Pio IV nel 1565, limita infatti la laurea e il titolo di *doctor academicus promotus*, rilasciati dal Sacro Collegio, a chi fa professione di cattolicesimo; ma il Senato veneto è ricorso ai privilegi dei Conti Palatini per concedere diplomi di *doctor bullatus* a quanti li meritano (fino al 1616 quando, su ispirazione di Paolo Sarpi, istituisce il diploma di Stato, conferito *auctoritate veneta*).

Il venticinquenne Harvey, che conferma il proprio titolo con la laurea a Cambridge nel 1604, porta con sé, quale patrimonio scientifico-tecnico, l'empirismo-comparativismo anatomico della scuola vesaliana e le *tabulae logicae* aristotelizzanti di Giacomo Zabarella. È un patrimonio che viene messo a profitto nella scoperta della circolazione del sangue.

[157] Questo passo di Fabrizi e quello che segue sono riportati ivi, p. 208.

II

Durante e dopo la rivoluzione scientifica: le ambiguità del Seicento

1. *La scienza medica galileiana: iatromeccanica e cimento*

Ancora, agli inizi del Seicento, «lo Studio di Padova non era una scuola della città o della regione, bensì d'Italia, anzi d'Europa»: inglese o tedesca, la «numerosa scolaresca» che professa «idee protestanti» viene «serbata a Padova per i consigli del Sarpi che Venezia fa suoi»[1]. Sarpi è quel «padre Maestro Paolo Veneto, servita, teologo e filosofo insigne», cui Fabrizi d'Acquapendente attribuisce il merito di aver scoperto l'*arcanum* della contrazione pupillare[2]; è quel «reverendo Maestro Paolo di Venezia» che secondo William Gilbert, il medico della regina Elisabetta scopritore del magnetismo terrestre (*De magnete*, Londra 1600), ha insegnato a Giambattista Della Porta gran parte delle «meraviglie magnetiche» collezionate da questi nella sua *Magia naturalis*[3]; ed è quell'amico competente e fidatissimo di Galileo Galilei, al quale il padre della rivoluzione scientifica comunica nel 1604 di aver scoperto la legge del moto naturalmente accelerato (caduta dei gravi) e mostra nel 1610 col proprio cannocchiale le macchie solari e i «pianeti medicei» (satelliti di Giove), di cui di lì a poco dà l'annuncio (*Sidereus nuncius*, Venezia 1610)[4].

«Galilei, Fabrizio e Paolo Sarpi [...] erano legati da stretta amicizia»[5]: quasi una raffigurazione triadica del fatto che travaglio

[1] B. Brugi, *Fra Paolo Sarpi e lo Studio di Padova*, in Ateneo Veneto, *Paolo Sarpi e i suoi tempi*, nel III centenario della morte, Soc. Tip. L. Da Vinci, Città di Castello 1923, pp. 100-102.

[2] Cfr. G.B. De Toni, *Fra Paolo Sarpi nelle scienze esatte e naturali*, ivi, p. 93.

[3] Cfr. L. Muraro, *Giambattista della Porta, mago e scienziato*, Feltrinelli, Milano 1978, p. 149.

[4] Cfr. L. Geymonat, *Galileo Galilei*, Einaudi, Torino 1969⁶, pp. 41 e 46.

[5] A Castiglioni, *Galileo nella storia della medicina sperimentale*, in «Castalia», IV, 1948, p. 102.

religioso ed elaborazione del metodo matematico-sperimentale stanno insieme all'origine della scienza moderna. E, volendo personalizzare ulteriormente lo stretto legame tra l'area ideologica padovana e la nascita della medicina scientifica, «Fra Paolo Sarpi era interessato nei problemi della circolazione»[6]: è a lui che spetta «il merito di richiamare l'Acquapendente ad uno studio più accurato delle valvole venose»[7]; Fabrizi

si occupò probabilmente di questo argomento proprio nel periodo in cui Harvey ne ascoltava le lezioni, ossia tra il 1600 e il 1602. Fu la riflessione sulla disposizione delle valvole venose in relazione al cuore che, come Harvey stesso avrebbe raccontato a Boyle, fece scoccare la scintilla della sua scoperta[8].

La tolleranza religiosa e l'apertura culturale del Sarpi consultore del Senato veneto, che serba a Padova la gioventù studiosa d'oltralpe e d'oltremanica, e la sua amicizia per le scienze esatte e medico-naturali tratteggiano lo spazio d'idee dove si svolge la vita intellettuale di Harvey da studente di medicina ad autore della nuova teoria fisiologica *De motu cordis et sanguinis in animalibus* (Francoforte 1628): una teoria che forza il blocco della fisiologia galenica e che acquisisce al pensiero scientifico moderno il nucleo fondamentale delle nozioni che ancor oggi guidano il medico nella pratica clinica.

«È difficile peccare di esagerazione nel sottolineare l'influsso della scuola padovana sulla vita e sull'opera di Harvey»[9]; e non è esagerato affermare che la nascita della medicina moderna risulta registrata all'anagrafe di Padova. Il bagaglio logico-filosofico dell'Harvey padovano va dal metodo «compositivo» e «risolutivo» di acquisizione del sapere al modello aristotelizzante del «circolo», assunto come forma eccellente del moto in un orizzonte naturalistico che contempla la corrispondenza cosmica tra sole e cuore e dove quest'ultimo è visto come *primum vivens* e come *primum mo-*

[6] Ivi, p. 103.
[7] De Toni, *Fra Paolo Sarpi nelle scienze esatte e naturali*, cit., p. 97.
[8] W. Pagel, *Le idee biologiche di Harvey*, traduzione di A. Carugo, Feltrinelli, Milano 1979, p. 18.
[9] Ivi, p. 19.

vens. Tale bagaglio è un retaggio del «programma di ricerca di Aristotele» intrapreso da Fabrizi. Harvey estende il programma del maestro dall'anatomia alla fisiologia, che diventano da qui parti interdipendenti continue di un unico sapere. La scoperta harveyana della circolazione del sangue è in parte l'*inventum novum* di tale programma ampliato e in parte il risultato di una elaborazione del modello anatomo-funzionale cardiaco – dal «mantice» delle prime formulazioni alla «pompa» delle ultime – secondo una lettura matematica quantificata del *liber naturae* che si rifà a Galileo.

Anche se «dobbiamo andar cauti prima di trarre affrettate conclusioni dal fatto che in quella città universitaria risedettero contemporaneamente lo studente Harvey e un gran luminare della scienza come Galileo»[10], che a Padova insegna matematica dal 1592 al 1610, l'uso che Harvey fa del calcolo nella dimostrazione del circolo chiuso descritto dal sangue fa di lui uno scienziato sperimentale «matematico» di stampo galileiano.

Amico di Sarpi e di Fabrizi e in dimestichezza con Galileo è il capodistriano Santorio Santorio, professore di medicina teorica a Padova dal 1611 al 1624. Egli divulga un *Methodus vitandorum errorum omnium qui in arte medica contingunt* (Venezia 1603), dove le descrizioni cliniche si intrecciano con la menzione di alcuni strumenti di misura; e nell'*Ars de statica medicina* (Venezia 1614) espone i risultati dei propri esperimenti, compiuti avvalendosi di un ricco strumentario.

L'ipotesi da cui prende le mosse la sperimentazione di Santorio è ancora l'antico presupposto ippocratico-galenico che la salute è dovuta all'«eucrasia» degli umori. Ma il vero assunto è meccanicistico: l'armonia tetraumorale qualitativa deve esprimersi in un equilibrio materiale quantitativo tra materia ingerita (cibi e bevande) e materia evacuata (feci e urine). Egli registra le variazioni del proprio peso corporeo con il metodo della doppia pesata, per mezzo di una grande stadera sul cui piatto pone se stesso. La bilancia, strumento dalla misurazione precisa e ripetibile, consentirà anche alla chimica di avanzare verso i suoi traguardi seicenteschi. Santorio scopre che gli scarti ponderali dipendono non solo

[10] *Ibid.* Su Harvey vedi F. Alessio, *Introduzione*, in W. Harvey, *Opere*, Boringhieri, Torino 1963, pp. XIII-XLVIII.

da ingesti ed escreti, ma anche dalla *perspiratio insensibilis* che avviene attraverso la pelle e i polmoni.

Per Santorio questa traspirazione è dovuta alla cozione degli umori durante la veglia e all'impulso degli umori ancora crudi durante il sonno; e dipende dall'età, dalla dieta, dall'esercizio fisico, dall'attività sessuale, dalle condizioni atmosferiche. Santorio costruisce igrometri e termometri per leggere l'umidità e la temperatura dell'aria; egli propone questi strumenti «per tradurre in termini metrici le qualità elementari del tradizionale sistema quaternario (caldo-freddo, secco-umido)»[11] correlato ai quattro umori corporei. Il fatto nuovo è che il ricambio dell'organismo viene letto in chiave metabolica quantitativa e non più in base a una *metabolè* aristotelica di tipo qualitativo.

Il passaggio dello sguardo medico da qualitativo a quantitativo ricalca la svolta metodologica ed epistemologica impressa da Galileo a un sapere scientifico ancora in equilibrio instabile, o ancora squilibrato, tra la fedeltà al mondo classico e una tecnoprassi in libertà, priva di un suo metodo e di basi teoriche. Santorio «offerse il suo libro in dono a Galileo con una dedica nella quale afferma che lo considera suo Maestro»[12]. Il metodo ipotetico-sperimentale e la teoria matematico-meccanica della natura, che Galileo ricava sia dagli ingegneri e artigiani del suo tempo che dal platonismo e pitagorismo rinascimentali, sono le matrici sia degli strumenti metrici di Santorio che, come vedremo, della nuova medicina «meccanica».

Gli studi galileiani di termometria e intorno al pendolo ispirano la costruzione da parte di Santorio del primo termometro clinico e del primo *pulsilogium* per la misurazione del polso. Termoscopi sul tipo della «boccia di Erone» erano noti fin dall'antichità; Giambattista Della Porta li ha trasformati in termometri. Il primo a tentarne l'impiego in clinica è Santorio, che non si accontenta più di valutare la temperatura dei malati febbricitanti applicando la mano alla loro fronte. Egli fa stringere dalla mano del malato un'ampolla di vetro prolungata in basso da un cannello che pesca in una vaschetta contenente acqua colorata: l'aria con-

[11] L. Belloni, *Introduzione*, in M. Malpighi, *Opere scelte*, Utet, Torino 1967, p. 16.

[12] Castiglioni, *Galileo nella storia*, cit., p. 104.

tenuta nell'ampolla si dilata col calore corporeo e spinge in giù il livello idrico, segnato da una scala graduata. Qualche anno dopo è il granduca Ferdinando II di Toscana a suggerire a un maestro che «gonfia» il vetro – Antonio Alamanni detto il Gonfia – di riempire il cannello di «acquarzente» e poi di chiuderne l'estremità (sottraendo così il liquido all'influenza perturbatrice della pressione atmosferica): nasce il termometro «fiorentino» ad alcool, descritto nei *Saggi di naturali esperienze* (Firenze 1666) da Lorenzo Magalotti[13], solerte segretario di quell'Accademia del Cimento che il granduca ha attivato e affidato in gestione al fratello principe Leopoldo.

Problemi vari di calibratura e misura sono tra i fattori d'ordine tecnico che ritarderanno di due secoli l'impiego clinico usuale del termometro. Ma il fattore principale del ritardo è d'ordine teorico, legato al fatto che fino alla seconda metà dell'Ottocento la febbre è vista come un'entità morbosa autonoma, manifesta attraverso la frequenza del polso e la debolezza del corpo, non come un fenomeno-spia, che meriti di essere rilevato e quantificato mediante misura. La febbre è considerata una malattia, non un sintomo: la sua transizione da essenza a epifenomeno richiederà tempi lunghi e una mutazione concettuale della *teoria delle febbri*.

Comunque, a partire da Galileo e da Santorio, gli strumenti «non solo hanno cambiato l'ambito dei fenomeni naturali suscettibili di studio scientifico»; dal Seicento in poi «non solo si sono visti nuovi fenomeni, ma i fenomeni sono stati visti in modo nuovo»[14]. Il concetto stesso di esperienza e di scienza viene cambiando: dalla scienza aristotelica interessata alla spiegazione dei fenomeni naturali, ma senza il ricorso sistematico a misure precise, si passa alla scienza che – come riconoscerà di lì a un secolo Joseph Priestley, lo scienziato settecentesco scopritore dell'ossigeno –

[13] Cfr. L. Magalotti, *Saggi di naturali esperienze*, a cura di T. Poggi Salani, Longanesi, Milano 1976, pp. 63-71. Sulle priorità nell'invenzione e nel perfezionamento del termometro vedi R. Vollmann, *Il termometro*, in «Rivista Ciba», III, 20, 1949, pp. 642-56.

[14] S. D'Agostino, *Strumenti scientifici e teorie fisiche: considerazioni storico-critiche sulla storia della strumentazione scientifica*, in G. Tarozzi (a cura di), *Gli strumenti nella storia e nella filosofia della scienza*, Istituto per i beni artistici, culturali, naturali della Regione Emilia-Romagna, Bologna 1983, p. 173.

tende a mostrare le «operazioni della natura» per mezzo di «strumenti filosofici»[15].

Strumento filosofico per eccellenza, che impone un nuovo rapporto tra impiego pratico e costruzione teorica, è un «occhiale» bilenticolare che, variando la distanza delle lenti, può diventare sia il «cannone» usato per vedere nel cielo stelle invisibili, sia l'«occhialino» usato per vedere – dice Galileo – «mosche grandi come agnelli». Quanto il «cannocchiale» è fondamentale per la meccanica celeste, tanto l'«occhialino» o *perspicillum* è importante per le scienze medico-naturali. Esso consente di scoprire, nelle parti minime, minuzie mirabili: *microscopio* è il nome che lo designa, coniato dall'accademico *linceo* Johannes Faber.

Nel 1624 Galileo ne invia un esemplare al principe Federico Cesi, presidente e fondatore dell'Accademia dei Lincei, di cui egli è membro, insieme a Della Porta. Una lince occhiuta che atterra l'idra col motto *Sagacius ista* è il simbolo della nuova capacità di osservazione. Osservativismo e accademie: sull'onda di propagazione del naturalismo cinquecentesco, esploso un po' dovunque, nel Seicento le università non sono più le sole sedi dove si produce cultura scientifica e dove si disegna una tipologia della ricerca e della professione medica. Accanto ai dottori assisi in cattedra, ripetitori del noto e poco innovatori, si profilano figure nuove di studiosi e curiosi, investiganti la natura con nuove tecniche e metodiche e proponenti anche, come vedremo, un nuovo modello di professionalità.

Questo rinnovamento deve però fare i conti con il carattere istituzionale «principesco» delle stesse accademie, ben lontane dall'essere spazi utopici d'ideali repubbliche delle scienze, e con i meccanismi inibitori «ecclesiastici», miranti a prevenire o reprimere implicazioni filosofiche indesiderate[16]. «Nelle accademie italiane», rileva Joseph Ben-David, accadeva che «la scienza e gli scienziati rimanessero alle dipendenze di ristrette cerchie all'interno delle classi più elevate che reggevano la Chiesa e il paese [...]. Di fronte alla scienza naturale si ergeva l'ampio corpo di cul-

[15] Le parole di Priestley sono riportate ivi, p. 174. Cfr. ivi, nota.

[16] Vedi in proposito P. Galluzzi, *L'Accademia del Cimento: «gusti» del Principe, filosofia e ideologia dell'esperimento*, in «Quaderni storici», XVI, 48, 1981, pp. 788-844.

tura, saggezza e bellezza rappresentato dall'umanesimo e dalla teologia del periodo»[17]. I tutori di questo corpo ideologico-dottrinale possono riconoscere, apprezzare e anche celebrare i nuovi scienziati della natura, a patto che questi restino dei «virtuosi» che alle virtù del ricercatore uniscano le virtù del buon cristiano, o che alla virtù di misurare la materia uniscano la virtù di autocensurare lo spirito.

L'accademico del Cimento Giovanni Alfonso Borelli è, sotto questo aspetto, un virtuoso a metà. Egli è uno strenuo assertore delle nuove idee scientifiche, che estende dal campo fisico-matematico al campo medico-biologico. In questo campo Harvey e Santorio sono i suoi ascendenti più prossimi. Dopo Santorio, che ha improntato la ricerca medica con metodo che si avvale di congegni meccanici, Borelli elabora una concezione meccanicistica della natura animata, dove la medicina diventa *iatromeccanica*, cioè iatrofisica e iatromatematica. Se già nel Cinquecento Cardano e Della Porta hanno ibridato l'arte medica con i pitagorismi della ragion matematica, nel Seicento la giunzione si fa meno ibrida e si consolida. Sullo sfondo epistemologico delle «sensate esperienze e certe dimostrazioni» galileiane si consolida non soltanto il cimento medico sperimentale, ma anche una teoria medica generale codificata come «meccanica» pure nel lessico.

L'aggancio di Borelli a Galileo è favorito dalla sua frequentazione giovanile del frate filosofo Tommaso Campanella, che nel 1616 scrive l'*Apologia pro Galilaeo* (Francoforte 1622) dal fondo della segreta dov'è rinchiuso in Castel Sant'Elmo, il carcere napoletano di cui è guardiano Miguel Alonso, uomo d'armi spagnolo unito a Laura Borelli, la madre di Giovanni. Nel 1629, quando Campanella, liberato e riabilitato dai suoi trascorsi anticlerico-spagnoli, viene accolto nella cerchia degli intimi di papa Urbano VIII che spera acquistarlo alla causa della Santa Inquisizione, Borelli lo segue a Roma, dove diventa allievo del matematico Benedetto Castelli, a sua volta allievo di Galileo. Nel 1635, chiamato alla cattedra di matematica nell'Università di Messina, Borelli inizia la propria permanenza ventennale in quella città «dallo

[17] J. Ben-David, *Scienza e società. Uno studio comparato del ruolo sociale dello scienziato*, traduzione di V. Mortara, Il Mulino, Bologna 1975, p. 110.

straordinario benessere economico che senza baroni né alto clero riusciva a sfuggire alle pretese egemoniche della Spagna, odiatissima nella tradizione non solo campanelliana»[18].

A metà della sua permanenza messinese, interpellato dal Senato cittadino a proposito *Delle cagioni delle febbri maligne della Sicilia negli anni 1646 e 1647* (Cosenza 1649), Borelli così descrive l'esordio e il decorso del tifo petecchiale che nel biennio successivo dilaga in Italia:

> Si è osservato tanto in Palermo, quanto in Messina, et in altri luoghi, che sul principio sogliono le dette febbri essere assai tepide, e lente, sì che paiono catarrali; [...] nel progresso poi si scuopre la pravità loro nelle urine sottili, e subiugali, e torbide; e nella frequenza perpetua del polso, nelli delirj, passioni di cuore, dolori con lingua nera, e siccità interna, fauci impiagate, et alcuni muoiono con le petecchie[19].

Più che la descrizione del quadro clinico è importante l'interpretazione patogenetica. Escluso che «dalle prime qualità elementari [caldo-freddo, secco-umido] possa l'aria alterarsi e corrompersi in maniera che divenga atta a cagionare l'epidemia corrente [creando una intemperie dei quattro umori]», Borelli svaluta ogni intemperie del macro- e microcosmo e nega ogni influenza astrale. Egli riferisce la malattia a «groppi pestilenziali», ad agglomerati di «semi di pestilenza», sollevati in aria dal sole «applicato dalla natura con artificio chimico» e «condensati da forze di ordine fisico». Questi semi sono morbigeni in quanto, penetrati nell'organismo per le vie del respiro, agiscono in modo non ubiquitario, sugli umori, ma localistico, sugli organi, in particolare sui polmoni che le dissezioni cadaveriche mostrano «putridi e marciti, di color nero e livido, e talvolta tempestati di macchiette» simili alle petecchie.

[18] L. Bulferetti, *Per una più ampia comprensione storica della scuola galileiana*, in E. Garin *et al.*, *La scuola galileiana. Prospettive di ricerca*, Atti del Convegno di studi di Santa Margherita Ligure (26-28 ottobre 1978), La Nuova Italia, Firenze 1979, p. 199.

[19] La descrizione di Borelli è riportata da A. Corradi, *Annali delle epidemie occorse in Italia dalle prime memorie fino al 1850*, 5 voll., Forni, Bologna 1972-73, vol. II, p. 161, rist. anast. (I ed. 5 voll., Gamberini e Parmeggiani, Bologna 1865-94).

La terapia è conseguente. La cura deve mirare a uccidere i semi nel focolaio morboso, non a purgare l'intero organismo. Quale appropriato «antidoto, il quale abbia facoltà specifica di resistere, e togliere la forza alla causa velenosa», Borelli suggerisce lo zolfo, scelto *ex adiuvantibus*, in base ai risultati della sperimentazione clinica, e non aprioristicamente, in base alla qualità «calda» accreditatagli dalla dottrina quaternaria[20].

I cento anni che separano il testo di Borelli dal *De contagione* di Fracastoro non sono trascorsi invano. La «simpatia» dei *seminaria* per certi umori corporei e la corrispondenza tra congiunzioni astrali, intemperie dell'aria e «discrasie» umorali si sono dissolte. Borelli «configura la dinamica del contagio epidemico entro una teoria della materia esplicitamente corpuscolare»[21], fisicochimica, ripudiando ogni spiegazione simpatetica e astrologica. Sovverte il concetto di malattia, respingendo la dottrina *umoralista* della tradizione galenica e proponendo in sua vece una concezione *solidista* che privilegia nella patogenesi «particelle» in «movimento» all'interno dell'organismo: le febbri e i sudori febbrili non sono più gli effetti dannosi della cozione degli umori corrotti, ma sono gli effetti utili del moto cardiocircolatorio che espelle dai pori le particelle perturbate nel loro normale movimento.

Per questi contenuti rivoluzionari il testo di Borelli si presenta come il «manifesto antiastrologico più radicale e articolato dell'intero Seicento italiano» e come il «primo manifesto medico del galileismo»: esso appare sia come anticipazione che come integrazione del *De motu animalium* (Roma 1680-81), la grande opera borelliana in cui l'organismo animale è visto come una macchina anatomo-fisiologica con strutture e funzioni esprimibili in termini quantitativi, nonché come «paradigma della iatromeccanica italiana da Malpighi a Bellini»[22].

Il rapporto tra Borelli e Marcello Malpighi, i quali dal 1655 insegnano entrambi a Pisa, l'uno matematica (fino al 1667), l'altro medicina teorica (fino al 1659), è quello di un mutuo scambio di

[20] L'interpretazione di Borelli è riportata parzialmente da Belloni, *Introduzione*, cit., pp. 17-18.

[21] U. Baldini, *Gli studi su Giovanni Alfonso Borelli*, in Garin *et al.*, *La scuola galileiana*, cit., p. 118.

[22] Ivi, p. 118 e nota.

impulsi scientifici: Borelli dà a Malpighi lo stimolo a ricercare per mezzo della pratica anatomica i micromeccanismi occulti dell'organismo animale, Malpighi dà a Borelli, con la verifica sperimentale dell'ipotesi atomistico-meccanica, lo stimolo a elaborare la teoria fisiologica poi espressa nel *De motu*.

Fondatore dell'anatomia microscopica – *artificiosa et subtilis* secondo quanto enunciato nella *Zootomia Democritea* (Norimberga 1645) dall'anatomista e chirurgo calabrese Marco Aurelio Severino – Malpighi descrive la fine struttura dei polmoni nelle due lettere *De pulmonibus* (Bologna 1661), indirizzate a Borelli, e descrive la fine rete capillare dei vasi sanguigni nell'opera *De viscerum structura* (Bologna 1664), saldando a livello di piccolo e grande circolo il duplice anello dove si compie il moto del sangue. Nei coaguli di quest'ultimo, come descrive nell'appendice *De polypo cordis* (Bologna 1664), dimostra la presenza interfibrillare di una miriade di «atomi rossi», i globuli, che avvalorano più che mai l'ipotesi corpuscolare formulata dal maestro. Malpighi non esita a riconoscere il proprio debito verso Borelli: «Egli adunque si compiacque instradarmi nello studio della filosofia libera e Democritica, e da esso riconosco ciò che d'avanzamento io ho fatto filosofando»[23].

Ancor più stretto è il rapporto tra Borelli e Lorenzo Bellini, che ancor prima di laurearsi in medicina e filosofia a Pisa nel 1663 pubblica l'«esercitazione anatomica» *De structura et usu renum* (Firenze 1662), dove con sguardo microscopico-strutturistico vede nei *sinuli vermiculares et tortuosi* del rene separarsi il sangue dalla «sierosità superflua»: è il congegno chiave della macchina che produce l'urina, secondo quanto suggeritogli dal suo maestro Borelli.

La scoperta di micromacchine organiche, in aggiunta alla macromacchina harveyana propellente il sangue, è fondamentale per dare nuove basi anatomo-fisiologiche a una nuova pratica clinica, così come la teoria corpuscolare delle malattie epidemiche è preliminare all'acquisizione del concetto di *contagium vivum seu animatum*.

I «minimi quanti» di Galileo strutturano la realtà in termini quantitativi e microscopici, diversi da quelli qualitativi e macro-

[23] Il riconoscimento di Malpighi a Borelli, tratto dall'*Autobiografia* pubblicata negli *Opera posthuma* (Impensis A. & J. Churchill ad insigne Nigri Cygni, Londinii 1697), è riportata da Belloni, *Introduzione*, cit., p. 20.

scopici della fisica aristotelica. Essi corrispondono ai *primordia rerum* lucreziani e ripropongono in termini moderni l'atomismo antico di Democrito e la fisica epicurea: è questa la «filosofia democritica» di Borelli e di Malpighi, negli anni in cui il filosofo Gassendi rilancia su scala europea il pensiero di Epicuro, di colui che «fra i maggiori pensatori antichi [...] rimaneva l'autore più distante dal cristianesimo»[24] e dall'aristotelismo. Non a caso gli scienziati gesuiti «giudicavano che l'atomismo non fosse necessario alle conclusioni della scienza naturale»[25]. Cultori di matematica e fisica non meno degli iatromatematici e iatrofisici, essi ritengono che queste scienze non aiutino né autorizzino gli scienziati a inoltrarsi nel campo dei problemi filosofici.

Negli anni pisani Borelli è il massimo esponente dell'impresa culturale del Cimento, vessillifero di un galileismo non soltanto inteso come metodo sperimentale ed episteme meccanicistica, ma anche sottinteso come filosofia, come concezione atomistica del mondo. Queste sue ragioni lo rendono insofferente delle discussioni perditempo con gli accademici di fede aristotelica, alle quali lo costringe la strategia compromissoria del principe Leopoldo; e quando questi, nel 1667, in significativa concomitanza con la chiusura dell'Accademia, viene porporato cardinale segnando l'orientamento sempre più filoromano della politica granducale, Borelli lascia Pisa e la Toscana e fa ritorno a Messina.

A Messina prende parte alla rivoluzione antispagnola del 1674, una rivoluzione non di poveri, come quelle napoletana e palermitana del 1647, ma di ricchi[26], animata da «una aristocrazia locale mercantile e *industriale* alleata di una cittadinanza di grossi artigiani, d'imprenditori comodi e ricchi, di una plebe laboriosa, composta anche di manodopera immigrata, di numerosi piccoli commercianti di campagna, di redditieri agricoli, di esportatori di sete»[27].

[24] A. Tenenti, *La polemica sulla religione di Epicuro nella prima metà del Seicento*, in Id., *Credenze, ideologie, libertinismi tra Medioevo ed età moderna*, Il Mulino, Bologna 1978, p. 287.

[25] J.J. Renaldo, *I gesuiti, l'atomismo e l'empirismo*, in S. Bertelli (a cura di), *Il libertinismo in Europa*, Ricciardi, Milano-Napoli 1980, p. 233.

[26] Cfr. D. Mack Smith, *Storia della Sicilia medievale e moderna*, traduzione di L. Biocca Marghieri, Laterza, Bari 1970, p. 283.

[27] Bulferetti, *Per una più ampia comprensione*, cit., p. 199.

È una rivoluzione che ha l'appoggio della Francia, in guerra contro Spagna e Olanda; ma a parte la congiuntura bellica, conclusa nel 1678 dalla pace di Nimega, «quasi sempre nell'Italia dell'epoca ostilità alla Spagna significò orientamento filofrancese. [...] In Borelli e Oliva corpuscolarismo fisico, antiaristotelismo, antigesuitismo e scelta filofrancese convergono»[28]. Anche il calabrese Antonio Oliva, «uomo famoso pel suo gran sapere e per le sue stravaganze» nonché «per audacia temeraria» nelle cure, prima di essere in cattedra a Pisa e membro dell'Accademia del Cimento, nella quale «contribuì grandemente a rendere comune in Italia l'applicazione delle leggi della meccanica alle funzioni della vita»[29], è stato sostenitore del partito francese quando il duca di Guisa, dopo la rivolta antispagnola di Masaniello, ha capeggiato l'effimera Repubblica napoletana cercando di attrarvi il ceto nobiliare.

La figura di Oliva è rappresentativa delle complessità e ambiguità della scienza medica italiana nella transizione, e commistione, tra naturalismo post-rinascimentale e galileismo, tra cortigianeria e libertinismo erudito. Nonostante una eterodossia che sfiora l'eresia, Oliva sale in prestigio presso papa Clemente IX, un paziente che trae beneficio dalle sue pur spregiudicate terapie. Giovare alla salute di un papa fa premio sull'eresia di ogni tipo, politica, filosofica, scientifica, terapeutica. In campo terapeutico la «maggior pratica» viene a Oliva «da certo famoso Ciarlatano, che era in quel tempo in Roma», cioè verosimilmente dal medico dei miracoli Francesco Giuseppe Borri, filosofo ermetico e alchimista, massimo esponente di quella medicina ciarlatanesca, ancora molto prospera nel Sei-Settecento, la quale non è riducibile a mera

sopravvivenza magica, residuo di erborismo medievale o espediente di avventurieri scaltri. In realtà in essa dovette confluire tutto ciò che fuoriusciva dalla tradizione ippocratico-galenica: perciò, accanto a pratiche stregonesche ed a millanterie, essa esprimeva una sapienza medica popolare, in particolare di origine agricola – si ricordi Fioravanti –,

[28] U. Baldini, *La scuola galileiana*, in R. Romano, C. Vivanti (a cura di), *Storia d'Italia. Annali*, vol. III, *Scienza e tecnica nella cultura e nella società dal Rinascimento a oggi*, a cura di G. Micheli, Einaudi, Torino 1980, p. 460.

[29] S. De Renzi, *Storia della medicina italiana*, 5 voll., Forni, Bologna 1966, vol. IV, pp. 269-70, rist. anast. (I ed. 5 voll., Tip. del Filiatre-Sebezio, Napoli 1845-49). Ivi è anche la notizia, più avanti riportata, sulla fine di Oliva.

e forme audaci di chimismo di derivazione paracelsiana ed helmontiana, in linea di principio assai più avanzate della tradizione universitaria che le riprovava[30].

In Oliva questa medicina convive con la scienza medica galileiana, o con quella iatrofilosofia venuta dalla Francia, che per i non conformisti tra i medici meridionali significa Cartesio. In un diagramma da scienza esatta Cartesio ha inscritto i modi di comportamento fisiologico dei solidi e dei fluidi del corpo umano. Nelle coordinate cartesiane Borelli ha inscritto la iatromeccanica che Oliva contribuisce a diffondere. Uniti da afferenze filosofico-scientifiche, Borelli e Oliva sono uniti anche da destini di vita. Borelli, abolita dalla repressione spagnola l'Università di Messina e dichiarato tra i «rubelli et inimici di Sua Cattolica Maestà», si rifugia sotto la protezione di Cristina di Svezia, a Roma, e poi presso gli scolopi del convento di San Pantaleo, dedicando gli ultimi anni alla definitiva stesura del *De motu*. Oliva, meno cauto o fortunato, incorre in una sorte anche peggiore di quella capitata a Borri, che inquisito e scomunicato si è visto commutare la condanna a morte nel carcere perpetuo: il medico calabrese «sotto Innocenzo XII, nel 1692, per altre mancanze fu imprigionato dal Tribunale del S. Uffizio, ed avendo giusti motivi da temere si precipitò da una finestra e morì».

La scienza medica galileiana si svolge anche lungo una linea meno imprudente e più accomodante, non «borelliana», ma «rediana». Il medico aretino Francesco Redi è accademico del Cimento e archiatra granducale, letterato cruscante e poi anche arcade. La sua scienza è condita di virtù letterarie, la sua toscanità di virtù medicee, scevre di fermenti anticuriali e antispagnoli. Egli «pratica da virtuoso l'anatomia» e la ricerca naturalistica; ma come nell'una «non v'è tendenza a una fisiologia generale con implicazioni filosofiche»[31], nell'altra non v'è istanza teorica che vada oltre l'enunciazione generica di un atomismo per moda.

[30] U. Baldini, *Un libertino accademico del Cimento, Antonio Oliva*, in «Annali dell'Istituto e Museo di Storia della Scienza», 1977, 1, suppl., p. 46. Ivi è anche la citazione relativa ai rapporti di Oliva con Borri e alla sua fine miseranda. Sulla figura di Francesco Giuseppe Borri vedi G. Cosmacini, *Il medico ciarlatano. Vita inimitabile di un europeo del Seicento*, Laterza, Roma-Bari 1998.

[31] Baldini, *La scuola galileiana*, cit., p. 428.

L'attività scientifica di Redi, diversamente da quella di Borelli, si svolge all'insegna di un'interpretazione meramente metodologica, «tecnica», del galileismo, tra concessioni tendenti a evitare lo scontro tra aristotelismo e nuova scienza sperimentale e cautele tendenti a evitare ogni screzio tra nuova scienza e teologia. Tutto ciò non impedisce alle scoperte di Redi, in campo biologico generale e parassitologico, di figurare tra i risultati più importanti della rivoluzione scientifica del Seicento.

Redi per primo affronta col rigore critico proprio del metodo sperimentale l'antica dibattuta questione della *generatio aequivoca* o produzione spontanea *ex putri* di tutti i «bacherozzoli terrestri ed aerei, che [...] da' Latini *insecta animalia* furono chiamati»[32]. Fin allora si dava per scontato che vermi e insetti, ma anche ragni, scorpioni, ranocchi, rospi, serpi, topi, pipistrelli, potessero nascere dalla materia in decomposizione. Harvey, tra i pochi, aveva sposato all'ipotesi di vasi sanguigni troppo piccoli per essere visibili – i capillari, poi scoperti da Malpighi – l'ipotesi che vermi e insetti nascessero da uova o semi anch'essi quasi invisibili: *omne vivum ex ovo*. Redi, che ha letto Harvey, scrive: «bisogna bene aguzzar gli occhi e armargli bene d'un microscopio squisitissimo, per potergli squisitamente ravvisare, tanto son minuti e quasi quasi invisibili; onde penso che ne manchi poco a potergli noverare tra gli atomi»[33].

L'atomismo rediano è tutto qui. Esso non è una filosofia della materia, però è un'ipotesi fruttuosa. Da tutto un campionario di carni (di serpi, pesci di fiume, anguillette d'Arno, vitella di latte), la cui putrefazione avviene in fiaschi con bocche «serrate benissimo con carta e spago e benissimo sigillate», Redi trae la dimostrazione che in assenza di germi provenienti dall'esterno non possono formarsi produzioni «verminose»[34]. La putredine non è uno stato di mezzo tra la morte e la vita. Dal putrescente non nasce il vivente: non è dal marciume delle cortecce, delle foglie e dei frutti che nascono i vermi di cui brulicano le piante, o spuntano gli uc-

[32] F. Redi, *Esperienze intorno alla generazione degli insetti* (lettera a Carlo Dati, Firenze 1668), in Id., *Opuscoli di storia naturale*, con un discorso e note di C. Livi, Le Monnier, Firenze 1858, p. 84.
[33] Ivi, p. 195.
[34] Ivi, p. 95.

celli che nidificano sui rami. Dalle paludi, dai letamai, dalle fogne, luoghi di elezione del putrefatto, non nascono né gli insetti di Columella, né «semi di pestilenza» dotati di vita propria. «Ne' fiaschi serrati non ho mai veduto nascere un baco», scrive Redi che, generalizzando, esprime l'«opinione che da' cadaveri, se non vi è portato sopra il seme, non nasca mai animale di sorta alcuna»[35].

Sostenitori della generazione spontanea sono, tra gli altri, gli scienziati del Collegio romano, dal prefetto Filippo Buonanni all'eruditissimo Athanasius Kircher, pontefice massimo della scienza gesuitica, che nel suo *Mundus subterraneus* (Amsterdam 1664) racconta di «giganti, draghi e altri animalacci di sottoterra», nonché specificamente del «cadavero d'un serpente [...] tutto pieno e circondato di vermi, alcuni de' quali eran minutissimi, altri più grandi, e altri in fine aveano evidentissimamente pigliata la figura di serpente»[36].

La *putredo animata* così teorizzata

> blocca la nascita delle contromisure sanitarie ed igieniche necessarie a migliorare le difese contro le epidemie e, in generale, contro la morbilità diffusa. Anzi, rimanendo ignoti e inimmaginabili i meccanismi di trasmissione del contagio, sconosciuta l'azione patogena dei microrganismi, quelle che a noi possono sembrare *normali* precauzioni igieniche, oltre che tecnicamente inapplicabili, non potevano essere nemmeno mentalmente pensate[37].

Al contrario, le scoperte naturalistiche di Redi rappresentano il primo apporto sperimentale secentesco alla teoria contagionista. Inoltre esse fanno del medico aretino il fondatore della moderna biologia: nel Settecento Spallanzani dimostrerà che quanto osservato da Redi per i vermi vale anche per gli infusori, e nell'Ottocento Pasteur, collimando ulteriormente lo sguardo microscopico, dimostrerà che le osservazioni di Redi sono valide anche per i batteri.

[35] Ivi, p. 131.

[36] Ivi, p. 132. La menzione dei «giganti, draghi e altri animalacci di sottoterra» è nella nota di Livi a piè di p. 97.

[37] P. Camporesi, *Introduzione*, in A. Corbin, *Storia sociale degli odori*, traduzione di F. Saba Sardi, Mondadori, Milano 1983, p. XLIV.

Si tratta dunque di scoperte vincenti, per nulla inficiate dalle concessioni che Redi fa ai partigiani della generazione spontanea: «io per me stimerei che non fosse gran fatto disdicevole il credere che quell'anima o quella virtù, la quale genera i fiori ed i frutti nelle piante viventi, sia quella stessa che generi ancora i bachi di esse piante»[38]. L'inchinarsi al compromesso è una *captatio benevolentiae* nei confronti della scienza gesuitica, quasi un contrappeso alla polemica, garbata ma sapida, che Redi intrattiene con i padri Kircher e Buonanni.

La mossa compromissoria è dettata in Redi dal timore che le scoperte compiute, compatibili con l'ipotesi di un Dio creatore dei semi originari, possano incorrere nel sospetto di eresia ed essere inquisite e sconfessate dalla teologia ortodossa. Il timore di una tale disgrazia è accresciuto dalla certezza che essa non gli verrebbe evitata dalla incerta protezione del granduca: se il protettore delle scienze Ferdinando II ha potuto abbandonare Galileo all'Inquisizione, il bigotto e retrivo Cosimo III non può certo dare miglior affidamento.

È sotto il principato di Cosimo III che si registra il secondo apporto sperimentale seicentesco alla teoria dei contagi. Giovan Cosimo Bonomo, protomedico della marineria granducale, trasforma il concetto contagionista di Fracastoro e di Borelli in un fatto osservato. Studiando la scabbia o rogna che affligge i marinai, Bonomo si avvale dell'esperienza osservativa del microscopista Giacinto Cestoni, protospeziale del granduca, per compiere quelle *Osservazioni intorno a' pellicelli del corpo umano*, stese in forma di lettera a Redi nel 1687, dove indica nelle uova «minute, bianche e diafane» le vere matrici del «piccolissimo bacolino il quale – secondo quanto recita il vocabolario della Crusca – si genera a' rognosi di pelle in pelle, e rodendo cagiona un acutissimo pizzicore»[39]. Questo bacolino è l'acaro, agente causale della malattia. La scabbia non è dunque dovuta, come si credeva, all'acrimonia umorale, allo spurgo di melancolia attraverso la cute, alla generazione spontanea in quest'ultima dei molesti «pellicelli», ma è dovuta all'ovogenerazione dei parassiti, al fatto che le femmine fe-

[38] Redi, *Esperienze*, cit., p. 163.
[39] Cfr. L. Belloni, *I secoli italiani della dottrina del contagio vivo*, in «Simposi clinici», IV, 4, 1967, p. LIII.

condate scavano cunicoli nello strato corneo della cute per deporvi le uova. La loro abitudine di lavorare di notte spiega il prurito notturno; e il loro agevole passar di pelle in pelle spiega la facile trasmissione interumana.

La scienza medica è posta davanti non più a una teoria, da condividere o da respingere in attesa di fatti probanti o confutatori. La scienza medica è posta davanti alla prova dei fatti, emersa dall'osservazione strumentale. Possiamo aspettarci una reazione di segno positivo, e almeno un accenno a rimuovere il blocco che ostacola il nascere delle misure igieniche contro le malattie contagiose?

Le reazioni non mancano, ma sono di altro segno. Sono prese di posizione contro la scarsa affidabilità dello strumento, con il quale – si dice – ciascuno può vedere ciò che vuole. Sono riserve sulla opportunità di medicare la cute, con il rischio – si dice – che la materia peccante possa venir «retrocessa» all'interno del corpo con grave sconcerto umorale. Sono cautele verso quell'*acaro* che sa tanto di *atomo* e che si presenta come «ultima e indivisibile molecola vivente»[40], a sostegno di un micromeccanicismo biologico che anche l'atomista Gassendi – si pensa – ha rifiutato di ammettere.

Quella «rediana» è una linea non solo scientifica, ma anche comportamentale, politica. Nel procedimento di raccolta dell'eredità galileiana, il gruppo di Redi può così diventare «il gruppo egemone della comunità scientifica toscana», mentre «gli allievi di Borelli, se non perseguitati, furono battuti», penalizzati dal loro atomismo convinto e dal loro cattivo rapporto coi gesuiti, «cui i borelliani furono generalmente ostili per il legame, difeso dalla Compagnia di Gesù, tra ortodossia cattolica e impalcatura filosofica scolastica»[41].

Mentre in Toscana il penultimo granduca di casa Medici impone un'atmosfera pesante «al punto da proibire nel 1691 ai docenti universitari di insegnare dottrine atomistiche e democritee invece che aristoteliche»[42], a Roma «nel 1693, grazie a una serie di processi, il Sant'Uffizio risolve tutti i problemi riguardanti l'ato-

[40] *Ibid.*

[41] Baldini, *La scuola galileiana*, cit., p. 429.

[42] P. Polito, *Introduzione*, in F. Redi, *Scritti di botanica, zoologia e medicina*, Longanesi, Milano 1975, p. 8.

mismo, l'empirismo e la qualità della conoscenza umana»[43]. Di uno di tali processi è vittima il medico Oliva come, sessant'anni prima, Galileo.

Medici «geometri» armati di idee costruiscono sempre più fertili teorie; medici sperimentatori armati di strumenti compiono sempre nuove scoperte. Ma il blocco che si oppone non è più – non è mai stato – costituito dal solo Galeno: è piuttosto «il grande blocco che si era costituito cementando insieme la teologia ortodossa, la filosofia delle Scuole e la scienza tradizionale», una «*enciclopedia* difesa da autorità millenarie»[44].

2. *Il ritorno di Ippocrate e la durata di Galeno*

Gli acquisti di sapere medico-biologico portati dalla rivoluzione scientifica daranno frutto a distanza. I risultati pratici matureranno dalla seconda metà dell'Ottocento in poi, dopo ulteriori apporti e soprattutto dopo l'applicazione, incubatrice la rivoluzione industriale, della scienza alla tecnica. Nel Seicento una vera *tecnologia medica è* ancora lontana dall'affermarsi e le nuove teorie fisiologiche – *iatromeccanica*, borelliana, che vede i processi vitali come fenomeni meccanici, e *iatrochimica*, del paracelsiano Jan Baptiste van Helmont, che vede i processi vitali come fenomeni chimici – non sono ancora in grado di innestarsi nella pratica clinica e, in particolare, di tradursi in un significativo avanzamento della terapeutica.

Le ricerche di Bellini e Malpighi su reni e polmoni, pur mostrando l'inadeguatezza della fisiopatologia galenica a dar conto di funzioni e disfunzioni organiche, non riescono a spiegare le alterazioni funzionali degli organi; e, «se mostravano l'insostenibilità di gran parte della terapeutica classica, non erano ancora tali da fornirne una più valida». «Non abbiamo rimedi»[45], confida quasi rassegnato Malpighi all'allievo Antonio Vallisnieri, dando

[43] Renaldo, *I gesuiti*, cit., p. 237.

[44] C. Vasoli, *Sulle fratture del galileismo nel mondo della Controriforma*, in Garin *et al.*, *La scuola galileiana*, cit., p. 205.

[45] Baldini, *La scuola galileiana*, cit., pp. 429-30. La confessione di Malpighi a Vallisnieri è riportata ivi, p. 429 nota.

indirettamente ragione a quanti negano l'effettiva portata clinica immediata della nuova fisiologia e della nuova anatomia.

Costoro non sono soltanto quei medici messinesi, tradizionalisti arrabbiati, che redigono il *Triumphus Galenistarum* (Messina 1665) in difesa del dogma galenico; sono anche quei «medici pratici» dello Studio bolognese che si richiamano, più che a Galeno, a Ippocrate o, meglio, a quell'empirismo medico che costituisce «il complemento aforistico, ippocratico e *particolare*, del sistema dogmatico e galenico *generale*»[46]. «Dogmatici» o «empirici», hanno tutti per bersaglio la medicina «razionale», costruita sulle nuove teorie chimiche e meccaniche e sulla «notomia delle parti minime», ma poco o nulla produttiva, a loro avviso, nel campo della clinica.

Uomo di punta dei «pratici» bolognesi è il clinico Giangirolamo Sbaraglia, autore contro Malpighi di un provocatorio *De recentiorum medicorum studio* (Bologna 1689). Diviso dal rivale da una «inimistade» che va ben oltre le ragioni mediche – Tommaso Sbaraglia, fratello di Giangirolamo, è stato ucciso in una rissa per le vie di Bologna da Bartolomeo Malpighi, fratello di Marcello –, Sbaraglia attacca Malpighi al cuore del suo concetto di medicina. «Cominciando dunque dalla notomia delle parti minime – scrive –, animosamente asserisco che, per discacciar o tener lontane le infermità, è inutile la cognizione di questa». Più in generale, «lo studio dei medici d'oggidì [...] dà poco aiuto e niente giova per conseguire l'intento dell'arte medica»[47].

I clinici alla Sbaraglia «praticano» e pensano la medicina essenzialmente come un'arte, osservativa e intuitiva, basata cioè sul cumulo delle osservazioni e descrizioni e sulla metodica dell'intuito clinico, condito di ragionevole esperienza. A fronte di questa, Malpighi rivendica i diritti di una *teoria razionale*, il cui cuore è formato dalla microanatomia, rivelatrice dei micromeccanismi causali ed esplicativi della gran macchina vivente. «Occorre

[46] E. Brambilla, *La medicina del Settecento: dal monopolio dogmatico alla professione scientifica*, in R. Romano, C. Vivanti (a cura di), *Storia d'Italia. Annali*, vol. VII, *Malattia e medicina*, a cura di F. Della Peruta, Einaudi, Torino 1984, p. 44.

[47] I due passi sono dati nella traduzione del medico Stefano Danielli, allievo di Sbaraglia, e corrispondono rispettivamente all'inizio del par. 5 e al par. 53 del *De recentiorum medicorum studio*: cfr. Malpighi, *Opere scelte*, cit., pp. 526 e 617.

fondare la medicina – scrive nella *Risposta* a Sbaraglia – procedendo *a priori*, cioè dalla cognitione delle cause e del modo mecanico con che opera la natura quando non è impedita, cioè nella sanità, e quando è turbata, che è lo stesso che dire ne' mali»[48].

Fisiologia e patologia contro clinica? Scienze di base contro *ars curandi*? Più che di contrapposizione tra le due anime storiche della medicina, si tratta di due diverse concezioni di quest'ultima, entrambe con un proprio futuro e un proprio passato: quella degli «empirici», fondata sul *metodo* induttivo, lascerà il *sistema* di Galeno ai «dogmatici», ma resterà fedele al «genio d'Ippocrate» e, tramite questo, alla tradizione; quella dei «razionali», fondata sulla verifica sperimentale delle ipotesi, si sforzerà, tra riuscite e fallimenti, di innestare la clinica sul tronco della nuova scienza sperimentale.

Sullo scorcio del Seicento, Malpighi è colui che mette in circolazione, in campo medico-biologico, quella, «merce rara» che è il «rigore scientifico»[49]. Ma le ragioni scientifiche si intrecciano, come sempre, con istanze ideologiche e con prese di potere. In un contesto come quello seicentesco, «in cui la Chiesa non solo manteneva il monopolio della censura e l'egemonia degli studi filosofici [...], ma contestualmente disponeva anche del quasi-monopolio delle risorse, come si direbbe oggi, di finanziamento della ricerca scientifica», lo Studio bolognese rappresentava «una delle poche istituzioni in grado di assicurare una *ricerca pura* su rendite laiche»[50].

Ebbene, quando l'arcidiacono monsignor Anton Francesco Marsili, cancelliere vescovile dello Studio, intende trasferire le risorse finanziarie di questo dal controllo laico al controllo ecclesiastico, l'iniziativa ha l'appoggio dei «medici pratici» con in testa Sbaraglia. Nelle menti di costoro il controllo ecclesiastico dei fondi promette di tagliare le gambe a una ricerca come quella malpighiana, che essi ripetutamente bollano come inutile, incerta e intrigante: inutile in quanto improduttiva ai fini di un'arte utile come la medicina; incerta in quanto promossa da congetture e coronata da risultati aleatori; intrigante in quanto impegnata nella

[48] Id., *Risposta del dottor Marcello Malpighi [...]*, in Id., *Opera posthuma*, cit., p. 112.
[49] Brambilla, *La medicina del Settecento*, cit., p. 39.
[50] Ivi, p. 42.

costruzione teorica di un modello d'organismo dove hanno sempre maggior spazio le parti meccaniche e sempre minor spazio le parti o controparti animate, governate dall'anima.

Che Malpighi riesca a evitare il periodo incombente, facendo naufragare il progetto dell'arcidiacono cancelliere, è indice del fatto, positivo, che in questo caso il potere accademico non è disgiunto dal sapere scientifico, ma soprattutto del fatto, negativo, che nell'Italia del tempo «il caso bolognese» rappresenta «un'eccezione». Altrove, ai medici «borghesi con vocazioni scientifiche», come Malpighi, «non erano offerte molte opzioni oltre a quella di coltivarle in abito, e sotto controllo, ecclesiastico»[51].

L'anno del duro attacco di Sbaraglia a Malpighi è quello stesso della morte di Thomas Sydenham, l'«Ippocrate inglese» – in dimestichezza di vita e in affinità d'idee con John Locke – che ha riaffermato l'esigenza di una medicina più osservativa che sperimentale, più fenomenologica che strutturistica. Per Sydenham il programmatico «ritorno a Ippocrate», al «vecchio di Coo» maestro dell'osservare senza «fingere ipotesi», è un modello metodologico imperniato sulla conoscenza per sintomi e storie dell'individuo malato; ma la sua clinica neoippocratica rifiuta oltre al vecchio Galeno, responsabile di teorie causalistiche ed essenzialistiche – le cause finali, le facoltà naturali – arbitrarie e bloccanti, anche la nuova fisiologia e la nuova anatomia, viste come matrici di nuove inutili *causarum quaestiones* e di nuove inaccettabili «essenze». Queste sono radicalmente diverse, sotto l'aspetto epistemologico, dai «fenomeni» clinici. L'empirismo medico radicale di Sydenham trae forza da fatti come l'impiego clinico della china, che è *Methodus curandi febres* – tale il titolo dell'opera pubblicata nel 1666 – basato su «proprie osservazioni» e non su ipotetiche correlazioni fisio-farmacologiche.

All'«Ippocrate inglese»[52] fa riscontro il «Sydenham italiano»[53], Giorgio Baglivi, medico raguseo approdato giovanissimo in Pu-

[51] Ivi, p. 46.

[52] Sulla figura di Thomas Sydenham vedi K. Dewurst, *Dr. Thomas Sydenham. 1624-1689*, University of California Press, Berkeley 1966 e il capitolo dedicato all'«Ippocrate inglese» nel volume di Cosmacini, *La medicina e la sua storia*, cit., pp. 171-88.

[53] «Tra i nostri, Giorgio Baglivi ebbe netta tendenza ippocratica, riuscendo in pratica un ottimo clinico, tanto da poter essere paragonato allo stesso Sy-

glia e dopo varie vicissitudini a Bologna, dov'è allievo di Malpighi, e poi a Roma, al seguito del maestro, nominato archiatra pontificio. Medico papale a sua volta, nel 1696 il ventottenne Baglivi è chiamato alla cattedra di anatomia e chirurgia alla Sapienza e successivamente, appena trentatreenne, a quella di medicina teorica nella stessa università. La sua teoria *solidista* della salute, concepita come stato ottimale delle parti solide del corpo e in particolare delle fibre, da lui studiate mediante fini dissezioni e osservazioni microscopiche dei muscoli lisci e striati, nasce nel solco della micromeccanica malpighiana e, più latamente, sullo sfondo della concezione meccanicistica che lo porta a descrivere il corpo umano come un insieme complesso di piccole e grandi macchine.

Nell'opera *De praxi medica* (Roma 1696) Baglivi scrive:

> Si esamini con un po' di attenzione l'economia fisica dell'uomo: che cosa vi si trova? Le mascelle fornite di denti che altro sono se non delle tenaglie? Lo stomaco non è altro che una storta; le vene, le arterie, l'intero sistema vascolare non sono che tubi idraulici; il cuore è una molla; i visceri non sono altro che filtri e setacci; i polmoni sono semplicemente dei mantici; e che cosa sono i muscoli se non delle corde? Che altro è l'angolo oculare se non una puleggia? Si potrebbe continuare l'enumerazione. Lasciamo pure che i chimici cerchino di spiegare la natura con quelle parole grosse che sono la *fusione*, la *sublimazione*, la *precipitazione* nel tentativo di costruirsi in tal modo una filosofia a parte; resta tuttavia incontestabile che tutti questi fenomeni devono riferirsi alle leggi dell'equilibrio, alle leggi del cuneo, della corda, della molla e degli altri elementi della meccanica[54].

Alla iatromeccanica così enunciata Baglivi giustappone il programma neoippocratico di «ricondurre la prassi medica alla prisca ragion di osservare»[55]. Tale programma viene espresso in termini aforistici che non lasciano dubbi. «L'esperienza è il filo che deve guidare le conclusioni del medico». «Nella terapia l'espe-

denham» (A. Pazzini, *La medicina nella storia, nell'arte, nel costume*, vol. II, Bramante, Milano 1969, pp. 627-28).

[54] Il passo di Baglivi è riportato da G. Canguilhem, *La conoscenza della vita*, traduzione di F. Bassani, Il Mulino, Bologna 1976, p. 153.

[55] G. Baglivi, *De praxi medica libri duo ad priscam observandi rationem revocanda*, apud Cesarettum, Romae 1696.

rienza non si può ottenere che colla pratica». «Sappiano i giovani che non troveranno mai un libro più dotto ed istruttivo che il malato stesso»[56].

La rottura dell'alleanza multisecolare tra Ippocrate e Galeno, se porta Baglivi a rivendicare la genuinità dell'antico ippocratismo, proprio come Sydenham, non lo porta affatto, diversamente da Sydenham, a scartare come irrilevante, insieme a quella galenica, anche l'anatomo-fisiologia emersa dalla nuova scienza sperimentale. Però i due ambiti, quello teorico connesso alla microanatomia e alla fisiologia meccanica e quello pratico connesso a una clinica insistita al letto del malato, sono ancora ambiti non continui, non omogenei e non amalgamati.

Baglivi incarna le difficoltà, tra Sei e Settecento, dell'avanguardia medica italiana, divaricata tra conoscenze razionali nuove e lungimiranti, ma prive di operatività immediata, ed esigenze ragionevoli di un approccio empirico votato al culto dell'osservazione, della descrizione, della raccolta dei dati clinici, della terapia dell'attesa e del *primum non nocere*. «Egli non esita ad affermare che le malattie acute guariscono spesso da sé, e che basta aiutare la forza medicatrice della natura con leggeri medicamenti»[57].

«Baglivi si mette alla testa del periodo [nel quale] i medici più distinti adottarono i sistemi per la parte teoretica, e vollero lasciare la pratica a un empirismo tradizionale. Separarono la scienza dall'arte»[58], affidando l'una a un sempre maggior approfondimento della ricerca anatomo-fisiologica mercé l'uso di strumenti «filosofici», tra cui primario il microscopio, applicato allo spazio senza tempo del corpo cadavere, e affidando l'altra a un crescente affinamento della tecnica di percezione dei vari segni di malattia, applicata allo spazio storico del corpo vivente. In un periodo in cui «non più si aveva un'Italia scientifica, ma scienziati italiani»[59], questa separazione fa sì che si abbiano medici scienziati isolati e d'élite, come appunto Baglivi, al quale può non riuscire difficile, al letto del malato, l'operazione mentale di confrontare tra loro la ma-

[56] Gli aforismi di Baglivi sono riportati nella traduzione data da A. Castiglioni, *Il volto di Ippocrate*, Unitas, Milano 1925, pp. 276 e 279.

[57] Ivi, p. 277.

[58] De Renzi, *Storia della medicina italiana*, cit., vol. IV, p. 573.

[59] Ivi, p. 574.

lattia percepita in superficie, grazie all'ascolto del paziente e al proprio sguardo macroscopico – il cosiddetto «occhio clinico» –, e la malattia intravista nel profondo, grazie all'esercitata immaginazione di chi è avvezzo a scrutare *post mortem* e a osservare al microscopio, distinguendola da artefatti e da illusioni ottiche, la realtà naturale degli organi interni e delle loro «parti minime».

Una simile operazione mentale, che anticipa di un secolo la comparazione anatomo-clinica da cui nasce la clinica moderna, riesce sicuramente a Malpighi che, di fronte a un paziente affetto da «tosse con sputo verde e giallo con tintura di sangue, febbre dopo il cibo, e sudore verso la sera», intravede nel profondo una «materia» che «ha fatto tubercoli crudi ed absessi, [...] con i suoi sali ed icori aprendo e lacerando i minimi meati della tenera sostanza del polmone. E di ciò ne dà lume la sezione de' cadaveri de' tisici»[60].

Peraltro, se la diagnostica avanza, la terapeutica è costretta a segnare il passo anche nei medici d'avanguardia. Allo stesso malato di tisi polmonare Malpighi prescrive «l'uso del latte asinino, con il quale si mescoli il zuccharo rosato». Di giorno il paziente «si valerà delle rotole fatte con gli occhi di granchio, il nitro purificato, il corno di cervo calcinato, l'antimonio diaforetico, zuccharo candido, l'acqua di viole, aspergendole con alcune gocce del balsamo del Perù. Dopo cena prenderà un cucchiaro di conserva di rose, nel quale vi sia la terra sigillata»[61].

Questa e altre simili ricette malpighiane, eclettiche e ridondanti, distanziano la prescrizione del professore bolognese – Malpighi, nativo di Crevalcore, è in cattedra di medicina pratica nello Studio di Bologna dal 1666 al 1691 – dalla prescrizione del suo allievo e collega romano Baglivi, più fiducioso nella natura e nella sua spontanea *vis medicatrix* che negli uomini e nei loro svariati e invasivi medicamenti. Alla terapeutica di Baglivi è forse più vicina quella sobria e prudente del non cattedratico e non iatrofisico Redi, il quale giunge a consigliare ai malati di astenersi «da tutte le sorte di quei medicamenti che si cavano da' vasi degli speziali» e ai medici di «mantener vivi i loro ammalati» piuttosto che di «sanargli dalle loro infermità»[62].

[60] Malpighi, *Opere scelte*, cit., pp. 458-59.
[61] Ivi, p. 459-60.
[62] Redi, *Scritti*, cit., pp. 250 e 252.

Anche quando si discosta da questo astensionismo terapeutico, Redi non va più in là dal prescrivere, lui autore del ditirambo su *Bacco in Toscana*, «quattro o sei libbre di acqua di fontana, la quale si può bevere o tiepida o calda o fredda», oppure un «buon brodo, o puro o raddolcito con giulebbo», somministrato eventualmente anche per clistere «con la giunta solamente dello zuccharo e del butirro». O ancora, poiché «è impossibile il non ricorrere qualche volta a qualche medicamento», il malato, anziché «ingozzare tutto giorno tanti guazzabugli e tanti intingoli, che noi altri medici sogliamo così volentieri ordinare», si limiterà ad assumere un lassativo blando come «la polpa della cassia in poca quantità, pura, semplice e senza correttivi». Il medico, per parte sua, eviterà di prescrivere i vomitatori, come l'antimonio, poiché «le evacuazioni si debbono procurare per quelle vie per le quali la natura mostra di aver inclinazione». Rispettare la natura significa anche comprenderne le manifestazioni morbose, senza aver la pretesa di modificarle a viva forza: «se il ventre inferiore ruggisce e borbotta, lo [si] lasci borbottare e ruggire, [...] perché è una bagattella»; tanto è dimostrato «che se un professore di medicina diventa ipocondriaco, egli vive una vita lunghissima arcilunghissima»[63].

Non è quindi ipocondriaco Baglivi, che muore trentanovenne, al di sotto di quella che è la speranza di vita alla nascita dell'uomo europeo del Seicento. Giusto a metà del secolo, l'11 febbraio 1650, nel freddo inverno di Stoccolma, è morto di polmonite, all'età di 54 anni, Cartesio. La sua morte è stata considerata prematura non perché la vita media del tempo sia più lunga, ma perché Cartesio, come hanno scritto di lui le gazzette, «diceva che avrebbe potuto vivere tanto a lungo quanto avrebbe voluto»[64]. Cartesio non era uno sprovveduto come i giornali impietosi amerebbero far credere: la fiducia di poter prolungare la vita e ritardare la vecchiaia, dissolta nei medici rinascimentali dai risultati deludenti dell'elisir di lunga vita e dell'oro potabile degli alchimi-

[63] Ivi, pp. 205-206, 218-19, 226, 239-40, 249.

[64] Il passo, tratto da «La Gazette d'Anvers», è riportato da M.D. Grmek, *Les idées de Descartes sur le prolongement de la vie et le mécanisme du vieillissement*, in «Revue d'Histoire des Sciences», XXI, 4, 1968, p. 285.

sti, era alimentata in lui, fisiologo meccanicista *de l'homme*, dal metodo razionale, scientifico, di cui disponeva[65].

Ripetendo alla regina di Svezia – la stessa Cristina, amica della filosofia e delle scienze, che anni dopo protegge in Roma Borelli – il motto dell'imperatore Tiberio che «ogni uomo che ha passato i trent'anni dev'essere il medico di se stesso»[66], Cartesio ha dedicato molto tempo alla ricerca delle cause delle malattie e dei loro rimedi, convinto com'era che dalla conoscenza delle une e degli altri «si potrebbe esser esenti da un'infinità di malattie, tanto del corpo quanto dello spirito, e forse anche dall'indebolimento della vecchiaia»[67].

La teoria cartesiana dell'invecchiamento, secondo cui questo consiste nelle fibre del corpo che si induriscono gradatamente onde la macchina umana alla fine si arresta, è ripresa con fedeltà iatromeccanica da Baglivi nella sua *Dissertatio de anatome fibrarum* (Roma 1700): *vivere enim nostrum siccescere est.* La vita, col passare degli anni, è sempre più un rinsecchirsi, come aveva detto – guarda caso – Aristotele: «nel caso delle piante si chiama

[65] Anche Francesco Bacone (1561-1626) nell'utopia della sua *New Atlantis* (Londra 1627) abbozzò il progetto avveniristico di ritardare il logoramento e l'arresto della macchina umana mediante un ricambio del sangue che alimenta la macchina. Proprio nell'anno della scoperta da parte di Harvey della circolazione sanguigna, il medico Giovanni Colle da Padova scriveva nel *Metodo di preparare nuovi e sicuri medicamenti* (Venezia 1628) che «se un vecchio potesse avere il sangue di un giovane vivrebbe come quello». Il primo a eseguire una trasfusione di sangue animale fu il medico inglese Richard Lower nel 1666. Il 15 giugno 1667 il medico francese Jean-Baptiste Denys trasfuse tre once di sangue d'agnello a un giovane demente, ottenendo in modo tanto fortuito quanto fortunato una sorta di ematoshock salutare che favorì per breve tempo la pratica prematura, pericolosa ed esiziale in assenza di riferimenti circa la compatibilità gruppale e fattoriale (gruppi A, B, AB, 0 e fattore Rh) dell'emotrasfusione. Lo stesso anno 1667 vide operarsi in Italia la prima trasfusione interumana: la praticò, a quanto pare, Paolo Manfredi, professore di medicina a Roma, il quale, avvalendosi della collaborazione del chirurgo-barbiere Bartolomeo Simoncelli, «diede luogo a publici esperimenti nella casa sua sulla operazione del sangue da individuo a individuo et in bruti et in huomini» (secondo quanto riferito da E. Morselli, *La trasfusione di sangue*, tesi libera di dottorato, Università di Modena 1874).

[66] Il motto dell'imperatore Tiberio è riportato ivi, p. 287.

[67] Cartesio, *Opere*, a cura di E. Garin, vol. I, Laterza, Bari 1967, p. 173.

disseccarsi, nel caso degli animali si chiama senilità»[68]. Galeno aveva tratto da Aristotele la nozione del graduale disseccarsi dell'organismo e da Ippocrate la nozione del graduale estinguersi del calore innato, fondando una fisiopatologia dell'invecchiamento dove il caldo e l'umido, qualità essenziali di ogni essere vivente, si consumavano a vicenda, con ferreo determinismo biologico.

La concezione iatromeccanica trasferisce il substrato dell'essiccamento dall'«umidità radicale» alle parti solide; ma questo cambiamento concettuale non serve a prolungare la vita. L'arco vitale dell'uomo italiano del Seicento contempla una speranza di vita alla nascita sotto i 40 anni e una vita vissuta dai più in modo disagiato, in ambienti spesso malsani, con attività spesso logoranti, come incominciano a notare i medici più avveduti, da Lancisi a Ramazzini, come si vedrà. Sono condizioni di vita e di lavoro che fanno sentir vecchi o definire vecchi coloro, e sono i meno, che superano la quarantina: una breve, precoce vecchiaia, che si esaurisce per molti nella quinta decade di vita, ispirando quel senso di fatalità e di rassegnazione di cui è permeata la mentalità di ampi strati sociali nell'Italia barocca.

La nuova scienza medica può dunque molto poco, sia nel curare le malattie che nell'assicurare la longevità. La semplicità nel medicare – a base di bevande acquose, brodi lunghi, lavativi, tamarindi, cassia, china-china – e una dietetica altrettanto semplice, senza consumi di lusso, hanno almeno il vantaggio di affidare la difesa della salute più al culto di Igea che a quello di Esculapio. Alla prassi polifarmaceutica, tanto ricca di costi quanto povera di benefici, si contrappone l'ipotesi salutista, con pochi farmaci e cibi.

La non-medicalizzazione che Redi riserva a marchesi, abati, gentildonne e cardinali – che compongono l'altolocata clientela dei suoi *consulti medici* – fa parte di un modello igienico-terapeutico proponibile su vasta scala, fruibile senza difficoltà anche da coloro cui sono vietati, per censo, «quei tanti sciroppi, pillole, elettuari, ed altri galenici composti, inventati, cred'io – scrive Redi al collega Giuseppe Lanzoni – non per altro, che per ingrassa-

[68] Aristotele, *Opere*, a cura di G. Giannantoni, vol. II, Laterza, Roma-Bari 1973, p. 690.

re l'ingordigia degli speziali»[69]. Al medesimo modello appartiene la parsimonia alimentare consigliata da Redi agli stessi marchesi ed abati, una parsimonia che da igienica dieta d'elezione si ribalta in patologica penuria coatta sulle mense di chi, come i familiari del contadino Tonio – testimone del fallito matrimonio di Renzo e Lucia –, si nutrono in sette o otto di «una piccola polenta bigia, di gran saraceno», la cui mole è «in ragion dell'annata, e non del numero e della buona voglia de' commensali»[70].

Frutto del buon senso e delle «sensate esperienze», il modello rediano si pone come «piccola fronda»[71] alla medicina del tempo, come coscienza autocritica della nuova scienza medica, come medicina alternativa al galenismo medico tradizionale. Quest'ultimo non è molto diverso, in Italia, da quello che in Francia subisce la critica sferzante di un testimone non sospetto d'inesperienza, il «malato *non* immaginario» Jean-Baptiste Poquelin, in arte Molière, cui le ricorrenti febbri ed emottisi dànno ripetute occasioni di sperimentare direttamente l'impotenza di *médecins* pretenziosi e saputi, depositari di una *scientia* sempre più avulsa dal proprio specifico oggetto, il malato perennemente aspettante.

Più che la nuova scienza medica – in versione malpighiana, rediana o neoippocratica – è la peste, ancora una volta, a catalizzare la crisi della medicina galenica. Nel 1656 «una pestilenza arrivata dalla Sardegna», scrive il cardinale Girolamo Gastaldi nel suo «trattato politico-legale» *De avertenda et profliganda peste* (Bologna 1681), «penetrò serpeggiando in Napoli, nel litorale romano e in Genova, e quindi in non poche parti d'Italia»[72]. La nuova ondata epidemica colpisce le regioni risparmiate dall'ondata precedente, quella del 1630-31; colpisce in pratica tutta l'Italia centromeridionale, con in più il Genovesato e in meno la Sicilia, colpita a parte nel 1624. Questa volta è la Sardegna il tramite insulare della peste continentale: il morbo, che imperversava in Spagna, è

[69] Le parole di Redi a Lanzoni sono riportate da De Renzi, *Storia della medicina italiana*, cit., vol. IV, p. 381.

[70] A. Manzoni, *I promessi sposi*, introduzione di A. Moravia, Einaudi, Torino 1960[3], p. 94.

[71] Polito, *Introduzione*, cit., p. 32.

[72] Il passo del *Tractatus politico-legalis* di Gastaldi è riportato da Corradi, *Annali delle epidemie*, cit., vol. II, pp. 183-84.

giunto da Barcellona ad Alghero e si è diffuso dal Sassarese al Cagliaritano.

Da Cagliari, via mare, la peste arriva a Napoli, portata – al dire delle autorità – dalla «moltitudine de' cibi salati et corrotti mangiatisi da gente povera»[73]. Delle dodici province in cui è diviso il Regno risparmia solo la più remota, quella di Otranto. Su una popolazione complessiva di quattro milioni e mezzo di abitanti, quasi un milione soccombe. «Nella sola città di Napoli e sobborghi morirono», narra *A' posteri della peste* (Napoli 1668) Nicolò Pasquale, «da 600.000 persone e sull'ultimo da 25 a 30 mila per giorno»: anche se «nell'aritmetica cotesto scrittore frasteggia a' superlativi»[74], la morìa, al solito, è grande.

Muore, tra i molti, il capo dei medici incaricati di studiare l'epidemia, cioè Severino, professore in Napoli di chirurgia, arte da lui tolta «dalle mani dei pratici che, abbandonando il coltello e il cauterio, applicavano solamente empiastri, unguenti e cerotti» e restituita «alla sua vera funzione operativa». Severino, per questa sua campagna invisa tanto ai medici galenisti inesperti nell'operare quanto ai cerusici insofferenti del ruolo subalterno di operatori, è stato in vita «accusato di fatti criminosi»; e per la teoria *democritea* della sua *zootomia*, nonché per la sua esaltazione dei meriti di Paracelso, è stato, con vari pretesti, anche «sottoposto a giudizio e chiuso in carcere» e temporaneamente «rimosso da ogni pubblico impiego»[75].

Il proposito di continuarne l'opera riformatrice in campo professionale e scientifico e soprattutto il ricordo del miserando spettacolo offerto, nel grande teatro tragico della peste, sia da una medicina farraginosa ed evanescente, giunta a far confezionare polveri antipestose «composte con più di 150 semplici per la maggior parte teriacali e cordiali»[76], sia da una sanità pubblica in balìa di

[73] L'avviso dell'autorità napoletana è riportato da L. Del Panta, *Le epidemie nella storia demografica italiana (secoli XIV-XIX)*, Loescher, Torino 1980, p. 171.

[74] Vedi Corradi, *Annali delle epidemie*, cit., vol. II, p. 200.

[75] P. Capparoni, *Profili bio-bibliografici di medici e naturalisti celebri italiani dal sec. XV al sec. XVIII*, vol. II, Istituto nazionale medico farmacologico Serono, Roma 1928, p. 66. Sul paracelsismo di Severino cfr. Ch. Webster, *Magia e scienza da Paracelso a Newton*, traduzione di P. Corsi, Il Mulino, Bologna 1984, p. 21.

[76] Corradi, *Annali delle epidemie*, cit., vol. II, p. 202 nota.

medici supponenti e insipienti, nonché di autorità civili ed ecclesiastiche irresponsabili e imbelli, sono probabilmente tra i fattori determinanti della «decisione di Tommaso Cornelio di premettere ai suoi *Progymnasmata physica* (Venezia 1663), pronti ormai da sette anni – cioè dall'anno della peste –, un *dialogus* violentemente polemico contro i medici tradizionalisti»[77].

Il medico cosentino Tommaso Cornelio, di cui Severino è «il vecchio maestro che lo aveva prima iniziato alla filosofia e poi avviato a Roma»[78], si è assunto al suo rientro in patria nel 1649 il compito di rinnovare la cultura napoletana nel nome di Galileo, di Cartesio, di Gassendi. Il suo programma culturale, che lo porta ad assumere la guida filosofico-scientifica dell'Accademia degli Investiganti, trae dalla crisi del sistema medico-sanitario collassato dalla peste lo stimolo per un impegno riformatore anche in campo professionale, morale, civile.

La sua requisitoria contro i medici tradizionalisti è implacabile. Egli rimarca la loro

> impudenza, propria di coloro che, mentre vogliono apparire grandi nell'arte di medicare, trascurato l'aggiornamento e lo studio, cercano con l'inganno e con l'astuzia la gloria e la pubblica fama; e quanto più mancano di nozioni e di buone arti, tanto più cercano di supplirvi con bei modi e affettazione di gran senno.

Cornelio li dipinge come capaci solo di

> incedere a capo chino, curare i capelli, coltivare la barba fluente, atteggiare il volto a gravità e severità, profferire in ogni occasione e in ogni sermone aforismi e sentenze con gran varietà di parole o altre cose di quel genere che spande gran sapienza agli occhi delle donnicciole e del popolino ignorante.

Nel brano, nota Corradi riportandolo, «senza dubbio v'ha dentro l'esagerazione». «Nondimeno – aggiunge –, ridotto nelle debite proporzioni, il quadro servirà a rappresentare lo stato mo-

[77] M. Torrini, *L'Accademia degli Investiganti. Napoli 1663-1670*, in «Quaderni storici», XVI, 48, pp. 847-48.

[78] Ivi, p. 858.

rale ed anche intellettuale de' medici di buona parte d'Italia, per non dire di tutta, nella seconda metà del Seicento»[79].

Molière, dunque, ha mentito o non ha mentito? Così interrogandosi, lo storico della biologia Jacques Roger ha scritto che, «gigantesco e ridicolo, Thomas Diafoirus protende la sua ombra su tutta la medicina del XVII secolo»[80]. La tipologia del medico seicentesco offertaci dal Cornelio sembra dare ragione, non torto, alla caricatura offertaci dal teatrante parigino, anche per quanto riguarda l'Italia.

L'attacco del Cornelio ai medici tradizionalisti, anteriore alla già ricordata levata di scudi dei galenisti messinesi, provoca il contrattacco dei galenisti napoletani, capeggiati dal protomedico Carlo Pignataro, i quali «non assistevano inerti all'azione di rinnovamento condotta dal Cornelio e dai suoi sodali, ma soprattutto non erano disposti a tollerare la concorrenza nei loro domini, l'insegnamento e l'esercizio della professione»[81].

Lo scontro è infatti a più livelli. A livello scientifico-professionale, è tra la vecchia medicina e la nuova che, riscattandosi da secolare «incertezza» – scrive il medico Lionardo di Capua nel suo *Parere sull'incertezza della medicina* (Napoli 1681) – deve lasciar da parte Galeno e arricchirsi con la «morta notomia» di Vesalio, con la «vital notomia» di Paracelso, con la fisiologia cardiocircolatoria di Harvey, con la chimica di van Helmont[82]. A livello disciplinare-didattico, lo scontro è tra la cultura medica imposta dal «servil giogo delle scuole» – scrive il medico paracelsiano Sebastiano Bartoli in un *systema novum* espressamente «eversivo della medicina scolastica», del quale il protomedico Pignataro ottiene «la proibizione, la confisca e infine il rogo»[83] – e la cultura medica «investigante», direttamente influenzata dalla tradizione di Severino e dalla le-

[79] Corradi, *Annali delle epidemie*, cit., vol. II, p. 203.

[80] J. Roger, *Les sciences de la vie dans la pensée française du XVIIIe siècle*, Colin, Paris 1971², p. 7.

[81] Torrini, *L'Accademia degli Investiganti*, cit., p. 866.

[82] Cfr. A. Dini, *Filosofia della natura, medicina, religione. Lucantonio Porzio (1639-1724)*, Franco Angeli, Milano 1985, p. 61.

[83] M. Torrini, *Dopo Galileo. Una polemica scientifica (1684-1711)*, Olschki, Firenze 1979, p. 154. L'opera di Bartoli è l'*Astronomiae microcosmicae systema novum. In eversionem scholasticae medicinae exercitationum paradoxicarum decas*, apud Novellum De Bonis, Neapoli 1663.

zione di Borelli, «gran filosofante e matematico dell'età nostra»[84], come afferma Di Capua. A livello politico-civile, lo scontro è tra medici legati al potere baronale e medici come l'«intimo amico e, per certi aspetti, discepolo»[85] di Borelli, Lucantonio Porzio, il quale come Di Capua «ebbe scontri politici coi baroni»[86].

Il ritratto dei medici tradizionalisti dovuto al pennello di Bartoli è ancora più impietoso di quello dipinto dal Cornelio: «Con artifici e questue» i galenisti «son soliti acquistar clientele di malati; con tanto di barba e con religiosa ipocrisia si insinuano tra principi, gentildonne, cerimonieri, prelati e consimili pubbliche persone, cui prestano opera medica gratuita con la speranza di moltiplicare poi il loro lucro»[87]. Il ricorrente riferimento alla barba, onor del mento e segnacolo di prestigio, riporta la rappresentazione al grottesco d'oltralpe, quale appare in una tesi di *baccalauréat* dal titolo *An Medico barba? toga?*, discussa alla Faculté de Médecine di Parigi intorno alla metà del Seicento[88].

La Sorbona è molto diversa dalla Sapienza e dalle altre università italiane? Queste, in altri termini, sono ancora al livello cinquecentesco? «Per talune università della penisola il Cinquecento costituì una vera e propria età dell'oro»[89], garantita dall'autonomia delle istituzioni e dalla libertà dell'insegnamento; ma sullo scorcio di quel secolo «le università stavano prestamente mutandosi in vere e proprie creature del governo» dovunque dipendenti dall'appoggio governativo, onde «nel Seicento, quando gran parte di quell'appoggio venne meno, le università di tutta la penisola scoprirono quanto ardua fosse la semplice sopravvivenza»[90].

Il venir meno del sostegno da parte del potere civile è dovuto a «diffidenza per quegli aspetti di autonomia e creatività intellettuale» e per quell'«esplicita vocazione sovranazionale» che erano

[84] L'appellativo dato a Borelli è nella dedica a Cristina di Svezia premessa a L. di Capua, *Lezioni intorno alla natura delle mofete*, per Salvatore Castaldo, Napoli 1683.

[85] N. Badaloni, *Introduzione a Vico*, Feltrinelli, Milano 1961, p. 101.

[86] Ivi, nota.

[87] Bartoli, *Astronomiae microcosmicae systema novum*, cit., p. 81.

[88] Cfr. Roger, *Les sciences de la vie*, cit., p. 12.

[89] R.L. Kagan, *Le università in Italia, 1500-1700*, in «Società e Storia», VII, 28, p. 282.

[90] Ivi, p. 293.

propri dell'università libera. In una età meno aurea come quella seicentesca l'obiettivo dei governi diventa quello «di valersi dell'istituzione come sede di formazione dei quadri dirigenti locali, da tenere sotto il proprio diretto controllo»: un obiettivo coincidente in larga misura con quello della Chiesa della Controriforma, che arriva a «valersi delle proprie armi – Indice e Inquisizione – per spegnere nel più ortodosso conformismo l'antica libertà d'insegnamento»[91].

Con la corresponsabilità di carestie, epidemie e guerra dei Trent'anni – il triplice flagello medioevale ammodernato – si riduce la circolazione delle idee, in Italia e tra Italia ed Europa. Cessa l'afflusso di discenti e docenti stranieri. Le università si popolano di lettori indigeni, sempre meno disponibili a viaggiare da un ateneo all'altro e a scambiare cultura, cioè sempre meno insegnanti e sempre più burocrati. Parallelamente le università si spopolano di studenti e la vita accademica, disordinata e «ormai frantumata in rapporti che avevano spesso più del clientelare che del didattico», subisce la dura concorrenza della scuola superiore privata, ispirata a «un nuovo modello d'insegnamento, metodico e disciplinato, che si esemplava sui collegi gesuitici»[92]. Il successo di questi ultimi è grande dappertutto, ma specialmente a Napoli, dove l'università è costretta a correre al riparo e ad affidare la cattedra di filosofia a religiosi, «più per decoro che per utilità», suscitando le proteste di chi, come Di Capua, obietta che «mestier sarebbe ristorar la nota scuola della filosofia e in man dei medici riporla, come già prima costumava»[93], in nome di quella *libertas philosophandi* che sola può far progredire il sapere scientifico fino al traguardo della verità.

Il quadro è quello di una grande crisi, quantitativa e qualitativa. Sempre a Napoli, il cappellano maggiore, funzionario che i viceré spagnoli hanno preposto allo Studio, stabilisce le materie che i singoli lettori devono svolgere nei loro corsi. Nel quadriennio

[91] M. Roggero, *Professori e studenti nelle università tra crisi e riforme*, in R. Romano, C. Vivanti (a cura di), *Storia d'Italia. Annali*, vol. IV, *Intellettuali e potere*, a cura di C. Vivanti, Einaudi, Torino 1981, p. 1046.

[92] Ivi, pp. 1061 e 1049.

[93] L'obiezione di Di Capua è riportata da N. Cortese, *Il governo spagnolo e lo Studio di Napoli*, in Id., *Cultura e politica a Napoli dal Cinquecento al Settecento*, Esi, Napoli 1965, p. 104.

1680-84 il primo professore di medicina teoretica (che tiene pubbliche lezioni «ordinarie» al mattino, dalle 7 alle 9) deve leggere l'*Ars parva* di Galeno per due anni e gli *Aforismi* di Ippocrate per altri due, mentre il secondo professore della stessa disciplina (che tiene pubbliche lezioni «straordinarie» alla sera, dopo i vespri) deve commentare le stesse opere, ma in ordine inverso. Ugualmente viene stabilito per i due professori – *ordinarius* ed *extraordinarius* – di medicina pratica, i quali devono spiegare il *De febrium differentiis* di Galeno per due anni e il *De morbis particularibus* di Rhazes per altri due[94].

Tenuto conto della temperie culturale che aleggia intorno a siffatti programmi d'insegnamento e corsi di lettura, non c'è da stupirsi che «dove si combatté una più intensa lotta fu nel campo della medicina, ove il contrasto fra il nuovo e l'antico era più stridente e non rendeva possibile transazione alcuna. In un campo militava il Cornelio, il Bartolo, il Porzio, nell'opposto il Pignataro»[95].

Il contrasto tra l'antico e il nuovo avviene soprattutto sul terreno della nuova scienza, la chimica, propedeutica alla «materia medica», cioè alla farmacologia e alla terapeutica. I medici galenisti con alla testa Pignataro, preoccupati di perdere il monopolio della professione, chiedono che l'insegnamento della chimica, impartito privatamente perché non contemplato dall'ordinamento degli studi, sia rigorosamente vietato. Contro tale richiesta viene pubblicato anonimo, ma dovuto alla penna di Di Capua, un *Discorso per difesa dell'arte chimica e de' professori di essa*, nel quale la nuova scienza è definita indispensabile «per la Philosophia e per la Medicina» in quanto rivela «l'ultima costituzione e natura delle parti». I galenisti replicano con un *controdiscorso* «nel quale si dimostra che i medicamenti spagirici sieno per lo più mal sicuri e pericolosi, e da non permettersi senza l'approbazione de' medici galenisti. E che la lettura della chimica, benché privatamente, come non utile, debba restare proibita»[96].

L'ostracismo alla chimica ha ragioni profonde. Questa scienza

[94] Cfr. ivi, p. 91.

[95] Ivi, p. 103.

[96] Per questa polemica e le relative citazioni cfr. Torrini, *L'Accademia degli Investiganti*, cit., pp. 866-68.

si è evoluta nel Seicento soprattutto per merito di Robert Boyle, *The Sceptical Chymist* – tale il titolo del suo libro più famoso, pubblicato nel 1661 – che abbiamo visto raccogliere le confidenze di Harvey sulla scoperta della circolazione del sangue. Ebbene «Boyle fu guidato in tutto lo svolgimento della sua opera da quella che egli stesso chiamava la *filosofia corpuscolare*»: una filosofia utilizzante «il concetto di materia e di moto per spiegare meccanicisticamente tutte le reazioni, tutte le proprietà fisiche e per eliminare tutte le teorie occulte»[97].

Grazie a questa filosofia corpuscolare, la *spagirica* dei medici paracelsiani si è evoluta in *iatrochimica*. Tra gli artefici di questa evoluzione sono, rileva Charles Webster, «i membri dell'Accademia degli Investiganti di Napoli, uno dei principali centri di diffusione della nuova filosofia di Cartesio e di Gassendi in Italia», i quali «trovarono perfettamente coerente adottare la fisica di Galileo e la medicina di Paracelso e van Helmont»[98]. La coerenza sta nel fatto che la iatromeccanica, nata dalla fisica di Galileo, e la iatrochimica, nata dalla medicina di Paracelso, hanno un denominatore comune nella teoria corpuscolare della materia, nata dalla rivoluzione scientifica e congeniale ad entrambe. Le due teorie mediche seicentesche non sono affatto contrastanti fra loro anche se, a uno sguardo superficiale, interpretare la digestione come processo triturativo può apparire in contrasto con l'interpretare la digestione stessa come processo fermentativo. A un simile sguardo, iatromeccanica e iatrochimica possono sembrare una versione aggiornata del contrasto tra la medicina di Erasistrato, che considerava il processo digestivo come «triturazione», e la medicina di Ippocrate, che considerava lo stesso processo come «cozione». Tale sguardo storiografico può vedere le due teorie come antagoniste – la iatromeccanica del corpo-macchina contrapposta alla iatrochimica del corpo-provetta – solo in quanto non presta «la dovuta attenzione alle *componenti filosofiche* delle dottrine fisiologiche e patologiche»[99].

[97] H.M. Leicester, *Storia della chimica*, traduzione di A. Meraldi, Isedi, Milano 1978, p. 121.

[98] Webster, *Magia e scienza*, cit., p. 21.

[99] Dini, *Filosofia della natura*, cit., p. 132. Dini rileva che «le denominazioni *iatrochimica* e *iatromeccanica* appartengono a uno schema storiografico che deriva dalle storie generali della medicina: proposto da Sprengel nel 1799, ri-

È un'attenzione che non fa difetto ai medici galenisti napoletani del tardo Seicento, i quali non esitano ad accusare i rivali iatrochimici di ostentato disprezzo non solo per Galeno, ma addirittura per «quel Filosofo su la dottrina del quale non solo il sapere di coloro che sanno [...] ma molte altre cose della nostra fede hanno stabilito le fondamenta». L'accusa è di antiaristotelismo, di irreligione, di ateismo. Il fatto grave è che essa è rivolta da medici a medici.

Muove da qui, anche da qui, quella divisione ideologica del mondo medico – o nel mondo medico più avvertibile che in altri mondi professionali – che viene rispecchiata, peraltro con proporzioni mutevoli a seconda dei tempi e dei luoghi, dal detto *ubi tres medici, duo sunt athei*. Se «il vero ateismo», osserva in proposito John S. Spink, è «da distinguersi dal materialismo puramente fisiologico dei medici», anche in Italia, per quanto meno che altrove in Europa, «i fisiologi e i medici in generale avevano fama di miscredenti»; e comunque «sembra che i medici in ogni tempo abbiano potuto essere materialisti quanto volevano senza che il resto della comunità ne fosse turbato»[100]. Forse per non turbare il resto della comunità, nella Napoli spagnolesca e inquisitoria di fine Seicento, i fisiologi iatrochimici e i medici spagirici sono costretti a passare da una strategia d'attacco sul versante scientifico a una strategia di difesa sul versante teologico-religioso.

Però in medicina le ragioni filosofiche e scientifiche non devono mai esimersi da un critico confronto con le ragioni pratiche. Il *Parere sull'incertezza della medicina* di Di Capua è stato scritto in seguito a un caso di avvelenamento da antimonio, medicamento spagirico visto dagli iatrochimici come una sorta di farmaco universale ed elogiato come «piombo sacro dei saggi». Bandito viceversa dalle prescrizioni di Redi in quanto emetico irrispettoso delle vie di evacuazione predisposte dalla natura, in quanto farmaco tra i «più mal sicuri» è bandito dalle prescrizioni dei medici galenisti. E poiché i medici «irregolari» lo prescrivono in forma di sale, come tartaro stibiato, i medici «regolari» lo definiscono

preso nel corso dell'800 da De Renzi, Puccinotti e Daremberg, lo si ritrova in tutti i più autorevoli manuali».

[100] J.S. Spink, *Il libero pensiero in Francia da Gassendi a Voltaire*, traduzione di L. Roberti Sacerdote, Vallecchi, Firenze 1974, p. 254.

«tartaro stigiato», considerandolo veicolo di sicuro trapasso oltretomba, verso la palude Stigia. Essi dànno fiato alle trombe a ogni abuso del farmaco.

Le ragioni della chimica non sempre coincidono con le ragioni della salute. Lo attesta un paziente che non può dirsi prevenuto, né tanto meno affetto da arretratezza filosofica, Pietro Giannone. Scrive Giannone:

> Nella mia adolescenza mancò poco che non tornassi in quello stato nel quale fui prima di nascere, poiché, infermato di febre ancorché non gravemente, il medico, poco riflettendo al mio gracile temperamento, mi diede una purgazione con antimonio superiore alle mie forze; sicché, di sopra con vomiti, e di sotto con profluvi continui, mancò poco che non esalassi l'anima tra le braccia della mia cara madre[101].

Nel contraddittorio procedere della medicina seicentesca c'è dunque anche il riscontro di una scienza rivoluzionaria, preliminare a una futura terapeutica, che nel labirintico aggirarsi dei suoi primi passi sull'accidentato terreno della pratica compie errori di percorso che le vengono imputati come conseguenze inevitabili di errori di fondo. Così non è. Ma è innegabile che la medicina scientifica, nel suo realizzarsi in anteprima sul piano tecnologico, va incontro ai suoi primissimi *lapsus*. Scienza *della* natura umana e scienza *per* l'uomo, la medicina è, d'altra parte, costituzionalmente eterogenea, percorsa da due ideologie, tecnologica e antropologica, diverse tra loro, originariamente armonizzate nel paradigma ippocratico. Ebbene, proprio nel momento storico di un «ritorno a Ippocrate» proclamato a gran voce, le due ideologie incominciano a separarsi per divenire poi, sempre più, storicamente giustapposte e a volte contrapposte.

L'apparato tecnologico che verrà ad inserirsi tra medico e paziente, se sul piano diagnostico è vicariato nel Seicento dall'intuito clinico di un Malpighi o di un Baglivi – la loro intuizione è la scorciatoia intellettuale della grande clinica *in fieri* – sul piano farmacoterapico è prefigurato nel Seicento da una iatrochimica in cerca

[101] P. Giannone, *Vita scritta da lui medesimo*, a cura di S. Bertelli, Feltrinelli, Milano 1960, p. 5.

della propria identità tra preparati «semplici» e nuovi «composti» – o tra china-china e antimonio – per vie percorribili a lungo o su strade senza sbocco. Si tratta di piste, buone o false, che non sempre tengono il giusto mezzo tra scienza e valori umani, le due direttrici maestre del mestiere di medico. L'*antropologia medica*, quand'anche non sia quella inesistente dei medici derisi da Molière, si delinea come componente inquietante di una commedia umana che ha nel classico triangolo «medico, medicina, malato» – lui, lei e l'altro – un contenuto reale, niente affatto immaginario.

3. *Utopia e realtà dell'assistenza ospedaliera*

Dal rapporto che è venuto a crearsi tra un'*arte* antica, ippocratica, e la scienza moderna, galileiana, nasce il modello biomedico fondante un indirizzo scompositivo-descrittivo che consiste in una suddivisione-classificazione sia della patologia, in parti analitiche (le singole malattie considerate come entità indipendenti), sia dello scibile medico, in frammenti di sapere accostati e talvolta staccati (le singole discipline specialistiche).

Accanto a questa neonata prospettiva di sviluppo, che si realizzerà compiutamente nell'Otto-Novecento, esiste nel Seicento, già in fase di realizzazione, la prospettiva di un intervento medico sul malato che, superato l'immobilismo bloccante il povero nella sua condizione di miseria-malattia dentro i vecchi ospizi ed asili, apre la strada all'ospedale moderno, inteso come luogo elettivo di diagnosi e cura.

È pensabile che, nel periodo in cui il meccanicismo prende piede in medicina, queste funzioni ospedaliere, diagnostiche e terapeutiche, comincino a essere gravate da ipoteche che consegneranno gli ospedali a un futuro destino di *machines à guérir*? A parte la domanda precorritrice, una risposta va data al quesito se l'ospedale italiano, al pari dell'università, sia nel Seicento ancora al livello dei secoli precedenti, «un livello [almeno per il Quattrocento] eccezionalmente alto di ingegnosità economica e di acume amministrativo»[102].

[102] B. Pullan, *Poveri, mendicanti e vagabondi (secoli XIV-XVII)*, in R. Ro-

Che anche per gli ospedali il Cinquecento sia stato un'età dell'oro è quanto sembra emergere dalla descrizione lasciataci da un testimone oculare non sospetto di tenerezza per le cose d'Italia, il *rusticus et durus saxo* Martin Lutero. A Roma, dove si è recato nel 1510 per affari dell'Ordine agostiniano, egli è rimasto indifferente davanti all'arte del Rinascimento. Nell'Ospedale di Santo Spirito in Sassia, meta obbligata tra San Pietro e Castel Sant'Angelo di ogni sassone in visita alla città eterna, non ha battuto ciglio davanti agli affreschi di scuola botticelliana e della bottega di Ghirlandaio che decorano le pareti delle sale. Viceversa è rimasto folgorato dall'efficienza delle strutture sanitarie che non hanno l'uguale nei paesi oltremontani.

Gli ospedali in Italia – ha scritto generalizzando – sono provvisti di tutto ciò che è necessario; sono ben costruiti, vi si mangia e beve bene, e vi si è serviti con sollecitudine; i medici sono abili, i letti e le mobilia sono puliti e ben tenuti. Quando un malato vi è condotto, gli si tolgono gli abiti in presenza di un pubblico notaio che li registra; poi si mettono da parte con cura, ed il malato viene ricoperto da una veste bianca e deposto in un letto ben preparato. La pulizia è ammirevole[103].

Uguale efficienza Lutero ha veduto a Firenze, in Santa Maria Nuova, l'ospedale cui si è ispirato il Filarete per la costruzione della Ca' Granda e ai cui statuti si sono uniformati quelli dell'Ospedale di Santo Spirito.

Apprestato un buon letto con biancheria di bucato – ha scritto ancora – subito dopo sopraggiungono due medici, ed inservienti che portano cibi e bevande, contenuti in vetri tersi che non vengono toccati nemmeno con un dito, ma presentati sopra vassoi. Anche matrone, ve-

mano, C. Vivanti (a cura di), *Storia d'Italia. Annali*, vol. I, *Dal feudalesimo al capitalismo*, Einaudi, Torino 1978, p. 1045.

103 Questo passo della descrizione di Lutero è riportato da A. Celli, *Storia della malaria nell'Agro Romano*, in «Atti della R. Accademia nazionale dei Lincei. Memorie della Classe di Scienze fisiche, matematiche e naturali», s. VI, III, 1, 1927, p. 231.

late, per alcuni giorni servono gli infermi, quindi, non conosciute, tornano alle loro case[104].

Il governatore dell'Ospedale di Santo Spirito, Bernardino Cirillo, un umanista neoplatonico amante del bello, non ha condiviso affatto, quarant'anni dopo, tutto questo entusiasmo. A proposito dello spettacolo e del servizio nelle corsie, ha scritto:

> Qual vomita, qual grida, qual tosse, qual tira il fiato, qual esala l'anima, qual farnetica che bisogna legarlo, qual si duole e si lamenta. [...] Il servizio è pessimo e abominevole [...]. Andrà uno di quelli poltroni a dare il pasto a un infermo, troverà il meschino afflitto e svogliato, prostrato e debole che appena il letto il sostiene et li dirà: bevi su, manda giù, che ti possi strangolare[105].

Dalla relazione, i cui tratti forzati esagerando le anomalie rivelano verosimilmente la norma, apprendiamo che nell'anno 1549-50, su 10.000 degenti, i morti sono stati 9.028, perché denutriti o mal curati o male assistiti o, soprattutto, ricoverati troppo tardi. La resistenza dei malati al ricovero era accentuata dal sospetto che l'ospedale fosse più un'anticamera della morte che un luogo dove ricuperare la salute. Anche se le strutture essenziali al buon funzionamento – spezieria, cucine, servizi igienici, lavanderia – esistevano e apparivano tali da impressionare favorevolmente il visitatore, chi governava l'intero complesso e ne viveva la vita dall'interno non poteva nascondersi vuoi le molte deficienze della scienza medica, vuoi l'insufficienza numerica e l'inettitudine del personale di assistenza[106].

Per gli sforzi compiuti da Cirillo «in funzione di riformatore», le condizioni dell'Ospedale di Santo Spirito nel 1575, anno giubilare, sono cambiate in meglio: «il vitto, la biancheria, le coperte finirono con l'essere eccellenti; le medicine erano tanto numerose quanto strane; il cerusico non aveva riposo né di giorno né di

[104] Quest'altro passo della descrizione di Lutero è riportato da A. Pazzini, *L'ospedale nei secoli*, Orizzonte Medico, Roma 1958, p. 243.

[105] La descrizione di Cirillo è riportata ivi, p. 154.

[106] Cfr. C.C. Martindale, *San Camillo de Lellis*, traduzione di G. Pozzo, Longanesi, Milano 1947, p. 93.

notte, e nemmeno alla domenica, tanto era occupato a cavar sangue»[107]. Non stupisce pertanto che una visita apostolica del 1574 abbia registrato con soddisfazione tali miglioramenti e che un altro visitatore oltremontano, il predicatore bavarese Jakob Rabus, venuto a Roma per il giubileo bandito dallo spirito ecumenico di Gregorio XIII all'indomani della notte di San Bartolomeo, sia rimasto ammirato al pari di Lutero. In una città «bastarda», stretta dalla malaria e dal brigantaggio e dove il meretricio e la pederastia dilagavano, l'arcigno visitatore d'oltralpe ha visto splendere un grande ospedale:

> L'Ospedale di S. Spirito è una istituzione il cui fasto può sembrare incredibile ai tedeschi che non l'abbiano contemplato con il proprio sguardo. I poveri infermi non vi sono trattati secondo è costume presso di noi, ma in maniera affatto signorile: sono provvisti di medici e farmacisti ed alimentati con cibi nutrienti e bevande generose[108].

Questa, del vitto nutriente e del vino generoso, è un'annotazione ricorrente e dunque un'idea fissa, che esprime consapevolezza dell'importanza primaria, in degenti spesso più malnutriti che ammorbati, di un'alimentazione a base almeno di buon pane e di buon brodo, integrata da quel fondamentale liquore terapeutico che è il vino nelle sue molte varietà e preparazioni: vino «mirabile», indicato negli ingorghi biliari e atrabiliari e dunque contro la còlera e la melancolia; vino «cordiale», alla borragine e melissa nonché *drogato*, indicato un po' per tutti i mali; vino la cui «anima» o «quinta essenza» è detta *aqua vitae* perché ristora i malati, ridà forza ai convalescenti e tiene lontana la morte dai vecchi.

In un'epoca in cui l'attenzione medica è insistentemente portata sulle vie aborali e in cui gli effetti dei mezzi curativi – bibite acquose, purghe, clisteri – sono controllati nei vasi di creta degli orinali e delle seggette, non minore attenzione è portata sulla via orale e su quel tanto, o poco, cibo che vi transita. Così il «beneficio» della cura può essere completo, non solo «evacuativo», ma anche «corroborante».

[107] Ivi, pp. 93-94.

[108] La descrizione di Rabus è riportata da Celli, *Storia della malaria*, cit., p. 231.

La «riforma» di Cirillo al Santo Spirito ha però avuto poca presa e breve durata. Una visita apostolica del 1585 ha dovuto infatti registrare ammalati abbandonati a loro stessi, e letti sporchi, medici insufficienti, livelli di mortalità, specie infantile, elevati. Le poche balie da latte si sono fatte notare per il loro contegno immorale, insieme ai «fratelli dello Spirito Santo» ai quali è affidata l'assistenza. Nello stesso ospedale, nello stesso anno, Camillo de Lellis ha rinvenuto un uomo ancora vivo nella stanza dove venivano «gettati» i cadaveri. Al futuro riformatore dell'assistenza ospedaliera toccava abitualmente uno strano privilegio: se un «fratello» giudicava un malato troppo repellente, la frase d'obbligo era «se ne occuperà Camillo di questa sudiceria»[109].

Dalla «pulizia ammirevole» che incanta Martin Lutero alla «sudiceria» di uomini e cose in cui si imbatte Camillo de Lellis: gli opposti categoriali del pulito e del sudicio sono peraltro improponibili sia come termini di riferimento cronologico, sia come poli di riferimento geografico dell'igiene ospedaliera nel XVI secolo. Nel primo come nel tardo Cinquecento, al nord come al sud della penisola, gli ospedali erano infatti luoghi igienicamente ambigui, espressivi, prima che di efficienze o carenze sanitarie, di una igiene corporale perennemente in conflitto con una sorta di mentalità idrofobica che pervadeva la società: «la diffidenza, se non la ripugnanza, verso l'uso igienico dei liquidi la allontanava da abluzioni liberatorie e purificatrici. Bagni caldi e bagni freddi [...] subirono un lungo declino, una prolungata eclissi. Sopravviveva, con oculate prescrizioni e dettagliate procedure, il bagno terapeutico tiepido»[110].

Tale mentalità permane, anzi si rafforza nel corso del Seicento. In più si provvede di una nuova base scientifica, facilmente raccordabile al senso comune. Alla base dell'idrorepellenza igienica non c'è più una questione di squilibrio *umorale* provocato dall'immersione nei liquidi; c'è un problema di pori corporei resi beanti e penetrabili dalle abluzioni e dai lavaggi. In tempi di grandi, ricorrenti epidemie, i «semi di pestilenza» sono visti entrare per questi

109 Cfr. Martindale, *San Camillo de Lellis*, cit., pp. 96 e 99.

110 P. Camporesi, *La cultura dell'igiene nella ricostruzione di uno storico*, in «Corriere della Sera», 4 settembre 1985, p. 3. Cfr. G. Vigarello, *Le propre et le sale. L'hygiène du corps depuis le Moyen Age*, Seuil, Paris 1985.

pori, attraversare gli infiniti minimi meati del corpo aperti al contagio. La loro pervietà, favorita da aspersioni e immersioni, è precondizione endogena della patologia particellare esogena *solidista*. Ancor prima che Leibniz faccia dell'uomo una «monade», la iatrofisica secentesca previene le malattie umane chiudendo porte e finestre dell'organismo. Pori e meati devono restare chiusi, obliterati, bloccati. Bagni e lavaggi sono una pratica pericolosa, che può costar cara. Anziché detersa, la pelle dev'essere oliata, impomatata, protetta da creme astringenti aromatizzate, che turino gli sbocchi dei canalicoli corporei e neutralizzino con profumi gli odori e sudori di un'utile sporcizia.

Ogni regola ha le sue eccezioni: per le abluzioni indispensabili, degli occhi e delle mani, si ricorra all'acqua fredda, che accentua lo *status strictus*, ma si eviti l'acqua calda, che facilita lo *status laxus*. Il capo-speziale di Santo Spirito, fra' Domenico Auda, scrive nella citata *Practica de' spetiali* che «gli occhi sono di natura acquea e per questo si devono lavar con acqua fresca e non calda» e che «lavarsi le mani in acqua calda» fa male alla salute «perché apre li pori, onde il calor naturale si dilata fuori».

Se l'epicureo Asclepiade, medico del II secolo a.C., è ritornato in auge con la sua teoria fisiopatologica del restringimento e rilasciamento dei pori, l'etica epicurea che identifica la virtù col piacere è contrastata da una morale che svaluta o condanna ogni aspetto edonistico, anche quello che fa del bagno una voluttà. «Il piacere dell'acqua veniva associato a ludiche pratiche a sfondo venereo, sentito come trasgressione alla norma morale oltre che al precetto medico, infido piacere dei sensi, allettamento ad atti impudichi»[111].

Di tale svalutazione risente, tra l'altro, anche il termalismo. Fiorito in età romana e decaduto in età cristiana – mille *années sans un bain*, dirà Michelet – il termalismo è rifiorito nel Rinascimento per toccare i vertici registrati nella copiosa letteratura cinquecentesca *de balneis*[112]; ma decade di nuovo nel Seicento, in un'età che vede decadere la cultura del corpo con le sue esigenze

[111] Vedi la nota precedente.

[112] Vedi G. Bellagarda, *Il trattato cinquecentesco «De Balneis»*, in Ciso, *I Congresso italiano di studi storici termali. Salsomaggiore Terme, 5-6 ottobre 1963*, Tip. T. Mattioli, Fidenza s.a., pp. 92-102.

comprimarie o voluttuarie: *balnea, vina, Venus consumant corpora nostra*. Sesso a parte, i bagni sono come il vino, rivalutati solo in quanto mezzi di un intervento, quello medico, che si propone di ricondurre il corpo deviante alla norma: risorse straordinarie, terapeutiche appunto, non ingredienti ordinari del vivere quotidiano. Mezzi di cura per malati, o consumi di lusso per ricchi.

Proprio quando una nuova idrologia medica, sollecitata dalla chimica, guarda all'acqua non più come a un mero veicolo del caldo e del freddo, ma come a un mezzo vettore di salutifere particelle in essa disciolte, una ideologia extrascientifica guarda alle terme e ai bagni pubblici come a luoghi equivoci, di promiscuità sessuale e di tentazione, dove nettezza e salute rischiano di farsi immondezza e peccato. È una ideologia strisciante anche in ambito ospedaliero, dove, ad esempio, il servizio di lavare i piedi ai malati può essere visto più come meritorio atto di umiltà da parte dell'infermiere che come doveroso atto igienico a vantaggio dell'infermo.

La pulizia degli uomini – malati e loro addetti – e la nettezza dei luoghi sono condizioni preliminari della umanizzazione dell'ospedale; ma non esauriscono il problema. Igiene ospedaliera, organizzazione sanitaria e pratica dell'assistenza sottendono un complesso di comportamenti umani che vanno oltre l'aspetto del lavare e del nettare. Questo aspetto, in quanto segno appariscente immediato, è quello che, con la magnificenza architettonica, manda in visibilio i visitatori stranieri; tuttavia non esaurisce l'interesse di chi, fra costoro, guarda anche alle strutture e ai modi di funzionamento degli ospedali, alla loro amministrazione e gestione, ai loro bilanci, o di chi, ancor più in profondità e dal di dentro, è interessato al problema antropologico della malattia-povertà-sventura.

Rispettivamente a metà e a fine Cinquecento, due viaggiatori inglesi, William Thomas e Fynes Moryson, hanno ratificato l'entusiasmo di Lutero per Santa Maria Nuova, l'ospedale fiorentino dove sono «ottimi medici, buoni farmacisti, diligenti infermieri» e che «è detto superare tutti gli altri in Italia». Un altro viaggiatore inglese, Gregory Martin, ha confermato e approfondito, nel 1581, le ragioni di ammirazione di Rabus per gli ospedali romani, in particolare per quello di Santo Spirito, nosocomio che ha un reddito annuo di 30.000 corone, un reparto chirurgico per «feriti», un reparto pseudopediatrico per «expositi», alcune stanze per *gentlemen* e un organico sanitario composto da quattro medici, due chirurghi e quaranta infermieri[113].

Nell'arco del Seicento numerosi sono i viaggiatori d'oltremanica che esprimono incondizionata ammirazione per l'Ospedale Maggiore di Milano, capace di 4.000 ricoverati, come annota Thomas Coryate nel 1611 e come segnalano con cifra sovrastimata invariante, dopo i grandi lavori d'ampliamento degli anni Trenta e Quaranta, Richard Lessels a circa metà del secolo e John Ray nel 1673. Agli inizi del secolo Coryate registra un reddito annuo di 50.000 corone, ma per Gilbert Burnet, nel 1686, tale reddito è quasi raddoppiato.

Anche se i più sono di confessione protestante e quindi poco propensi ad apprezzare le applicazioni caritative del *new Catholicism*[114] nato dalla Controriforma, tutti indistintamente abbondano in elogi e in riconoscimenti del carattere regale o principesco dell'istituzione. John Raymond, nel 1647, vede un ospedale «più adatto ad essere la corte di un re che a contenere persone che vivono della carità pubblica»; Lessels scrive che «se la malattia non fosse un male, un uomo quasi quasi desidererebbe ammalarsi in questo posto, dove un re anche in salute potrebbe vivere in modo molto confortevole»; Ray parla di ospedale «il più ampio e magnifico d'Europa» e di «palazzo principesco».

Riecheggiano tutti, chi più chi meno, l'idealizzazione dell'ospedale fatta dal loro compatriota Thomas More, il quale ha scritto che gli abitanti di Utopia

> hanno special cura degli infermi, i quali sono governati in publichi alberghi, perché hanno fuori di la città quattro *residenze* tanto capaci che paiono quatro picciole città, perché vi stiano molti infermi acconciamente e perché gli infermi contagiosi possino stare dagli altri luntani. Sono queste *residenze* ad ogni commodo degli infermi arteficiosamente fabricate, e tanta diligente cura si usa nel medicarli con assi-

[113] Per questi giudizi e testimonianze, e per quelli che seguono, vedi E.P. de G. Chaney, *Giudizi inglesi su ospedali italiani: 1545-1789*, in G. Politi, M. Rosa, F. Della Peruta (a cura di), *Timore e carità. I poveri nell'Italia moderna*, Atti del Convegno *Pauperismo e assistenza negli antichi stati italiani* (Cremona, 28-30 marzo 1980), s.e., Cremona 1982, pp. 77-101, *passim*.

[114] B. Pullan, *The Old Catholicism, the New Catholicism, and the Poor*, ivi, pp. 13-25.

due cure di medici, che ognuno infermando si contenta tosto di esser governato in questi luoghi che ne la casa propria; ma niuno vi si manda contra sua voglia[115].

A Milano, una «picciola città» quasi utopica – rifondata a metà Seicento grazie alla donazione testamentaria di Giovanni Pietro Carcano «il ricco» – con una «residenza» di 4.000 ricoverati (ma in realtà non più di 1.500) e con gli «infermi contagiosi» isolati nel lazzaretto *extra urbis muros* sembra realizzare le astratte idealità di Thomas More. Più realisticamente, essa corrisponde in modo ancora una volta esemplare alle concrete esigenze, sentite a Milano come altrove, di un controllo istituzionalizzato di quelle che sono ritenute le due grandi devianze, malattia e povertà: due devianze accorpate come forse non mai, dalla congiuntura epidemiologica ed economica seicentesca, in un tutt'uno che l'ideologia controriformista sublima a sventura, non più provvida, ma cui provvedere con i mezzi dell'assistenza e dell'ordine pubblico.

Degli ospedali italiani l'«aspetto ufficiale, aulico e così [dai visitatori stranieri] celebrato costituiva solo una faccia della medaglia»; «l'altra faccia» è «la realtà dell'assistenza sperimentata e vissuta dal povero» e dal malato «in maniera evidentemente drammatica»[116], ma che non toglie credibilità all'ipotesi che negli stessi ospedali, ancora nel Seicento, i ricoverati stiano meglio, o meno peggio, che in altre parti d'Europa.

All'ambiguità dell'igiene ospedaliera si aggiunge così una realtà assistenziale bifronte. L'assistenza ospedaliera è un aspetto peculiare della complessa interventistica *De subventione pauperum* teorizzata nell'omonimo scritto (Bruges 1526) dal teologo erasmiano Luis Vives, quando, agli inizi del Cinquecento, il problema del pauperismo ha incominciato a dilatarsi e ciononostante a permanere irrisolto sul piano economico, perpetuato proprio dalle strutture sociali che si esprimono in istituzioni sollecite.

[115] Th. More, *Utopia*, a cura di L. Firpo, Utet, Torino 1970-71, p. 146. Il passo è dato nella versione italiana di Ortensio Lando, pubblicata a Venezia nel 1584 da Anton Francesco Doni, con l'eccezione che al desueto termine «stanza» si è sostituito il termine «residenza».

[116] P. Simoncelli, *Note sul sistema assistenziale a Roma nel XVI secolo*, in Politi, Rosa, Della Peruta (a cura di), *Timore e carità*, cit., p. 137.

Il sovvenire i poveri, nel suo pratico farsi sul terreno delle sovrastrutture assistenziali e delle misure di «polizia», è diventato un misto contraddittorio di carità e repressione: gli Ospedali dei Mendicanti, istituiti un po' dovunque tra Cinque e Seicento – a Bologna nel 1563, a Milano nel 1570, a Roma nel 1587, a Venezia nel 1594, a Firenze nel 1621 – perlopiù in risposta a crisi di sussistenza che riducono alla fame le plebi cittadine, sono luoghi dove ai più miserabili viene fatta vivere una vita rinchiusa, di marginali potenzialmente pericolosi, ben più che una fase di ricupero, preliminare a una mitica affrancazione dalla miseria.

La reclusione, nel ricovero, è «il più drammatico punto di confluenza tra carità e repressione»[117]. «L'ambiguità è costante»[118]. In un *Discorso sopra lo Spedale de' Mendicanti*, anonimo, che contiene suggerimenti per l'organizzazione dell'ospedale fiorentino, il povero costretto a mendicare viene prima definito «pupilla degl'occhi di Dio» e poi travolto da un giudizio morale totalmente negativo, che lo colpevolizza di vita «licentiosissima e da bestie», di «sfrenata libertà et abominevole licenza», di «scandoli e vitij enormi»[119]. «Al povero non viene sempre tributato il rispetto che ha per lui un San Vincenzo de' Paoli. Il doppio, o triplo senso, della parola *miserabile* è significativo: a volte è un infelice, a volte un criminale, a volte un infelice criminale»[120].

L'Ospedale dei Mendicanti di Firenze, istituito in risposta alla carestia del 1619-21, «oltre ad accogliere invalidi, vecchi e bambini, è soprattutto luogo di punizione per chi è trovato a mendicare nonostante il divieto»[121]. Entro questa stessa ambivalenza si collocano le istituzioni analoghe, ma più tarde, di Genova e di Napoli, l'Albergo dei Poveri (1664) e l'Ospizio dei Santi Pietro e Gennaro *extra moenia* (1667), sorti entrambi dopo i guasti provocati nelle due città dalla peste del 1656.

[117] M. Berengo, *Conclusioni*, ivi, p. 493.

[118] D. Lombardi, *Poveri a Firenze: programmi e realizzazioni della politica assistenziale dei Medici tra Cinque e Seicento*, ivi, p. 177.

[119] La definizione seicentesca del povero mendicante e il coevo giudizio morale su di esso sono riportati *ibid.*

[120] J. Bernard, *Grandezza e tentazioni della medicina*, traduzione di R. Mainardi, Garzanti, Milano 1974, p. 134.

[121] Lombardi, *Poveri a Firenze*, cit., p. 178.

Nella stessa ambivalenza si collocano quegli istituti che non sono ricoveri di mendicità, ma ospedali per malati. In simmetria con la soluzione data al problema pauperistico, la coeva assistenza ospedaliera agli infermi, mirante a risolvere il sottoproblema malattia nell'ambito suo proprio, si configura anch'essa come prassi ambigua, oscillante tra zelo caritativo e controllo distaccato o violento. Negli Ospedali degli Incurabili come in quelli per acuti, nei cronicari come nei convalescenziari, un'avanguardia zelante, che vede nel malato il proprio simile, cioè un fratello meno fortunato, uniforma a questo amor fraterno una prassi interventista produttiva di salutare benessere; ma, negli stessi ospedali, un personale d'assistenza che vede il malato, come il povero, diverso dal normale e da sé, uniforma a questa presa di distanza affettiva e mentale un comportamento non partecipe, assenteista o prevaricatore, che genera incuria o violenza e che aggiunge malessere a malattia.

Gruppi autonomi di laici devoti, che nel primo Cinquecento si sono fatti continuatori delle iniziative cittadine in campo ospedaliero integrando il sistema degli ospedali maggiori con il *sistema degli ospedali per malati incurabili*, e congregazioni di chierici regolari, che nel maturo e tardo Cinquecento si sono fatti interpreti della volontà di «riforma cattolica» nello stesso campo, hanno assunto il carico della

specifica assistenza degli infermi negli ospedali, la cui organizzazione interna – non tanto sul piano amministrativo, che pure costituiva un problema non trascurabile, quanto su quello della cura e del rapporto con i ricoverati – continuava a procurare indignate reazioni sotto il profilo igienico-assistenziale, per l'affollamento nelle sale di degenza, la mescolanza di malati e degenti diversi negli stessi settori, la promiscuità degli infermi posti, secondo l'uso dell'epoca, nello stesso giaciglio[122].

I devoti del Divino Amore che si occupano del servizio agli incurabili – ai sifilitici, ma anche ai folli e agli invalidi permanenti –, i confratelli di «Pippo Bono» (Filippo) Neri che si occupano del

[122] M. Rosa, *Forme assistenziali e strutture caritative della Chiesa dal '500 al '700*, in Ciso, *Stato e Chiesa di fronte al problema dell'assistenza*, Edimez, Roma 1982, p. 102.

servizio ai convalescenti – i quali, «usciti dagli Spedali deboli per l'infirmità [...], spesso morivano per le strade e le piazze»[123] –, i «servi o ministri degli infermi» di Camillo de Lellis che gestiscono il servizio ai malati in ospedali o in case-ospedali a conduzione precaria, i «fatebenefratelli» di Giovanni di Dio che gestiscono questo stesso servizio nelle più grandi strutture ospedaliere del tempo – dagli ospedali maggiori di Milano, Cremona, Mantova al Pammatone di Genova e al Sant'Anna di Ferrara – fanno tutti parte della «carità avanguardista» della Controriforma, impegnata in tutta «una serie di tentativi volti non tanto a combattere la riforma protestante, ma gli effetti cattivi della povertà»[124] e, naturalmente, della malattia. «Nel Seicento San Vincenzo de' Paoli assurge a modello di questi religiosi eroici per devozione, che organizzano, creano, mendicano per conto d'altri, sollevando così il prossimo dalle sue miserie. Questa medicina, per quanto ispirata da sentimenti di carità, non è però completamente pura»[125].

Epifenomeno o sottoproblema della lotta al pauperismo, l'assistenza ospedaliera agli infermi è anche un sottoproblema di storia della Chiesa. Se «la storia degli Ordini ospedalieri, in particolare, forniva un esempio poco edificante di ciò che accadeva quando diventavano ricchi»[126], la Regola dell'Ordine camilliano, dettata ai «ministri degli infermi» nel 1594, è invece edificante in ogni sua riga. Vi si parla di carità non solo fraterna, ma addirittura «materna»: i «ministri» devono assistere gli infermi «come una madre potrebbe assistere il proprio bimbo malato»[127].

Camillo de Lellis scrive che si deve dar da mangiare agli infermi tenendo loro rialzata la testa e incoraggiandoli; si deve metterli a sedere con ogni precauzione, in modo che non subiscano scosse; è necessario studiare ogni singolo caso, essere presenti quando il medico visita il malato, tenere delle riunioni periodiche sui

[123] La citazione è in Simoncelli, *Note sul sistema assistenziale*, cit., p. 143.
[124] Pullan, *The Old and the New Catholicism*, cit., pp. 13 sgg.. Vedi anche E. Bressan, *I poveri e l'assistenza nella formazione dello stato moderno*, in «Orientamenti sociali», XXXV, 3, 1980, p. 175.
[125] Bernard, *Grandezza e tentazioni della medicina*, cit., pp. 133-34.
[126] Martindale, *San Camillo de Lellis*, cit., p. 103.
[127] Ivi, p. 105.

bisogni degli infermi, imparare a rifare i letti e a pulire i pazienti quando sono gravi o troppo deboli per mettersi a sedere.

La Regola è uno schema di mansionario attuata in prima persona dallo stesso riformatore dell'assistenza ospedaliera: di Camillo «dicono che scaldasse i piedi degli infermi prima di metterli a letto, che spidocchiasse pazientemente i suoi malati, che facesse fare loro il bagno completo in acqua tiepida, incipriandoli poi con erbe aromatiche»[128]. Sollecito nell'assistenza al malato, prezioso collaboratore del medico, attore complementare all'opera di questi, Camillo de Lellis è la figura dell'infermiere ideale, protagonista dell'utopia ospedaliera del Seicento.

Come l'organizzazione degli ospedali, anche l'assistenza ai malati affonda in Italia le sue radici lontane. L'organizzazione interna dell'attività ospedaliera non ha ancora, nel Seicento, quella struttura piramidale che la caratterizzerà successivamente; né si è ancora costruita quella sovrastruttura psicologica che troverà supporti, ai due livelli principali – medico e infermieristico – della scala gerarchica, rispettivamente nell'autoritarismo di molti medici e nel servilismo di molti infermieri. Se i sottoposti sono «servi degli infermi», non lo sono però d'altri; il loro rapporto coi medici non è ancillare, ma di comunicazione. Camillo de Lellis elenca tra i loro doveri anche quello di «preparare ogni giorno un'accurata relazione della giornata del malato, da consegnare ai medici»[129]; la loro funzione primaria è quella di svolgere un'assistenza di tipo continuo, in grado come tale di riempire i vuoti che si spalancano alle attese e alle ansie del malato per la inevitabile discontinuità della presenza del medico.

Questa mitologia infermieristica si deve confrontare con la realtà. Dall'inizio alla fine del Seicento si avvicendano, nel servizio di assistenza dell'Ospedale Maggiore di Milano, tre diverse confraternite di religiosi: ai «fatebenefratelli» succedono i frati tapini, poi, «nel 1632 ai tapini succedettero i frati della Croce Violata, che non bastarono o non fecero buona prova». In seguito a iniziative di volontari,

[128] Ivi, p. 206.
[129] Ivi, p. 105.

l'assistenza cominciò a laicizzarsi e a migliorare: per la più stretta soggezione e obbedienza che il servente laico ha verso il medico e i suoi insegnamenti; finché si giunse a riconoscere la necessità che anche i serventi avessero una cultura elementare, in materia di assistenza, e anche sulla anatomia umana[130].

A secoli di distanza si ripropone, in quest'altro ambito professionale, il processo di secolarizzazione attraversato dal mestiere di medico. Una vera umanizzazione del rapporto col malato esige infatti, tanto per il medico quanto per l'infermiere, che all'*antropologico* «farsi prossimo» si unisca uno specifico operare *tecnologico* in grado di assicurare prestazioni non soltanto premurose, ma anche e soprattutto efficaci. Nel 1687 l'Ospedale Maggiore di Milano istituisce una scuola di anatomia e chirurgia. Ma «due altre norme importanti vengono emanate in quello scorcio del secolo».

La prima: che non sia nominato servente chi non sappia leggere e scrivere. La seconda: che non solo i giovani da avviare alla professione medica e chirurgica, ma anche i barbieri, sottobarbieri, consegneri e gli stessi serventi, siano iscritti alla scuola di anatomia, e non possano ottenere promozioni se non l'abbiano frequentata con assiduità e profitto[131].

Ai serventi si fa obbligo di «rifare i letti non solo al mattino, ma anche alla sera» e di «profumare tutte le infermerie ogni mattina con essenza di ginepro»[132]; ma si prescrive anche l'obbligo dell'alfabetizzazione e delle basi anatomiche volute dal «risveglio della scienza medica»[133].

Il risveglio dell'anatomismo trova una bella rappresentazione figurata in un maestro della civiltà olandese del Seicento, Rembrandt. Nel 1632, lasciata Leida per Amsterdam, Rembrandt dipinge la *Lezione di anatomia del dottor Tulpius*. Nel quadro Nicolaas Tulp, lettore di anatomia, descrive agli allievi la dissezione che sta eseguendo di sua mano, attirando la loro attenzione sul come esercitarsi *in corpore mortuo* prima di passare a operare *in corpore vivo*: la «lezione di anatomia» è in realtà una «esercitazione

[130] S. Spinelli, *La Ca' Granda. 1456-1956*, Cordani, Milano 1956, p. 236.
[131] Ivi, p. 232.
[132] Ivi, p. 235.
[133] Ivi, p. 231.

di *chirurgia anatomica*», disciplina che sarà poi detta «medicina operatoria».

Un quarto di secolo dopo, nel 1658, Franz de le Boë, detto Sylvius – un altro Silvio, come Jacques Dubois –, nominato professore di medicina a Leida, incomincia a eseguire personalmente le oltre trecento autopsie con cui confronta il proprio insegnamento, impartito anche nelle sale di degenza del St. Caeciliagasthuis, dove ha chiesto e ottenuto di poter fare quotidiane lezioni al letto del malato.

Silvio sembra intuire la possibilità di interpretare nel cadavere le malattie osservate nel vivente. Ma la stretta osservanza della teoria iatrochimica del suo maestro van Helmont lo porta a concepire la malattia come rottura dell'equilibrio vitale tra acido ed alcale, il cui rilievo è vanificato, non favorito, dalle condizioni cadaveriche: un aggiornato umoralismo blocca ancora la clinica nella sua fase prenatale. A Leida, come a Padova un secolo prima, un ostacolo ideologico preclude la facoltà di guardare al tavolo anatomico come al banco di prova dell'esperienza in corsia. La *Praxeos medicae idea nova* (Leida 1671) di Silvio resta solo un'idea. Essa precede di novant'anni, non precorre, l'opera di Giambattista Morgagni.

III
Prima della rivoluzione politica: gli acquisti del Settecento

1. *Le malattie dei lavoratori*

Università, sanità, ospedali: dei tre primati cinquecenteschi, che cosa resta all'Italia un secolo dopo, agli inizi del Settecento?

Il «declino registrato dalle università della penisola nel Seicento» si è concluso con una vera e propria crisi della scienza medica universitaria: «contro le università italiane operava una struttura istituzionale abbastanza rigida – un resto dell'eredità medievale – che consentiva poco libertà di ricerca»[1]; e questo proprio nel momento in cui, «sotto l'influsso della filosofia sperimentale, gli uomini colti cominciavano ad aspettarsi di più» dalla scienza medica, «ritenendo che i medici dovessero anche essere attivamente partecipi della ricerca scientifica»[2].

Il tipo di scienza medica richiesto dagli «uomini colti» è cambiato: non più quella aristotelico-galenica, ripetuta e riascoltata a noia dentro le aule, ma una scienza medica nuova – matematica, fisica, chimica, sperimentale, osservativa – coltivata nei laboratori delle accademie, nelle sale anatomiche, negli orti botanici, e da reimportare semmai nelle aule, dov'è «inaudita»: tale è detta la *physiologia* da Cornelio[3], con dizione mutuata dalla *Febrium doctrina inaudita* (Anversa 1642) e dagli *Opuscula medica inaudita* (Colonia 1644) del caposcuola della iatrochimica seicentesca, il paracelsiano van Helmont.

[1] R.L. Kagan, *Le università in Italia, 1500-1700*, in «Società e Storia», VII, 28, p. 316.

[2] R.H. Shryock, *Storia della medicina nella società moderna*, a cura di A. Carugo, F. Mondella, Isedi, Milano 1977, p. 3.

[3] La ristampa dei corneliani *Progymnasmata* reca il titolo *Physiologia [...] novis atque hactenus inauditis [...] rationum ponderibus atque momentis illustrata*, Lipsiae et Jenae 1683.

Dalla dinamica cardiocircolatoria scoperta da Harvey a quella muscolo-scheletrica studiata da Borelli, dal processo di chilificazione intravisto da Aselli al ricambio materiale esplorato da Santorio, dal meccanismo della respirazione polmonare ipotizzato da Malpighi a quello della filtrazione renale ipotizzato da Bellini, tutta una serie di acquisizioni e di congetture scientifiche, cresciute sul terreno della rivoluzione metodologica ed epistemologica del Seicento, crea difficoltà al vecchio paradigma fisiologico.

Se è cambiato il tipo di scienza medica richiesto a livello di esigente cultura elitaria, il tipo di prassi medica offerto a livello di popolazione più o meno colta ed esigente cambia anch'esso, sia pure con inerzia maggiore. Esso è in gran parte diverso dallo stereotipo cui non mancherà di dare risalto il «Molière d'Italia», Goldoni. Goldoni stesso parlerà anche di medici «dotti, onesti, sinceri»[4], che non basano più la terapia sul tripode stigmatizzato da Molière: *clysterium donare, postea seignare, ensuita purgare*. Clisteri, salassi e purganti lasciano il campo a una ideologia terapeutica che vede nel malato il miglior medico di se stesso e nel medico un rispettoso osservante della *magna vis medicatrix naturae*, disposto a *naturam sequi* facendo uso di farmaci «naturali» ed elementari.

Anche il ruolo socio-professionale del medico si diversifica. Nella stessa «società di ordini» in cui la figura del medico si aggrega ai ceti altolocati mirando a nobilitarsi, esistono medici che non prestano la loro opera «per il re, il papa, i nobili, i vescovi», ma esercitano la professione in luoghi periferici rispetto ai centri del potere e del benessere, come dimostra – nella Toscana seicentesca studiata da Cipolla – la loro distribuzione territoriale omogenea e, tenuto conto dei tempi, molto densa (un medico ogni 5.000 abitanti)[5]. Lo stesso Goldoni, rievocando nei senili *Mémoires* la propria esperienza giovanile, databile intorno al 1721, di apprendista-assistente del padre medico nelle visite domiciliari

[4] C. Goldoni, *L'Autore a chi legge*, in Id., *Commedie*, a cura di E. Vittorini, vol. I, Einaudi, Torino 1952, p. 773 (premessa alla *Finta ammalata*).

[5] Vedi C.M. Cipolla, *Public Health and the Medical Profession in the Renaissance*, Cambridge University Press, Cambridge 1976, pp. 81-82. I dati di Cipolla sono confermati da D. Pesciatini, *Maestri, medici, cerusici nelle comunità rurali pisane del XVII secolo*, in Istituto nazionale di studi sul Rinascimento, *Scienze, credenze occulte, livelli di cultura*, Atti del Convegno internazionale di studi (Firenze 26-30 giugno 1980), Olschki, Firenze 1982, pp. 121-45.

agli abitanti di Chioggia, rivedrà la clientela paterna composta da *deux classes, riches et pauvres.*

«Almeno per quanto attiene all'Italia del nord», ma anche alla Toscana e alla Sicilia,

> lo stereotipo che il medico formato nelle università in epoca preindustriale sia raramente reperibile nelle campagne, nei villaggi e nelle piccole città, è inesatto non solo per i servizi medici, ma anche per la produzione del relativo capitale umano. Produrre un medico è un'impresa costosa, ma orgoglio di famiglia, tradizione familiare, borse di studio elargite da comunità e da privati aiutano qualche volta a superare gli ostacoli[6],

consentendo a giovani provenienti dalla borghesia cittadina e rurale di orientare la propria scelta verso gli studi di medicina.

A questi giovani di estrazione borghese, i quali dopo la laurea resistono alle attrattive promozionali della vita cittadina nella sede dei loro studi universitari e ritornano ai luoghi d'origine dove sono richiesti e attesi, è legata quella figura *in positivo*, «caratteristica della scena sociale italiana»[7], che è il medico condotto. Ma alla larga disponibilità seicentesca di medici laureati, che rendono pletorica la categoria nelle grandi città, è dovuta in buona parte «la cattiva reputazione in cui è precipitata la medicina nella seconda metà del Seicento»[8]: una cattiva medicina, le cui sequele settecentesche si riflettono in quella figura *in negativo*, anch'essa abbastanza caratteristica della scena sociale italiana, che è il medico oggetto della caricatura goldoniana.

Seppelliti negli archivi dei luoghi pii o dei municipi, i nomi dei medici «che ottenevano condotte negli ospedali»[9] o presso i comuni, retribuiti con paghe appena dignitose, non hanno il privilegio di essere sottratti all'oblìo come il nome di quel «dottore Matteo Foresti», medico di famiglia «che onora la casa mia», scrive Goldoni, «coll'attuale medica sua assistenza, e della cui virtù e saviezza ho avuto rimarchevoli prove»[10].

[6] Cipolla, *Public Health*, cit., p. 99.
[7] Ivi, p. 88.
[8] Ivi, p. 86.
[9] B. Brunelli, *Figurine e costumi nella corrispondenza di un medico del Settecento (Antonio Vallisnieri)*, Mondadori, Milano 1938, p. 181.
[10] Goldoni, *L'Autore a chi legge*, cit., p. 774.

Sono più noti, o fanno più notizia, degli anonimi onesti – Degli Onesti è il nome che Goldoni dà al personaggio che incarna la figura del buon medico – i meno onesti come i goldoniani dottori Malfatti e Bonatesta e come «quella singolare figura di ciarlatano, di medico, di letterato, di professore che fu Bonafede Vitali»[11], detto l'Anonimo, il quale girava l'Italia, a detta di alcuni suoi colleghi in corrispondenza epistolare con Vallisnieri, esercitando con accattivanti tratti da «garbato uomo» e con grande sfoggio di «cerretanesca eloquenza» la «professione vituperata» di medico eterodosso di successo, che ha guarito dal singhiozzo un papa, Innocenzo XIII, «conseguendo un risultato che non era stato raggiunto da molti medici illustri»[12]. Goldoni, che lo incontra a Fossombrone nel 1720, lo definisce «ciarlatano di una specie molto rara, degno di essere registrato negli annali del secolo»[13].

Il fatto è che, ben al di qua delle certezze raggiunte dalla nuova scienza medica, la perdurante *incertezza* del medicare apre varchi alla medicina alternativa o non ufficiale, forse non mai così fiorente come nella prima metà del secolo dei Lumi. Se un medico come Buonafede Vitali «mesceva strani e arcani elementi nei misteriosi suoi intrugli», e nella sua scia ciarlatani medici e non medici millantavano mille «secreti», la medicina ufficiale per mano di medici scienziati ancora «si valeva di polveri di scorpione e di rospo, di olio di lucertola, di pelle di rana, di orina di bimbo [o di giovenca] e di altri ingredienti alquanto singolari»[14].

Antonio Vallisnieri, medico-scienziato continuatore di Redi nell'applicazione del metodo sperimentale in biologia, in ammirevoli *Considerazioni, ed esperienze intorno alla generazione de' vermi ordinarj del corpo umano* (Padova 1710) dà prova di grande rigore metodologico sottoponendo a severa critica le teorie altrui e sollecitando una critica altrettanto severa nei confronti delle proprie. Il metodo di «chi vuol seminare in un campo semi mi-

[11] Brunelli, *Figurine e costumi*, cit., p. 46.

[12] Ivi, pp. 50-52.

[13] Il passo goldoniano, tratto dai *Mémoires*, è riportato da A. Corsini, *Medici ciarlatani e ciarlatani medici*, Zanichelli, Bologna 1922, p. 92. Sulla figura di Buonafede Vitali vedi G. Cosmacini, *Introduzione*, in B. Vitali, *Il medico di piazza, ovvero Elogio dell'empiria*, Terziaria, Milano 2002.

[14] Brunelli, *Figurine e costumi*, cit., p. 49.

gliori, o almeno creduti migliori», scrive, è quello di chi «debbe prima purgarlo dell'erbe infelici, e mal nate»[15].

Tuttavia, nella pratica clinica, egli dà a vedere come sia difficile separare il grano dal loglio. Vallisnieri è in cattedra, a Padova, di medicina pratica e, dal 1709, di medicina teorica. È un clinico di fama, aureolato di meritato prestigio scientifico. Per i calcoli renali prescrive «polvere di millepiedi, emulsioni di seme di mellone, di viole rosse, di alchechengi, e, per cibo, brodo di gamberi bolliti e spremuti nel brodo di pollo, una gelatina formata con raspatura di corno di cervo e infuso di vipere». «Un'ordinazione di eliotropio dell'Orto dei Semplici dell'Università di Padova, trasmessa al Vallisnieri nel 1712, era complicata dalla necessità che il fiore fosse spiccato dal 28 al 30 luglio, non un giorno di più o di meno, perché altrimenti avrebbe perduto le virtù curative». In un caso di aborto Vallisnieri prescrive «tabacco gagliardissimo di Spagna» e a un paziente affetto da asma avalla la terapia prescritta dal curante, a base di «latte di capra nera o rossa da prendersi subito dopo un bicchiere di acqua stibiata [cioè con tartaro di antimonio]», purché intrapresa sotto il segno zodiacale del Leone con il latte «allungato con un terzo di acqua di viole e di bettonica»[16].

«Il metodo galileiano in biologia» ha una sua continuità tra Sei e Settecento: «da Redi a Vallisnieri»[17]. Tra i due c'è continuità di ricerca scientifica, non però di prassi terapeutica. In quest'ultimo campo Vallisnieri è più vicino a una polifarmaceutica attardata da remore che a quella semplicità di cure che avrà «grande corso e fortuna nella medicina illuministica» e che tuttavia circola «già largamente all'offensiva [...] all'inizio del secolo»: un indice, tra i tanti, della «nuova aria che tira»[18].

[15] A. Vallisnieri, *Considerazioni, ed esperienze intorno alla generazione de' vermi ordinarj del corpo umano*, stamperia del Seminario, Padova 1710, p. 2.

[16] Brunelli, *Figurine e costumi*, cit., pp. 142-45.

[17] G. Montalenti, *Il metodo galileiano in biologia: da Redi a Vallisnieri*, in Università degli studi di Padova, Accademia patavina di scienze lettere ed arti, *Il metodo sperimentale in biologia da Vallisnieri ad oggi*, Atti del convegno in occasione del 3° centenario della nascita di Antonio Vallisnieri, Accademia patavina di scienze lettere ed arti, Padova 1962, pp. 75-88.

[18] E. Brambilla, *La medicina del Settecento: dal monopolio dogmatico alla professione scientifica*, in R. Romano, C. Vivanti (a cura di), *Storia d'Italia. Annali*, vol. VII, *Malattia e medicina*, a cura di F. Della Peruta, Einaudi, Torino 1984, pp. 30-31.

Quelle remore, consentanee a perduranti credenze erronee, appesantiscono ancora il *recipe* di molti medici pur «novatori». Bernardino Ramazzini, agli ebrei del ghetto «che vanno a raccogliere gli stracci e a rifare i materassi» e che «a causa di questo lavoro si ammalano di asma, nausea e vertigini» nulla essendovi «di più sudicio e di più ripugnante di un ammasso di tutte le sporcizie», prescrive rimedi «per far espellere col vomito e con l'evacuazione le particelle ingerite. Si dovranno usare – scrive – soprattutto gli antimoniali, gli alessifarmaci che, come gli aceti teriacali, combattono i veleni, la teriaca stessa e simili»[19].

Nel primo Settecento, quando esce la seconda edizione italiana (Padova 1713) della *De morbis artificum diatriba* (Modena 1700) da cui è tratta la precedente citazione, la triaca o teriaca, che nelle spezierie venete – secondo quanto afferma Orazio Gurante nel suo *Trattato della teriaca* (Venezia 1720) – è confezionata meglio che altrove, rientra dunque ancora nel ricettario di un clinico di grande fama, in cattedra di medicina pratica nell'ateneo padovano. Se Ramazzini è considerato un «novatore» anche nel campo clinico-terapeutico, ciò è piuttosto dovuto al fatto che egli «smaschera tanti suoi colleghi che non sapendo cosa fare di altro e non volendolo ammettere si rendevano essi stessi nocivi agli ammalati somministrando certi preparati o praticando i salassi»[20]; più propriamente è dovuto al fatto che egli somministra gli stessi preparati o pratica gli stessi salassi, però con parsimonia e non indiscriminatamente. «Conviene essere cauti con i salassi», scrive a proposito delle malattie dei tintori: il sangue di costoro è tale che «non se ne debbe cavare con tanta facilità come si fa ad altri ammalati»[21].

In un contesto di medicalizzazione spinta anche la semplice parsimonia e discrezione terapeutica può far novità. Scrive Ramazzini:

C'è una categoria di medici che ordina lunghe cure anche per malattie brevi e che guarirebbero da sole. Dapprima propina lenitivi, poi

[19] B. Ramazzini, *Le malattie dei lavoratori (De morbis artificum diatriba)*, a cura di F. Carnevale, Nis, Roma 1982, pp. 153-54.

[20] F. Carnevale, *Prefazione*, ivi, pp. 17-18.

[21] Ramazzini, *Le malattie dei lavoratori (De morbis artificum diatriba)*, cit., p. 85.

eccitanti, sciroppi di cui sarebbe doveroso non conoscere l'esistenza, indi purganti, ripetuti salassi e mille altri fastidi, tutto secondo il principio: non passi giorno senza che sia stata prescritta una nuova ricetta. Riferiti a questi medici, suonano bene i versi di Orazio: *Come sanguisuga che, non appena ha afferrato qualcuno per curarlo, lo tiene e lo uccide, e non lascia la pelle se non quando è piena di sangue*[22].

Più in generale, i conflitti tra il vecchio paradigma di medicina e il nuovo si esprimono in una varietà di indirizzi teorico-pratici che va dal massimo di fedeltà alla tradizione galenica al massimo di adesione alle novità iatrofisiche e iatrochimiche, nonché dal massimo interventismo al massimo astensionismo farmacoterapico. Ma nei modi di pensare e di comportarsi dei medici – nella giuntura storica di «crisi della coscienza» italiana ed «europea»[23] – il dibattito scientifico trasloca spesso di campo. I medici «novatori» di Napoli, a tendenza atomista o epicureo-libertina, hanno invano tentato di costituirsi in «anticollegio» prima di subire il taglio netto della lama dell'Inquisizione; e quelli di Pisa e Firenze hanno dovuto assistere impotenti alla vittoria dell'establishment scientifico-religioso toscano. Nel «generale riorientamento spiritualista della filosofia a cavallo dei due secoli»[24], un medico può essere considerato «novatore» anche se non duella nella compromettente sfera delle teorie medico-scientifiche, ma semplicemente assume posizioni anticonformiste e non è allineato.

Ramazzini trasforma in autoironia la satira di Molière:

I clinici raramente si ammalano, ma quando ciò succede non ne attribuiscono la causa contingente alla vita sedentaria o allo stare in piedi, come avviene invece per i giuristi, ma al troppo camminare. È sorprendente come durante gravi epidemie, febbri maligne, pleuriti ed altre malattie che si diffondono nella popolazione, i clinici ne rimangono immuni, quasi per un privilegio della loro professione. Ciò credo che si debba ricondurre non tanto alle precauzioni adottate quanto al molto esercizio e al buon umore, perché tornano a casa ben carichi di

[22] Ivi, p. 74.
[23] P. Hazard, *La crisi della coscienza europea*, a cura di P. Serini, Einaudi, Torino 1946.
[24] Brambilla, *La medicina del Settecento*, cit., p. 27.

denaro. Io ho osservato che i medici non stanno mai tanto male come quando nessuno sta male[25].

Tanto interessati alla portata rimunerativa della professione in rapporto alla morbilità non sono certo i medici del pubblico impiego, retribuiti con paghe fisse, come i condotti incaricati del controllo sanitario dei poveri o come quei «condotti ospedalieri» che a Santa Maria Nuova di Firenze percepiscono cinque scudi al mese; sono piuttosto i medici con clientela privata danarosa, che rincasano alla sera con «scartozzini di zecchini», oppure i clinici di grido come Vallisnieri, il quale, retribuito con 1.100 fiorini annui per la cattedra di medicina teorica e per quella aggiuntiva «dei Polsi e delle Orine» nell'Ospedale di Padova, trova modo di dolersi di un cardinale che, chiamato il medico al proprio letto, lo rimunera con un compenso soltanto spirituale, cioè «col regalo della visita dello Spirito Santo»[26].

Non è per i suoi rilievi deontologici e non è solo per la sua cautela terapeutica che Ramazzini merita il nome di «novatore». Egli lo merita per la sua *diatriba* sulle «malattie dei lavoratori». Sfilano in essa lavoratori raggruppati in una sessantina di categorie, studiate ciascuna nel suo ambiente di lavoro, nella sua tecnologia, nella sua estrazione sociale, nei suoi comportamenti e condizionamenti di vita. Un ideale scientifico-umanitario dà le mosse a Ramazzini. Egli è il primo medico a fare oggetto di trattazione sistematica le malattie della *gens popularis* correlate a un lavoro che è insieme mezzo di sostentamento e causa di malattia. L'idealità traspare alla prolusione padovana del 12 dicembre 1701, che dice nel titolo «più felicemente esser curata dal medico la gente del popolo che i nobili e i principi».

Oggetto di questo sguardo medico preferenziale sono, primi fra tutti, i «metallurgici», cioè quanti lavorano i metalli e i minerali in genere. Scrive Ramazzini:

I minatori vengono colpiti da gravissime malattie che resistono a ogni tipo di cura, anche se somministrata secondo tutte le regole. C'è

[25] Ramazzini, *Le malattie dei lavoratori (De morbis artificum diatriba)*, cit., pp. 191-92.

[26] Brunelli, *Figurine e costumi*, cit., pp. 180, 183, 188.

da chiedersi, comunque, se si debba considerare un'opera pietosa concedere a questo genere di lavoratori il soccorso della medicina e *prolungare loro una vita di miseria.* Ma poiché spesso principi e mercanti traggono dalle miniere grandi guadagni e l'uso dei metalli è indispensabile praticamente in tutte le lavorazioni, è necessario preoccuparsi della loro salute, prendere in esame le loro malattie e proporre accorgimenti e rimedi[27].

È dunque il vantaggio economico che principi e mercanti traggono dal lavoro della *gens popularis*, oltre alla necessità imposta dal progresso tecnologico, a motivare Ramazzini nel profondo, per sua stessa ammissione, spingendolo a posare il proprio sguardo su chi si ammala lavorando e lavorando produce ricchezza. L'ideale scientifico-umanitario non è fine a se stesso; è piuttosto un mezzo finalizzato alla conservazione della forza-lavoro e all'aumento della produttività. Una «esigenza utilitaristica»[28], oltreché un ideale. In questa doppia luce va letta un'opera che è detta creare quasi dal nulla una «medicina intesa come *igiene sociale* o *medicina pubblica*»[29].

Dopo i minatori vengono i doratori e gli unguentari, gli uni e gli altri offesi dal mercurio. Sono passati quasi due secoli da quando Berengario da Carpi ha praticato per primo le frizioni mercuriali ai luetici, lucrando «più di cinquantamila ducati» e quindi riuscendo «meglio degli alchimisti» a «trasformare con reale metamorfosi il mercurio in oro». «Oggi – scrive Ramazzini – coloro che praticano abitualmente le unzioni mercuriali ai malati di sifilide sono di basso livello professionale e solo per motivi di guadagno si impegnano in questa attività»[30]. Vengono poi i vasai danneggiati dal piombo, gli stagnai dal «piombo bianco», i fabbrifer-

[27] Ramazzini, *Le malattie dei lavoratori (De morbis artificum diatriba)*, cit., p. 46.

[28] Epasa (Ente della Confederazione nazionale dell'artigianato per la tutela assistenziale e previdenziale degli artigiani), *Cenni storici di patologia del lavoro*, testo redatto da P. Conti, A. Smargiasse in base a propri contributi e alle lezioni del Prof. G. Berlinguer, Litografia Colitti, Roma 1979, p. 83.

[29] M. Cardini, *Il precursore della medicina sociale: Bernardino Ramazzini (1633-1714)*, in «L'Assistenza sociale agricola», XI, 10, 1933, p. 5, estr., corsivi miei.

[30] Ramazzini, *Le malattie dei lavoratori (De morbis artificum diatriba)*, cit., p. 56.

rai e i solfatari dallo zolfo, i vetrai dal borace e dall'antimonio, i pittori dai diversi minerali contenuti nel minio, nel cinabro, nella biacca, nel verderame, nell'azzurro oltremarino.

Le malattie dei chimici dànno a Ramazzini l'occasione storica di prendere posizione in merito a quello che forse è il primo caso noto di inquinamento dell'ambiente, in Italia. Egli cita il caso di un fabbricante di prodotti chimici del Modenese, querelato da un cittadino che lo ha accusato di ammorbare l'aria con i fumi velenosi prodotti in fabbrica dalla lavorazione del vetriolo. Il querelante ha esibito un certificato medico addebitante alla nube tossica le malattie polmonari sofferte da molti abitanti della zona, nonché le morti per consunzione registrate nelle parrocchie zonali in percentuale nettamente maggiore che altrove. «Alla fine i giudici dettero ragione al fabbricante» e torto al difensore civico dell'ambiente: «il vetriolo, assolto, fu dichiarato innocente». Commenta ironico Ramazzini: «Se l'esperto del diritto in questo caso abbia ben giudicato, lo lascio giudicare agli esperti di scienze naturali»[31].

Una seconda categoria è quella dei lavoratori che introducono sostanze nocive sotto forma di vapori, liquori, polveri, particelle. Essa comprende quelli che «usano il gesso e la calce e li cuociono nelle fornaci»; poi gli speziali, i tintori, i vuotacessi e tutti gli altri *sordidi artifices*, dai fabbricanti di oli, di candele di sego, di budelli per strumenti musicali a corda, ai conciatori, beccai, casari e pescivendoli. Ai colleghi schizzinosi di tale sordida plebe, «amanti della raffinatezza e della pulizia», Ramazzini cita Ippocrate: «è dovere del medico analizzare attentamente le cose sgradevoli ed avere a che fare con le cose ripugnanti». La medicina si esercita tra escrementi e fetori: «tra i compiti del medico c'è anche quello di esaminare le feci e le urine per controllare quotidianamente le funzioni dell'organismo»; dunque non dev'essere considerato indecoroso accostarsi a coloro che lavorano nelle fosse delle latrine e respirare con essi gli effluvi dei pozzi neri.

Egli informa il lettore che l'idea del trattato sulle malattie dei lavoratori gli è venuta proprio dall'osservazione dei danni provocati dal lavoro in un vuotatore di fogne. «Mentre si faceva questo lavoro in casa mia, mi resi conto che uno di questi vuotatori lavo-

[31] Ivi, p. 59.

rava in quell'antro infernale con grande sveltezza». Alla domanda sul perché di tanta fretta, il poveretto rispose: «Nessuno, se non lo prova, può immaginare cosa significhi stare in questo posto più di quattro ore; si rischia di diventar ciechi». Constatato che i suoi occhi erano «molto arrossati e velati», Ramazzini passa dal caso clinico individuale alla ricerca su vasta scala: «in seguito mi sono accorto – scrive – che molti vuotatori di fogne erano diventati mezzi ciechi o ciechi completamente e chiedevano l'elemosina per la città»[32]. Questo passaggio dalla clinica individualizzante all'epidemiologia è un primo passo verso la *medicina pubblica*.

Se non è indecoroso, per un medico, fiutare lezzi e scrutare sozzure, tanto meno dev'essere considerato degradante avere a che fare *cum mechanicis* nelle loro botteghe. «Non mi sono sentito sminuito – scrive ancora – quando, per osservare tutte le caratteristiche del lavoro manuale, entravo nelle botteghe artigiane più modeste; d'altra parte in questa nostra epoca anche la medicina impiega osservazioni derivate dalla meccanica»[33]. Par che ammonisca i suoi colleghi iatromeccanici: sarebbe contraddittorio rifarsi al modello meccanicistico nella teoria e rifiutarlo nella pratica.

Sempre in tema di ambienti di lavoro fetidi e malsani, riferisce che i tintori fanno uso di urina umana, raccolta in orci nei quali «secondo la legge del loro mestiere» ciascuno di questi lavoratori deve urinare. L'usanza, che ha lo scopo di fornire la materia prima per la macerazione e la sgrassatura dei panni, offre a Ramazzini lo spunto per una delle tante digressioni di cui è fitto il trattato. La digressione ha per oggetto «l'uso di bere l'orina in diverse malattie». «Non è facile – rileva – persuadere tutti a bere l'orina di altri a meno che non si tratti di quella di un bambino che, d'altra parte, credo più debole di quella degli adulti; infatti è per lo più scolorita e inconsistente e non se ne può trarre molto spirito o sale volatile»[34].

Alla stessa categoria di «lavoratori che si ammalano a causa delle sostanze usate» possono essere ascritti i fornai, i mugnai, i crivellatori, i lavoratori del tabacco, gli scardassatori, i cavapietre; e poi ancora i vinai e i distillatori di acquavite, i quali «essendo oc-

[32] Ivi, pp. 78-79.
[33] Ivi, p. 43.
[34] Ivi, pp. 86-87.

cupati tutto il giorno a travasare vino e a togliere le vinacce dai tini, anche se astemi si ubriacano e riportano le conseguenze dell'ubriachezza». In tema di intossicati, Ramazzini contrappone gli ubriachi che hanno «il polso accelerato, il viso rosso, gli occhi infiammati, le vene gonfie», ai «drogati con l'oppio [che] hanno il polso debole e lento, pallore, aspetto cadaverico, estremità fredde»[35]. Osserva in proposito Fernand Braudel:

> Ogni civiltà ha bisogno di una serie di stimolanti, di droghe. Nei secoli XII e XIII, la follia delle spezie e del pepe; nel secolo XVI, il primo alcool; poi il tè, il caffè, senza contare il tabacco. [...] A noi sembra che con il crescere, o almeno il perdurare di gravissime difficoltà alimentari, l'umanità abbia avuto bisogno di compensi, secondo una costante regola di vita[36].

Ramazzini prende poi in considerazione i lavoratori «che si ammalano per altre cause, quali la posizione e i movimenti fisiologici del corpo». «In questo gruppo – scrive – rientrano coloro che per tutto il giorno stanno in piedi o seduti o inclinati o incurvati, che corrono, cavalcano o mettono alla prova i loro muscoli in qualsiasi altro modo»[37]: calzolai, sarti, lacché, facchini, domatori di cavalli, lottatori e atleti. Dello stesso gruppo fanno parte anche coloro che sottopongono a sforzi intensivi le corde vocali e i polmoni – come i maestri di dizione, i cantanti, i suonatori di strumenti musicali a fiato – e coloro «la cui abilità consiste nel fare lavori minutissimi»[38] onde sforzano oltre misura la vista: orefici, automatari (fabbricanti di automi e orologi), miniaturisti, calligrafi. Un quarto gruppo è invece composto da quei lavoratori ad alto rischio – becchini, levatrici, nutrici – che lavorano a contatto di cadaveri oppure di donne e bambini in grado di trasmettere malattie.

Quinta e ultima è la composita categoria di quanti – lavoratori delle saline, bagnini, lavandaie – subiscono le conseguenze delle particolari condizioni di lavoro, o di quanti – pescatori, contadini,

[35] Ivi, pp. 118 e 122.

[36] F. Braudel, *Capitalismo e civiltà materiale (secoli XV-XVIII)*, traduzione di C. Vivanti, Einaudi, Torino 1977, p. 194.

[37] Ramazzini, *Le malattie dei lavoratori (De morbis artificum diatriba)*, cit., p. 147.

[38] Ivi, p. 167.

soldati – subiscono le conseguenze delle generali condizioni di vita. Alla salute dei soldati ha già dedicato un trattato specifico, *De militis in castris sanitate tuenda* (Vienna 1685), Lucantonio Porzio, che ha indicato sia le precauzioni igienico-dietetiche necessarie a evitare le malattie tipiche della vita militare – febbri petecchiali e perniciose, dissenterie, pleuriti, reumatismi, itterizie – sia la struttura meccanicistica della loro patogenesi, fisiopatologia, farmacoterapia. Simile all'artefice che impiega utensili per incidere, tagliare, scolpire, congiungere, «il medico userà farmaci diversi e appropriati a seconda che il risultato desiderato sia un processo di separazione, scomposizione, rimozione, combinazione»[39].

Ramazzini si occupa delle febbri castrensi, che sappiamo comprendere epidemie di varia natura propiziate dall'ammassamento umano e dalla scarsità d'igiene esistente negli accampamenti, e ne ravvisa la «causa prossima» in un «miasma velenoso, che penetrato nella massa sanguigna vi rimane», nonché la «causa contingente» nei «cadaveri di uomini e di animali e nei loro escrementi non sotterrati, che hanno la capacità di infettare l'aria con esalazioni dannose e d'introdurre particelle maligne nei punti vitali». A questa ambigua epidemiologia del contagio Ramazzini fa corrispondere una terapia delle febbri castrensi in tre fasi successive, ciascuna delle quali all'insegna del tradizionale corno di cervo, somministrato prima come «spirito rettificato», poi come «polvere», infine come «limatura».

Attenzione non minore è rivolta da Ramazzini a

un male negli accampamenti molto frequente, che non solo sorprende i soldati semplici ma anche condottieri nobili e coraggiosi: si tratta di un certo improvviso e fortissimo desiderio di rivedere la patria e i propri cari [...]. Questa malattia dell'animo, essendo molto profondo il marchio della paura che assilla la mente con la tristissima immagine della morte, si cura con un altro segno di tipo opposto, cioè con il pentacolo, amuleto della fiducia.

Oltreché dal corno di cervo, la medicina è dunque marcata in modo invariante dalle vecchie *segnature*? Eppure uno iato secola-

[39] A. Dini, *Filosofia della natura, medicina, religione. Lucantonio Porzio (1639-1724)*, Franco Angeli, Milano 1985, p. 90.

re divide la medicina preilluminista di Ramazzini dalla medicina paracelsiana. Ramazzini nega infatti che l'efficacia della cura contro il mal di patria stia in «una qualsivoglia proprietà insita in questo tipo di pentacolo». Richiama il detto di Seneca: «alcuni mali si curano solo con gli inganni». Ma razionalizza l'inganno in *placebo*: amuleti e talismani non hanno «alcuna proprietà fisica, se non quella che una mente passiva [...] si compiace di attribuire»[40].

Egli è un «novatore» che propone il superamento non di tutti, ma di molti arcaismi: come quello di non lavarsi. Scrive:

> Ai nostri tempi, andata in disuso una pratica – quella dei bagni – tanto eccellente, i lavoratori della città sono privati di questo eccezionale beneficio. Non appena si ammalano, per eliminare il sudiciume che impedisce loro la traspirazione e per togliere la puzza che li caratterizza, mi preoccupo soprattutto che si lavino il corpo con una spugna inzuppata di vino bianco aromatizzato e caldo e che si facciano ben strofinare. Di solito come precauzione li esorto affinché, almeno nei giorni di festa, nelle loro case, si lavino accuratamente con un bagno gradevole e, indossate vesti pulite, se ne vadano tra la gente. È stupefacente infatti quanto vengano rianimati gli spiriti animali dalla pulizia e dalla decenza degli abiti. Per questo non riesco a biasimare abbastanza quell'opinione corrente, favorita anche da alcuni medici, che vuole che agli ammalati che stanno a letto non siano cambiate le camicie e le lenzuola per non diminuire le loro forze[41].

Di questa «opinione corrente» è responsabile anche «la religione cristiana, che come è noto si preoccupa più della salute dell'anima che di quella del corpo»: poiché essa «ha lasciato a poco a poco cadere in disuso i bagni, la medicina oggi non può adottare un rimedio che invece risulterebbe salutare in quasi tutte le malattie»[42]. Il *preilluminismo medico* di Ramazzini si evince anche da questa equazione tra «cristianesimo e sudiciume del corpo»?[43]

[40] Ramazzini, *Le malattie dei lavoratori (De morbis artificum diatriba)*, cit., pp. 182-85.

[41] Ivi, p. 85.

[42] Ivi, p. 215.

[43] P. Camporesi, *Introduzione*, in A. Corbin, *Storia sociale degli odori*, traduzione di F. Saba Sardi, Mondadori, Milano 1983, pp. LI-LII.

Egli è un «novatore» soprattutto perché, nell'epoca del programmatico «ritorno a Ippocrate», va di slancio oltre Ippocrate. Infatti Ramazzini, se fa propria l'ipotesi ippocratica della correlazione tra organismo e ambiente e tra ambiente e malattia, non tralascia ciò che – secondo Benjamin Farrington – Ippocrate invece tralascia: «l'elemento più importante dal punto di vista della salute e della malattia, l'occupazione regolare dell'uomo»[44]. Alle domande che il medico ippocratico rivolge al proprio paziente – di cosa soffri? per qual motivo? da quanti giorni? vai di corpo? cosa mangi? – bisogna, dice Ramazzini, aggiungerne un'altra: che lavoro fai?

Quando il malato è uno del popolo questa domanda risulta importante, anzi necessaria, se non altro per individuare la causa della sua malattia. Succede raramente, nella pratica, che il medico faccia questa domanda agli ammalati. Ma anche quando, per qualche motivo, è a conoscenza del tipo di lavoro svolto dall'ammalato, il medico non ne tiene conto, compromettendo con ciò l'efficacia della cura[45].

Per ottenere un'approfondita conoscenza delle cause delle malattie del lavoro Ramazzini va dunque per botteghe, sottopone a visita i lavoratori, descrive e classifica i loro mali in base al lavoro svolto e alle diverse situazioni. Alcune di queste sono interne al posto di lavoro. Ramazzini lascia da parte le cure arcaiche e ambigue: dalla *terapia* del *singolo* lavoratore ammalato passa a proporre la *profilassi* di *tutti* i lavoratori. Si va verso la prevenzione delle malattie professionali. Guanti, gambali, maschere di vetro devono proteggere le estremità e i volti di tutti i minatori; vesciche trasparenti, poste davanti al viso al modo di quelli che trattano il minio, devono proteggere gli occhi di tutti i votacessi; i forti e ripetuti salassi, nonché i purganti drastici, devono essere risparmiati a tutti i contadini, malnutriti e spossati dalle fatiche[46]. Questo ulteriore passaggio, dall'individuale al collettivo, è il passo definitivo verso l'*igiene sociale*.

[44] B. Farrington, *Lavoro intellettuale e lavoro manuale nell'antica Grecia*, traduzione di A. Omodeo, Feltrinelli, Milano 1953, p. 30.

[45] Ramazzini, *Le malattie dei lavoratori (De morbis artificum diatriba)*, cit., p. 43.

[46] Ivi, pp. 49-50, 81, 177.

Ramazzini accenna a un altro passo ancora. Egli sa che altre situazioni lavorative sono esterne al posto di lavoro, di carattere economico-sociale. Proprio a proposito delle malattie dei contadini, polemizzando contro il luogo comune secondo cui il lavoro dei campi è un lavoro felice, scrive che affermazioni siffatte «si possono riferire ai contadini di una volta, che lavorano le terre paterne con i propri buoi; non risultano vere per i contadini di oggi i quali, con sforzi sovrumani e in una condizione di estrema indigenza, devono faticare su terre di altri»[47]. L'esigenza utilitaristica di conservare la forza-lavoro allo sviluppo produttivo e al progresso tecnologico, apportatori di benefici ma gravati da elevati costi umani, si raccorda all'esigenza di elevare i livelli di vita, rendendoli umanamente accettabili.

Quanto la nuova scienza medica è ancora «inaudita», o inespressa, dentro le aule universitarie, altrettanto le proposizioni ramazziniane restano senza seguito nel contesto politico-sanitario. La ragione principale del perché l'opera di Ramazzini si interrompa con lui e non abbia continuatori fino alla seconda metà dell'Ottocento è verosimilmente legata alla «straordinaria accelerazione moderna dell'incremento demografico. Il tasso medio annuo di incremento fu, dall'anno primo dell'era cristiana al 1750, dello 0,56%; dal 1750 al 1800 del 4,4%. [...] Tale ripresa demografica favorì la reperibilità della manodopera e quindi provocò un relativo disinteresse per la sorte dei lavoratori»[48].

Disinteresse di quei «principi e mercanti» che Ramazzini considera destinatari primi del proprio messaggio, ma che non vedono molto lontano, preoccupati come sono dell'immediato profitto; ma anche disinteresse dei medici che irridono Ramazzini, biasimandolo perché «avviliva la scienza, umiliava le cattedre, scendendo nei pozzi, nelle gallerie, frequentando i più umili ambienti di lavoro»[49]; e disinteresse dei lavoratori stessi, privi dell'organiz-

[47] Ivi, p. 173.

[48] La citazione, tratta da A.J. Coale, *La storia della popolazione umana*, in «Le Scienze», 79, 1975, p. 30, è riportata in Epasa, *Cenni storici di patologia del lavoro*, cit., p. 87.

[49] L. Devoto, *La protezione del lavoro da B. Ramazzini a R. Virchow: 1690-1848*, in «La Medicina del Lavoro», 10, 1935, p. 359. Sulla figura di Bernardino Ramazzini vedi G. Cosmacini, *Dalle «malattie dei lavoratori» alla «medicina*

zazione e della coscienza necessarie per «assumere il problema della difesa della salute come obiettivo delle loro lotte»[50] e d'altra parte trascurati dallo stesso messaggio ramazziniano, scritto in una lingua ad essi inaccessibile.

In un latino ancor più aulico, altrettanto inaccessibile ai lavoratori dei campi, Giovanni Maria Lancisi, protomedico dello Stato romano, in cattedra per oltre un trentennio alla Sapienza dov'è professore di medicina pratica dal 1702 al 1718, tratta di luoghi di lavoro malsani e di pubblica igiene. Medico ordinario e cameriere segreto di due papi, Innocenzo XI e Clemente XI, «nell'anticamera secreziore di Sua Beatitudine, con molte persone intorno che l'interrogano, che gli fanno strepito», Lancisi «non solo è Filosofo [cioè dottore dello *Studium urbis*], ma talora è Ministro di affari non mediocri»[51], consulente del governo pontificio per i problemi della sanità.

Al suo attivo, in questo campo, ha i due libri *De subitaneis mortibus* (Roma 1707), nati da approfondite ricerche anatomo-cliniche, compiute su incarico di Clemente XI allo scopo di individuare le vere cause di un gran numero di morti improvvise, avvenute in Roma nel 1705-1706, e che il popolo sgomento attribuiva a sequele nefaste del terremoto di due anni prima, o a un ignoto veleno circolante, o alla cattiva qualità della polvere di nicoziana o tabacco da fiuto, o all'abuso del *teobroma*, «cibo degli dèi» o «cioccolatte», introdotto in Italia dagli spagnoli (a proposito del quale il toscano Redi fa dire al suo Bacco: «Non fia già che il cioccolatte / v'adoprassi, ovvero il tè: / medicine così fatte / non saran giammai per me»).

Lancisi ha parlato di possibili «cause celesti e terrestri», ma ha accertato, tramite autopsie, che le cause preminenti sono organiche, legate alle condizioni fisiche di chi persevera in eccessi, nocivi agli stessi individui apparentemente robusti, specie in una città opulenta come Roma dove la vita è ricca di molti piaceri. Recan-

del lavoro», in B. Ramazzini, *Le malattie dei lavoratori*, a cura di G. Cosmacini, Teknos, Roma 1995, pp. VI-XXVII.

[50] Epasa (Ente della Confederazione nazionale dell'artigianato per la tutela assistenziale e previdenziale degli artigiani), *Cenni storici di patologia del lavoro*, cit., p. 86.

[51] Il passo citato, tratto da una lettera di Lancisi a Morgagni, è riportato da Brambilla, *La medicina del Settecento*, cit., p. 54.

do un notevole contributo allo studio della patologia cardiaca e vascolare, dimostrata quale causa predisponente o scatenante delle morti repentine, egli ha incanalato il problema nell'alveo di un discorso scientifico moderno, con ampie prospettive di sviluppo, inizialmente svolte dallo stesso Lancisi nel suo trattato sugli aneurismi – *De motu cordis et aneurysmatibus* – pubblicato postumo nel 1728[52].

Al suo attivo ha anche importanti studi epidemiologici sulla *epidemia reumatica* del 1708-1709, una pandemia influenzale con complicanze pleuropolmonari abbattutasi su mezza Italia e mezza Europa in quel gelido inverno, e sulla epizoozia di peste bovina che nel triennio 1711-13 ha falcidiato il patrimonio zootecnico dell'intera penisola abbattendo 30.000 capi di bestiame nella sola campagna romana (e 70.000 nel Napoletano)[53]. Anticontagionista arretrato per quel che concerne la *scabiosa epidemia* del 1703, da lui e da Baglivi ritenuta effetto di salina acrimonia, formatasi nel sangue per l'incongrua dieta osservata nel digiuno quaresimale, e non del parassita – l'acaro – già dimostrato diciassette anni prima da Bonomo e Cestoni, Lancisi è contagionista in linea col progresso scientifico per quel che concerne la «peste dei buoi», dove sposa la tesi, avanzata da Cogrossi e Vallisnieri proprio in base alla dimostrazione di Bonomo e Cestoni, che le malattie contagiose hanno origine parassitaria.

Il medico Carlo Francesco Cogrossi ha infatti formulato una *Nuova idea del male contagioso de' buoi* (Milano 1714), espressa epistolarmente in forma di «pensieri filosofici» indirizzati a Vallisnieri, secondo la quale il modello morbigeno proposto per la

[52] La *mors subitanea* fu descritta per la prima volta dal medico Paolo Grassi in un trattatello pubblicato a Modena nel 1612. Vent'anni dopo uno scritto, pubblicato postumo, del medico Fabrizio Bartoletti descriveva la «specie di morte improvvisa» accompagnata da *angor* e dovuta, oggi sappiamo, all'infarto cardiaco. Lancisi intuì, nell'opera *De motu cordis et aneurysmatibus* (apud J.M. Salvioni in Archigymnasio Sapientiae, Romae 1728), la patogenesi del collasso cardiocircolatorio neurogeno ed ematogeno, scrivendo che «la forza che muove il cuore», dovuta ai fluidi nerveo e sanguigno, «può ridursi a tal punto, se l'uno o l'altro di questi fluidi sono deficitari, da condurre rapidamente a morte l'uomo».

[53] A. Corradi, *Annali delle epidemie occorse in Italia dalle prime memorie fino al 1850*, 5 voll., Forni, Bologna 1972-73, vol. II, p. 319, rist. anast. (I ed. 5 voll., Gamberini e Parmeggiani, Bologna 1865-94).

scabbia è proponibile anche per l'epizoozia bovina e, più in generale, per ogni umana epidemia contagiosa. Le malattie di questo tipo sono riferibili ad «animaluzzi» – gli *animalcula* visti al microscopio quarant'anni prima dall'olandese Antony van Leeuwenhoek[54] – tanto minuti, quanto micidiali, la cui virulenza è dimostrata dal fatto che riescono a uccidere un bue. La vita di questi microrganismi è correlata al clima dei paesi e all'igiene dei popoli. Essi sono visti arrivare all'improvviso, come cavallette, e moltiplicarsi, scrive Vallisnieri nella sua *Risposta*, «con una sterminata fecondazione». A questo sterminato riprodursi bisogna rispondere con lo sterminio: il solo modo per impedire a questa «cagione morbosa animata» di nuocere è l'isolamento degli individui infetti, o sospetti di esserlo, seguito da una sistematica disinfezione germicida. Il modello profilattico proposto dalla scienza microbiologica d'avanguardia è quello, vecchio di oltre tre secoli, adottato dagli Uffici di sanità.

Se la profilassi è attuale, la terapia è avveniristica. «Basterebbe – scrive Vallisnieri – trovare un solo rimedio, anche semplice e plebeo, e che forse nasce nell'orto de' poveri, che fosse uno specifico veleno». Così «si sarebbe trovato il vero antidoto della peste» e si potrebbe praticare «la *medicina infusoria* dentro le vene con quint'essenze» atte a uccidere i germi quando questi «hanno occupato la massa del sangue, e sono penetrati dentro i più cupi ripostigli del corpo»[55].

Torniamo a Lancisi. Il discorso lancisiano giunge a compimento con i due libri *De noxiis paludum effluviis, eorumque remediis* (Roma 1717). Essi sono il frutto dello studio di cinque epidemie di febbri perniciose, succedutesi dal 1695 al 1715 in Roma

[54] Antony van Leeuwenhoek (1632-1723) fu il microscopista, costruttore di lenti ottiche, che scoprì gli *animalcula* o spermatozoi. Agli «animalculisti» come lui si affiancarono o contrapposero gli «ovisti» come i medici microscopisti, anch'essi olandesi, Jan Swammerdam (1637-1680) e Reinier de Graaf (1641-1673), scopritori degli ovuli all'interno dei «testicoli femminili» (come il medico danese Niels Stensen – Stenone – aveva chiamato le ovaie).

[55] Le parole di Vallisnieri sono riportate da L. Belloni, *I secoli italiani della dottrina del contagio vivo*, in «Simposi clinici», IV, 4, 1967, pp. LIV-LV. Su Antonio Vallisnieri vedi G.A. di Porcia, *Notizie della vita, e degli studi del kavalier Antonio Vallisneri*, a cura di D. Generali, Pàtron, Bologna 1986; M. Sabia, *Le opere di Antonio Vallisnieri. Medico e naturalista reggiano (1661-1730)*, Luisè, Rimini 1996.

e in varie località dello Stato romano tra cui Pesaro, insalubre per gli stagni o «guazzi» che ne circondano le mura. L'insalubrità delle acque stagnanti ha una lunga storia su cui Lancisi si sofferma. Ma, dice egli stesso alla fine del cap. X, «benché molte cose siano state tramandate dagli antichi consone alla natura e alla verità, esse sono tuttavia da sviluppare più spiegatamente e da illustrare con esperimenti e ragioni».

Lancisi va oltre la tradizione, compie molte osservazioni e formula un'ipotesi: osserva le acque stagnanti trasformate in vivai di zanzare e ipotizza l'esistenza di «tenuissimi insetti, i quali alterano in modo speciale le condizioni del sangue, infondendovi un liquor velenoso e talora irritando e ferendo, altre volte mischiando pessimi fuochi co' nostri liquidi, e spesso alimentando la verminazione naturale»[56]. Scruta attentamente la zanzara, la sua cavità famelica, il suo pungiglione acuminato, arma da punta per penetrare e succhiello per tirare il sangue; riproduce sperimentalmente entro grandi recipienti le condizioni del suo nascere, tra cielo e acqua di palude, e segue passo passo la sua metamorfosi, da larva a crisalide e da crisalide a insetto ronzante. Egli fa tesoro di antiche osservazioni della gente dei campi; ma

> l'attenzione rivolta alla zanzara si può considerare il geniale preambolo dell'orientazione scientifica verso l'importanza di questo insetto nella lotta contro la malaria. I generici miasmi passano in second'ordine e l'avvelenamento del sangue [...] è l'avvelenamento del quale si troverà poi il bacillo[57].

Lancisi propone di sottoporre il sangue dei febbricitanti a esame microscopico, mezzo di ricerca di eventuali animaluzzi. Il prelievo dev'essere fatto *identidem*, cioè a più riprese, in concomitanza delle puntate febbrili (nel corso delle quali i malariologi tardo-ottocenteschi dimostreranno il plasmodio della malaria circolante nel sangue).

Su queste avanzate concezioni biologiche si basano le proposte

[56] S. De Renzi, *Storia della medicina italiana*, 5 voll., Forni, Bologna 1966, vol. IV, p. 326, rist. anast. (I ed. 5 voll., Tip. del Filiatre-Sebezio, Napoli 1845-49).

[57] *Giovanni Maria Lancisi (dopo il terzo centenario della nascita)*, in «Il Giardino di Esculapio», XXIV, 3, 1955, pp. 21-22.

del medico pubblico. Lancisi svolge tale ruolo propositivo nell'ennesimo tentativo di risanare la campagna romana. La disinfestazione delle paludi presuppone il loro prosciugamento, tramite il drenaggio del terreno, ma non il disseccamento, da evitare con l'irrigazione e con l'inalveamento dei corsi d'acqua. Bisogna poi prevenire gli straripamenti del Tevere, favorire le correnti d'aria, opporsi ai disboscamenti indiscriminati. Perciò, quando nel 1714 il principe Caetani cede a un impresario toscano il taglio dei boschi di Cisterna e Sermoneta, Lancisi – è detto – «si oppose al disboscamento pronunziando due memorabili discorsi avanti alla Congregazione delegata di Sanità»[58]. In questo caso la presa di posizione lancisiana è motivata dalla presunzione erronea che gli agenti delle febbri palustri siano trasportati dai venti, ai quali i boschi fanno barriera; ma ciò che conta è che il discorso scientifico, precorritore o non, si continua invariabilmente nell'opera civile del «ministro di affari non mediocri» pensoso della pubblica salute.

Lancisi sulla scia di Ramazzini, alfiere del *preilluminismo medico* in un paese rococò? Si può affermare di lui, come di Ramazzini, che la «medicina pubblica» *praticata* – sono entrambi professori di medicina pratica – ha per fine il progresso sanitario di contadini e artigiani; a patto però di tenere per fermo che tale *pratica* è progressista non in quanto operativa in campo sociale o condivisa in sede politica, ma in quanto liberatrice della ragione medica dei lacci di una tradizione scientifica e, più latamente, culturale che ha sempre tenuto neglette le condizioni di vita dei lavoratori.

2. *La gestazione del medico moderno*

Una coscienza sanitaria a mezza via tra enunciazione di principi e impegno si misura con una pratica medica svolta ancora prevalentemente in casa, sia del paziente che del medico.

Le cure istituzionali in posti come gli ospedali erano riservate principalmente a coloro che non avevano né mezzi finanziari né famiglia,

[58] A. Celli, *Storia della malaria nell'Agro Romano*, in «Atti della R. Accademia nazionale dei Lincei. Memorie della Classe di Scienze fisiche, matematiche e naturali», s. VI, III, 1, 1927, p. 317.

o amici, o domestici che potessero assisterli; oppure agli ammalati che, dopo aver provato tutto, speravano di trovare altrove qualche aiuto[59]:

una ospedalizzazione dettata più da necessità di assistenza che da esigenze di diagnosi e cura, riservata più ai casi gravissimi o gravi che ai casi di relativa minor gravità. L'alta frequenza della morte in ospedale è dovuta più a una scelta disperata che a una pessima efficienza delle strutture ospedaliere.

Ma già nel primo Settecento, in campo ospedaliero, qualcosa si muove: «il movimento di creazione, attraverso tutta l'Europa», ivi compresa l'Italia, «di istituti clinici», cioè di ospedali clinicizzati, «prese l'avvìo, nel XVIII secolo, da Leida con Boerhaave e i suoi scolari»[60]. Herman Boerhaave, professore a Leida di una tetrade di discipline – medicina teorica e medicina pratica, cardini della diagnostica, e botanica e chimica, cardini della terapeutica –, si dà alla clinica facendo lezioni al letto del malato come aveva iniziato a fare il suo predecessore Silvio.

Il medico olandese di Goldoni è Boerhaave. Questo è un altro «Ippocrate redivivo»; per lui neoippocratismo significa riaffermare il primato di Ippocrate, ma soprattutto, nei fatti, privilegiare l'osservazione del malato e il metodo induttivo, alla maniera di Sydenham. Come Sydenham, egli pensa che un'attenta analisi della malattia riveli sempre una configurazione di sintomi che può essere utilizzata per una classificazione dei morbi in un numero definito di specie diverse, come fa il naturalista con le specie vegetali[61]. La sua mentalità ed esperienza di sommo botanico, autore di un *Index plantarum* (II ed. Leida 1720) comprensivo di 16.000 piante, non lo porta a disperdersi in mille osservazioni, ma piuttosto a ricavare da queste l'essenziale.

Dalle sue quattro cattedre, e dai dodici letti – sei per uomini, sei per donne – di cui constano le due sale del suo istituto clinico

[59] S.J. Reiser, *La medicina e il regno della tecnologia*, traduzione di P.M. Manacorda, Feltrinelli, Milano 1983, p. 12.

[60] M. Foucault, *Nascita della clinica*, traduzione di A. Fontana, Einaudi, Torino 1969, p. 72. *Naissance de la clinique. Une archéologie du regard médical* (Puf, Paris 1963) è il titolo del libro di Michel Foucault dove la rivoluzione epistemologica e metodologica della clinica è vista come il prodotto della nuova medicina instaurata nelle *écoles de santé* e negli ospedali parigini tra Settecento e Ottocento.

[61] Cfr. Reiser, *La medicina e il regno della tecnologia*, cit., p. 17.

al St. Caeciliagasthuis di Leida, un nuovo *esprit de système* spira sull'Europa medica. Boerhaave è detto *communis totius Europae praeceptor*[62]. La sua clinica non è solo una *idea nova*, al modo di Silvio. Essa è un luogo di selezione e di astrazione dove può scegliere a scopo didattico i malati e dove sa ricavare dai *casi* osservati i *tipi* morbosi esemplari. La casistica diventa tipologia, *nosologia*. L'osservazione del malato diventa interpretazione e descrizione delle malattie in un contesto teorico unificante ed eclettico, che assimila iatrofisica e iatrochimica sostituendole, col minor trauma possibile, al vecchio galenismo.

L'instaurazione del paradigma boerhaaviano di medicina corrisponde a una rinnovata tipizzazione dei morbi sulla base della nuova filosofia naturale, chimico-meccanica, nata dalla rivoluzione scientifica. Ma la concezione della malattia come alterato chimismo-meccanismo corporeo, diagnosticabile solo nel corpo funzionante *in vita*, preclude ideologicamente la possibilità della diagnosi quando le funzioni vitali siano cessate e blocca quindi l'idea di un possibile riconoscimento diagnostico *post mortem*. Le ragioni scientifiche si saldano a quelle, quasi ovvie, dettate dal senso comune: a che giova diagnosticare la malattia quando il malato è già morto? Il nuovo paradigma, sostenuto dallo stesso buon senso, rinnova il blocco ideologico esercitato fin qui dal vecchio paradigma galenico.

Con questa ambigua modellistica medica, che *apre* a una nuova teoria scientifica e al tempo stesso *chiude* alla pratica che dovrebbe verificare-falsificare quella teoria, merita di essere confrontato il «modello di carriera»[63] proposto da Lancisi al medico italiano del Settecento. Nell'opera *De recta medicorum studiorum ratione instituenda* (Roma 1715), in auge fino alla metà del secolo, la tipologia scientifico-professionale prospettata dal medico romano si articola su due poli.

Primo polo è il *luogo pio ospedaliero* (che nel particolare caso

[62] Sulla figura di Herman Boerhaave vedi G.A. Lindeboom, *Herman Boerhaave: The Man and His Work*, Methuen, London 1968 e il capitolo dedicato al «precettore d'Europa» nel volume di G. Cosmacini, *La medicina e la sua storia. Da Carlo V al Re Sole*, Rizzoli, Milano 1989, pp. 189-204.

[63] Brambilla, *La medicina del Settecento*, cit., p. 55. Ivi, pp. 46-61, il modello lancisiano di carriera è fatto oggetto di un approfondito esame. Da esso sono tratte le citazioni dal testo di Lancisi qui di seguito riportate.

lancisiano è l'arcispedale pontificio). Esso è sede di formazione e di reclutamento dei chirurghi ed è sede di apprendistato e di tirocinio pratico per i medici. Costoro seguono due volte al giorno la visita del protomedico o primario e seguono due volte al mese le ostensioni del lettore di anatomia, che può essere lo stesso primario.

Totalmente diverse da queste ostensioni-lezioni sono le nozioni anatomiche che toccano ai cerusici-barbieri, per l'abilitazione al trattamento delle malattie *esterne*, e anche agli infermieri-serventi, per l'idoneità al servizio di assistenza ai malati. Si tratta in questi casi di una nozionistica elementare, mnemonica – una sorta di catechismo d'anatomia per apprendisti spesso analfabeti – funzionale a un'arte meccanica e vile, che si esercita mediante coppettazioni, unzioni, serviziali, salassi. Questa anatomia è «chirurgica» solo in quanto è impartita alla gran massa degli operatori manuali; ma l'*anatomia chirurgica* vera, praticata da operatori scelti che eseguono con abilità le dissezioni e forniscono ai lettori il materiale dimostrativo da ostendere, è quella «medica», utilizzata dai medici con finalità invero più fisiologica, per studiare a fondo la *machina corporis*, che patologica, per verificare-falsificare l'identificazione delle cause di morte, cioè la diagnosi delle malattie causali *interne*. A rimarcare questa divisione di ruoli Lancisi scrive, con interscambio di termini, che «la chirurgia è la medicina delle malattie esterne, mentre la medicina a ragione si dice la chirurgia delle malattie interne».

L'anatomia chirurgica per medici si integra perfettamente a un'arte liberale e nobilitante come la medicina, tant'è vero che gli stessi medici cui Alessandro Knipps Macoppe, professore di medicina pratica a Padova fino a metà Settecento, prescrive di «non aprir vena, non applicar clisteri, unzioni, né dar fuoco a coppette»[64] possono *liberaliter*, se provvisti della necessaria perizia, eseguire anatomie in serie, fino a toccare i livelli quantitativi e qualitativi di un infaticabile superperito come Valsalva. Sono i grandi anatomo-chirurghi come Anton Maria Valsalva, professore a Bologna e autore di alcune migliaia di autopsie, a trasferire l'arte settoria dal cadavere al vivente – nel caso di Valsalva ai malati ricoverati nel bolognese Ospedale di Sant'Orsola – e a trasformare

[64] A. Knipps Macoppe, *Aforismi cento medico-politici*, tradotti e commentati da G.L. Zaccarelli, Capelli, Padova 1813, p. 49.

l'anatomia chirurgica, autoptica, in *chirurgia anatomica*, operatoria. Questi grandi operatori sono medici, o chirurghi nobilitati e collegiati ai medici per merito e fama, che esercitano non la «chirurgia», così com'essa è tradizionalmente intesa, ma la specialità «operatoria» della «medicina». L'ipersemplice chirurgia «medicamentaria» di chi friziona e fa salassi è altra cosa dalla complessa medicina «ferramentaria» di chi pratica l'arte settoria anche sul vivente, una pratica ancora oberata – in età pre-anestesiologica e pre-antisettica – da debiti pesanti nei confronti del dolore umano e della mortalità postoperatoria.

Secondo polo del modello lancisiano è la *libreria*, la biblioteca approntata nello stesso luogo pio. Essa è sede dello studio «letterario», svolto «col commodo dei libri»; è, in altri termini, la sede di apprendimento delle discipline che fanno parte della nuova filosofia naturale – chimica, botanica, zootomia, anatomia – con in più la geometria, scienza esatta euclidea. L'ambito teorico dell'acculturamento medico è il frutto di una scelta ben meditata, che concilia tra loro istanze di aggiornamento ed esigenze antieversive. Vengono infatti espunte: dal novero delle scienze esatte, propedeutiche alla iatromeccanica, la matematica, «lesiva della facoltà immaginativa» e «snervante», e dal novero delle scienze empiriche, propedeutiche alla prassi clinica, l'anatomia microscopica, troppo a lungo indugiante in «sottilissime ricerche», la sua versione «animata» o fisiologica, indugiante anch'essa in «giochi disputatori», nonché soprattutto il «commento di Democrito e di Epicuro», estenuante le menti nella ricerca filosofica di «quella struttura primigenia dei componimenti minimi del corpo umano» destinata a restare «inaccessibile ai sensi».

Le ragioni ispiratrici di un tale programma di studi medici sono quella di evitare, in campo fisiologico, ogni indagine tangente il problema del rapporto mente/corpo – il problema cioè della natura e della sede dell'anima, sensitiva e intellettiva – e quella di lasciar perdere, in campo filosofico, ogni riflessione sull'atomismo, tangente una problematica antianimistica, e in fondo materialistica, sgradita e rischiosa.

I due poli tra i quali, nel modello lancisiano di carriera, si dipana la formazione scientifico-professionale del medico settecentesco sono estrinseci entrambi all'area dell'insegnamento pubblico. Le lezioni pubbliche, a Roma, sono tenute alla Sapienza: esse vertono sul dottrinale classico, murato nella tradizione aristotelico-galenica, perseverante senza soluzione di continuo nell'indottrinamento ortodosso già avviato, in ambito preuniversitario, dagli studi logico-filosofici compiuti nei collegi privati ecclesiastici. Lo studente che s'inoltra negli studi di medicina, a Roma come a Bologna – le due sedi più prestigiose degli studi medici nello Stato pontificio –, accede alla scienza formale propria delle cattedre *dentro* il tempo e lo spazio a lui destinati nell'università *pubblica*, ma cerca *fuori* da essi i contenuti scientifici del proprio sapere e mestiere.

Tali contenuti vengono infatti cercati e trovati «nelle molte ore di libertà e di ozio», scrive Lancisi, cioè nel tempo libero messo a frutto nell'istituzione *privata* della biblioteca annessa al luogo pio; o, a Bologna, nell'altrettanto privata Accademia degli Inquieti, poi delle Scienze, annessa all'istituto omonimo fondato nel 1711 da Luigi Ferdinando Marsili, fratello dell'arcidiacono cancelliere che s'era scontrato con Malpighi per il controllo dello Studio bolognese. Anche questo istituto si pone nei confronti dell'università «come una sorta di laboratorio esterno staccato, necessario per integrare l'insegnamento puramente teorico», ma si direbbe meglio formale, «in essa impartito. [...] E per permettere agli studenti di seguire tanto le lezioni dell'Archiginnasio quanto gli esercizi dell'Istituto le leggi di questo stabilivano che le date e gli orari delle une e degli altri non dovessero sovrapporsi»[65].

Il compromesso così realizzato tra sfera pubblica universitaria, con funzioni di mera etichetta, e sfera privata accademica, lancisiana o marsiliana, dove lo studio teorico della medicina è strettamente connesso alla prassi clinica nel luogo pio – sia questo il romano Arcispedale di Santo Spirito o il bolognese Ospedale di Sant'Orsola –, è anche l'operazione politico-culturale che al *vacuum* filosofico-scientifico delle università di Stato, Sapienza o Archiginnasio, colme solo di scienza verbosa e cartacea, fa corrispondere il *plenum* scientifico-tecnico dell'istituzione riservata, dove l'aggiornamento è tanto ricco quanto selezionato e dove le novità sono viste quasi esclusivamente nel loro aspetto pratico-sperimentale. Infatti, se l'ospedale pontificio è pensato da Lancisi come

[65] M. Cavazza, *Accademie scientifiche a Bologna: dal «Coro anatomico» agli Inquieti (1650-1714)*, in «Quaderni storici», XVI, 48, 1981, p. 909.

«pubblico utilissimo seminario» per «medici, chirurghi e speziali», anche l'accademia

> può essere pensata come un seminario di auto-formazione scientifica di un gruppo di giovani geniali, poco legati a schemi di scuola e perciò maggiormente aperti al nuovo, [i quali] sviluppavano coerentemente la tradizione sperimentale delle Accademie precedenti, senza tuttavia far proprio il loro carattere *filosofico*[66].

L'operazione ha il duplice effetto di non creare difficoltà alla vecchia scienza delle cattedre, che per sé non ne crea, e di rendere la nuova scienza dei laboratori filosoficamente inoffensiva.

Giambattista Morgagni, fin dalla sua immatricolazione nell'Archiginnasio bolognese e dalla sua contemporanea adesione all'Accademia degli Inquieti, di cui diventa «principe» a soli 22 anni, nel 1704,

> si era messo alla scuola di Anton Maria Valsalva, il quale, tra i prosecutori di Malpighi, si distingueva proprio per l'esagerato sperimentalismo: il suo importante trattato di anatomia dell'orecchio [*De aure humana* (Bologna 1704)] esponeva conclusioni basate sulla dissezione di più di mille crani umani, e, a forza di vivere in mezzo al fetore dei cadaveri non sempre recenti, egli aveva alla fine perso l'odorato, quasi a stigmate di una specie di religione della verifica sperimentale spinta all'estremo[67].

Allievo di Malpighi e maestro di Morgagni, Valsalva è colui che fa virare l'anatomia da scienza «malpighiana», impegnata nella verifica sperimentale delle proprie ipotesi sulle *cause a priori*, a scienza «morgagniana», impegnata a verificare sperimentalmente le proprie ipotesi *de causis morborum*. La virata si compie passando dal teorico all'empirico, da una filosofia *razionale* innestata nel rinnovamento scientifico «all'osservazione sperimentale e alle dispute scientifiche in una chiave empirica e induttiva dal tono tipicamente *ragionevole*»[68]. Ma si compie anche passando da un'anatomia *fisiologica*, in diretto collegamento con una teoria ge-

[66] Ivi, p. 908.
[67] Ivi, p. 901.
[68] Brambilla, *La medicina del Settecento*, cit., p. 63.

nerale della natura, a un'anatomia *patologica*, altrettanto direttamente collegata a «fenomeni naturali ben circoscritti [...] di cui sono ignorati i risvolti più squisitamente filosofici»[69].

Ancora una volta ragioni politico-culturali esterne alla medicina si intrecciano con ragioni strutturali interne ad essa. Il risultato ultimo, e in parte attuale, è la separazione della scienza medica da una sua filosofia scientifica, con mancata concezione globale unitaria dei fatti medico-naturali e con proiezione di una immagine della medicina come scienza ateorica, orientata esclusivamente a un fine pratico, in un orizzonte fattuale. Ma il risultato primo, positivo, è l'ipersperimentalismo anatomico di Valsalva, cumulativo di fatti e reperti; è, soprattutto, l'iperanatomismo di Morgagni il quale, professore nello Studio padovano dal 1715 e al tempo stesso «medico nell'Ospedale di Padova, non si limitava a classificare accuratamente i sintomi di tutti i casi che gli si presentavano», alla maniera di Sydenham, ma quando il decorso morboso si concludeva col decesso del paziente «procedeva all'autopsia, cosa che gli permetteva di stabilire il rapporto tra i fenomeni *ante mortem* e *post mortem*»[70].

Dall'Archiginnasio bolognese allo Studio di Padova l'ambiente muta per quanto può mutare al passaggio da una università decaduta e in crisi d'identità a una università dove lo stesso rettore ammetteva esser «necessarissimo che gli scolari habbino a parte, e fuori delle pubbliche scuole alcun'altra istruttione nelle materie ordinarie [...] per rendersi capaci, et habili al dottorato»[71]. L'atmosfera medico-scientifica, al dire di Vallisnieri, è «rancida»[72]; quanto a studi anatomici, Morgagni stesso ha scritto a Lancisi, nel 1707, che l'uno dei due lettori «non taglia più» e l'altro «non mostra di aver letto neanche la prima pagina di un qualsiasi moderno»[73].

Il trapianto di anatomismo operato da Morgagni è dunque in gran parte riparatore; ma l'ipersperimentalismo ereditato da Valsalva e trapiantato a Padova è anche l'ideologia «spontanea» che

[69] Cavazza, *Accademie scientifiche a Bologna*, cit., p. 908.

[70] Shryock, *Storia della medicina nella società moderna*, cit., p. 42.

[71] La frase è riportata da Kagan, *Le università in Italia*, cit., p. 307.

[72] L'espressione di Vallisnieri è riportata da D. Giordano, *Morgagni*, Utet, Torino 1941, p. 26.

[73] Le parole epistolari di Morgagni a Lancisi sono riportate ivi, p. 27.

uno scienziato assume in tempi di crisi[74]. Un tuffo nei fatti, al largo da pericolose correnti di concetti.

I cinque libri *De sedibus et causis morborum per anatomen indagatis* (Venezia 1761), che egli pubblica ottuagenario dopo cinquant'anni di lavoro indefesso, consistono in un'accumulazione di fatti, sia clinici, che per sé soli non consentirebbero di identificare le malattie (come invece credeva Sydenham), sia anatomici, che giustapposti ai primi consentono una significativa correlazione tra sintomi e lesioni. Gli uni e gli altri sono sistemati in due dei quattro «indici» premessi all'opera, intitolati rispettivamente «dei morbi e sintomi» e «delle cose viste nei cadaveri». Il metodo seguito da Morgagni in mezzo secolo di attività è quello stesso che egli consiglia a chi voglia consultare il suo trattato. Scrive nella prefazione:

> Se un Medico trova qualche particolare sintomo di un malato e desidera sapere quale interna lesione a quel sintomo è solita corrispondere, oppure se un Anatomico va ad intaccare qualche particolare lesione in un cadavere e vuol conoscere quale sintomo ha preceduto una lesione di quello stesso tipo in altri corpi; il Medico consultando il primo dei due indici, e l'Anatomico il secondo, più facilmente possono scovare l'osservazione che contiene entrambe le cose, se entrambe siano state da noi osservate[75].

Con tale procedimento comparativo è possibile dimostrare, ad esempio, che «sputo di sangue» e «polmone con tubercoli» sono due elementi – clinico e anatomico – significativamente correlati, come risulta dalla casistica raccolta nella *Epistola anatomo-medica XXII* del libro *De morbis thoracis* e relativa all'«empiema» e alla «tisi». La sintomatologia polimorfa – tosse e sudori, febbre lenta, dolore toracico, respiro grave –, presentata sia da un vecchio maestro di musica sia da una giovane prostituta, viene riportata alla sua vera causa, la tisi, dal fatto che la malattia causale è carat-

[74] È di Louis Althusser la tesi che «nella coscienza o nell'inconscio degli scienziati esiste una *filosofia spontanea degli scienziati*». Il suo riconoscimento, aggiunge Althusser, «viene offerto da situazioni particolari che si chiamano *crisi*» (L. Althusser, *Filosofia e filosofia spontanea degli scienziati, e altri scritti*, traduzione di F. Fistetti, De Donato, Bari 1976, pp. 63 e 78).

[75] G.B. Morgagni, *De sedibus et causis morborum*, rist. anast. in occasione del 2° centenario della morte dell'autore, s.e., s.l. 1971, p. XV.

terizzata da sputo sanguigno, ma soprattutto è «la sola entità che, all'autopsia, mostrava tubercoli nei polmoni»[76]. La vera tipizzazione dei morbi è ricavata non per selezione e astrazione, al modo di Boerhaave, a partire dalla genericità dei sintomi, ma per comparazione, a partire dalla specificità delle lesioni. «Il carattere distruttivo delle lesioni dava la possibilità di affermare con sicurezza che esse avevano dovuto far soffrire il paziente prima della sua morte. In altri termini era lecito considerarle come una causa immediata e prossima dei sintomi»[77].

La comparazione *intuitiva* di Malpighi è diventata la comparazione *dimostrativa* di Morgagni. L'opera di questi rivela ai medici, già dal titolo, quel che dimostra: che le malattie hanno una sede e una causa precisabili. Quanto alla sede, sono localizzate in questo o quell'organo e non generalizzate all'intero organismo. Quanto alla causa, sono dovute a lesioni organiche, cioè a fatti distruttivi *evidenziati* dal patologo «anatomista», e non ad alterazioni umorali (della composizione chimica degli umori) o del «tono» (dello stato fisico delle fibre), presunte come *autoevidenti* dal patologo «umoralista» e dal patologo «solidista».

Morgagni – osserva Stanley J. Reiser – stabilì due premesse che divennero fondamentali nella formazione e nella pratica delle generazioni successive di medici. La prima è che le malattie lasciano tracce rivelatrici nei tessuti del corpo; la seconda è che lo studio di queste tracce è il modo migliore con il quale il medico può verificare i suoi giudizi dal vivo e raggiungere così l'eccellenza clinica[78].

Una tale fondazione anatomica della clinica non sarebbe stata possibile senza gli ospedali. I cadaveri dove Morgagni ricerca le lesioni non sono infatti più i corpi dei giustiziati. Questi corpi servivano all'anatomia umana normale in quanto, da vivi, erano sani. All'anatomia patologica servono invece i corpi dei ricoverati: vivi, sono corpi malati, morti, sono cadaveri eccellenti. Già Harvey

[76] L'affermazione, di Morgagni, è riportata da Shryock, *Storia della medicina nella società moderna*, cit., p. 44.

[77] Ivi, p. 43.

[78] Reiser, *La medicina e il regno della tecnologia*, cit.

aveva sentenziato che l'autopsia di un tisico o di un malato cronico era molto più utile di quella di dieci impiccati[79].

Anatomismo e ospedali: l'emergere, nei luoghi istituzionali di diagnosi e cura, di una anatomia che, dopo essersi «animata» nella fisiologia meccanicistica (*anatomia animata* è detta, ancor a metà Settecento, la scienza che considera anatomia e fisiologia un'unità indissolubile) si presenta, per così dire, fissata nella patologia morgagniana, lascia presagire imminente, a Padova o comunque in Italia, l'acquisizione di quel *punto fisso* su cui fare perno per volgere la clinica da arte a scienza, rendendola omogenea alle sue scienze di base. Il presagio non si avvera, anzitutto perché il punto fisso localizzatore, che situa le malattie nelle lesioni locali e non in alterazioni ubiquitarie o sistemiche, è un principio anatomo-chirurgico, considerato valido in chirurgia, non in medicina.

L'incontro tra clinica (medica) e anatomia (chirurgica) è nuovamente mancato. L'anatomia patologica resta in disparte, spiazzata. È spiazzata anche dall'obiezione che le lesioni anatomiche sono effetti, non cause delle malattie; l'obiezione si fa ancora più radicale in chi sostiene trattarsi di effetti privi di significato, in quanto prodotti dalla decomposizione cadaverica e quindi *mortali*, inespressivi dei processi *vitali* morbigeni. Nelle menti dei medici, i sintomi non si legano alle lesioni distruttive, ma restano legati ai processi della vita.

Tali processi in variante patologica, visti cioè nella loro devianza dalla norma, sono a metà Settecento, secondo Friedrich Hoffmann, professore di medicina a Halle, gli spasmi e le atonie delle fibre corporee, corrispondenti a deviazioni in eccesso e in difetto del «tono» fibroso; sono, secondo Georg Ernst Stahl, anch'egli professore a Halle, le regolazioni delle forze vitali sfuggite al controllo esercitato su esse dall'anima; sono più che mai, secondo la «setta boerhaaviana», foltissima e sparsa in tutta Europa, le disfunzioni di quel «misto» tra macchina, provetta e serbatoio che è l'organismo. Un medico francese del primo Ottocento, Richerand, professore a Parigi, testimonierà che fino a poco prima «Boerhaave regnava nelle scuole e, per la maggior parte della gen-

[79] Cfr. H.E. Sigerist, *Introduzione alla medicina*, traduzione di G. Barbensi, Sansoni, Firenze 1938, p. 127.

te, il corpo era una macchina in cui tutto si compiva secondo le leggi della meccanica, della chimica e dell'idraulica»[80].

In tale contesto, il meccanicismo «solidista» di Hoffmann, il vitalismo animista di Stahl, la sintesi eclettica di Boerhaave sono tutti sistemi espressivi di una stessa ideologia scientifica che interpreta i fatti morbosi a partire dalla vita, dal vivente, e non dalla morte, dal cadavere. L'idea rivoluzionaria di invertire il nesso interpretativo, definendo la vita come «l'insieme delle funzioni che resistono alla morte», porterà Bichat, mezzo secolo più tardi, a considerare la morte, non la vita, come il punto di riferimento fisso, essenziale. Il paradigma secondo cui la medicina, pur concepita in molti modi – da umoralisti, solidisti, animisti, sincretisti ed eclettici –, non era stata mai pensata se non partendo dal vivente verrà scalzato da un paradigma sostitutivo secondo cui la medicina sarà pensata partendo dalla morte, intesa sia come area anatomo-patologica di confronto della clinica sia come entità non più opposta alla vita, ma intrinseca alla vita sotto forma di lesione distruttiva e quindi di malattia. Michel Foucault ha còlto mirabilmente questa feconda inserzione della morte nel vivo di una medicina che ancora dopo Morgagni la rifiuta quale «grande minaccia cupa in cui si annullavano il suo sapere e la sua abilità»[81].

Il blocco ideologico operante a livello scientifico è anche un blocco mentale operante nella società. Nel corpo sociale settecentesco pregiudizi tenaci continuano a impedire l'osmosi tra il *mestiere* meccanico-manuale del chirurgo e la *professione* liberal-intellettuale del medico, due «arti» ancora divise da uno iato di classe. Se la pratica medica faticava ad acquisire le lezioni più recenti della ricerca anatomica e sperimentale, la ragione era anche nel fatto che dall'età della Controriforma in poi erano andate perdute molte delle innovazioni portate, sia in quella pratica che nell'insegnamento universitario, durante la precedente età rinascimentale; anzi «l'antica squalifica ecclesiastica contro le operazioni eseguite *col ferro e col fuoco* sul corpo umano vivo e morto era stata confermata e duplicata da quella nobiliare contro le arti meccaniche»[82].

[80] La frase di Richerand è riportata da G. Gusdorf, *Introduzione alle scienze umane*, traduzione di R. Bussi, Il Mulino, Bologna 1972, p. 213.

[81] Foucault, *Nascita della clinica*, cit., p. 68.

[82] E. Brambilla, *Tra teoria e pratica: studi scientifici e professioni mediche nel-*

A titolo d'esempio, ancora nel 1785, in una terra pur illuminata dal riformismo come il Pavese, a un chirurgo condotto viene inibita, oltre la cura del «mal venereo», la pratica del «taglio cesareo» e della «visita ai cadaveri»[83]. Chirurgia e anatomia, ove rientrino nella giurisdizione ecclesiastica sui mali-peccati (riprovazione-controllo delle malattie veneree) e sugli eventi di nascita e di morte (cautele antiabortive e gestione cerimoniale dei suffragi), sono vietate agli stessi addetti ai lavori. Lo iato di classe tra questi e i medici, non solo nella Lombardia settecentesca ma in tutta Italia prima degli eventi di fine secolo, è quello che intercorre tra un ceto proveniente «in città dall'artigianato di bottega e dai piccoli traffici, in campagna da fittabili, agenti e contadini agiati» e un ceto apparentato a cancellieri e notai, «ingegneri e causidici, parroci e canonici, con qualche aggancio nobiliare»[84]: uno iato intercorrente tra un ceto di estrazione medio-bassa, che coltiva legittime ambizioni di promozione sociale e di lavoro più qualificato e rimunerato, e un ceto di estrazione medio-alta, che detiene posizioni di rendita e gode di quell'*otium* compatibile con l'esercizio di atti, come quelli medici, che vengono presentati come disinteressati e «nobili».

L'aggancio, in campo scientifico, tra l'anatomia patologica e la clinica presuppone dunque l'aggancio, in campo professionale e sociale, tra il ceto dei chirurghi e il ceto dei medici. L'anatomismo clinico da cui nasce la clinica moderna presuppone la trasformazione rivoluzionaria da cui nasce la professione medico-chirurgica odierna e, più in generale, la moderna società.

Molte sono le riforme preparatrici. Se l'ingresso dell'anatomia universitaria nel luogo pio ospedaliero provoca a Padova, nel 1742, ancora un «conflitto di precedenza» tra Morgagni, che insegna l'anatomia *latine loquens* ai medici, e l'anatomista che fa lezione *vulgari sermone* ai chirurghi, nello stesso anno Antonio Cocchi, che quindici anni prima era stato cacciato dallo Studio pisano dai galenisti ostili all'indirizzo borelliano del suo insegnamen-

la Lombardia settecentesca, in G. Montalenti, P. Rossi (a cura di), *Lazzaro Spallanzani e la biologia del Settecento. Teorie, esperimenti, istituzioni scientifiche*, Olschki, Firenze 1982, p. 558.

[83] Archivio di Stato di Milano (d'ora in poi Asm), Atti di governo, Sanità parte antica, b. 197.

[84] Brambilla, *Tra teoria e pratica*, cit., p. 561.

to, propone e successivamente realizza nell'Ospedale di Santa Maria Nuova in Firenze, trovando consensi nella propensione riformatrice della reggenza lorenese subentrata all'estinta dinastia dei Medici, il trasferimento dell'anatomia «dalle mani del medico universitario e venuto da fuori, assistito dal suo perito settore, in quelle dello stesso chirurgo ospedaliero, non più mero esecutore e uditore, ma a sua volta insegnante»[85].

Nell'ospedale fiorentino trova pratica attuazione una simmetria medico-chirurgica che fa corrispondere alla «medicina naturale» di Cocchi, affermata nel quadro etico di una illuministica «tolleranza filosofica delle malattie»[86], la «chirurgia semplice» della sua scuola, destinata a grande fama. Non è ancora l'incontro nell'ambito di una teoria anatomo-clinica unificante, ma è già la corrispondenza istituzionalizzata della «visita medica» alla «visita chirurgica» e, soprattutto, della clinica dei protomedici all'anatomia dei chirurghi maggiori.

Una iniziativa analoga è promossa nell'Ospedale Maggiore di Milano da Bernardino Moscati. «Incisore d'anatomia e chirurgo maggiore» formatosi alla scuola toscana e perfezionatosi a Parigi, Moscati, che gode di molta reputazione «anche come medico», «spesso invitato a medici consulti» sia in ospedale che fuori, è «promotore ed anima d'ogni utile riforma», come quella che vede sottratte ai norcini le «aperture» e le litotomie e come quella che vede «elevarsi la figura dell'incisore anatomico», cioè di un chirurgo, «fino al livello del lettore di anatomia», cioè di un medico. La rivalutazione della chirurgia procede di pari passo con l'unificazione delle due figure professionali; e nel 1772 la «real Casa» di Vienna, attesi i meriti del dottor Bernardino Moscati per la «ristorata chirurgia in questi Stati», gli accorda la «grazia di trasferire a Milano il figlio [Pietro] che con tanta riputazione copriva due catedre nella Università di Pavia e di appoggiargli la catedra medico-chirurgica nell'Ospitale»[87].

Però,

[85] Ead., *La medicina del Settecento*, cit., p. 79.

[86] G. Pasta, *La tolleranza filosofica delle malattie. Osservazioni mediche pratiche con 33 lettere inedite del celebre Dottore Antonio Cocchi*, dalla stamperia Locatelli, Bergamo 1787.

[87] A. Verga, *Intorno all'Ospitale Maggiore di Milano nel secolo XVIII*, Rechiedei, Milano 1871, pp. 95-97, 102, 107.

se un medico figlio di chirurgo come Pietro Moscati insegnava nell'ospedale per incarico regio, ancora insegnava soltanto ai chirurghi. [...] Il *curriculum* dell'interno di chirurgia, che frequentava le sue poche lezioni entro il Luogo Pio e si diplomava Maestro d'arte, continuava a non sfiorare quello del dottore, regolato dalla Facoltà superiore universitaria[88].

Il progredire della cultura medico-scientifica attraverso Morgagni non coinvolge fin qui le istituzioni in modo decisivo. Anzi, press'a poco negli anni in cui la lezione morgagniana si irradia da Padova, a Pavia «nella cattedra di anatomia si rimarca un sommo inconveniente, ed è la mancanza di cadaveri per poterla eseguire». Non sono infatti destinati alla dissezione anatomica «né li cadaveri delli Spedali di Pavia, né li cadaveri della plebe»; come ai tempi di Mondino e di Vesalio, «si deve aspettare che il Senato di Milano condanni qualche malfattore alla morte e si trasferisca il cadavere a Pavia»[89].

Sono invece le incisive proiezioni in campo medico delle prime riforme illuminate – avviate dopo l'ultimo dei tre conflitti di successione dinastica combattuti su suolo italiano, ma accelerate dopo la conclusione della *guerra mondiale* dei Sette anni (1756-63) – a rendere più marcato il mutamento del quadro istituzionale.

Nella prima metà del Settecento il «piano di studi medici» di un Lancisi, condiviso dallo stesso Morgagni – che nel 1712 ha inaugurato il proprio magistero di medicina teorica a Padova enunciando una *Nova institutionum medicarum idea* «adombrante il medico perfettissimo» –, ha retto bene. Esso ha consentito la sopravvivenza, accanto a strutture formative come ospedali e accademie, di istituzioni formali come Collegi medici e facoltà: istituzioni vuote di tutto fuorché della «facoltà», appunto, di rilasciare a giovani non ancora ventenni usciti dal collegio gesuitico, previo «esame rigoroso della moneta deposta»[90], una laurea dottorale in filosofia e medicina, la quale altro non è che la tassa da

[88] Brambilla, *La medicina del Settecento*, cit., pp. 125 e 119.
[89] Biblioteca nazionale di Vienna, Handschriftensammlung, Ms. 12971. Devo la segnalazione a Elena Brambilla.
[90] Asm, Atti di governo, Sanità parte antica, b. 187, «Della cattedra anatomo-chirurgica [...]» (1769, di P. Moscati).

pagare al Collegio medico *prima* di essere ammessi ad apprendere e praticare l'arte. Tale piano di studi ha permesso di conservare, più che di rinnovare, secondo un disegno compromissorio, ma sbilanciato, tra vecchio e nuovo e tra pubblico e privato.

Nel Settecento maturo tutta una serie di impulsi «civili», «laici», «scientifici» anima la Lombardia di Maria Teresa e di Giuseppe II: apertura degli studi alla concorrenza di nobili e non nobili; soppressione della Compagnia di Gesù e delle sue scuole; rifondazione dell'università come spazio pubblico non più marginale, ma centrale, e, in questo spazio ricuperato alla sua funzione originaria, conferimento del titolo di studio *dopo* lo studio, non prima, un titolo molto simile alla moderna laurea in medicina e chirurgia, acquisito con l'apprendimento e l'apprendistato nella nuova facoltà scientifica. Sono questi, a grandi linee, i più importanti momenti della riforma.

Un susseguirsi di provvedimenti e decreti – dal «piano di disciplina, direzione ed economia» del 1771 al «piano scientifico» del 1773, dal «regolamento generale per la facoltà medica» del 1775 al «regolamento generale per la chirurgia» dello stesso anno – trasforma radicalmente le istituzioni e il loro modo di funzionare: non solo arrivano i cadaveri per le dissezioni dal luogo pio ospedaliero, ma in questo si eseguono le operazioni chirurgiche ed entrano i professori a far lezione e gli studenti a far pratica in corsia. Questi professori sono di nomina regia, pubblici funzionari, impegnati nell'insegnamento e nel rinnovamento.

Lazzaro Spallanzani, in cattedra di storia naturale, e Alessandro Volta, in cattedra di fisica sperimentale, fanno dell'ateneo pavese un ganglio vitale della circolazione delle idee scientifiche tra Italia ed Europa[91]. Il riassetto della facoltà medica vede l'istituzio-

[91] Nel Settecento venne rilanciata l'ipotesi della «generazione spontanea», già formulata da Kircher e confutata da Redi. La nuova confutazione spettò all'abate Lazzaro Spallanzani (1729-1799), professore di storia naturale nell'Università di Pavia, il quale dimostrò l'esistenza nelle sostanze organiche anche apparentemente non inquinate di germi invisibili al microscopio e da lui chiamati «infusori». I «problemi delle origini» furono tra i più dibattuti dal pensiero filosofico-scientifico settecentesco. Sui problemi relativi alle origini della vita dell'uomo, della terra, i «creazionisti» si scontrarono con i «trasformisti», i «preformisti» con gli «epigenisti», i «continuisti» con i «catastrofisti». Non meno acceso fu il dibattito sulla «fisiologia delle proprietà» (sensibilità, irritabilità, eccitabilità) della

ne di due cattedre cliniche biennali: l'una, di operazioni chirurgiche, è affidata nel 1783 ad Antonio Scarpa, un figlio della borghesia friulana formatosi alla scuola padovana di Morgagni; l'altra, di medicina teorico-pratica, è affidata nel 1781 a Samuel August Tissot, medico illuminista di fama europea, inoculatore del vaiolo e autore del divulgatissimo *Avis au peuple sur sa santé* (Losanna 1761), e successivamente, nel 1783, a Johann Peter Frank, un figlio della borghesia renana già professore a Gottinga, dove fino al 1753 ha insegnato il più eminente tra gli allievi di Boerhaave, Albrecht von Haller, fondatore della fisiologia moderna.

Se Tissot è il primo professore universitario a fare lezioni di clinica medica nel pavese Ospedale San Matteo, Scarpa è il primo professore universitario che «all'insegnamento dell'anatomia accoppiò quello della clinica chirurgica»[92]. Ma è Frank a elaborare nel 1785-86 un nuovo «piano degli studi» ed è Frank, nominato anche «Consigliere di Governo, Direttore generale degli affari medici», a presentare nel 1788 un «piano di regolamento» con cui intende porre mano a una radicale riforma delle strutture sanitarie in Lombardia. La riforma universitaria, che segna la rinascita e la crescita di prestigio dell'Università di Pavia, si continua nel disegno di una trasformazione dei rapporti tra sanità e società.

«Ristrutturazione dell'organizzazione sanitaria» significa da un lato «subordinare in un sistema amministrativo burocratizzato» l'intero «campo delle professioni medica, chirurgica, farmaceutica»[93]; significa d'altro lato offrire nuovi sbocchi professionali

materia vivente; altrettanto quelli sulla *vita propria* di Théophile de Bordeu (1722-1776), sulla *vis essentialis* di Kaspar Friedrich Wolff (1734-1794), sul *nisus formativus* di Johann Friedrich Blumenbach (1752-1840). Ancor più infuocata fu la disputa che divise i sostenitori della *generatio aequivoca* da coloro che sostenevano la teoria dell'*omne vivum e vivo*. Su Spallanzani vedi C. Castellani, *Introduzione*, in L. Spallanzani, *Opere scelte*, Utet, Torino 1978, pp. 9-46.

[92] A. Corradi, *Memorie e documenti per la storia dell'Università di Pavia e degli uomini più illustri che vi insegnarono*, vol. III, *Serie dei rettori e professori, con annotazioni*, Bizzoni, Pavia 1878, p. 227.

[93] A. Malamani, *L'organizzazione sanitaria nella Lombardia austriaca*, in A. De Maddalena, E. Rotelli, G. Barbarisi (a cura di), *Economia, istituzioni, cultura in Lombardia nell'età di Maria Teresa*, vol. III, Il Mulino, Bologna 1982, p. 992. Per le notizie fornite da qui alla fine del paragrafo vedi anche Id., *Il Direttorio della Facoltà medica dello Stato di Milano: note sull'organizzazione sanitaria della Lombardia austriaca*, in «Bollettino della Società pavese di Storia patria», LXXIX, 1979, pp. 75-90; Brambilla, *La medicina del Settecento*, cit., pp. 137-47.

agli *homines novi* che operano nel campo della sanità. Una nuova figura viene infatti emergendo dalla mutata formazione della classe medica. Il definitivo superamento della dicotomia tra università e ospedale non è solo unificazione tra le due grandi sedi della medicina istituzionalizzata, cioè tra la sede del suo insegnamento-apprendimento teorico e la sede del suo esercizio-apprendistato pratico; esso è anche contaminazione di due differenti tipologie, per cui vengono a ravvicinarsi, fino a sovrapporsi, le già contrapposte figure del fisico-filosofo, imbevuto di dottrine, e dell'empirico-chirurgo, praticante le manualità terapeutiche. Con la «nascita della clinica» nasce, sul finire del Settecento, la figura del medico-chirurgo moderno, formato contemporaneamente in aula e in corsia, da letture magistrali e da pratico tirocinio.

È una figura nuova anche socialmente. La saldatura in campo medico della multisecolare frattura tra lavoro intellettuale e lavoro manuale si realizza in parallelo a un cospicuo incremento di mobilità sociale e a un netto mutamento delle scelte professionali. Non pochi giovani provenienti dalla più minuta borghesia cittadina e rurale orientano le proprie opzioni verso gli studi di medicina. L'Università di Pavia, che in venticinque anni d'incontro politico-culturale tra Lumi e riforme ha visto quasi decuplicarsi i propri iscritti, passati da poco più di cento a poco meno di mille, nel 1796 conta per la prima volta nella sua storia più iscritti a medicina che a giurisprudenza: è la rottura di una tradizione semi-millenaria.

Una rottura analoga si delinea nel campo sanitario, dove Frank, interpretando la direzione degli affari medici come un moderno ministro della sanità intenzionato a dar prova di incisività e di efficienza, intende abolire il «ruinoso» assetto esistente, nel quale hanno spazio storture e abusi, nonché figure professionali ormai inaccettabili: chirurghi che non son altro che barbieri capaci solo d'«imboccolar le parrucche», levatrici in grado solo di somministrare il battesimo, droghieri abili solo a spacciare preparati scadenti. Frank vuole creare alle dipendenze del proprio Direttorio, che è cinghia di trasmissione dell'illuminato dispotismo ministeriale e regio, un razionale sistema di condotte mediche, di ospedali, di farmacie; e vuole assegnare ai nuovi professionisti di estrazione borghese e di formazione ospedaliera moderni ruoli di operatore sanitario, secondo un piano che prevede eque retribuzioni e obblighi precisi, con giusto bilancio tra diritti e doveri.

Il nuovo direttore generale prende le mosse dalla «topografia agrojatrica» disegnata dal suo predecessore Cicognini, che nel 1784 ha censito, in una Lombardia austriaca di oltre un milione di abitanti a fronte di 715 medici e chirurghi attivi nella professione privata e prevalentemente concentrati nelle città, solo 155 addetti alle 92 condotte sparse in montagna e in pianura; e muove dalla rilevazione che il personale ospedaliero di tutto lo Stato comprende solo 87 tra medici e chirurghi per un totale di 2.000 posti-letto, dei quali la metà in Milano.

Aumentare e ridistribuire le condotte rurali e, più in generale, migliorare ed estendere il sistema delle condotte; rendere queste più rimunerative e appetibili, mediante una combinazione tra stipendio e onorario che, rinunciando all'utopia dell'assistenza gratuita e alla poco edificante realtà dell'obolo volontario, assicuri alla professione medica maggiori autonomia e dignità; smantellare il sistema degli ospedali di campagna, che vorrebbe riconsegnare l'assistenza della popolazione contadina nelle mani della beneficenza e della carità elemosiniera; riformare i luoghi pii cittadini e potenziarvi le scuole di chirurgia e di ostetricia, insieme alla prassi clinica, affidata lì come altrove a medici-chirurghi formati in base al nuovo modello di professionista unico; regolamentare le farmacie e controllare in esse prezzi e qualità dei medicinali posti in vendita: questi e altri i principali obiettivi della pianificazione di Frank.

Vista come «arbitraria dittatura» da parte di medici ostili, di notabili di campagna, di amministratori ospedalieri, questa pianificazione è ancora sulla carta quando il suo autore nel 1795, alla vigilia dell'arrivo dei francesi, è richiamato a Vienna dal potere centrale.

3. *La medicina come «arte di difesa»*

In una lettera resa pubblica nel 1759, scritta all'olandese Anton de Haen che insieme al connazionale Gerard van Swieten ha trapiantato a Vienna il modello della Scuola di Leida[94], l'elvetico Tissot ri-

[94] Gerard van Swieten (1700-1772), chiamato a Vienna dall'imperatrice Maria Teresa d'Austria, fu il riformatore della Scuola di medicina dell'università

leva che una malattia del loro tempo giustifica pienamente «la consuetudine invalsa quasi unanimemente presso i medici di considerarla come pestilenziale e di farne trattazione nello stesso capitolo della peste». Sempre a detta del medico ginevrino, che vi dedica di lì a poco un capitolo del proprio *Avviso al popolo sulla sua salute*, questa malattia pestisimile è caratterizzata da due aspetti congiunti: l'*universalità* e la *pericolosità*; esistono infatti malattie più frequenti, ma molto più benigne, e ce n'è una sola più pericolosa, la peste, ma essa è diventata «felicemente così rara in Europa che tra mille medici non ce n'è uno che la conosca: generazioni intere passano ignorandola»[95].

Il passo epistolare ci informa che a metà Settecento la peste è da tempo scomparsa dall'Europa (con l'eccezione dell'epidemia di Marsiglia nel 1720 e dell'epidemia di Messina e Reggio nel 1743) e che un altro flagello, il vaiolo, ha preso il suo posto nel determinare la morbosità-mortalità catastrofica della popolazione europea. Ciò vale ancor di più per la popolazione italiana, risparmiata dalla peste con alcuni decenni d'anticipo rispetto alla popolazione di altri paesi e flagellata invece dal vaiolo con grande frequenza e intensità. Infatti, da un lato, l'ultima epidemia di peste su scala nazionale è stata quella del 1630-31, doppiata nel 1656-57 a Napoli e a Genova, città risparmiate dall'epidemia precedente; d'altro lato le epidemie di vaiolo che si susseguono in Italia nel corso del Settecento sono oltre un centinaio, la prima delle quali, nel 1702, «quantità grandissima di fanciulli tolse di vita in Roma» e l'ultima, nel 1796, «si diffondeva in Venezia e nelle altre città della moribonda Repubblica» donde l'anno dopo «era nelle campagne»[96].

Già questi rilievi introducono alcuni problemi di storia delle epidemie, quali la scomparsa della peste, la sua sostituzione con

viennese: allievo di Boerhaave, suoi sono 5 volumi di *Commentaria in Hermanni Boerhaave aphorismos*. Anton de Haen (1704-1776) fu il successore di van Swieten alla testa della scuola medica di Vienna e compendiò l'esperienza clinica maturata nelle corsie del Bürgerspital viennese nei 15 volumi della sua *Ratio medendi*.

[95] Il passo epistolare di Tissot a de Haen è riportato da B. Fadda, *L'innesto del vaiolo. Un dibattito scientifico e culturale nell'Italia del Settecento*, Franco Angeli, Milano 1983, p. 20.

[96] Corradi, *Annali delle epidemie*, cit., vol. II, pp. 290, 749, 763.

un'altra «pestilenza», l'alta incidenza di quest'ultima nell'infanzia e il suo mutare d'identità al passare dalla città alla campagna.

La peste è scomparsa per effetto delle specifiche misure di difesa messe in atto dall'uomo? Per effetto di misure che in Italia sappiamo essere state «inventate», adottate in anticipo rispetto ad altri paesi europei e perfezionate nel corso di tre secoli? O è scomparsa per effetto di cause parzialmente extraumane, quali i mutati materiali edilizi delle case di abitazione, i cui tetti e muri son fatti con tegole e mattoni, non più con la paglia e il legno congeniali alla vita dei topi? Oppure è scomparsa per effetto di cause totalmente extraumane, quali la prevalenza sul topo nero del topo marrone, che è specie murina parassitata da una pulce relativamente meno pestigena?

Quella che fa riferimento all'edilizia è una «spiegazione provinciale», secondo Carlo Maria Cipolla, «perché in Italia già dal Duecento non si costruivano più case in legno». Quanto all'ipotesi del prevalere di una specie murina sull'altra, nel Settecento c'è effettivamente in Europa, proveniente dalla Russia, una invasione di *Rattus norvegicus*, del topo marrone, il quale in breve elimina il *Rattus rattus*, il topo nero.

> Ma ci sono – dice Cipolla – almeno tre motivi che tolgono qualsiasi credito a questa teoria. Il primo, e basterebbe: l'invasione di *Rattus norvegicus* è del 1720, l'ultima peste in Italia fu a Genova nel 1657 [...]. C'è più di mezzo secolo scoperto e le epidemie di peste sono sempre state frequenti. Poi non si capisce, dato che la territorialità [delle due specie murine] è diversa, come mai una specie abbia eliminato l'altra. Terzo: a Londra, nel 1913, fu fatto un censimento dei topi, e almeno un terzo era ancora *Rattus rattus*[97].

Il «mistero» della scomparsa della peste può trovare un principio di spiegazione nel concetto generalissimo che come per l'insorgere, così anche per l'estinguersi di una malattia i fattori umani sono almeno altrettanto decisivi dei fattori naturali. Se negli otto secoli che vanno dalla guerra gotica alla metà del Trecento la

[97] C.M. Cipolla, *Chi ha fatto sparire la peste?*, in «Tempo medico», XXVIII, 14, 1986, p. 37.

peste era già scomparsa dall'Europa «naturalmente», senza bisogno di alcuna organizzazione umana a scopo difensivo, la sua sopravvivenza ottocentesca nell'impero turco, il solo degli Stati mediterranei a non aver adottato le misure sanitarie ormai in vigore in tutti i paesi europei, è la prova che l'intervento attivo dell'uomo è venuto assumendo, dal Medioevo all'età moderna, una grandissima importanza; e la controprova è fornita dal fatto che nel 1841,

> applicando severamente e su tutta l'estensione del loro Impero le misure che i paesi europei hanno messo a punto dopo tre secoli di elaborazione empirica, i turchi eliminano in un solo anno la peste dal bacino mediterraneo, anche nelle regioni dove le pulci restano abbondanti, dove i ratti delle due specie pullulano e dove non è penetrata la pseudotubercolosi [affezione il cui bacillo ha la proprietà di immunizzare nei confronti del bacillo di Yersin][98].

La peste è sostituita, nel Settecento, dal vaiolo non tanto per competitività biologica tra i rispettivi agenti patogeni, quanto perché storicamente ogni «società aperta» – aperta agli scambi come alle poche o molte libertà – ha le proprie esuberanze e le proprie deficienze, tra cui le immunodeficienze che «aprono le porte» alle grandi epidemie. Ciascuna epidemia ha la propria porta d'ingresso e la propria strada, diversa da altre. Ogni malattia è un caso a se stante nel grande laboratorio della natura e della storia.

Questa specificità rende nel Settecento inefficace verso l'una malattia – il vaiolo – la strategia sanitaria elaborata nei secoli attraverso l'esperienza patita con l'altra – la peste. La caratteristica epidemiologica di quest'ultima di arrivare dall'*esterno*, d'oltremare o d'oltralpe, a ondate, ha portato all'affermarsi e al consolidarsi di concetti e strumenti – cordone sanitario, isolamento, quarantena – che hanno poco peso nella strategia difensiva contro il vaiolo, la cui caratteristica è di esplodere dall'*interno*, a partire da focolai endemici permanenti negli agglomerati urbani, specie in quelli più affollati.

[98] J.-N. Biraben, *Les hommes et la peste en France et dans les pays européens et méditerranéens*, 2 voll., Mouton, Paris-La Haye 1975-76, vol. II, p. 184.

La crescente densità demografica delle città settecentesche spiega il perché si diffonda su larghissima scala una malattia che, già diffusa in altre età di forte crescita demografica come la seconda metà del Cinquecento, si trasmette per contagio interumano attraverso il contenuto delle pustole esantematiche che punteggiano la superficie corporea dei malati. Una malattia generalizzata, in ambienti popolosi. «Il vajuolo – scrive Tissot – è la più generale di tutte le malattie, poiché di cento uomini non ve n'ha che quattro o cinque che ne siano esenti»; esso «assale una gran parte di quelli che non l'hanno avuto [...] e *non ritorna* nell'istesso luogo che a termine di quattro, cinque o sei anni»[99].

Oggi sappiamo che questi intervalli regolari sono necessari al ricostituirsi di una popolazione indifesa sufficientemente folta; e per difesa oggi intendiamo quella immunitaria, acquisita dai malati che superano l'infezione. Questa immunità stabile è una resistenza «naturale», una qualità biologica nota fin dai tempi antichi, inscritta in una concezione «basata sull'osservazione popolare del *non ritorno* della malattia in uno stesso soggetto»[100].

Non potendo fare *ritorno* negli individui guariti e immunizzati, il vaiolo colpisce, nelle città, soprattutto i bambini sotto i cinque anni: cinque anni è, mediamente, l'intervallo di tempo tra una epidemia e l'altra. Aggiungendo ulteriore precarietà a un'età già precaria, esso è responsabile di circa un terzo della letalità totale infantile. Mortalità e morbosità sono minori negli adulti per avere questi in gran parte contratto la malattia nell'infanzia. Però nelle campagne, che per essere poco popolate non consentono alla malattia di persistere endemica, sono colpiti in gran numero anche gli adulti, in precedenza non immunizzati. A molti dei sopravvissuti, nei punti cutanei dov'erano le pustole, cicatrici indelebili deturpano stabilmente il viso e la vita: una traccia della morte scampata e un «turpe degrado», stabili come l'immunità.

Su cento persone scampate ai primi pericoli dell'infanzia – rileva nel 1754 lo scienziato viaggiatore Charles-Marie de La Condamine – tredici o quattordici sono portate via da questa malattia e un ugual nu-

[99] S.A. Tissot, *Avviso al popolo sulla sua salute*, traduzione di V. Garzia, Gessari, Napoli 1764, p. 221, corsivo mio.
[100] Fadda, *L'innesto del vaiolo*, cit., p. 15.

mero reca di essa il triste marchio per tutta la vita: ecco dunque su cento persone ventisei o ventotto testimoni che provano che questo flagello distrugge o degrada un quarto dell'umanità[101].

Questo flagello universalmente distruttivo e degradante è riferito a un veleno circolante nell'aria. Il concetto che il vaiolo sia una malattia acquisita, dovuta, come tutte le malattie contagiose, a un virus ambientale, proveniente dall'esterno, è un concetto moderno e corretto, che non spiega però il *non ritorno*. Il fenomeno del *non ritorno* del vaiolo nello stesso individuo è invece spiegato dal concetto, premoderno e inesatto, che la malattia sia congenita, o costituzionale, dovuta allo spurgo *una tantum* della *materia peccans* presente all'interno del corpo fin dalla nascita, fin dal peccato originale, proiettata in superficie dall'ebollizione degli umori e, nei casi maligni di «vaiolo nero» emorragico, dalla «fermentazione coagulativa» del sangue. Assistiamo al paradosso che un'aggiornata concezione epidemiologica ostacola la comprensione di un fenomeno biologico chiave, laddove la sorpassata concezione galenica invece l'agevola. In questa luce ambigua trova il proprio chiaroscuro il dibattito scientifico-culturale europeo sull'«innestamento» o «inoculazione» del vaiolo, un dibattito al cui interno si inserisce «il caso italiano nella sua originalità e specificità»[102].

Il metodo che sarà detto della *variolizzazione*, cioè l'inoculazione a scopo profilattico del vaiolo umano (la cui forma più grave, o *variola maior*, prevale nel Settecento sulla forma più lieve, o *variola minor*), nasce da una pratica che circassi e cinesi, esperti del male e consapevoli del suo *non ritorno*, attuavano da secoli in Oriente, gli uni deponendo sopra un graffio prodotto sulla cute del braccio una goccia di «materia» prelevata da pustole vaiolose, gli altri facendo aspirare per via nasale le croste polverizzate delle pustole stesse. La piccola malattia «artificiale» così provocata fa scampare dalla grande morìa «naturale».

Nonostante che proprio a Venezia, grande emporio d'Oriente, il medico Jacopo Pilarino da Cefalonia renda noto nel 1715 il

[101] Il passo, tratto dal *mémoire* letto il 24 aprile 1754 da La Condamine all'Académie des sciences di Parigi, è riportato da C. Herzlich, J. Pierret, *Malati di ieri, malati di oggi*, traduzione di L. Poggi, Lucarini, Roma 1986, p. 43.

[102] Fadda, *L'innesto del vaiolo*, cit., p. 48.

«metodo di provocare nuovi e sicuri vaiuoli *per transplantationem*»[103], i professori di Padova restano impassibili. Ancora nel 1727, al baronetto inglese Thomas Dereham che da Firenze dove risiede fa propaganda «inoculista», Antonio Vallisnieri scrive che la città universitaria della Repubblica veneta è «troppo nimica delle cose nuove» e che, nonostante regni in essa il vaiolo, «non occorre parlare di innestamenti» perché i professori padovani sono «vecchioni ancora immersi negli antichi rancidumi, e in pratica non volevano, e alcuni non vogliono nemmeno ammettere la chinacchina, quantunque faccia vedere loro continuamente miracoli»[104].

Il parallelo tra corteccia di china e inoculazione del vaiolo è calzante. Ambedue sono pratiche empiriche, la cui sola teoria è la saggezza popolare che nasce dall'esperienza; ambedue sono intinte di primitivismo e vengono dalle Indie, con quel che di «diverso» o di misterioso che accompagna le cose esotiche; ambedue devono la loro fortuna europea a una nobildonna, che nel caso dell'inoculazione, fuori questa volta da ogni racconto leggendario, è lady Mary Wortley Montagu, moglie dell'ambasciatore inglese presso la Sublime Porta. È costei, rientrata in patria, a farsi nel 1721 promotrice dell'innesto, che viene provato in sei condannati a morte, cinque dei quali ammalano di vaiolo in forma leggera e guariscono.

La sua voce, come quella fiorentina del connazionale Dereham, resta senza echi in Italia: non è ancora il tempo dell'«anglomania» settecentesca, che matura intorno agli anni Quaranta quando la fortuna scientifica di Newton diventa anche una moda, sulla scia del *Newtonianismo per le dame* di Francesco Algarotti. L'ambiente più «anglofilo», in campo medico, è comunque quello toscano. Scrive Antonio Cocchi, comparando i meriti delle diverse nazioni europee: «Tra queste parmi sia in cose mediche di massima autorità la britannica»; senza il suo apporto «sarebbe

[103] Il primo a rendere nota la pratica dell'innesto è, nel 1714, il medico greco Emanuele Timoni, osservatore diretto del metodo circassico in Costantinopoli.

[104] Il passo della lettera di Vallisnieri a Dereham, scritta in data 16 gennaio 1727, è riportato da Fadda, *L'innesto del vaiolo*, cit., p. 50.

forse la moderna medicina non ancora affatto escita fuori dalla caliginosa ignoranza»[105].

Se il Settecento è il secolo in cui la medicina ammoderna le sue basi fisiologiche e la fisiologia, da versione «animata» dell'anatomia, si rende autonoma come scienza, l'Inghilterra e la Scozia sono i luoghi dove l'una riceve i maggiori apporti e l'altra conosce i maggiori sviluppi. Nella scia di Harvey e di Boyle e nel clima filosofico dell'empirismo anglo-scozzese, il patrimonio scientifico-tecnico della medicina si accresce. Circolazione e respirazione sono al centro dell'attenzione medica. Le condizioni dell'aria respirata sono da sempre nel mirino di chi cerca le cause degli eventi morbosi; e le modificazioni del circolo sanguigno sono ritenute responsabili di molte malattie. La stessa febbre viene vista come effetto di un accresciuto attrito o di una mutata composizione del sangue. Del sangue si studia la meccanica di scorrimento dentro i vasi. Il reverendo inglese Stephen Hales, nel 1734, incannula l'arteria femorale di un cavallo e misura la pressione sanguigna[106]. Gli iatrochimici non sono da meno dei loro colleghi iatromeccanici. L'aria, da elemento della cosmologia galenica correlato al pneuma, diventa oggetto di studio della chimica pneumatica e viene sottoposta a sperimentazione e misura. L'«aria fissa» (CO_2) scoperta nel 1754 dallo scozzese Joseph Black, e corrispondente al *gas sylvestre* di van Helmont, è il soffio mortale che spegne la fiamma in ambienti dove l'animale non vive. L'«aria deflogistizzata» (O_2) scoperta nel 1774 dall'inglese Joseph Priestley è invece il soffio vitale che fa brillare più vivida la fiamma in ambienti dove l'animale vive perfettamente. Il corpo animale è visto assumere dall'ambiente il combustibile da bruciare – gli alimenti – e rendere all'ambiente il materiale com-

[105] La frase di Cocchi è riportata da A. Graf, *L'anglomania e l'influsso inglese in Italia nel secolo XVIII*, Loescher, Torino 1911, p. 363.

[106] Stephen Hales (1677-1761) fu parroco della comunità di Teddington, nel Middlesex, dal 1706 alla morte. Il suo libro *Emastatica o sia Statica degli animali. Esperienze idrauliche fatte sugli animali viventi*, traduzione di M.A. Ardinghelli, Castellano, Napoli 1776, reca una prefazione di Boissier de Sauvages dov'è detto: «Pare che il signor Hales avesse seguito la strada indicata dal signor Boerhaave ad ogni medico che desiderasse perfezionarsi». In proposito vedi G. Cosmacini, *La nascita dell'emodinamica*, in «Cardiologia», XLI, 12, 1996, pp. 1221-23.

busto (il *flogisto*[107] teorizzato da Stahl è la sostanza che si ritiene venga ceduta attraverso la combustione).

Dal campo fisiologico al campo clinico: mentre i grandi chirurghi londinesi Percival Pott e John Hunter dànno basi patologiche alla chirurgia[108], la scuola medica di Edimburgo, emanazione della Scuola di Leida, sale a rinomanza europea diventando uno dei maggiori centri della didattica e della ricerca. William Cullen, policattedratico e caposcuola, è riconosciuto «uguale a Boerhaave in talento, in vastità di lumi, in aggiustatezza di discernimento, ma più ricco di fatti nuovamente scoperti e superiore nella chiarezza d'idee e nella logica del ragionare»[109]. *Anglia docet.*

Non è dunque casuale che, in Italia, l'inoculazione del vaiolo esca fuori a Livorno, uno dei più importanti scali marittimi inglesi. «Trovai nel 1755 l'inoculazione stabilita in Livorno, molto tempo innanzi avendocela portata i negozianti Inglesi»[110], scrive La Condamine nel *mémoire* di quello che è stato anche un *voyage mé-*

[107] A proposito del *flogisto* scrive P. Rossi, *La nascita della scienza moderna in Europa*, Laterza, Roma-Bari 1997², p. 228: «*Flogisto* è una di quelle parole che è collocabile in un ampio elenco che comprende le sfere celesti, le anime motrici dei pianeti, l'*impetus* come una sorta di motore interno, i vortici cartesiani, il calorico, il seme femminile, l'aura spermatica, il magnetismo animale, la forza vitale in fisiologia, l'etere luminifero, l'elettrone nucleare. Anche di entità di questo tipo – che vennero ritenute vere e confermate dall'esperienza e accanitamente difese – è ricca la storia della scienza». Ne è ricca altrettanto la storia della medicina.

[108] Percival Pott (1714-1788) e John Hunter (1728-1793), entrambi chirurghi del Saint Bartholomew's Hospital di Londra, furono tra i promotori della chirurgia da attività tecnopratica ad attività clinica. Pott individuò nel «male vertebrale», poi detto «morbo di Pott», la più grave localizzazione ossea della tubercolosi e descrisse il cancro scrotale degli spazzacamini come paradigma di malattia tumorale dovuta a un mestiere. Hunter smentì la credenza galenica del cancro come guasto atrabiliare e intuì la diffusione di alcuni tipi di tumore per via linfatica.

[109] P. Moscati, *Dell'uso dei sistemi nella pratica medicina. Discorso inaugurale recitato [...] il 10 ventoso anno VII repubblicano (28 febbraio 1799)*, in G. Cosmacini (a cura di), *Scienza medica e giacobinismo in Italia. L'impresa politico-culturale di Giovanni Rasori, 1796-1799*, Franco Angeli, Milano 1982, p. 121. William Cullen (1712-1790) fu professore a Glasgow di botanica, chimica, materia e pratica medica, come già a Leida Boerhaave, al quale solo fu secondo per vastità di sapere e rinomanza europea. Nel 1745 passò a Edimburgo, dove dal 1766 insegnò medicina teorica.

[110] Il passo del resoconto di viaggio di La Condamine è riportato da Fadda, *L'innesto del vaiolo*, cit., p. 53.

dical, da lui compiuto in Italia. Esce fuori dopo un'eclissi trentennale, spiegabile con l'instabilità politica del paese, protrattasi fin dopo la conclusione della guerra dei Sette anni, e con la conseguente situazione ideologico-culturale di blocco, fatta di molti «ostacoli al dispiegarsi di quei movimenti illuministi e riformatori che costituiranno una premessa indispensabile della battaglia per l'innesto»[111].

Uno di questi ostacoli è interno a una classe medica che a Padova, ma non solo a Padova, «ristagnava al non eccelso livello della scienza ufficiale e nel suo torpore intellettuale non aveva molta disposizione ad assimilare un progresso così innovatore, per di più di meccanismo oscuro e ai confini con la terapia popolare»[112]. A quel mediocre livello, entro schemi galenici che abbiamo visto dare soluzione anti-inoculista *ad hoc* al problema dell'innesto, una medicina che annusa ciarlataneria in ogni novità e che vede nell'innesto una bassa pratica per chirurghi non può progredire.

A rimuovere questi preconcetti e pregiudizi non giovano la scienza di Galeno e l'arte di Ippocrate. «Non bastano a rimediarvi le istituzioni di medicina, lo studio della pratica, l'esercizio continuo dell'arte»: così scrive «a' discreti lettori sapienti» il medico Pietro Orteschi, avviando col «Giornale di Medicina» (Venezia 1762) la pubblicistica medica in Italia. Perché il *neo*ippocratismo sia davvero l'asserito ritorno al malato in forma *nuova* e non diventi un pretestuoso richiamo per resistere al cambiamento e salvare con le antiche dottrine gli annosi privilegi, «devesi aggiugnere la cognizione delle *nuove* cose, che di giorno in giorno si osservano»[113]. Solo in tal modo il neoippocratico primato dell'osservazione viene a coincidere con il galileiano primato dell'esperimento e l'arte medica diventa insieme prassi clinica nuova e nuova scienza sperimentale.

Tuttavia la battaglia per l'innesto non è riducibile schematicamente a una lotta tra medici conservatori e medici novatori. Il pro-

[111] Ivi, p. 52.

[112] U. Tucci, *Innesto del vaiolo e società nel Settecento veneto*, in «Annales cisalpines d'Histoire sociale», s. I, 4, 1973, p. 199.

[113] M. Berengo (a cura di), *Giornali veneziani del Settecento*, Feltrinelli, Milano 1962, p. 120.

blema, dal punto di vista medico-scientifico, è più complesso. I benefici derivanti dal conseguito controllo di una malattia incontrollabile, gravata da un alto tasso di mortalità o deturpante, si incrociano infatti coi rischi non lievi che, in un'epoca ancora relativamente arretrata sotto l'aspetto tecnico, la pratica dell'innesto inevitabilmente comporta. Innesti in difetto e troppo tenui non evitano agli inoculati di ammalare; innesti in eccesso e troppo virulenti addirittura provocano negli inoculati la malattia: questo il nodo cruciale, che discussioni e polemiche non riescono a sciogliere.

L'annodano, anzi, più stretto. In anni di accensione di lumi contro ogni forma di oscurantismo, la pratica dell'innesto è «come un reagente capace di individuare la posizione di ognuno di fronte non solo a quel nuovo ritrovato, ma a tutta la scienza». Essere inoculisti significa dichiararsi *philosophes*, schierarsi dalla parte di quella nuova scienza «che si era posta ormai al centro della cultura e la cui divulgazione pareva essenziale al rinnovamento dell'umanità»[114]. Essere anti-inoculisti significa invece schierarsi contro di essa, a difesa di vecchie forme di sapere, ancorate alla metafisica e alla teologia.

Il problema dell'innesto viene infatti ulteriormente complicato dal problema della sua liceità sotto il profilo teologico. «La protezione preventiva che si intendeva realizzare con l'inoculazione sembrava [...] contrastare nei suoi disegni imperscrutabili con la Divina Provvidenza, sola arbitra della vita e della morte, della malattia e della sanità»[115]. Variolizzare era, in linea di principio, un produrre malattia nell'individuo sano, rovesciando il fine istituzionale della medicina di produrre salute nell'individuo malato.

Sono però gli anni in cui il papato, col pontificato di Benedetto XIV (1740-58), si apre a quello spirito di tolleranza universale che è anche la più efficace autodifesa della religione in un mondo sempre più laico. Sotto papa Lambertini la rigidità dottrinale si ammorbidisce in una distinzione tra dogmi e teorie che dà spazio all'autonomia del discorso scientifico dall'autorità della Chiesa. Lo stesso papa dà «un'interpretazione più liberale della bolla *De*

[114] G. Petronio, *Parini e L'Illuminismo lombardo*, Laterza, Roma-Bari 1972², p. 204.

[115] U. Tucci, *Il vaiolo tra epidemia e prevenzione*, in Romano, Vivanti (a cura di), *Storia d'Italia. Annali*, vol. VII, cit., p. 391.

cadaverum sectione di Bonifacio VIII per consentire un più largo studio dell'anatomia»[116]; e, pur differenziando il proprio personale atteggiamento da quello apertamente filo-inoculista del segretario di Stato cardinale Valenti Gonzaga, scrive al proprio suddito riminese Giovanni Bianchi, medico-naturalista erudito che si è latinizzato il nome in Janus Plancus e che capeggia lo schieramento anti-inoculista negli Stati della Chiesa: «Se io fossi imperatore o re, l'inoculazione, in vista de' vantaggi che vi scorgo, sarebbe ormai ammessa ne' miei Stati»[117].

Negli Stati della Chiesa, quando non siano le donne di campagna – come nella campagna intorno a Urbino – a praticare con aghi intinti di «materia» vaiolosa l'inoculazione, questa è introdotta da medici di provincia e di paese, meno tradizionalisti dei loro colleghi di città e più vicini a quegli ambienti campagnoli dove gli innesti «assumono in genere un carattere collettivo e popolare, coinvolgendo talora intere comunità»[118]: è il caso dei dottori Peverini di Citerna, Lunadei di Città di Castello, Evangelisti di Monterchi, Camassei di Bevagna, tutti inoculatori spontanei, che si aggiungono a quelli livornesi.

Su Livorno e la Toscana si abbatte nel 1756 una violenta epidemia: «il vajuolo dalle provincie meridionali era salito a quelle di mezzo. A Livorno dicesi – la fonte è il padre agostiniano Giovan Lorenzo Berti – che uccidesse 400 bambini»[119]. Il padre Berti, teologo dello Studio pisano, è colui che tramite il conte di Richecourt, presidente del consiglio toscano di reggenza, rassicura l'imperatrice Maria Teresa circa la liceità dell'innesto. La sua adesione al concetto galenista che il vaiolo è dovuto a una «materia peccante», connaturata al corpo, che una volta espulsa dalle forze della natura *non ritorna*, né col contagio né con l'innesto, gli fa concludere che quest'ultimo è un utile mezzo nelle mani di chi, come

[116] C. Rendina, *I papi. Storia e segreti*, Newton Compton, Roma 1983², pp. 733-34.

[117] Il passo della lettera di Lambertini a Bianchi – tratto da L.-A. de Caraccioli, *Vita del papa Benedetto XIV Prospero Lambertini*, S. Occhi, Venezia 1783 – è riportato da Fadda, *L'innesto del vaiolo*, cit., p. 60.

[118] Fadda, *L'innesto del vaiolo*, cit., p. 32.

[119] Corradi, *Annali delle epidemie*, cit., vol. II, p. 455.

il medico, è stato voluto da Dio al fine di difendere l'uomo dalle malattie corporali.

Da Vienna, sentito il parere dell'archiatra cesareo van Swieten, *nihil obstat* che l'inoculazione, sperimentata l'11 settembre 1756 dal medico Giovanni Targioni Tozzetti su sei trovatelli dell'Ospedale degli Innocenti di Firenze, sia estesa nella pratica *tuta conscientia*. L'assenso della cattolicissima Austria giunge a scorno di quei bigotti nostrani che sostenevano essere l'innesto una diavoleria di barbari infedeli, praticabile in un paese eretico come l'Inghilterra, ma che in Italia non s'aveva da fare.

Soddisfa la nostra curiosità l'apprendere dalle *Relazioni d'innesti di vajuolo* (Firenze 1757) di Targioni Tozzetti che i sei trovatelli inoculati sono guariti in capo a un mese della loro *variola minima*, con pustole evolute in belle cicatrici dopo pulizia periodica con lardo lavato. Ma soddisfa la nostra ricerca sulle prime «forme di medicina socializzata destinate ad assumere un'importanza sempre maggiore nei tempi moderni» il vedere che nell'azione preventiva contro il vaiolo, organizzata per la prima volta dall'autorità pubblica in Firenze, «è il medico che muove verso il malato per proteggerlo»[120], con un impegno che è anche civile e sociale.

Il «*primato* della Toscana nella battaglia per l'innesto»[121], sullo sfondo del temperato riformismo della reggenza lorenese e poi del riformismo progressista del granduca Pietro Leopoldo, si lega anche all'apostolato inoculista di La Condamine, del cui viaggio in Italia sono tappe fondamentali Livorno e Firenze; si lega anche alla senese Accademia dei Fisiocritici, che dedica un volume alla *Storia generale degli innesti di vajolo fatti in Siena* (Siena 1761), e anche all'azione del medico toscano Angelo Gatti, professore di medicina teorica a Pisa dal 1755 al 1762, che negli anni Sessanta combatte a Parigi una strenua battaglia non soltanto personale. Autore di un centinaio d'innesti a persone d'alto rango, incappa nell'infortunio professionale che talune di queste, nelle quali l'innesto non ha attecchito, ammalino poi di vaiolo, *falsificando*, agli occhi degli anti-inoculisti, la validità della pratica. In

[120] Tucci, *Il vaiolo*, cit., p. 396.
[121] Fadda, *L'innesto del vaiolo*, cit., p. 71.

una Parigi dove le pessime condizioni igieniche suggeriscono a Voltaire un caustico «si salvi chi può», i casi di vaiolo sono in aumento, *verificando*, sempre secondo gli anti-inoculisti, l'ipotesi che a diffondere il morbo siano le inoculazioni. Queste sono sospese nel 1763 dal Parlamento fino a che le facoltà teologica e medica della Sorbona non si pronuncino sulla loro liceità e sui loro rischi o benefici. C'è il timore, tra i sostenitori dell'innesto, che ove Parigi trasformi la sospensione in divieto, tutta l'Europa ne segua l'esempio.

Gatti ammette con coraggio e dignità la propria svista, nei casi d'innesto fallito; e nelle *Réflexions* «sui pregiudizi che si oppongono ai progressi dell'inoculazione», pubblicate nel 1764, si oppone a sua volta con lucido argomentare alle obiezioni pseudologiche o retoriche degli avversari, compiendo il primo tentativo di dare una spiegazione scientifica del fenomeno. La Sorbona impiega cinque anni a emettere una sentenza ponziopilatesca che non vieta né permette l'inoculazione, ma semplicemente la tollera.

Tollerato dalla scienza ufficiale al pari della pratica che sostiene, Gatti cambia il proprio atteggiamento; e nelle *Nouvelles réflexions* «sulla pratica dell'inoculazione», pubblicate nel 1767, rende esplicito fin dal titolo che il suo scopo non è più quello scientifico-culturale di illuminare classe medica e grande pubblico, ma è quello tecnico-pratico di fare da guida agli inoculatori per un più corretto esercizio dell'arte d'inoculare. Dà ormai per scontato che l'innesto sia utile, in aperta polemica con la medicina conformista, che ancora oscilla tra il rifiuto della pratica e il suo monopolio a fine di lucro. Arriva a dire che «ogni persona può praticarla e anche una donna, una madre, una nutrice la praticheranno meglio del più grande dei medici»; e come l'assistenza al parto è nelle mani delle levatrici, così l'inoculazione deve passare nelle mani delle donne, che non la renderanno privilegio di pochi, ma «la diffonderanno e la renderanno presto universale, ed è allora soltanto che l'Inoculazione sarà davvero utile al genere umano»[122].

[122] Le due frasi di Gatti, tratte dalle *Nouvelles réflexions*, sono riportate rispettivamente ivi, p. 116 e in A. Corsini, *Un apostolo dell'innesto vaccinico: G. Angelo Gatti*, in «Castalia», IV, 2, 1948, p. 53.

Il suo è, in parte, l'atteggiamento del medico «decaduto», come scrive a Pietro Verri il fratello Alessandro da Parigi il 2 ottobre 1766. Caduto in disgrazia presso la propria altolocata clientela, Gatti esaspera la polemica connotandola di accenti classisti. Si noti peraltro che «agli inizi dell'Ottocento, quando ci si preoccuperà di creare un più numeroso personale paramedico di scarsa specializzazione, è a questo che verrà affidata in molti casi la cura delle prime vaccinazioni»[123].

Allora il *chevalier* Gatti sarà già morto da un decennio, dopo aver ritrovato alla corte di Napoli, dove inocula il principe ereditario e due principesse reali, quel ruolo di *médecin consultant du Roi* che aveva perduto a Parigi. La sua figura, oscillante anch'essa tra quella del medico di corte, che innesta il vaiolo a nobili e principi, e quella del medico pregiacobino, che propugna l'inoculazione universale per mano delle persone comuni, si fissa storicamente in quella del «medico filosofo», come lo definisce ancora Alessandro Verri scrivendo al fratello da Parigi il 19 ottobre 1766. Alle istanze di progresso sanitario e civile formulate da Gatti si rifà il discorso di Pietro Verri *Sull'innesto del vaiuolo*, pubblicato nel 1766 in una serie di articoli sul «Caffè». L'illuminista lombardo, nel recare al dibattito un contributo ineguagliato dalla stessa pubblicistica medica, tesse l'elogio dell'innesto e, più in generale, della «medicina profilattica», rilevando amaramente che «questa benefica medicina che non aspetta il male, per risanarlo, ma invigila e anticipa, perché non venga, è troppo generalmente negletta per disavventura dell'umanità»[124].

Il concetto verriano è lo stesso formulato dall'abate Parini nella celebre ode premessa alle *Osservazioni sopra alcuni innesti di vaiuolo* (Milano 1765) del medico Gian Maria Bicetti de' Buttinoni di Treviglio, che ha iniziato in Lombardia gli «esperimenti, i quali [poi] furono fatti dal dottore Pietro Magistretti, altro dei chirurghi dell'Ospitale Maggiore, sotto la direzione di Bernardino Moscati»[125]. «Oh debil arte, oh mal secura scorta / che il male attendi e no'l previeni accorta!». Una nuova concezione si è fat-

[123] Fadda, *L'innesto del vaiolo*, cit., p. 116.
[124] «*Il Caffè*», a cura di S. Romagnoli, Feltrinelli, Milano 1960, p. 553.
[125] Verga, *Intorno all'Ospitale Maggiore*, cit., p. 96.

ta strada nella coscienza degli intellettuali, non più ripiegati in un mondo arcadico e barocco: è la concezione di una medicina che, oltre a essere «semplice» nelle cure, al modo di Cocchi, è «profilattica», come scrive Verri, «preventiva», come scrive Parini, adeguata a una dimensione collettiva, non solo individuale, del problema salute[126].

Il nuovo concetto influenza anche la terapia. La sua traduzione terapeutica è infatti il «vitto pittagorico» di Cocchi, che è «qualcosa di più di una mera dieta vegetariana, presentandosi piuttosto come invito al ritorno – fatto di cibi contadini e acqua di sorgente, pane integrale e aria pura, bagni termali e passeggiate – a una natura *piacevole*»: un indirizzo sanitario in sintonia con l'ideale ruralista di Rousseau, una teoria e prassi della salute che trova oppositori anche tra i medici – come quel Bianchi che avversa pure l'innesto del vaiolo – perché essa appare in qualche modo ispirata a un parco vivere *epicureo*, alternativa «a quella dieta per l'espiazione dei peccati e la mortificazione della concupiscenza, che è costituita dai giorni di magro e dai digiuni quaresimali della terapeutica e liturgia cattolica»[127].

La nuova impostazione del problema salute, sia sul piano individuale sia sul piano sociale, è condivisa dai non specialisti. Medici e non medici, nel clima di razionalità e di fervore creato a Milano come a Firenze dalle riforme teresiane-giuseppine-leopoldine, nutrono interessi di medicina razionale, di salubrità ambientale, di sanità, di scientificità, fortemente ravvivati dalla circolazione d'idee che muove dall'Inghilterra e dalla Francia.

Sull'orizzonte scientifico splende più che mai, dall'Inghilterra, l'astro di Newton. «Fare come Newton» è il programma ambizioso di medici-scienziati d'avanguardia. Albrecht Haller vuol essere «il Newton della fisiologia» e ci riesce. Lavorando a Gottinga – «prima università d'Europa» – la cui apertura europea è dovuta anche al fatto che l'Hannover, il cui elettore è contempora-

[126] Vedi B.M. Assael, *Il favoloso innesto. Storia sociale della vaccinazione*, introduzione di G. Cosmacini, Laterza, Roma-Bari 1995. In premessa è citato il passo dell'*Ode sull'innesto del vaiolo* di Giuseppe Parini, che recita: «Rise l'Anglia, la Francia, Italia rise / al rammentar del favoloso innesto / e il giudizio molesto / de la falsa ragione incontro alzosse».

[127] Brambilla, *La medicina del Settecento*, cit., p. 85.

neamente re d'Inghilterra, è una sorta di «Inghilterra continentale», Haller corona con successo nel 1753 una ricerca sperimentale «sulle parti sensibili e irritabili del corpo umano», arrivando a distinguere le fibre corporee in nervose, reagenti agli stimoli con manifestazioni di dolore, e muscolari, reagenti agli stimoli mediante contrazione; e nel decennio 1757-66 pubblica gli otto libri degli *Elementa physiologiae corporis humani* che costituiscono le basi della fisiologia moderna[128].

Nella gara di emulazione, il filosofo scozzese David Hume ha dichiarato di voler essere «il Newton della psicologia»[129] e un suo conterraneo, il medico scozzese John Brown, allievo di Cullen, si candida come «il Newton della clinica». Ma nella medicina browniana – che, come vedremo, avrà grande influsso in Italia – il «newtonianismo» da produttiva episteme diventerà bloccante ideologia.

Dalla Francia, dai *philosophes* – tra cui quel barone d'Holbach ai cui figli Gatti innesta il vaiolo – si irradiano, oltreché i messaggi del sapere *encyclopédique* (la traduzione lucchese dell'*Encyclopédie* è del 1758-71 e quella livornese è del 1770-79), specifici messaggi di *salubrité* e di *santé*, uniti a una progressiva definizione dei compiti che in campo sanitario spettano allo Stato moderno. Félix Vicq-d'Azyr, un «talento medico [...] che sapeva come utilizzare la propria esperienza nella prospettiva più ampia di una riforma medica»[130], e con lui i medici raccolti nella Société royale de médecine, operante dal 1778, rilevano che «le malattie e la morte offrono grandi lezioni negli ospedali», ma che in questi né «si aprono i corpi di quanti vi muoiono», né «si raccolgono i fatti numerosi e inte-

[128] Su Albrecht Haller (1708-1777) vedi M.T. Monti, *Congettura ed esperienza nella fisiologia di Haller*, Olschki, Firenze 1990.

[129] Nel 1739 il giovane Hume, nel dirigere la propria riflessione filosofica verso la logica, la morale, la critica, la politica afferma di «muovere direttamente alla capitale, al centro di queste scienze, ossia alla stessa natura umana», di cui intende spiegare i *principi* mediante un *sistema* basato sulla *filosofia sperimentale* (D. Hume, *Trattato sulla natura umana*, traduzione di A. Carlini, in Id., *Opere*, vol. I, Laterza, Bari 1971, pp. 7-8).

[130] Ch.C. Gillispie, *Scienza e potere in Francia alla fine dell'ancien régime*, traduzione di D. Panzieri, Il Mulino, Bologna 1983, p. 246.

ressanti che vi si presentano»; né tanto meno si coltiva l'*art d'observer* e si istituiscono cattedre di *médecine clinique*[131].

Tale rilievo tutto in negativo si ribalta nell'istanza di ricercare negli ospedali e nel metodo osservativo, conformemente alle prescrizioni sensiste dell'abate di Condillac (nel decennio 1758-67 precettore a Parma dell'infante don Ferdinando), l'autonoma fondazione epistemologica di una medicina nuova, nascente dal crogiuolo di diverse scienze – fisica e fisiologia, geometria e storia naturale, chimica e botanica, anatomia e chirurgia, zoologia e anatomia comparata – ma dotata di una propria peculiare *certitude*, non riducibile a quella delle singole scienze afferenti, ad esempio alla «verità» delle scienze esatte cui uno iatromatematico come Brown pretende di commisurare le scienze della vita. Le varie scienze devono alimentare, non bloccare il sapere medico, il quale mette radici nella *observation*, canone metodologico di tutti i veri *savants*, ma in particolare di quanti si autodichiarano *médecins-philosophes*, uniformando il proprio «occhio clinico» di medici a una gnoseologia di filosofi sensisti.

Il punto più importante è che questa esigenza epistemologica si salda all'acquisita consapevolezza che il problema medicina non è più proponibile isolato come ai tempi, peraltro non remoti, di Lancisi. La medicina non è più concepibile come scienza cresciuta nell'*hortus clausus* degli addetti ed esercitata da questi più come sapere a vantaggio del singolo che come servizio per la comunità. Essa dev'essere invece una scienza applicata alla pratica clinico-umanitaria e insieme a una «polizia» socialmente ispirata.

In una luce di *Aufklärung* medica, il nuovo sistema di *medizinische Polizey* è portato in Italia dal *missus dominicus* di Giuseppe II nel viceregno lombardo, Frank. Ispirata al programma di razionalizzazione a più livelli che vuole rafforzare lo Stato travolgendo ogni ostacolo intermedio – dai poteri del patriziato alle giurisdizioni ecclesiastiche, dalle prerogative dei corpi separati ai privilegi delle caste –, l'opera riformatrice di Frank si esplica anche attraverso una «polizia medica» che è strettamente funzionale a quel programma e che, in quanto tale, è inserita come materia

[131] F. Vicq-d'Azyr, *Oeuvres*, vol. V, Moreau de la Sarthe, Paris 1805, p. 64. Il passo è riportato da S. Moravia, *Filosofia e scienze umane nell'età dei lumi*, Sansoni, Firenze 1982, p. 111.

d'insegnamento nel nuovo «piano degli studi» della facoltà medica pavese.

Polizia medica vuol dire politica della salute pubblica. Il monarca illuminato ha un diretto interesse alla buona salute dei suoi sudditi, garanzia di efficienza, di produttività, di ricchezza; deve pertanto interessarsi direttamente delle condizioni di vita di tutta la popolazione e delle condizioni di lavoro della popolazione attiva. L'oggetto «popolazione» è al centro dell'attenzione di Frank; per lui la medicina è il tramite di collegamento tra le istituzioni politiche, che devono legiferare il bene collettivo, e l'intervento preventivo e curativo, che deve tradurre quel bene in termini di concreto benessere.

Il medico è l'intermediario tra il «filosofo» al governo e l'individuo nella società. Quest'ultimo è fatto oggetto di un'attenzione medica applicata non tanto all'individuo *fisico*, quanto all'individuo come membro del corpo *sociale*. Tale visione allargata porta Frank a negare che la malattia sia soltanto un prodotto *naturale*, cioè un evento predestinato dalla stessa natura umana e contro cui l'uomo nulla può; la malattia è invece soprattutto l'effetto di cause seconde, per sé inesistenti in natura, quali la miseria, l'ignoranza, l'ineguaglianza.

Nell'introduzione al proprio *System einer vollständigen medizinischen Polizey*, trattazione sistematica in sei volumi pubblicata a partire dal 1779[132], Frank, dopo la debita citazione di Rousseau, scrive: «La Polizia medica, siccome la scienza universale di polizia, è un'arte di difesa, una dottrina che insegna a proteggere gli uomini e gli animali, che loro sono d'aiuto, dalle nocevoli conseguenze di una numerosa coabitazione, e a promuovere il loro be-

[132] Il trattato di «polizia medica», pubblicato in 6 volumi nell'arco di un quarantennio (1779-1819), fu abbozzato nella *Epistola [...] de communicandis, quae ad Politiam Medicam spectant [...] decretis*, scritta da Frank nel 1776, quando era archiatra del principe-vescovo di Spira e direttore dei «pii stabilimenti» di Bruchsal e Deidesheim. In seguito Frank fu a Pavia, ivi successore di Tissot nella cattedra d'istituzioni mediche e di medicina pratica e clinica, e a Vienna, ivi successore di de Haen alla testa della scuola medica viennese. Nella Lombardia austriaca di fine Settecento agì ricoprendo la carica di «protomedico e direttore generale di tutto ciò che riguarda la medicina» e svolgendo l'incarico di ispirare al «dispotismo illuminato» imperiale la riforma dell'istruzione medica e della sanità pubblica.

nessere corporale». Questa medica *arte di difesa* è concepita da Frank «come uno strumento contro le malattie sociali provocate dall'abbandono da parte dell'uomo dello *stato di natura*»[133].

È un'arte fatta di cibo sufficiente, di vestiario adatto, di case abitabili. Consiste nel controllo sanitario della vita umana in tutti i suoi momenti; comprende infatti l'igiene matrimoniale, la tutela della maternità e dell'infanzia, l'educazione fisica dei bambini, la protezione dei lavoratori, la regolamentazione dei tempi e delle pause di lavoro, la cura ospedaliera dei malati, l'assistenza ai moribondi, la sorveglianza delle sepolture. L'uomo è vigilato dal medico, in un'ottica sociale, dalla culla alla tomba.

L'arte di difesa si realizza, beninteso, anche nella prevenzione delle epidemie: Frank è tra i sostenitori dell'innesto del vaiolo e sarà di lì a poco l'iniziatore nel *Bürgerspital* di Vienna della vaccinazione antivaiolosa proposta nel 1798 dal medico inglese Edward Jenner mediante inoculazione non più di pus umano, ma di «materia vaccina» (*cow pox*)[134].

All'indomani del fatidico anno Ottantanove, Frank apre il proprio corso di lezioni a Pavia con la prolusione *De populorum miseria: morborum genitrice*. Egli descrive le malattie di fronte alle quali «i contadini di Lombardia, le loro donne, i loro figli, le loro intere famiglie, a causa del faticoso lavoro nelle risaie e del loro stato di malnutrizione, alla fine soccombono». «Un popolo di schiavi è un popolo cachettico» – esclama[135]. Mentre nelle campagne lombarde si aggirano gli spettri della malaria e della pellagra, Frank afferma con forza, dalla cattedra universitaria, che l'abolizione della schiavitù nei campi è l'esigenza primaria per ridare la salute ai molti che ne sono privi.

[133] Su Frank e la sua opera vedi E. Lesky, *Johann Peter Frank and Social Medicine*, in «Annales cisalpines d'Histoire sociale», s. I, 4, 1973, p. 139. Vedi anche i fondamentali studi di Erna Lesky e George Rosen, alcuni dei quali raccolti in E. Lesky (a cura di), *Sozialmedizin. Entwicklung und Selbstverständnis*, Wissenschaftliche Buchgesellschaft, Darmstadt 1977, e la biografia di H. Breyer, *Johann Peter Frank*, Hirzel, Leipzig 1983.

[134] Su *Il vaiolo e la vaccinazione in Italia* vedi la silloge, a cura di A. Tagarelli, A. Piro, W. Pasini e con presentazione di G. Cosmacini, edita dal Consiglio Nazionale delle Ricerche in collaborazione con la World Health Organisation, s.l., 3 voll., 2004.

[135] Il passo della prolusione di Frank è riportato da Lesky (a cura di), *Sozialmedizin*, cit., p. 140.

Parte terza

La grande instaurazione

I
Dagli Stati preunitari all'Italia unita: l'Ottocento

1. *Nascita e crescita della clinica*

La calata dei francesi nel 1796 non giunge inattesa. L'arrivo in Italia degli uomini che hanno fatto la rivoluzione è stato preceduto dall'arrivo delle idee rivoluzionarie. Queste hanno valicato le Alpi qualche anno prima dell'Armata d'Italia del generale Bonaparte, colorando molte sfere d'azione e molti campi di pensiero.

Anche il pensiero medico si è colorato di novità, trasformandosi. Quando i francesi entrano da liberatori nell'Italia cisalpina, a Milano e a Pavia ha già fatto il suo ingresso, almeno da un quinquennio, un'idea di medicina che intende essere altrettanto liberatrice. Da un crogiuolo d'ideologie innovative emergono istanze di liberazione nei confronti dell'antico, sia questo l'ippocratismo tradizionale o l'*ancien régime*.

L'idea di medicina che rompe col passato è quella di Brown, già professore a Edimburgo, morto cinquantaduenne nel 1788, i cui *Elementa medicinae*, editi in patria nel 1780 e portati a conoscenza del mondo medico italiano nel 1792, costituiscono una nuova dottrina sistematica che prospetta nella teoria (fisiopatologica) e nella prassi (clinica) tesi riformatrici altrettanto radicali quanto le istanze giacobine di rivoluzione politica.

Il maestro di Brown, Cullen, seguendo la linea fisiologica di Haller, aveva valorizzato la suscettibilità dell'organismo a risentire degli stimoli esterni, ribadendo la tesi, già sostenuta da Hoffmann, della base neuropatologica delle malattie ed elaborando una «teoria dello spasmo», secondo la quale «spasmi» e «atonìe» dipendono dal mutato eccitamento, in eccesso o in difetto, del sistema nervoso. Brown ha ereditato e criticato questa teoria del maestro, reo, a suo avviso, d'infedeltà newtoniana: «fare come

Newton» significa assumerne il metodo nella investigazione e spiegazione dei fenomeni, non teorizzare. Da qui il ricorrente richiamo di Brown a Bacone e alla «sana filosofia», cioè al metodo sperimentale. Egli è rimasto però lontano dall'applicare alle scienze della vita la metodologia propria dell'empirismo anglo-scozzese. L'«eccitabilità», da lui definita come la proprietà fondamentale dei viventi e paragonata alla newtoniana forza d'attrazione universale, è stata vista come «verità di fatto universale»[1], dotata di autoevidenza, e non come principio esplicativo da sottoporre a sua volta a spiegazione, facendolo oggetto di analisi sperimentale.

Ben diversamente da lui, Haller aveva conferito alla «irritabilità», denominata *vis insita* come la newtoniana forza d'inerzia, corso legale nell'ambito della scienza dimostrando mediante esperimenti la sua pertinenza alle fibre dei muscoli, e dimostrando la pertinenza della «sensibilità» o *vis nervosa* alle fibre dei nervi e al cervello. Per Brown invece il rigore sperimentale è stato tutto nel proclamare l'orrore per la metafisica, «serpe che avvelena la filosofia»[2], e il rifiuto di ogni *vis*, di ogni forza vitale, considerata metafisica «essenza». Per questo egli ha ritenuto di dar prova di fedeltà newtoniana, facendo eco al celeberrimo *hypotheses non fingo* formulato da Newton con il proprio affermare «che cosa sia l'eccitabilità, si ignora»[3]. L'eccitabilità browniana, lungi dal diventare una proprietà fisiologica sperimentalmente dimostrata, resta così proprio una essenza, una *forza assiomatica*[4].

Pur con questo vizio d'origine, essa regge tutto il sistema. Posseduta dal cervello e dalle fibre neuromuscolari, l'eccitabilità è vista trasformarsi da passiva in attiva per azione stimolante esercitata dall'ambiente o da quanto è contenuto in cavità o canali dell'organismo: aria, alimenti, sangue. Questa attivazione, o eccitamen-

[1] G. Rasori, *Compendio della Nuova Dottrina Medica di G. Brown*, Comini, Pavia 1792, p. 134.

[2] J. Brunonis, *Elementa medicinae*, editio prima italica cui praefatus est P. Moscati, Galeatius, Mediolani 1792, p. 5.

[3] Ivi, p. 4.

[4] La definizione della eccitabilità come «forza assiomatica», riportata da G. Canguilhem, *Idéologie et rationalité dans l'histoire des sciences de la vie*, Vrin, Paris 1977, p. 47, è di W. Leibbrand, *Medicina romantica*, traduzione di G. Federici Ajroldi, Laterza, Bari 1939, p. 49, il quale in proposito dice testualmente che «la presenza dell'eccitabilità è un assioma».

to, è la vita: «uno stato forzato»[5]. Le malattie sono un venir meno dell'eccitamento vitale, vuoi per difetto di stimolazione – «astenia diretta» – vuoi per ridotta risposta agli stimoli da parte di un organismo *esaurito* da precedente stimolazione in eccesso – «astenia indiretta»; solo in piccola percentuale (3% dei casi) esse corrispondono a un eccitamento aumentato – «iperstenia».

La semplificazione della patologia si riflette nella semplificazione della clinica. La diagnosi prescinde dai sintomi, ritenuti sembianze polimorfe ingannevoli di una condizione patologica che dev'essere invece valutata in gradi di astenia o iperstenia, mediante un apposito regolo calcolatore. La terapia consiste, per le malattie asteniche che sono la grande maggioranza (97% dei casi), nella somministrazione di farmaci stimolanti, soprattutto eteri, canfora, vini, e di stimoli fisici quali le docce «scozzesi». Anche l'oppio è uno stimolo: esso stimola in misura così spiccata da esaurire l'eccitamento vitale provocando indirettamente astenia con apparente sedazione.

Riassunta in queste poche proposizioni, la dottrina browniana o «brunoniana» – come è anche chiamata, dal nome latinizzato del suo autore – è divulgata in mezza Europa nell'ultimo decennio del Settecento: in Germania da Girtanner e Weikard, in Italia da Pietro Moscati e Giovanni Rasori. Al di qua e al di là delle Alpi, il brownismo o brunonismo rivela ulteriormente la propria intrinseca contraddizione tra dichiarato empirismo e professato apriorismo speculativo. Non a caso esso viene assimilato indifferentemente dai medici transalpini, che ispirano la medicina alla metafisica della *Naturphilosophie*[6], e dai medici cisalpini che nell'Italia napoleonica ispirano la medicina, o credono di ispirarla, al sensismo degli *idéologues*.

Per la medicina alle soglie dell'Ottocento il brownismo è, da un lato, l'esito più dogmatico della sua interna elaborazione teorica; d'altro lato, è il tentativo più radicale di reagire alla disper-

[5] Brunonis, *Elementa medicinae*, cit., p. 26.

[6] La *Naturphilosophie* ricevette un «primo abbozzo» (1799) dal filosofo Friedrich Schelling (1775-1854) e una vera e propria «trattazione» (1809) dal naturalista Lorenz Oken (1779-1851). È in questo contesto teorico che fece la sua comparsa, coniato da Gottfried Treviranus (1776-1837) nel 1802, il termine «biologia» come sinonimo di «filosofia della natura vivente».

sione casistica e all'eclettismo terapeutico insiti nella sua prassi clinica. Esso può dunque apparire in Germania come medicina alternativa alla clinica delle scuole, che a Gottinga e a Jena sono baluardi antibrowniani, e viceversa apparire in Italia come «nuova dottrina medica», perfettamente degna di assidersi in cattedra.

A Pavia il brownismo va in cattedra con il trentenne medico parmense Giovanni Rasori quando l'università viene riaperta per volontà di Bonaparte, nel 1797. Nel 1795, poco prima che l'università venisse chiusa dal governo di Vienna, quest'ultimo aveva inibito ai docenti d'insegnare tutto quanto fosse attinente al sistema di Brown. Il divieto ha segnato il punto di massima caduta, in campo medico, del riformismo illuminato, la cui traiettoria è bruscamente declinata con l'eco in Italia degli eventi francesi. Osserva al riguardo un medico cisalpino nel 1800: «Ognuno sa di qual danno fosse specialmente in alcuni paesi dell'Italia il dichiararsi seguace delle verità browniane»[7].

Rasori, «assumendo la Scuola di patologia», rivendica d'esser stato il «primo in Italia» a farsi «difensore e propagatore di una dottrina fra di noi sconosciuta». E, cogliendo lo stretto legame tra medicina e politica, rileva che «presso di noi non vi voleva meno d'una *rivoluzione politica*, affin di sostenere efficacemente, e dalle scuole, e co' libri, e colla pratica una serie di verità, colle quali si predica e si opera una *rivoluzione in medicina*»[8].

La cognizione dei nessi tra medicina e politica, in particolare tra brownismo e giacobinismo, affiora anche nel pensiero di un testimone non medico, Vincenzo Cuoco. È l'autore del *Saggio storico sulla rivoluzione napoletana* che nel 1800 annota: «Robespierre operò sulla Francia come lo stimolo opera sulla eccitabilità umana nel sistema di Brown»[9]. Parallelamente, a proposito di una

[7] L. Emiliani, *Analisi delle proposizioni fondamentali della teoria medica di Brown*, per le stampe di S. Tommaso d'Aquino, Bologna anno IX repubblicano (1800-1801), p. 4 nota.

[8] G. Rasori, *Prolusione letta assumendo la scuola di patologia il dì 20 nevoso anno V (9 gennaio 1797), aggiuntovi il discorso pronunziato il dì 21 (10 gennaio) per l'erezione dell'Albero della Libertà nell'università*, in G. Cosmacini (a cura di), *Scienza medica e giacobinismo in Italia. L'impresa politico-culturale di Giovanni Rasori, 1796-1799*, Franco Angeli, Milano 1982, pp. 66-67, corsivo mio.

[9] V. Cuoco, *Saggio storico sulla rivoluzione napoletana del 1799*, Laterza, Bari 1913, p. 99 nota.

proprietà fisiologica affine all'eccitabilità browniana – l'«elettricità» neuromuscolare scoperta in quegli stessi anni dal medico bolognese Luigi Galvani – è detto che «l'agitazione prodotta nel mondo scientifico dalla comparsa del commentario *De viribus electricitatis in motu muscolari* (Bologna 1791) si può solamente paragonare a quella provata nel mondo politico per la rivoluzione francese»[10].

Il brownismo dunque elettrizza, galvanizza. Rasori, nominato rettore «per acclamazione della scolaresca», enuncia un programma che non si limita alla didattica e all'applicazione clinica della dottrina browniana, ma fa di questa il simbolo della conculcata libertà di pensiero. In nome di essa egli decreta «la morte dell'errore, il trionfo della ragione, il solido stabilimento della libertà»[11]: un programma politico-culturale di ben vasta portata. L'impegno giacobino contro i reliquati istituzionali d'antico regime, e contro le posizioni «antipatriottiche» che anche nel nuovo regime si rendono palesi dentro e fuori l'università, è lo stesso impegno browniano contro «l'ignoranza dogmatica» e «l'empirismo cieco», vizi che Rasori riverbera sulla vecchia medicina ippocratica e sulla medicina sedicente nuova che intende ricollegarsi ancora al «preteso genio d'Ippocrate»[12].

Nel triennio giacobino Rasori tenta due volte l'impresa d'inserire la scienza medica da lui presa a modello nella rivoluzione culturale per un ordine nuovo. Una «ideologia medica esemplare» – così Georges Canguilhem ha definito il brownismo[13], che ricava dalla scienza newtoniana il proprio modello e la propria ambizione di scientificità – si rinvigorisce e si amplifica: il brownismo ideologico diventa *giacobinismo scientifico*[14]. Questo giacobini-

[10] La frase, del fisiologo tedesco Emil Du Bois-Reymond, è riportata da P. Capparoni, *Profili bio-bibliografici di medici e naturalisti celebri italiani dal sec. XV al sec. XVIII*, vol. I, Istituto nazionale medico farmacologico Serono, Roma 1928, p. 118.

[11] Rasori, *Prolusione*, cit., p. 83.

[12] Id., *Analisi del preteso genio d'Ippocrate: discorso recitato nell'assumere la cattedra di clinica in Pavia il giorno 10 frigifero anno VII (30 novembre 1798)*, in Cosmacini (a cura di), *Scienza medica e giacobinismo*, cit., pp. 93-111.

[13] Canguilhem, *Idéologie*, cit., p. 47.

[14] La dizione «giacobinismo scientifico» è usata da P. Redondi, *Cultura e scienza dall'illuminismo al positivismo*, in R. Romano, C. Vivanti (a cura di), *Storia d'Italia. Annali*, vol. III, *Scienza e tecnica nella cultura e nella società dal Rinascimento a oggi*, a cura di G. Micheli, Einaudi, Torino 1980, p. 705.

smo medico-scientifico rivela tutta la propria carica ideologica di rottura con la tradizione, di palingenesi medica, di razionalità deificata, di salute pubblica garantita.

È una carica che eccita soprattutto i medici giovani e di nuova estrazione, i quali vedono ipersemplificato e applicabile su larga scala un metodo diagnostico e terapeutico totalmente diverso da quelli in uso, che si richiamano a principi complessi e che si estrinsecano con una polifarmaceutica per soli pazienti agiati. Viceversa vini e docce scozzesi sono stimoli curativi che possono essere elargiti anche ai non abbienti. Inoltre bagni e vini in giusta misura rappresentano non solo le prescrizioni primarie della terapeutica browniana, ma anche le pratiche fondamentali di un salutismo corporale, a sfondo epicureo, che si oppone all'ideologia della mortificazione del corpo.

Nell'ideologia controriformista bagni e vini erano visti come cause di corruzione, unitamente all'attività sessuale. Ebbene, in un periodo storico di scontro frontale tra ragione e religione, gli studenti di medicina pavesi – mentre il loro rettore Rasori scristianizza il calendario sostituendo ai nomi dei santi i nomi di Voltaire, di Diderot, di Rousseau e, naturalmente, di Newton e di Brown – fanno proprio, nel corso di agapi «patriottiche», il distico elegiaco rivalutato dai giovani browniani di Edimburgo:

Balnea, vina, Venus consumant corpora nostra,
sed vitam faciunt balnea, vina, Venus.

Oltreché santificare illuministi e scienziati, Rasori rivendica all'italianità medico-scientifica il ruolo di categoria unificante sul piano nazionale, mettendo nel nuovo calendario repubblicano i nomi dei nostri Cardano, Redi, Malpighi, Baglivi, Ramazzini, Vallisnieri, Valsalva, Morgagni. Però, tutto all'opposto di Morgagni, Rasori trascura il riscontro anatomico e la correlazione clinica tra segni e lesioni. In cattedra di clinica medica per «cento giorni», tra il 1798 e il 1799, insegna a diagnosticare le malattie riconoscendo l'«inclinazione morbosa» del malato o «diatesi» e misurando l'entità con cui l'eccitamento si discosta dalla soglia diatesica. Insegna a curare stimolando, alla maniera di Brown, ma soprattutto «controstimolando», poiché, diversamente da Brown, ritiene che le malattie siano nella maggior parte steniche. I principali presidi controstimolanti da lui usati sono: il salasso, il vomitivo antimonio, i purganti drastici, la digitale purpurea.

La digitale purpurea è la pianta medicinale che si presta a farci meglio comprendere qual è lo stato dell'arte farmacoterapica agli inizi dell'Ottocento e quali sono i pregi e i difetti della teoria e della pratica rasoriane. William Withering, un medico inglese addottoratosi a Edimburgo – come Brown – alla scuola di Cullen, ha pubblicato nel 1785 un *Account* «sulla digitale e su alcuni dei suoi usi in campo medico», indicando che vomito e diarrea non sono effetti terapeutici, ma effetti tossici da sovradosaggio del farmaco e che il vero effetto terapeutico, a dosi opportunamente graduate mediante polverizzazione delle foglie, è quello diuretico, utile nella cura dell'idropisia. Alla digitale è riconosciuto un «effetto sul movimento del cuore», anche se ancora non viene afferrato il nesso esistente tra idropisia e insufficienza cardiaca congestizia[15].

Si comincia già a intuire che un farmaco introdotto nell'organismo vi agisce in modo non generalizzato, ma selettivo, in virtù del suo particolare tropismo, che nel caso della digitale è un cardio-tropismo. Rasori invece lo nega e ha torto quando attribuisce gli effetti tossici della digitalizzazione non a sovradosaggio, ma a uso improprio del farmaco. Il modello rasoriano di malattia universale, che non colpisce questo o quell'organo, ma coinvolge l'intero organismo come prodotto stereotipato di agenti patogeni pur diversi e molteplici, è incompatibile con una linea di sviluppo terapeutico dove la cura è intesa come riparazione farmacologia di questo o quel guasto della macchina umana.

Il paradigma farmacoterapico stimolo-controstimolo ha però anch'esso una sua valenza. Ci si consenta un'estrapolazione poiché, «con tutto il rispetto per l'autonomia di ogni età storica, le estrapolazioni si impongono, se non vogliamo chiuderci nel circolo dei nostri problemi pratici attuali, col rischio di separarli da processi di cui sono il prodotto»[16]. L'analogia tra il moderno con-

[15] Cfr. J.C. Skou, *William Withering: The Man and His Work*, in E. Erdmann, K. Greef, J.C. Skou, *Cardiac Glycosides (1785-1985)*, Springer-Verlag, New York 1986, pp. 1-10.

[16] G. Tabacco, *Gli intellettuali del medioevo nel giuoco delle istituzioni e delle preponderanze sociali*, in R. Romano, C. Vivanti (a cura di), *Storia d'Italia. Annali*, vol. IV, *Intellettuali e potere*, a cura di C. Vivanti, Einaudi, Torino 1981, p. 7.

cetto di *stress* e il concetto rasoriano di stimolo, riferiti ambedue a un modo di agire omogeneo di diversi e molteplici fattori esterni sull'organismo, rende plausibile la tesi che rimedi curativi aspecifici, come gli odierni farmaci antireattivi o antiflogistici, assumano la veste di controstimoli scientificamente aggiornati. Questo accostamento si presta a sottolineare il fatto che, tramontando la concezione propria della medicina rasoriana, prevarrà man mano una concezione alternativa che influirà sulla ricerca sempre più frammentata e analitica dei processi patologici e dei loro rimedi. Tale concezione recherà alla clinica una messe di conoscenze preziose, che costituiranno le insostituibili basi fisiopatologiche della medicina attuale; ma contribuirà inevitabilmente al fatto che la medicina attuale «acquista in tal modo quel carattere riduzionista che oggi molti contestano»[17].

I turbinosi eventi a cavaliere tra Settecento e Ottocento, oltreché far circolare le idee ed esaltare il fascino delle novità, accelerano gli scambi generazionali e facilitano le accelerazioni di carriera. Una drammatizzazione della vita e della morte contrappone l'aumento della popolazione e l'allungamento della vita media alle impennate di mortalità sui campi di battaglia. Il bilancio demografico si aggiorna in positivo: la vaccinazione jenneriana salva più vite umane di quante ne sacrifichi la bellicosità napoleonica, con le carestie ed epidemie ad essa collegate. La medicina diventa anche medicina militare e assume una portata di massa; nei posti di pronto soccorso e negli ospedali da campo la chirurgia si rivaluta.

A Parigi, dove Lavoisier ha perfezionato la scienza chimica mettendo d'accordo Black e Priestley (la chimica della respirazione è produzione dell'«aria fissa» del primo – l'anidride carbonica – e consumo dell'«aria deflogistizzata» del secondo – l'ossigeno), Laplace pone le basi di quella scienza dei grandi numeri che è la statistica. Sono scienze di grande importanza per la medicina ottocentesca. Ma, agli inizi dell'Ottocento, in che modo risponde la clinica a questa sfida scientifica?

Uno dei modi è quello di Rasori e dei nuovi medici militari (che in Francia passano da 170 nel 1788 a 9.000 nel 1794) come François-Joseph-Victor Broussais, che «fu sergente negli eserciti della

[17] E. Ciaranfi, P. Schlechter, A. Bairati, *Automatismi biologici e malattia*, Mondadori, Milano 1979, p. 15.

repubblica e per tre anni prese parte alle campagne napoleoniche»[18]. È un modo o modello di *médecine physiologique*, come dirà appunto Broussais, divenuto con rapidità di carriera primo ufficiale medico nell'ospedale militare Val-de-Grâce a Parigi. S'è visto che esso contempla la tesi della malattia come evento globale, attinente alla totalità fisiologica del malato, una tesi tendente a sminuire l'importanza degli stati morbosi locali facendosi visione sintetica piuttosto che analisi.

Corollario della tesi è la prassi medica di combattere la malattia con un metodo di cura – soprattutto il salasso, per Rasori, o il sanguisugio, per Broussais[19] – ritenuto capace di ridurre l'ipereccitazione morbosa – o «irritazione», o «flogosi» – prodotta dalla presunta carica iperstimolante – o «irritativa», o «flogistica» – esercitata dalla pletora sanguigna, mediatrice di tutti gli stimoli. Ciò porta a dilatare in grande, su scala collettiva, in modo considerato *scientifico*, la pratica individualistica della terapia; e porta a dare una giustificazione teorica al salasso, riscattandolo dal suo ruolo secolare di metodo *empirico*.

[18] A. Casarini, *La medicina militare nella leggenda e nella storia*, volume edito dal «Giornale di Medicina militare», 1929, p. 368 (per i dati numerici cfr. ivi, pp. 310-11). Tra questi medici militari, celebrati come «provvidenza del soldato», ebbero grande fama i «chirurghi di Napoleone», quali Pierre-François Percy (1754-1825) e soprattutto Dominique-Jean Larrey (1766-1842), capo dei servizi sanitari della Grande Armée, che in un sol giorno, alla battaglia della Moscova, eseguì 200 amputazioni; nelle *ambulances volantes* da lui organizzate ebbero «pronto soccorso» migliaia di feriti. Tra i «chirurghi di Napoleone» italiani il più rinomato fu Paolo Assalini (1759-1846), autore nel 1800 di personali *observations* «sulla malattia chiamata peste, il flusso dissenterico e l'oftalmia d'Egitto», tre malattie imperversanti fra le truppe francesi durante la campagna del generale Bonaparte contro i Mamelucchi (nella quale è famoso l'episodio del medico Nicolas-René Desgenettes che si autoinoculò la «materia» bubbonica per rassicurare i soldati circa la natura non pestosa dell'epidemia). Dal 1807 Assalini fu «chirurgo capo, pubblico professore di fisica e dimostratore di operazioni chirurgiche» nell'Ospedale militare di Sant'Ambrogio in Milano, città nel cui ospedale civile – l'Ospedale Maggiore – la chirurgia ricevette cospicui apporti da parte di Giovanni Battista Palletta (1748-1832) e di Giovanni Battista Monteggia (1762-1815), sui quali vedi il capitolo *Chirurghi in ascesa* nel volume di G. Cosmacini, *Biografia della Ca' Grande. Uomini e idee dell'Ospedale Maggiore di Milano*, Laterza, Roma-Bari 2001, pp. 9-106.

[19] Nell'arco di un quinquennio, dal 1823 al 1827, si centuplicò in Francia l'importazione di sanguisughe. Su Broussais (1772-1838) vedi J.-F. Braunstein, *Broussais et le matérialisme. Médecine et philosophie au XIX*e *siècle*, Klincksieck, Paris 1986.

Si tratta di un corollario semplicistico che, accettabile in via di principio, è vulnerabile sul terreno dei fatti. La pratica del salasso, spesso abusata da medici poco accorti, è imputata di «vampirismo», accusata d'essere l'arma micidiale con cui il «sanguemaniaco» Rasori si fa «seminator di cimiteri». Rasori oppone la sola replica non retorica consentitagli dai tempi, cioè quella espressa in linguaggio matematico-statistico. Egli è uno dei primi a riconoscere i vantaggi apportati alla medicina dal metodo statistico, anche se verosimilmente non è suo il merito attribuitogli di avere «primo in Italia, e diciamo pure in Europa, posto le fondamenta della *statistica medica*»[20]. Le sue tabelle di mortalità comparativa gli procurano il plauso del viceré Eugenio di Beauharnais «nel rimarcare il buon esito delle cure spiegate»[21]: esse, per quanto impugnate e contestate, dimostrano che Rasori non è incriminabile, né dai medici suoi contemporanei né in sede storiografica. Non è corretto sostenere, come è stato fatto, che della cosiddetta «grande crisi della medicina italiana nel primo Ottocento», tra rivoluzione e Restaurazione, «la più grande responsabilità spetta al Rasori»[22].

Certamente, ai nostri occhi di medici d'oggi, le «cure spiegate» da Rasori appaiono qualche volta arrischiate. Per cercar di capire i rischi/benefici del salasso, si può dire che nella medicina browniano-rasoriana la trasfusione di sangue, se fosse stata praticabile, avrebbe potuto contrapporsi ad esso come pratica di stimolo. Trasfondere un paziente «astenico» sarebbe potuto apparire in speculare simmetria con il salassare un paziente «stenico». Ma salassare quest'ultimo senza conoscere il numero dei suoi globuli rossi, e il contenuto di questi in emoglobina, era press'a poco come se si fosse trasfuso il primo senza conoscere il suo gruppo sanguigno: un rischio grave, superiore a qualunque possibile beneficio.

Le teorie, le metodiche, le pratiche di Rasori sono – lui vivente –

[20] F. Freschi, *Storia della medicina*, in aggiunta e continuazione a quella di K. Sprengel, vol. VIII, t. 2, Volpato, Milano 1851, p. 567.

[21] Nel 1812 fu esibita da Rasori una *Tavola comparativa della mortalità dei maggiori Spedali civili del Regno, e della Clinica civile di Milano*, ricavata dai quadri nosologici spediti dalle rispettive prefetture al ministero dell'Interno. Il plauso vicereale gli fu elargito sulla base della *Statistica medico-economica degli ospedali del Regno per il 1812*.

[22] A. Cazzaniga, *La grande crisi della medicina italiana nel primo Ottocento*, Hoepli, Milano 1951, p. 119.

sostenute e applicate da antichi collaboratori, come Siro Borda a Pavia, e da nuovi emulatori. Esse tuttavia conoscono fortune sempre minori, finché la morte del loro autore nel 1837 viene a coincidere press'a poco con il definitivo tramonto del «controstimolo» nel campo medico-scientifico[23]. Nuove teorie e nuove acquisizioni clinico-sperimentali si affacciano in questo campo; i loro prodromi sono coevi agli esiti della medicina rasoriana in Italia.

Una mappa del rasorismo intorno al 1820 vede fitta di medici rasoriani l'Italia settentrionale e invece deserta quella meridionale. Un osservatore attendibile della realtà medico-sanitaria della penisola, il medico lorenese Louis Valentin, che compie in quell'anno un *voyage médical* dal Sud al Nord del paese, rileva che «nel regno di Napoli è lo stato della medicina differente da quello delle altre parti d'Italia, perché non là ricevuto l'esclusivo metodo de' debilitanti e de' controstimoli»[24]; invece la teoria controstimolante «invase le Università dell'alta Italia, e presso ch'a nulla ebbe ridotto quella di Brown. Essa ha capo il sig. Rasori di Milano, il quale di presente si tace, contentandosi di ripeter a voce non aver li suoi avversanti capito il vero senso di sua teoria»[25].

Sempre Valentin, nella sua sosta in Roma, rivela che le cacciate di sangue, usate come rimedio prioritario anche nelle febbri intermittenti dove peraltro è «immensa la spesa in china-china», sono tra gli «abusi della medicina romana». Da questa, come anche dalla medicina napoletana, è «non ancora conosciuto l'uso del cilindro del sig. Laënnec», cioè dello stetoscopio[26].

Lo *stetoscopio*, inventato da René-Théophile-Hyacinthe Laënnec nel 1816, è uno strumento rivoluzionario, che trasforma la pratica della medicina e la percezione della malattia. Esso conclude, coronandolo di successo, l'*iter* teorico-sperimentale ispirato al modello di *médecine anatomo-clinique* che negli ospedali clinicizzati della Parigi napoleonica e del dopo-Napoleone costi-

[23] Una biografia complessiva di Rasori, con bilancio di fortune e sfortune, è il libro di G. Cosmacini, *Il medico giacobino. La vita e i tempi di Giovanni Rasori*, Laterza, Roma-Bari 2002.

[24] L. Valentin, *Viaggio medico in Italia fatto nell'anno 1820*, traduzione di G.B. Fatonetti, Pomba, Torino 1823, p. 19.

[25] Ivi, p. 120.

[26] Ivi, p. 51.

tuisce l'altro modo di risposta alla sfida scientifica, da parte della clinica[27].

Questo modello alternativo di medicina nasce tra l'Hôtel-Dieu, dove il grande chirurgo Pierre-Joseph Desault ha diretto fino al 1795 la *clinique externe* dell'École de santé, e l'Hôpital Necker, dove il medico particolare di Napoleone Jean-Nicolas Corvisart dirige la *clinique interne* della stessa scuola, divenuta nel 1796 École de médecine. Il nome *santé* era stato voluto dalla Convenzione per indicare il fine dell'istituzione scolastica nata dalla rivoluzione e sostitutiva delle soppresse *facultés* universitarie: un fine che corrispondeva a un diritto primario dell'uomo e del cittadino, collegato ai bisogni dell'intera società. La «salute» prescindeva dalla «medicina» non per negarla, ma per significare un concetto più ampio e per superare l'annosa divisione tra medicina e chirurgia: «volendo la fraternità tra gli uomini, la Convenzione l'aveva almeno realizzata tra medici e chirurghi, divisi da tanto tempo da interminabili discordie»[28]. Al ricupero del nome *médecine*, avvenuto sotto il Direttorio, segue poi, sotto l'Impero, nel 1808, la ritrasformazione dell'*école* in *faculté*.

Se l'opera del clinico chirurgo Desault è riassuntiva dell'avanzamento compiuto dalla chirurgia nel corso del Settecento, l'opera del clinico Corvisart è preparatoria del salto di qualità che la medicina «interna» compie nei primi vent'anni dell'Ottocento. Corvisart riscopre e applica alla clinica l'*inventum novum* scoperto nel 1761 da Leopold Auenbrugger[29], cioè il metodo della percussione, terzo momento per riconoscere le malattie di petto, dopo le ippocratiche ispezione e succussione. Il quarto, definitivo momento, cioè il metodo *De l'auscultation médiate* (Parigi 1819), è quello do-

[27] Sul dissidio ideologico e scientifico tra *médecine anatomo-clinique* e *médecine physiologique* vedi E.H. Ackerknecht, *Laënnec et Broussais*, in «Revue du Palais de la Découverte», 22, 1981, numero speciale (la monografia è dedicata a *Laënnec. 1781-1826*).

[28] L. Binet, P. Vallery-Radot, *La Faculté de Médecine de Paris*, Masson, Paris 1952, p. 75.

[29] L. Auenbrugger, *Nouvelle méthode pour reconnaître les maladies internes de la poitrine par la percussion de cette cavité*, tradotto dal latino e commentato da J.-N. Corvisart, Paris 1808. Jean-Nicolas Corvisart (1755-1821) dal 1804 fu medico della corte imperiale e curante personale di Napoleone; dopo la caduta di questi, si ritirò a vita privata. Suo è il trattato sulle *Maladies du coeur* (1806), caposaldo della nascente cardiologia.

vuto all'invenzione dello stetoscopio, il «cilindro» che Laënnec interpone tra il torace del malato e il proprio orecchio facendo sì che per il medico internista i mali del polmone e della pleura, nonché del cuore, tanto numerosi quanto gravi, non siano più difficili da riconoscersi delle fratture delle ossa da parte del chirurgo.

L'invenzione di Laënnec può essere vista come l'ennesima prova che i mutamenti della scienza seguono i passi delle trasformazioni tecniche e pratiche. Tuttavia, per adottare l'auscultazione come mezzo diagnostico, il medico aveva soprattutto bisogno di poter pensare la malattia in un modo nuovo e diverso: non nei modi della fisiopatologia «umoralista» dell'«antico» Galeno o del «moderno» Boerhaave, o in quelli della fisiopatologia «solidista» di Brown e di Rasori, ma nel modo del maestro di Laënnec, Xavier Bichat, che poco prima di morire trentenne nel 1802, con le proprie *Recherches physiologiques sur la vie et la mort* (Parigi 1800), ha fondato la fisiopatologia delle *membranes* o «tessuti», parti altrettanto ubiquitarie quanto gli umori o le fibre solide, però decifrabili mediante l'*Anatomie générale appliquée à la physiologie et à la médecine* (Parigi 1801), cioè nei termini localistici dell'anatomia patologica che il medico internista ha appreso dal chirurgo[30].

Pensata in questo modo nuovo e diverso, la malattia diventa una lesione interna locale – una mortificazione locale interna alla vita – decifrabile per mezzo di una *analyse* comparata, fondata su una duplice *observation*, anatomica e clinica, quest'ultima mediata non più solo dalla vista e dal tatto, cioè dall'ispezione e dalla palpazione, ma ora anche dall'udito, rivalutato, sullo sfondo culturale della filosofia sensista, a tramite privilegiato di percezione, a base sensoriale della percussione e dell'auscultazione. Lo stetoscopio di Laënnec è «strumento filosofico» in quanto si collega a una *rottura epistemologica*, a una mutata visione globale. I medici che lo usano sono *nouveaux philosophes* in quanto sono «osservatori», «analisti», ispirati a un mutato concetto di malattia.

Il medico che continua a concepire quest'ultima come squilibrio di umori o come abnorme tono di fibre, o il browniano or-

[30] Su Bichat è sempre valida la *Notice sur la vie et les travaux de Bichat*, premessa del *docteur* Cerise alla *nouvelle édition* delle *Recherches* (Masson, Paris 1862, pp. I-XXII). Esaustivo è il saggio di Maurice Genty, *Xavier Bichat, 1771-1802*, in P. Huard (a cura di), *Biographies médicales et scientifiques*, Dacosta, Paris 1972, pp. 181-318.

todosso che si ritiene scienziato sperimentale alla Newton pensandola come il venir meno di una «forza», o il browniano eterodosso (rasoriano) che a sua volta si ritiene filosofo sensista pensandola come curabile da una «controforza» graduata dalla sensibilità del medico, non possono usare lo stetoscopio. Tutti questi medici sono bloccati nell'aderire al nuovo metodo da un ostacolo mentale, ideologico.

È quanto accade nelle cliniche italiane nell'età della Restaurazione. Al Nord, in particolare, «l'Italia udiva proclamarsi l'esistenza di una *nuova dottrina medica* tutt'affatto nazionale»[31] da parte di Giacomo Tommasini, clinico medico a Bologna, dal 1815 al 1828, e a Parma dal 1829 al 1846. Per usare le parole di Tommasini, la neodottrina «può nuova chiamarsi» perché rappresenta «la riunione delle idee patologiche, e delle viste pratiche e terapeutiche che si vanno ogni dì più diffondendo»[32]. Nessun riferimento da parte sua alle idee di Bichat e alle pratiche di Corvisart e Laënnec. Egli afferma che la nuova dottrina è «figlia del solidismo e del brownismo»; suo nucleo teorico centrale è il «controstimolo» di Rasori e sue parti integranti sono i concetti di «infiammazione» o «flogosi» e di «irritazione», elaborati dallo stesso Tommasini. Si tratta dell'assemblaggio di idee tutte nostrane:

il miscuglio di tutti questi elementi eterogenei manipolato con finissima arte e con cattedratica eloquenza, raffigurato nell'aspetto il più semplice, il più filosofico, il più suadente, assumeva in faccia al pubblico un carattere di originalità e novità che veramente faceva meravigliare[33].

Tommasini cerca di conservare, aggiustandolo, un modello di clinica medica in evidente difficoltà. Nella congiuntura storica in cui Laënnec che percuote e ausculta il torace ha un riscontro metaforico in Giacomo Leopardi che intraprende a «esplorare il proprio petto», la misurazione diagnostico-terapeutica della quantità di stimolo-controstimolo è molto meno significativa dei rilievi

[31] Freschi, *Storia della medicina*, cit., p. 677.

[32] G. Tommasini, *Della nuova dottrina medica italiana*, prolusione alle lezioni di clinica medica nella Pontificia Università di Bologna per l'anno scolastico 1816-17. Il testo da cui sono tratte le citazioni è inserito in Id., *Opere minori*, Cardinali, Firenze 1835, p. 288.

[33] Freschi, *Storia della medicina*, cit., p. 682.

plessici e stetoacustici offerti dalla nuova scienza dei segni, la semeiotica. L'operazione di Tommasini è una impresa più di retroguardia che di salvaguardia. In un paese dove i restaurati governi ostacolano la circolazione delle idee tra Italia ed Europa, essa dura ancora per qualche lustro.

Il dirsi *italiana*, da parte della nuova dottrina medica, è un espediente per durare. Esso corrisponde al tentativo di raccogliere intorno a sé una classe medica disorientata, ma orgogliosa, cui dà nerbo una ideologia di *primato* nazionale, affermata in campo medico-scientifico prima che, da Gioberti, in campo «morale e civile»[34]. È un'ideologia che si richiama a una tradizione culturale già esistente da un lungo tempo quale sola espressione concreta di coscienza unitaria e che sempre si rivaluta, in tempi politicamente difficili, con l'affermazione della superiorità della nostra tradizione sulle altre.

Svincolati dalla medicina delle cattedre, oppure da questa solo parzialmente influenzati, i medici dell'Italia preunitaria si presentano alla loro utenza contadina o cittadina, più alla seconda che alla prima, non più solo come prescrittori di ricette o fornitori di consigli sulla scorta di una visita sommaria, basata sullo sguardo e sul tocco, cioè sull'ispezione del malato e della sua urina e sul rilievo tattile del suo polso e del suo calore febbrile; si presentano anche come depositari, o nuovi proprietari, di una *tecnica* duplice, fin lì posseduta dai barbieri e dalle donne del popolo e della quale si fanno carico accedendo a manualità disdegnate per secoli.

La duplice *tecnica* è, da un lato, quella del salasso, la pratica empirica ora fornita di base scientifica da parte del «controstimolo», e, d'altro lato, quella della «vaccinazione», l'innesto popolano ora evoluto per mano dei medici più illuminati e aggiornati.

Controstimolo e vaccinazione sono i due maggiori ritrovati, l'uno caduco, l'altro duraturo e vincente, della medicina in età napoleonica. Alle famiglie che compongono la società italiana postrivoluzionaria, il medico si presenta armato di lancetta, arma della flebotomia e della scarificazione cutanea. La lancetta è un utensile di coltellinai, omogeneo all'*armamentario di cucina*: può suscitare timore, non diffidenza. Le cavate di sangue sono una cura antica, accettata in simmetria terapeutica rispetto alle bevute di vi-

[34] V. Gioberti, *Del primato morale e civile degli italiani*, Bruxelles 1843.

no, di *sciroppo di cantina*. È una simmetria rispecchiata dal detto popolare «volerci una brenta di vino per rigenerare una tazza di sangue»[35]. Il vino è detto fare buon sangue e, poiché il sangue è mediatore degli stimoli vitali, il medico rasoriano lo prescrive come farmaco «di stimolo», o come eccipiente di farmaci simili, nelle malattie «asteniche», nelle quali lo stimolo vitale fa difetto. Simmetricamente, il salasso è visto come presidio «di controstimolo» e come tale adottato nelle malattie «steniche», nelle quali lo stimolo vitale è in eccesso.

La mentalità popolare viene a coincidere con l'ideologia medico-scientifica. Dopo un viaggio di secoli, l'elaborazione teorica della scienza medica viene a coincidere con una pratica empirica attempata. La flebotomia dell'antico barbiere diventa più che mai l'atto diagnostico-terapeutico fondamentale – esame di laboratorio e intervento curativo – del moderno medico-chirurgo.

Il medico-chirurgo moderno, nato dalla unificazione rivoluzionaria delle già contrapposte figure del medico «letterato» (fisico-filosofo) e del chirurgo «operante con le mani», vede il sangue salassato smescolarsi, per effetto della coagulazione e retrazione del coagulo, in «parti» – siero, grumo rosso, cotenna (fibrina) – che considera significativamente correlate alle «fasi» dell'infiammazione patogena[36]. La diagnosi cosiffatta si prolunga, senza soluzione di continuità, nella terapia: la sottrazione di sangue, eventualmente iterata o reiterata, è calibrata sull'entità e qualità del processo morboso, misurata in base alla qualità ed entità della cotenna «infiammatoria» formata dal sangue rappreso.

Pur così sofisticata, la nuova medicina non urta il senso comune di una utenza avvezza al salasso da secoli. Per questo è accettata e largamente diffusa, nonostante la sostanziale inefficacia o, addirittura, la nocività del suo metodo. Essa urta invece la mentalità di chi non nasce su suolo italiano. Il baronetto inglese sir John Davenne, alla vista del «dottor Antonio» che si appresta a salassare, non può esimersi dall'esternare tutta la propria contrarietà per un metodo degradante, a parer suo, il medico a «medicone». «La medicina italiana è sempre la medesima – mormorò sir John

[35] Il proverbio è riportato da G. Rajberti, *Il volgo e la medicina. Discorso popolare del medico-poeta*, Tip. Sambrunico-Vismara, Milano 1840, p. 27.

[36] Vedi G. Rasori, *Teoria della flogosi*, vol. I, Bonfanti, Milano 1837, pp. 22 sgg.

a modo di soliloquio –, null'altro che la lancetta; la stessa ciarlataneria in tutta la penisola»[37].

A cavallo del salasso la medicina ufficiale è entrata senza fatica nelle famiglie dove giace un malato. La riprova è che la più familiare delle pratiche curative, quella del purgare, può innalzarsi «scientificamente» a controstimolo assumendo la forma del «salasso bianco», praticato somministrando al paziente una dose di «sale amaro» (solfato di magnesio) che non suscita maggior diffidenza di quanta ne desti una purga qualsiasi.

La lancetta per il «salasso rosso», cioè per la cavata di sangue, non è molto diversa dalla lancetta per la vaccinazione. Tuttavia la vaccinazione, per quanto assai più produttiva di salute che il salasso essendo «la più importante scoperta medica fino all'epoca delle moderne scoperte batteriologiche»[38], entra molto meno, o con più fatica, nel recinto sanitario della famiglia italiana minacciata dalle epidemie di vaiolo. I ragionamenti ed espedienti con cui le famiglie refrattarie cercano di sottrarre i propri membri alla lancetta dei medici e chirurghi che nel primo Ottocento «hanno il debito della gratuita vaccinazione»[39] hanno motivazioni varie: il rigetto istintivo per le cose imposte dall'alto, la stessa gratuità della pratica inducente ritegno nell'accettarla, il coinvolgimento nella lotta quotidiana contro un flagello ancor più assillante di un'epidemia, cioè la fame acuta e cronica.

Si aggiungano il timore che «coll'innesto del vaccino si possono comunicare i mali propri della natura bovina»[40], un timore più profondo, radicato nell'inconscio, della «paura del sangue» di chi teme il salasso, e inoltre la diffidenza per la novità, per il «trovato vaccinico», una diffidenza che è l'esatto opposto della confidenza che, anche se «il sangue fa chiasso», si nutre nei confronti della «cacciata di sangue».

Chi aiuta la famiglia italiana a vincere questa diffidenza, a superare la barriera dei pregiudizi e dell'arretratezza culturale, è la

[37] G. Ruffini, *Il dottor Antonio*, in Id., *Romanzi*, traduzione di F. Menotti, Casini, Milano 1968, p. 384. La prima edizione, in inglese, del *Doctor Antonio* di Giovanni Ruffini è quella di Edimburgo del 1855.

[38] L. Del Panta, *Le epidemie nella storia demografica italiana (secoli XIV-XIX)*, Loescher, Torino 1980, p. 66.

[39] L. Sacco, *Trattato di vaccinazione*, Mussi, Milano 1809, p. 213.

[40] Ivi, p. 196.

levatrice, evoluta da figura antica a figura moderna del paesaggio familiare, investita di una pratica nuova. È a lei che in molti casi viene affidato l'incarico di vaccinare, come dimostrano le *Istruzioni sopra l'innesto del vajolo vaccino per uso delle levatrici* (Milano 1808).

Si può ben dire, a tale proposito, che «la levatrice è, ancor prima che il corpo medico possa impiantarvisi, *il medico di campagna* [...]. [Ella] è un elemento di dissociazione della comunità di villaggio ed un mezzo di penetrazione della cultura [medica] urbana»[41]. Non è un caso che l'iconografia ottocentesca della vaccinazione ci mostri perlopiù il medico operante al centro di una scena d'ambiente nobile o altoborghese, dove i bambini vaccinandi sono palleggiati tra madri di famiglia in figura di dame e donne del popolo in figura di serventi domestiche.

Nella prima metà dell'Ottocento – quella che nella storia politica coincide press'a poco con l'età del Risorgimento nazionale, ma che nella storia delle scienze rappresenta «il periodo forse meno fecondo della scienza italiana»[42] – il medico che accede all'ambito della famiglia contadina o cittadina compie gesti perlopiù omogenei alla mentalità familiare e integrati alle aspettative dell'utenza. Ma già prima del giro di boa costituito dall'unificazione politico-territoriale del paese, lo scenario cambia. Il medico incomincia a presentarsi alla famiglia cittadina o contadina dotato non più di un «utensile» familiare, ma di uno «strumento» non mai visto prima.

Lo strumento è lo stetoscopio, «cilindro» di legno svasato alle due estremità e percorso longitudinalmente da un pertugio creante un'«anima» d'aria attraverso cui possono trasmettersi, risultandone amplificati, in condizioni sia normali che patologiche, suoni e rumori endotoracici dovuti a varie cause: movimenti del cuore, apertura-chiusura delle sue valvole, scorrimento del sangue nelle sue cavità, passaggio dell'aria nei bronchi e negli alveoli polmonari, risonanza della voce sussurrata o afona.

[41] J. Gélis, *Quando le donne partorivano senza medico*, in J. Le Goff, J.Ch. Sournia (a cura di), *Per una storia delle malattie*, Dedalo, Bari 1986, p. 269.

[42] A. Carugo, F. Mondella, *Lo sviluppo delle scienze e delle tecniche in Italia dalla metà del XIX secolo alla prima guerra mondiale*, in AA.VV., *Nuove questioni di storia del Risorgimento e dell'Unità d'Italia*, vol. II, Marzorati, Milano 1969, p. 430.

Tutta una nuova segnaletica delle malattie si è resa disponibile al sensorio del medico. L'orecchio può diventare il tramite privilegiato di una percezione affidata in passato all'«occhio clinico». L'udito, se istruito ed esercitato, può arricchire una semeiotica tradizionalmente riservata alla vista (ispezione) e, in minor misura, al tatto (palpazione). L'auscultazione del torace – e la sua percussione, evocante anch'essa suoni differenziati – viene ad ampliare l'area di esplorazione medica del corpo malato.

La nuova tecnica incomincia a essere accettata in Italia a partire dal decennio 1826-35. A Roma Carlo Maggiorani, «nel 1826, essendo medico assistente nell'Ospedale di S. Giovanni, praticava i nuovi metodi di diagnostica fisica introdotti dal Laënnec, avendo per compagno il dottor Peebles, che tali metodi aveva appresi direttamente dall'inventore a Parigi»[43]. A Padova, il dottor Pinali, «laureatosi nel 1831, fu tra i primi a occuparsi di stetoscopia in Italia»[44]. A Firenze, dov'è clinico medico dal 1835, Maurizio Bufalini dava «grandissima importanza a quel sesto senso, di cui ci ha arricchiti l'immortale Laënnec»[45].

Il nuovo corso non è un percorso facile. Molti medici considerano lo stetoscopio un aggeggio ridicolo, compromettente la loro reputazione di professionisti dell'intuito. Essi pensano che il tradizionale «intuito clinico», assicurante loro l'ammirazione dei pazienti, non ha bisogno di strumenti e di manualità che considerano disdicevoli. Inoltre l'«auscultazione mediata» è una tecnica di lungo e difficile apprendimento, tanto improduttiva per chi non sa usarla, quanto frustrante per chi la usa senza averla prima lungamente studiata. Compendia queste remore la dichiarazione di Giuseppe De Mattheys, primario del romano Ospedale di Santo Spirito e clinico medico alla Sapienza: «Quantunque il cilindro di Laënnec sembri cosa ridicola, io l'ho adoperato più volte da circa quattro anni nella mia Scuola clinica senza alcuna utilità»[46].

[43] B. Grassi, *I progressi della biologia e delle sue applicazioni pratiche, conseguiti in Italia nell'ultimo cinquantennio*, in AA.VV., *Cinquant'anni di storia italiana. 1860-1910*, vol. III, Hoepli, Milano 1911, p. 36.

[44] *Ibid.*

[45] M. Bufalini, *Ricordi sulla vita e le opere proprie*, pubblicati dall'avv. Filippo Mariotti, Le Monnier, Firenze 1876², p. 137 nota.

[46] La dichiarazione di De Mattheys è riportata da Valentin, *Viaggio medico in Italia*, cit., p. 52 nota.

L'accettazione dello stetoscopio è dunque in ritardo, in Italia, di almeno un quarto di secolo. Ma le ragioni del ritardo non sono soltanto mediche. Anche i contesti familiari sono ideologicamente condizionati, anche i malati infoltiscono lo schieramento dei soggetti refrattari. Molti sono allarmati, intimoriti da un'«arma» che il medico talora estrae, a sorpresa, dal cappello che porta in testa, infastiditi da un «bastoncino» duro e rigido che viene affondato, impietosamente, nelle loro carni. Molte donne rifiutano un contatto fisico imbarazzante, che comporta un troppo intimo accostamento del volto del medico al loro petto. Chi accetta il nuovo metodo spesso lo fa solo perché crede che il «cilindro» applicato al proprio torace sia il veicolo di una benefica influenza esercitata dal medico, sia cioè uno strumento non diagnostico, ma terapeutico. Chi invece sa che lo strumento serve alla diagnosi, non alla terapia, sente rafforzarsi i buoni motivi che ha per temerlo: la precisione dello stetoscopio può infatti trasformare la speranza che la malattia sia guaribile nella certezza che non lo è[47].

L'entrata in scena della stetoscopia è in ritardo, in Italia, dello stesso lasso di tempo che attarda l'uscita di scena del salasso. Nel 1835 Pierre Louis, *chef de clinique* alla Charité di Parigi, pubblica le proprie *Recherches sur les effets de la saignée*, dimostranti con la perentorietà dei dati statistici come le sottrazioni di sangue non tronchino mai una polmonite. Nel 1859 Salvatore Tommasi, clinico medico a Pavia, incomincia a insegnare che il salasso non serve. Trent'anni dopo dirà, rievocando: «Io sono stato il primo, o certo tra i primi clinici italiani, che ho smesso l'uso del salasso nella polmonite nella Scuola pavese, dove, come in tutta la Lombardia, ripetuti salassi erano indiscutibili e dogmatici»[48].

La polmonite, che fino al 1860 – ma in alcune parti d'Italia anche dopo – è ritenuta curabile «scientificamente» con il salasso, dopo il 1860 – ma in alcune parti d'Italia anche prima – è ritenuta diagnosticabile «scientificamente» con lo stetoscopio. Quella stessa palestra di medici dove nel 1820 il «cilindro di Laënnec» è considerato cosa inutile e buffa, nel 1857 esprime un «continuatore di Laënnec» nella persona del ventisettenne Guido Baccelli

[47] Cfr. S.J. Reiser, *Lo stetoscopio*, in «Le Scienze», 129, 1979, p. 115.
[48] La frase di Tommasi è riportata da Grassi, *I progressi della biologia*, cit., pp. 57-58.

(poi clinico medico alla Sapienza e più volte ministro della Pubblica Istruzione) che con i suoi studi sull'auscultazione e percussione nella Scuola romana dà ai futuri medici dell'Italia unita il manifesto metodologico della nuova tecnologia diagnostica.

Primo strumento di diagnosi d'uso generale – precede di qualche decennio l'impiego clinico del termometro –, lo stetoscopio trasforma anche il rapporto medico/paziente. La consuetudine di raccogliere accuratamente l'anamnesi, di ascoltare dal paziente il racconto del suo vissuto, incomincia a cedere il campo a un diverso modo di ascolto, all'auscultazione. La nuova tecnica di rilevamento dei segni somatici di malattia permette al medico di prescindere dalla soggettività dei sintomi riferiti dal paziente e di affidarsi alla oggettività dei segni rilevati dal suo orecchio nel corso dell'«esame» detto appunto «obiettivo». L'epoca del rapporto umano interpersonale, fatto di coinvolgimento reciproco, rischia di trapassare nell'epoca in cui l'*antropologia* medica del malato cede gradatamente il passo alla *tecnologia* medica della sua malattia.

È un rischio, avvertito o inavvertito che sia, scongiurato dal medico di famiglia o di condotta. «Arte più misera, arte più rotta / non c'è del medico, che va in condotta»[49]. La figura del *medico condotto* oscilla nel chiaroscuro di un incontro e uno scontro: l'incontro di una tra le meno rimunerate categorie professionali con una tra le più povere classi sociali, lo scontro tra due diverse culture e mentalità. Nel primo dei due rapporti, i medici condotti sono sentiti dai loro pazienti come interlocutori primari del comune modo di esistere; nel secondo, sono considerati interlocutori meno affidabili dei «mediconi» e retrocessi a oggetti di satira. L'ambivalenza della rappresentazione resta valida per tutto l'Ottocento.

Se è vero che, nella prima metà del secolo, per quanto attiene ai medici condotti, «la maggior parte della gente [ancora] nasce,

[49] I due versi a rima baciata sono del medico-poeta veneto Arnaldo Fusinato. Essi trovano riscontro nella quartina con cui il medico-poeta lombardo Arcangelo Manzolini traduce a metà Ottocento uno degli *Aforismi medico-politici cento* (Milano 1857) dettati oltre un secolo prima dal clinico padovano Alessandro Knipps Macoppe: «Se te par de vess bon de fà quajcoss / se te voeut guadagnà di bon danee / schiva de andà in condotta a pu non poss / che l'è propi de tucc el pesg mestee».

vive e muore senza ricorrere alle loro cure», è anche vero che nello stesso periodo, e più ancora nel prosieguo secolare, assistiamo al «farsi strada nell'opinione pubblica, incoraggiata dalla scuola e dalla stampa», dove queste sono presenze recepibili, di «una nuova fiducia nei progressi sanitari e medici». «I risultati non sono insignificanti»[50]. Ai malati, alle aspettative loro e delle loro famiglie, il medico condotto applica una tecnologia che, in qualche caso e in qualche modo, è produttiva di salute o di salutare benessere.

Accanto ai presidi di sempre – «la dieta, il riposo, i bagni, l'esercizio, il salasso, i purgativi, i lenitivi» – figurano infusi e tisane reidratanti, «chinacchina» febbrifuga, laudano antidolorifico, digitale cardiotonica, nonché «la forza diuretica di certi rimedi, [...] la sudorifera di certi altri, e di altri ancora la facoltà pettorale»[51]. Alla genericità d'azione dei vecchi farmaci – che eliminavano la *materia peccans*, ripristinavano l'equilibrio umorale, disostruivano e decongestionavano – subentra la specificità dei nuovi farmaci, basata sul loro organo-tropismo elettivo. Il nuovo *recipe* dei medici è in grado non soltanto di alleviare e curare, ma anche, talvolta, di guarire. Inoltre è al medico condotto – non più al barbiere, al conciaossa, al norcino – che i malati o le loro famiglie si rivolgono per l'incisione di un ascesso, per la riduzione di una frattura, per il sondaggio di una vescica intasata.

Proprio nei decenni cruciali dell'Ottocento, nell'area cronologica in cui si embricano le due pratiche fondamentali della clinica ottocentesca – il salasso e la stetoscopia –, alla crescita tecnologica corrispondono profonde trasformazioni psicosociali.

La crescita tecnologica annovera una chirurgia impegnata nella riduzione di fratture, nella «punzione» di globi vescicali, nel «taglio» di fistole anali o lacrimali, nella sutura di labbri leporini, nella legatura di vene varicose. Talvolta essa affronta interventi più complessi quali erniotomie, litotomie, oftalmotomie, con affondamento del cristallino opacato da cataratta, ed eccezionalmente amputazioni di arti. La prima operazione indolore, in Europa, è l'amputazione di gamba eseguita da Robert Liston, a Londra, il 21 dicem-

[50] J. Léonard, *I medici dell'Ottocento*, in Le Goff, Sournia (a cura di), *Per una storia delle malattie*, cit., pp. 114-15 e 118.

[51] G.A. Del Chiappa, *Due lettere apologetiche e due discorsi. L'uno della fortuna del medico, l'altro della morale del medico*, Tip. Guglielmini, Milano 1852, pp. 99-100.

bre 1846. Essa apre la porta alla trionfale marcia dell'etere, inaugurando la *rivoluzione dell'anestesia*[52]. Nello stesso clima ottocentesco si pongono le premesse di «un'altra rivoluzione che avrebbe trasformato la sala operatoria in un luogo asettico in cui il rapporto, una volta diretto ed estemporaneo, dei corpi sarebbe stato mediato da procedure sempre più articolate»[53] a cominciare dal lavaggio delle mani con acqua di cloro prescritto nel 1847 agli ostetrici viennesi da Ignàc Semmelweis. Questi è lo scopritore del fatto che la febbre puerperale è dovuta non a cause cosmotelluriche inducenti fermentazione del sangue, ma a tracce di una sostanza velenosa trasmessa alle puerpere dagli ostetrici reduci dalla sala d'autopsia. Le loro mani che visitano internamente le pazienti trasmettono, a queste, tracce e presagi di cadavere[54].

Rivoluzionario in campo scientifico, Semmelweis, che è ungherese, è accusato di esserlo in campo politico ed è espulso da Vienna, nel 1849. La *rivoluzione dell'asepsi* può attendere. La scoperta di Semmelweis attende quasi vent'anni prima di essere utilizzata, sotto forma di disinfezione con acido fenico per prevenire la mortalità postoperatoria che penalizza pesantemente le amputazioni: nel 1865 da Joseph Lister, a Glasgow, e nel 1866 da Enrico Bottini, a Pavia.

Quanto alle contemporanee trasformazioni psicosociali, un mezzo per comprendere la loro dinamica nelle campagne, negli anni che precedono, accompagnano e seguono l'unificazione del paese, è quello di confrontare la figura del medico condotto con quella dell'altro *intellettuale* del mondo contadino: il prete[55].

[52] Dopo che il chimico Humphrey Davy (1778-1829) aveva osservato nel 1799 il particolare effetto del «gas esilarante» (protossido di azoto) e Michael Faraday (1791-1867) aveva rilevato nel 1815 un'analoga «ebbrezza da etere», i dentisti americani Horace Wells (1815-1848) e William Thomas Morton (1819-1868) furono nel 1846 i pionieri nell'uso in medicina delle due sostanze, cui si aggiunse nel 1847 il cloroformio, impiegato dallo scozzese James Young Simpson (1811-1870) in ostetricia e in chirurgia.

[53] N.-E. Vanzan Marchini, *La pratica operatoria del rito cruento dell'ancien régime alle strategie dell'asepsi ottocentesca*, in Comune di Pisa, *Strutture sanitarie a Pisa. Secoli XIII-XIX*, s.e., Pisa 1986, p. 184.

[54] Vedi S.B. Nuland, *Il morbo dei dottori. La strana storia di Ignàc Semmelweis (1818-1865)*, trad. it. di G. Picco, Codice, Torino 2004.

[55] Cfr. A. Gramsci, *Gli intellettuali e l'organizzazione della cultura*, Einaudi, Torino 1973, p. 5 nota.

Nell'età della Restaurazione, tra i «doveri del medico riguardo all'ammalato» è annoverata per prima la «famigliarità» e subito dopo la devozione religiosa. «Niun medico – è detto dal deontologo estensore dell'opuscolo *Il medico giovane al letto del malato* (Imola 1812) – poté mai dichiararsi fautore dell'ateismo», che è «macchia per errore di pochissimi ingiustamente contratta». I molti che hanno a cuore la salute dei loro pazienti devono fare sì che il malato «senta il dovere di confessarsi» e devono «consigliare, anzi inculcare» in lui, se si aggrava, l'esigenza della «Comunione per viatico»[56].

Devono inoltre prescrivere l'osservanza del digiuno quaresimale. Per questa prescrizione non mancano gli argomenti: «I contadini mangiano quasi tutto l'anno de' legumi, degli erbaggi, de' frutti. Chi più di loro robusti, nerboruti, e sotto la più improba e non interrotta fatica?»[57]. Quasi che la pellagra non si aggiri nella stessa Valle Padana dove vive e scrive l'autore di queste norme deontologiche! A medici implicati nella deontologia, più che nella fisiopatologia dell'alimentazione contadina, egli dà consigli non perché possano limitare i danni certi della fame, ma perché sappiano lesinare gli incerti vantaggi della dispensa dal digiuno. Se i contadini chiedono la dispensa, dice ai medici, «l'affare allora non appartiene più a voi. Mandateli a consultare il loro confessore, il parroco»[58]. E ancora al parroco i medici devono indirizzarsi nei casi di guarigione miracolosa. «Non negate mai i miracoli, e la loro possibilità. [...] Hanno i loro confini le cose possibili. Su certe cose [...] riportatevi a' dotti e prudenti ministri del santuario»[59].

In periodo preunitario gli *Schizzi morali* di Carlo Ravizza, calibrati su una realtà sociale – quella lombarda – che annovera una metà circa del personale medico-chirurgico disseminata nelle condotte rurali, contemplano ancora il «curato di campagna» d'accordo col medico, ciascuno nel suo ruolo, «quegli per l'anima e questi per il corpo, ma alla fine de' conti tutti due per l'uno e per l'altra». «Que' due valentuomini» cercano insieme «impedimen-

[56] L. Angeli, *Il medico giovane al letto del malato*, Tip. Filippini, Imola 1812, pp. 46 e 74, 76-77, 79.

[57] Ivi, p. 84.

[58] Ivi, p. 86.

[59] Ivi, pp. 89 e 95.

to e rimedio» alle malattie, «con avvertimenti igienici e morali adatti al bisogno di ciascuna famiglia»[60].

Il medico di campagna appare integrato a un sistema benefico-assistenziale che, ravvisate le cause *anche sociali* delle malattie, si prende cura delle condizioni igienico-sanitarie *solo individuali* degli assistiti, somministrando «consigli e conforti» in un contesto culturale di tipo più pedagogico che propriamente scientifico. Questo modello è estensibile al medico della famiglia cittadina, almeno parzialmente.

> Professione liberale e affinità borghesi installano i medici di preferenza nelle città, dove si concentrano ricchezze, comodità sociali e luoghi di istruzione. Ripartizione senza equità: non sono le famiglie sfortunate, mal nutrite, male alloggiate, esposte alle peggiori infezioni epidemiche, [...] ad attirare o trattenere le più forti concentrazioni di medici. Essi non si precipitano nelle agglomerazioni proletarie[61].

Nelle città, il modello è dunque applicabile prevalentemente alla famiglia borghese. Le seguenti parole di Honoré de Balzac, attinenti alla realtà francese della prima metà Ottocento, si adattano bene anche alla coeva realtà italiana: «Non senza ragione [...] si usa mettere insieme le tre vesti nere: il prete, l'uomo di legge, il medico. L'uno medica le piaghe dell'anima, l'altro quelle delle borsa, l'ultimo quelle del corpo. Esse rappresentano la società nelle sue tre fondamenta: la coscienza, la proprietà, la salute»[62].

Alla clericalizzazione e legalizzazione della società civile corrisponde simmetrica, in questa fase, una medicalizzazione che è altrettanto organica a un sistema sociale a suo modo ordinato ed equilibrato, fondato sull'etica dell'educazione e del consenso disciplinato, nel quale l'esigenza di salute, al pari dell'indigenza che spesso sta alla sua radice, è vista più come il prodotto inevitabile di una fisiologica disparità, assegnante al malato il posto che gli compete nella scala gerarchica dei bisogni e dei beni, che come la conseguenza evitabile di una patologica disuguaglianza, che fa

[60] C. Ravizza, *Un curato di campagna. Schizzi morali*, Tip. Boniardi-Pogliani, Milano 1852, pp. 31 e 63-64.

[61] Léonard, *I medici dell'Ottocento*, cit., p. 116.

[62] H. de Balzac, *Il medico di campagna*, traduzione di A. Zanzotto, Garzanti, Milano 1985³, p. 52.

scontare in termini di malattia tutta una serie di insufficienze – igieniche, alimentari, abitative, lavorative – che sono prima di tutto carenze d'ordine economico.

Tuttavia un diverso codice di comportamento medico si viene gradatamente configurando in modo autonomo. In un *Discorso della morale del medico* (Milano 1852), pubblicato nella stessa sede e nello stesso anno degli *Schizzi morali* di Ravizza, il medico Giuseppe Antonio Del Chiappa scrive che, se «moralità» e «saviezza» ancora «convien che si abbiano, per così dire, radice nel culto», le stesse doti più naturalmente si sviluppano nel medico che abbia «impreziosito lo ingegno delle sublimi massime della socratica filosofia»[63].

Il medico deve «volare ne' ricetti sacri al dolore, e addurvi, secondo che più lice, sanitade, speranza, consolazione». Il medico che sa consolare, oltreché «palliare ove il guarir non ha luogo», compie opere di misericordia non solo corporale, ma anche spirituale. Egli già contende al prete il riservato dominio di tempi e luoghi dove «la professione del medico è una maniera di sacerdozio», competitiva e alternativa. Sono questi, ad esempio, i tempi e i luoghi dei mali incurabili: «Pochi uomini sanno morire. [...] Anche più pochi sanno in qual modo deesi regolare la morte degli altri»[64].

Il medico assume in proprio non solo un'importante funzione antropologica, ma anche un'altrettanto importante funzione sociale. «Né i doveri suoi, ancorché molti e gravi, si restringono al piccolo cerchio di un malato [...] ma egli debbe inoltre assai [...] alla salute generale e alla tutela, secondo che è possibile, di tutta la specie umana». In definitiva, «estesi, per fermo, sono i doveri suoi verso la società»[65]. Dal preunitario sistema benefico-assistenziale si passa gradatamente al sistema dell'assistenza pubblica, dove il medico, cui «convien di necessità ravvolgersi ognora tra lo squallor della umana miseria»[66], non solo combatte clinicamente contro l'*effetto-malattia*, ma anche lotta socialmente contro la *causa-miseria*.

[63] Del Chiappa, *Due lettere apologetiche e due discorsi*, cit., pp. 157-58 e 154.
[64] Ivi, pp. 165, 114, 158, 155.
[65] Ivi, pp. 167-68.
[66] Ivi, p. 146.

2. *Città e campagna: malattie della miseria e malattie del progresso*

I lumi della ragione e i fuochi della rivoluzione hanno acceso la consapevolezza che la salute è un bene non solo del singolo, ma dell'intera società. La presa di coscienza che la malattia è un danno anche sociale ha portato alla denuncia del più importante tra i fattori che la determinano: la miseria, col suo seguito di malnutrizione e di igiene precaria. Ciononostante una sostanziale invarianza di condizioni socio-sanitarie segna di sé il periodo storico della Restaurazione, il quale si apre, all'indomani degli ultimi sussulti bellici del napoleonismo e del murattismo, con l'epidemia di tifo petecchiale «che infierì in tutta la penisola tra il 1815 e il 1817 e le cui conseguenze furono drasticamente aggravate dalla carestia». Questa «portò con sé in buona parte del paese il consueto corteggio di mali tradizionali», tra cui «l'esasperazione del pauperismo con la conseguente impennata del tasso di mortalità e la fame fisiologica»[67].

In tale corteggio di mali tradizionali hanno posto malattie endemiche che trovano nelle mutate condizioni di vita e di lavoro il terreno propizio al loro esacerbarsi o insorgere: nelle campagne, la malaria e la pellagra, favorite l'una dall'estendersi della risicoltura, l'altra dal diffondersi della coltura maidica; negli agglomerati urbani, o comunque in connessione col nascente «industrialismo», la tubercolosi e altre malattie dell'apparato respiratorio. Quanto alle malattie epidemico-contagiose, la loro incidenza a frequenza elevata è legata ai vari tifi e dissenterie e alle diverse forme di «catarro epidemico». Esse movimentano quasi annualmente una epidemiologia dove la peste fa la sua ultima comparsa e dove il vaiolo resta lungi dall'essere debellato, nonostante il diffondersi della vaccinazione.

Questa ricca morbosità che travaglia la società italiana è la pietra di paragone dell'impegno dei governi in tema di salute pubblica e insieme la pietra miliare del confronto teorico e pratico tra malattie e medicina. All'Italia del primo Ottocento resta questo

[67] F. Della Peruta, *Aspetti della società italiana nell'Italia della Restaurazione*, in «Studi storici», XVII, 2, 1976, pp. 36 e 31.

primato: di essere un «osservatorio privilegiato all'incrocio delle conoscenze mediche e delle epidemie»[68].

L'ultima epidemia di peste è la «peste di Noja» – l'odierna Noicattaro – sbarcata nel 1815 nel restaurato reame borbonico con maggiori fortune di quelle toccate nello stesso anno a Gioacchino Murat. Pietro Colletta, nel descriverla, usa toni che ci riportano indietro di secoli:

Tutti i ceti della sventurata città ne furono presi o minacciati. I sintomi erano spaventevoli: la faccia si scolorava, e subito ingialliva e scarnivasi, come di cadavere; si dilatavano le pupille, balbutiva il labbro [...]; brividi, deliri, demenza, e, fra tante cagioni di moto, immobile il corpo come morto. Spuntavano bubboni all'inguine ed alle ascelle; il ventre o il petto coprivano le antraci, che, se vivide e dolorose, erano indizio di salvezza, ma se pallide e scomparenti, di morte. Non forza di età o di sesso potea contro al male; era universale il pericolo e lo spavento; in tre, in cinque, in sette giorni gli appestati morivano; ma più fortunati coloro, e parecchi ve n'ebbe, che la furia del male in poche ore spegneva.

Questa la malattia, questa la medicina: «Si notò il carattere del morbo essere astenico, rimedi gli eccitanti, la china prevalere in virtù; il morbo potentissimo se comunicato da materie, ma più mite se da uomo»[69].

Quanto all'altra epidemia di questo periodo, non circoscritta però, ma diffusa, il medico lombardo Annibale Omodei, autore di un approfondito studio *Del governo politico-medico del morbo petecchiale* (Milano 1822), rileva che quest'ultimo, diverso in ciò dalla peste, miete vittime quasi esclusivamente tra i poveri. Il nesso miseria-epidemia è in questo caso stringente per la compressione drastica, causata dalla carestia, del già basso livello dei consumi alimentari.

Se, per la difesa dalle malattie epidemiche in generale, s'incomincia a inserire l'attività di «governo politico-medico» in un quadro che tien conto del contesto sociale inaugurando una linea di

[68] Y.-M. Bercé, *Le chaudron et la lancette: la vaccination dans l'Italie napoléonienne*, Presse de la Renaissance, Paris 1984. La frase è riportata da P. Darmon, *Quando il vaccino faceva paura agli inglesi*, in J. Le Goff, J.Ch. Sournia, *Per una storia delle malattie*, Dedalo, Bari 1986, p. 361.

[69] P. Colletta, *Storia del Reame di Napoli*, a cura di N. Cortese, Libreria Scientifica, Napoli 1969, vol. III, pp. 55-56.

tendenza che si svolgerà sempre più marcata nel corso dell'Ottocento, all'inizio di questo si compendia in Italia, nel campo della difesa dal vaiolo, tutta l'esperienza del secolo precedente.

L'età napoleonica è considerata una «vera e propria epoca d'oro della vaccinazione»[70]. Nel 1809 Luigi Sacco può affermare con legittimo orgoglio, nella pagina dedicatoria a Eugenio di Beauharnais del proprio *Trattato di vaccinazione* (Milano 1809), che

> si contano nel Regno felicemente governato da Vostra altezza imperiale un milione e mezzo di Vaccinati, dei quali centocinquantamila, che secondo i più confermati calcoli sarebbero rimasti vittime immature del vajuolo, hanno di già accresciuta la popolazione di queste avventurate provincie[71].

Negli Stati italiani, con la sola eccezione del Lombardo-Veneto dove «la macchina amministrativa austriaca», subentrata alla napoleonica, funziona apprezzabilmente pure in campo medico-sanitario e «persegue con puntiglio i suoi ideali di perfezione burocratica» anche in campo vaccino-profilattico, esiste una netta discontinuità tra la grande penetranza della vaccinazione nei primi quindici anni del secolo e la notevole impermeabilità ad essa delle diverse realtà medico-sociali nel periodo successivo[72].

Si assiste, a partire dal 1829, non a una defervescenza, ma a una recrudescenza del vaiolo. «Importato da Genova, dove faceva strage fra i non vaccinati», il vaiolo passa in Piemonte e poi nel Lombardo-Veneto, dove sarebbe stato incontenibile, rileva *a posteriori* il medico milanese Giovanni Strambio, «se opportuni provvedimenti non n'avessero impedito la propagazione»[73]. Que-

[70] M.L. Betri, *Le malattie dei poveri*, Franco Angeli, Milano 1981, p. 92.

[71] L. Sacco, *Trattato di vaccinazione*, Mussi, Milano 1809, p. 4. Su Sacco vedi L. Belloni, *Luigi Sacco e la diffusione del vaccino in Italia*, in «Annales cisalpines d'Histoire sociale», s. I, 4, 1973.

[72] Michele Francesco Buniva, pioniere della vaccinazione negli Stati sardi, è sollevato da ogni incarico pubblico e perfino radiato dall'Accademia delle scienze di Torino. Su di lui vedi *Michele Buniva introduttore della vaccinazione in Piemonte*, Atti del Convegno di studi, Pinerolo 14 ottobre 2000, Università degli Studi, Torino 2002.

[73] A. Corradi, *Annali delle epidemie occorse in Italia dalle prime memorie fino al 1850*, 5 voll., Forni, Bologna 1972-73, vol. III, p. 389, rist. anast. (I ed. 5 voll., Gamberini e Parmeggiani, Bologna 1865-94).

sti opportuni provvedimenti sono le buone vaccinazioni che, nelle ricorrenti *poussées* che si susseguono fino al 1834, tengono lontano il vaiolo dai vaccinati «con effetto», laddove tra i mal vaccinati o i non vaccinati, che altrove sono i più, la mortalità giunge a sfiorare il 20%[74]. È questa l'ultima epidemia veramente grave, prima che l'universalità della vaccinazione, le sue migliorie e soprattutto la sua iterazione, cioè la rivaccinazione, facciano progressivamente diminuire la morbilità e la mortalità per vaiolo.

Esce di scena, o quasi, il vaiolo ed entra in scena il colera, «peste dell'Ottocento». La sua marcia, lenta, ma inarrestabile, è incominciata nel 1817 a partire dalle sedi dell'endemia colerigena: «dopo essere stata una tal peste sì lunga pezza appiattata nel suo luogo natio alle bocche del Gange, prese a manifestare tutta la sua ferocia»[75]; nel 1829 si è affacciata in Europa, dal bacino del Volga.

«Crediamo essere siffatta malattia non già identica, ma analoga alla *peste bubbonica*, specialmente a quella che regnò in Europa nel secolo XIV, e che ricevette in più luoghi l'epiteto di *nera*», scrive in un articolo *Sul cholera morbus*, pubblicato dalla «Biblioteca italiana» nel novembre 1830, un anonimo «medico di erudizione somma e di fermo avvedutissimo consiglio»[76]. Il quadro che propone a una società ancora risparmiata dal morbo è impressionante. In pieno benessere, l'individuo «viene assalito subitamente da prostrazione di forze, vertigini e brividi». «Seguono quasi immediatamente il vomito e la diarrea»: sono il *sopra* e il *sotto* di un unico moto viscerale fatto di evacuazioni che, «ripetute all'infinito, sono accompagnate da grande ansietà, da oppressione alla regione del cuore, da calore interno e da sete». Così *sottosopra*, il malato muore per disidratazione, *inspissatio sanguinis* e collasso. «Il polso da vacillante diviene quasi impercettibile. Le vene resistono ai tentativi di trarne sangue. La respirazione si fa anelante». Sul volto è stampata la *facies cholerica*, la maschera della morte.

[74] Ivi, p. 394.

[75] *Trattato medico sopra il cholera morbus*, voltato dal tedesco in italiana favella, in *Notizie, memorie ed istruzioni riguardanti il cholera morbus*, Tipografia dentro la Pietà de' Turchini, Napoli 1831, p. 6.

[76] *Sul cholera morbus*, in «Biblioteca Italiana», parte Varietà, XIV, 179, 1830, pp. 261-86, integralmente riportato in *Notizie*, cit., pp. 19-45 e p. 49. Da qui, salvo diversa indicazione, sono tratte le citazioni che seguono.

«Nei casi meno disperati il male si prolunga fino a tre giorni», ma più spesso il decorso è rapidissimo: «vi furono di quelli che caddero quasi tocchi da fulmine».

Non è ancora noto che l'agente eziologico è il «bacillo o virgola» o *Vibrio comma*, scoperto nel 1882 da Robert Koch, che ne dimostrerà la presenza nell'intestino dei colerosi, nonché nell'acqua di serbatoio in una regione del Bengala dove gli abitanti che attingevano ad essa cadevano vittime del morbo in alta percentuale.

Di fronte a un'opinione medica divisa tra «epidemisti», incriminanti le cause cosmotelluriche, e «contagionisti», sostenitori della trasmissione interumana, il molto erudito e avveduto estensore anonimo dell'articolo pensa che il colera sia *epidemico*, dovuto ai «sommi calori estivi del Bengala» e alle «emanazioni delle paludi formate dal delta del Gange», ma non soltanto epidemico, poiché nella fredda e innevata Moscovia l'aria è priva di queste qualità mortifere eppure il morbo già vi infuriava.

La causa di questo male debbe essere l'effetto di un principio morboso che si sviluppa dagli ammalati, ed il quale agendo o immediatamente da corpo a corpo, o mediante le merci, gli abiti, la suppellettile, le monete ecc. infette, sopra le persone che siano disposte a percepirne l'azione, eccita in esse un male tutt'affatto simile. Chiamando un siffatto principio *contagio*, diremo dunque essere il *cholera morbus* pestilenziale contagio[77].

Il colera arriva in Italia nel 1835: tra il luglio e l'agosto passa da Marsiglia a Genova, «per via di mare», e dalla Provenza in Piemonte, «per mezzo di contrabbandieri»[78]. Marinai e frontalieri irregolari, figure emblematiche di una umanità errabonda e fuorilegge, incarnano rispettivamente la mobilità degli uomini vettrice della malattia e l'alterità dei «diversi» catalizzatrice delle tensioni emotive ad essa collegate.

Tra il 1835 e il 1836 il colera passa nel Lombardo-Veneto e dilaga nell'Italia centrale, ricevendo apporti da Livorno e da Ancona. Portato da qui nelle Puglie, è a Napoli in ottobre e a Palermo l'anno dopo. I morti del triennio sfiorano i 150.000, dei quali un

[77] Ivi, p. 56.
[78] Corradi, *Annali delle epidemie*, cit., vol. III, p. 502.

terzo nelle due grandi città del Sud e 5.000 a Roma. Genova e Venezia, città di mare, sono tra i centri più colpiti con 3.000 vittime ciascuna. Milano, che a Ottocento inoltrato non è più la città dell'abate Parini dove «il fimo alto fermenta», ne conta solo un migliaio; infatti «una più rigorosa osservanza delle misure sanitarie prescritte dalla autorità favorì un decorso relativamente mite dell'epidemia»[79].

Dal Nord al Sud, l'epidemia di colera impenna il proprio tasso di mortalità là dove prospera l'endemia tifoidea, dove le abitazioni civiche sono abituri di un solo locale in cui trovano posto «la cucina, il pozzo, il luogo immondo e il letto». È il caso di Brescia, città esemplare in negativo, dove all'affollamento per vano e alla sporcizia delle case e delle strade si aggiunge «il pessimo stato della rete dei canali in cui si convogliano le acque luride che infiltrandosi sotterraneamente contaminavano la falda dell'acqua potabile e quindi i pozzi»[80]. I cittadini bresciani morti per colera sono 1.600: una mortalità, rapportata al numero degli abitanti, elevatissima, pari a quella di Napoli. Qui, nella popolosa città dei «fondachi» e dei «bassi», le acque luride immettono in mare attraverso una rete di canali a percorso urbano, qua e là scoperti[81], e l'acqua potabile si trova in costante pericolo d'inquinamento «perché nei cortili, accanto ai pozzi, divisi spesso da un semplice muro, stavano i canali di scarico delle acque di lavandino e, quel che è peggio, talvolta, delle latrine»[82].

Nel reame borbonico, se i limiti del territorio sono l'«acqua salata» – il Mediterraneo – e l'«acqua santa» – gli Stati della Chiesa –, i limiti della salute collettiva sono l'acqua lurida male smaltita e l'acqua potabile facilmente inquinata. Qui come altrove, sistemi di approvvigionamento idrico e sistemi fognari, spesso non sufficientemente isolati gli uni dagli altri, sono i canali di circolazione urbana del colera. Una «malattia tipicamente urbana», dunque, che attacca la «città dei poveri» e poi ne oltrepassa i confini,

[79] Della Peruta, *Aspetti della società italiana*, cit., p. 40.

[80] Id., *Per la storia della società lombarda nell'età della Restaurazione*, in «Studi storici», XVI, 2, 1975, p. 332.

[81] Cfr. ivi, p. 331.

[82] A.L. Forti Messina, *L'Italia dell'Ottocento di fronte al colera*, in R. Romano, C. Vivanti (a cura di), *Storia d'Italia. Annali*, vol. VII, *Malattia e medicina*, a cura di F. Della Peruta, Einaudi, Torino 1984, p. 451.

invadendo la «città dei ricchi»[83]. Questa sa che il solo modo per difendersi è quello di ripulire, disinfettare, risanare, umanizzare l'altra città, dove vive una classe, al solito, biologicamente e socialmente pericolosa.

Isolarla non è possibile. Altrettanto impossibile sembra l'isolamento degli infetti negli ospedali preesistenti o creati per la circostanza. Gli ospedali, paradossalmente, sembrano fatti apposta per propagare il contagio: inutili alla cura, sono dannosi alla prevenzione. A Firenze il «primo infetto» di Livorno «trasportato nell'Ospedale di Bonifazio ed ivi morto» è causa del fatto che

> il cholera si propagò subito all'annesso ospizio dei mentecatti, per essere comuni ai due ospizi alcuni serventi e alcune suppellettili. [...] Tutti i primi casi di cholera si aggirarono sempre entro i domiciliati dell'Ospedale, e principalmente dementi ed invalidi; e appena fuori di esso apparve la malattia che il primo caso l'offerì un lavandajo dello stesso Ospedale, ed altri se ne videro sempre in via S. Gallo presso l'ospedale medesimo, o in qualche altra contrada ad esso vicina[84].

Come procede la scienza medica? Essa studia la malattia nelle sue caratteristiche anatomo-cliniche, fisiopatologiche, «chimiche». Tuttavia, nell'ambito della stessa medicina, c'è chi, lasciando in subordine ciò che ha rapporto con la patologia speciale e la chimica, non lascia invece trascorrere l'epidemia senza fare tesoro sia dei risultati della «polizia igienica», che fanno vedere il colera come una malattia controllabile da un'accorta politica sanitaria, sia dagli insegnamenti della statistica medica, che fanno intendere il colera come una «malattia della miseria», redimibile da un impegno sociale contro la povertà.

Non manca chi, con bella presa di coscienza, riflette soprattutto *Della influenza della povertà sulle malattie epidemiche e contagiose, come di queste su quella, dell'importanza di migliorare le condizioni igieniche dei poveri onde toglier l'influsso reciproco ad*

[83] Cfr. ivi, pp. 478 e 446. Sul colera vedi anche E. Tognotti, *Il mostro asiatico. Storia del colera in Italia*, Laterza, Roma-Bari 2000; A. Tagarelli, A. Piro (a cura di), *La geografia delle epidemie di colera in Italia. Considerazioni storiche e medico-sociali*, 3 voll., Pubblisfera, Cosenza 2002.

[84] F. Puccinotti, *Sul Cholera-morbus della Toscana*, lettera prima a Salvatore De Renzi in Napoli, Firenze 15 settembre 1835.

entrambi e rassicurare la pubblica e privata salute dalla ricorrenza di questi morbi nella gran penisola: è quanto scrive il professore dell'Università di Pisa Giacomo Barzellotti, intitolando il saggio con cui nel 1829 riassume la propria personale esperienza sul colera in Toscana. Egli esemplifica un modello di comportamento che ancora per un cinquantennio, fino all'età batteriologica, ma anche oltre, farà da guida all'impegno di molti medici nella lotta contro le malattie infettive.

Mentre una malattia epidemica e acuta come il colera contribuisce a far riemergere – nella consapevolezza dei medici, ma anche dei governanti e nella pubblica opinione – il secolare problema del pauperismo in una prospettiva di *questione urbana* e di relativo *habitat*, una malattia endemica e cronica come la pellagra contribuisce a far riemergere lo stesso problema in una prospettiva di *questione rurale* e di fisiopatologia della classe contadina.

Nelle campagne lombardo-venete, con l'aggiunta dell'area piemontese compresa tra il Sesia e il Ticino, la fame acuta del triennio 1815-17 e quella che si replica con la carestia del 1846-47 periodizzano, a monte e a valle, trent'anni di fame cronica durante i quali la trasformazione strutturale dei rapporti di produzione e delle colture agricole porta con sé una *rivoluzione alimentare* che incide profondamente nel regime dietetico e nello standard nutritizio del contadino povero.

Anche la fame cronica si trasforma, qualitativamente, da denutrizione in malnutrizione. Dalla più classica delle «astenie», cioè da una generica «inedia» o «estenuazione di forza prodotta dalla mancanza di nutrimento», come sta scritto nelle carte dell'Annona milanese dell'anno 1816, si passa a una specifica malattia, da cui sono affetti contadini non più affamati, ma sazi. Essi infatti sono «gonfi e ripieni» come si autodichiarano nel 1846 i coloni della principessa Cristina Trivulzio Belgioioso, ma lo sono soltanto di polenta o di pane di mais, e proprio perciò sono pellagrosi[85].

Nelle ipotesi dei medici la pellagra è, molto prima che una malattia da *carenza vitaminica*, una malattia da *monofagismo maidico*. Che sia dovuta alla mancanza nella dieta di un fattore nutritizio «vitale» – il fattore PP (*pellagra preventing*) di cui il mais è privo – sarà noto, dopo la scoperta delle «vitamine», ai medici del

[85] Cfr. Della Peruta, *Per la storia della società lombarda*, cit., pp. 331 e 317.

Novecento. Ma che fosse dovuta a un'alimentazione basata quasi esclusivamente sulla polenta o sul pane di mais, magari inaciditi o ammuffiti ma comunque in grado di riempire il ventre e di saziare la fame, era già noto ad alcuni medici del Settecento.

Tra questi medici, autori di osservazioni, descrizioni, interpretazioni settecentesche, figurano nell'ordine: Francesco Frapolli, che nelle *Animadversiones in morbum vulgo pelagram* (Milano 1771) ha descritto la *dermatite* del «morbo iniziato», la *diarrea* del «morbo confermato», la *demenza* del «morbo disperato», facendo della pellagra la «malattia delle tre *d*», cioè dei tre stadi della progressiva inguaribilità morbosa; Michele Gherardini, che nella *Descrizione della pellagra* (Milano 1779) ha intuito il nesso esistente tra la cattiva qualità dell'«impasto di grano turco» (polenta) che alimenta le «povere genti di campagna» e la «maligna impurità» (acrimonia) degli umori corporei che, a suo avviso, è causa predisponente alla insolazione determinante[86]; Gaetano Strambio, che nelle *Observationes de pellagra* (Milano 1786-88) ha approfondito l'analisi della malattia, correlandola al regime alimentare e alla pratica culinaria dei contadini, i quali «non si nutrono quasi mai di cibi animali, ma tutto il loro vitto consiste perlopiù nella polenta»[87].

Qualità deteriore del mais, presenza in esso di sostanze tossiche, incongrue modalità di panificazione e di conservazione alimentare sono *concause* appartenenti alla *preistoria* della pellagra. Vi appartengono in quanto fanno parte della storia del mais, il quale è, con la patata, la principale coltura acquisita dai paesi europei con la scoperta del Nuovo Mondo: ma mentre i «pomi di terra», frutti sotterranei che continuano ad apparire un «trovato del diavolo», ancora dopo la carestia del 1815-17 stentano a sfondare il muro psicologico della «rustica economia» e a fare il salto di qualità da mangime per pollame a cibo per uomini, il mais si impone massicciamente anche perché, nelle menti e soprattutto negli stomaci dei contadini poveri, «la polenta la contenta», come dice il proverbio.

La pellagra deve il suo ingresso a vele spiegate nella *storia* del-

[86] Il passo di Gherardini è riportato da A. De Bernardi, *Il mal della rosa. Denutrizione e pellagra nelle campagne lombarde tra '800 e '900*, Franco Angeli, Milano 1984, p. 48.

[87] Il passo di Strambio è riportato da Della Peruta, *Per la storia della società lombarda*, cit., p. 314.

le malattie popolari non al mais come tale, né alla mentalità contadina. Le sue vere *cause* non sono d'ordine naturalistico o ideologico. Sono invece cause economiche e sociali, e consistono nel passaggio di mano della proprietà terriera e nei nuovi modi di gestione dell'azienda agraria: nel fatto che, come scrive un parroco e agronomo brianzolo nel 1809, «siccome il nostro contadino deve pagare al proprietario del fondo il fitto in frumento, così è necessario il seminare la maggior parte frumento per avere il fitto medesimo, ed il restante fondo è forzato a coltivarlo per il grano turco, il quale forma il sostentamento dello stesso agricoltore»[88].

Mentre il ceto borghese di Milano, Como, Bergamo, Brescia e delle città venete di terraferma sale agli onori della possidenza sostituendo il clero e la nobiltà, si disgregano tutte insieme la famiglia patriarcale colonica, l'antica masseria, la tradizionale policoltura. Nuovi patti agrari, quali il contratto misto – affitto in grano e mezzadria – o il salario stagionale, vengono a corrispondere alle esigenze del nuovo capitale investito nelle campagne, cioè a una sempre più spinta commercializzazione dei prodotti della terra. La tradizionale alternanza o diversificazione delle colture agricole cede il passo alla monocoltura: di frumento, per il mercato e, dopo la mietitura, di grano turco, per l'autoconsumo. Per i mezzadri oppressi dall'affitto, per i salariati dei campi, il mais è la sola rimunerazione della fatica e il solo bene alimentare accessibile. Assicura una resa che è cinque volte superiore a quella del frumento e viene a costituire i «nove decimi della massa alimentare giornalmente ingollata dall'affamato colono»[89].

La pellagra decolla così, in questo contesto di monofagismo maidico coatto, reso obbligatorio dalla progressiva penetrazione del capitalismo nelle campagne. L'endemia pellagrosa è il costo umano, di classe, pagato dai contadini poveri per la ricchezza dell'economia. Malattia del progresso economico, essa è anche «figlia della miseria», come già nel 1816 la definisce l'arciduca Ranieri in visita nelle province venete, scrivendo al fratello impera-

[88] C. De Capitani d'Hoé, *Memoria sull'agricoltura del monte di Brianza*, in «Annali di Agricoltura del Regno d'Italia», VI, 1809-10, p. 177.

[89] L. Balardini, *Della pellagra, del grano turco quale causa precipua di questa malattia e dei mezzi per arrestarla*, Lampato, Milano 1845, p. 40.

tore[90]; e «mal della miseria» sarà detta dalla pubblicistica medica e maledetta dalla voce contadina ancora per parecchi decenni.

Nel 1830 il numero degli individui pellagrosi è calcolato a oltre ventimila, in una Lombardia che conta circa due milioni di abitanti: una presenza endemica pari all'1%, che però sale all'1,4% se riferita alla «popolazione dei comuni infetti»[91], con punte intorno al 10% nel Bergamasco. I pellagrosi al primo e secondo stadio curati annualmente nell'Ospedale Maggiore di Milano sono intorno al migliaio; e i pellagrosi al terzo stadio presenti nel manicomio milanese della Senavra, istituito nel 1780, sono un terzo dei ricoverati, cioè all'incirca duecento[92].

A tale crescente *intensità*, che nella grande pianura veneta compresa tra la riva destra del Garda e il delta padano è ancor più accentuata, fa riscontro l'incipiente *estensione* della pellagra verso sud, a lambire il mondo mezzadrile dell'Italia centrale. Qui la sua presenza, in periodo preunitario ancora occulta e strisciante, diventerà conclamata dopo l'unificazione del paese. La pellagra postunitaria avrà nel «triangolo» emiliano-lombardo-veneto la propria area geografica d'elezione.

A questo punto il mais, che Adam Smith aveva definito uno dei «due principali miglioramenti [l'altro è la patata] che l'agricoltura europea, e forse l'Europa stessa, ha tratto dalla grande espansione del suo commercio e della sua navigazione», sarà diventato un «elemento materiale di [quel] capitale variabile» in cui Karl Marx vedrà trasformati gli «antichi mezzi di sostentamento» delle popolazioni rurali[93]. Da una tra le «cause della *ricchezza* delle nazioni», il mais sarà diventato sempre meno sostegno e sempre più elemento di pressione morbosa selettiva sulla *povertà* contadina.

La povertà contadina soffre anche il peso di altri gravami pato-

[90] La definizione arciducale della pellagra come «Kind des Elends» è riportata da R. Finzi, *La pellagra, una gloria capitalistica*, in «Classe», X, 15, 1978, p. 141.

[91] I dati statistici, dovuti alla rilevazione del medico bresciano Ludovico Balardini, sono riportati da S. Jacini, *La proprietà fondiaria e la popolazione agricola in Lombardia*, Borroni e Scotti, Milano 1854, p. 35.

[92] Cfr. De Bernardi, *Il mal della rosa*, cit., pp. 58-59.

[93] A. Smith, *Indagine sulla natura e le cause della ricchezza delle nazioni*, traduzione di F. Batoli, C. Camporesi, S. Caruso, Isedi, Milano 1973, p. 245; K. Marx, *Il Capitale*, traduzione di D. Cantimori, vol. I, t. 3, Editori Riuniti, Roma 1952, p. 204.

logici, come le febbri «intermittenti, atassiche e perniciose» «che formano tuttora il vero flagello di chi tien fermo il domicilio nelle toscane Maremme»[94]. Le stesse febbri che, secondo le *Tavole di statistica medica della Maremma toscana* (Firenze 1844), colpiscono il 60% degli abitanti del Grossetano flagellano anche la popolazione laziale, da Viterbo a Terracina. Se nella campagna a nord di Roma «la paura delle febbri ha radunato alcune case nelle alture, da dove la fame caccia a forza i miseri coltivatori giù alla pianura», la quale «non è che un semenzaio di febbri e di emanazioni mefitiche», nella campagna a sud di Roma, «ancora mefitica e deserta, la poca gente che vi stanzia mostra nel pallore dell'aspetto e nel ventre tumefatto ch'essa abita ancora nella regione delle febbri e di un miasma che si diffonde a tutti i paesi circostanti»[95]: malati anemici, con «ostruzione» di fegato e milza, cioè verosimilmente malarici, si stagliano sullo sfondo di campagne popolate e abbandonate con storica alternanza, portati alla ribalta da medici quali Francesco Puccinotti, autore di una *Storia delle febbri intermittenti perniciose* (Napoli 1838) che ricalca gli studi di Lancisi rivelando come, da quegli studi, oltre un secolo sia trascorso invano.

Di ciò è ben consapevole chi, nell'«apprezzare le influenze delle paludose regioni» o nel discorrere «intorno alla causa occasionale dell'endemia maremmana», ritiene che «ci troviamo nella uguale condizione dei nostri padri, li quali conoscevano le asfissie prima delle moderne scoperte»: è un giudizio realistico che trova però discorde il medico primario dell'Ospedale generale delle Paludi Pontine Giuseppe Minzi, il quale con le proprie «ricerche critico-analitiche» *Sopra la genesi delle febbri intermittenti* (Roma 1844) pensa di contribuire in modo decisivo alla scoperta delle cause e dei rimedi della «nocevolezza palustre»[96].

Per bocca di un esperto qualificato qual è Minzi, la scienza medica, ancora a metà Ottocento, ritiene che «una specialità nell'atmosfera dispone al morbo» e che «lo sbilancio della temperatura l'occasiona»: «l'improvviso freddo succeduto al riscaldamento del

[94] M. Bianchi, *Geografia politica dell'Italia*, Poligrafia italiana, Firenze 1851, pp. 331-32.

[95] F. Puccinotti, *Storia delle febbri intermittenti perniciose*, vol. II, Puzziello, Napoli 1838, pp. 65, 67, 83.

[96] G. Minzi, *Sopra la genesi delle febbri intermittenti. Ricerche critico-analitiche*, Tip. Salviucci, Roma 1844, pp. 265-66.

corpo produce le febbri intermittenti della palude», che «l'analogia e l'induzione ne portano ad avere per malattia costituzionale»[97].

Ai tanti campagnoli pontini che sono affetti da tale morbosa costituzione il primario del loro ospedale consiglia

il bere acqua di ottima qualità e non stagnante o limacciosa; il mangiare materiali non pravi né troppo copiosi; il trattenersi da ogni disordinato piacere corporeo; il procurarsi un comodo alloggio e ventilato; il non inghiottire la scialiva nel passare per i luoghi infetti; l'adoperare frequenti fumigazioni resinose o di aceto o di zolfo o di acido idroclorico; lo schifare l'umido della sera e del mattino; l'accendere fuochi notturni dentro l'abitato od alla campagna; il fumare tabacco; il coprirsi di buoni panni onde evitare lo sconcerto del traspiro; il tenere spesso nella bocca una spugna inzuppata di aceto al trovarsi nelle paludi per non respirarne gli effluvj; lo sparare frequentemente armi da caccia o da guerra[98].

Sembra di rileggere, cinquecento anni dopo, i consigli «contro la pistolenza» di Tommaso Del Garbo, con le sole eccezioni dell'acido idroclorico, che è un recente trovato della chimica, e degli spari d'arma da fuoco, ignoti a metà Trecento insieme al loro potere antimalarico: un potere che non dev'essere ignoto ai nobili della cerchia pontificia che a metà Ottocento si recano in campagna per le loro battute di caccia. Pernottando in villa, nei loro domini, essi osservano la «notturna reclusione»: precauzione inutile, a giudizio del primario Minzi, e dunque superflua per i braccianti stagionali costretti a passare le notti sotto qualche portico o nei fienili, alla mercé delle zanzare. Infatti, scrive Minzi, «la reclusione è ragionevolmente apprezzabile in quanto al garantirci da una materia contagiosa, comunicantesi da uomo a uomo o da cosa a cosa», non in quanto «al sottrarci dalla contagione medesima» quando ne siano «diffusi i principj nell'atmosfera». Utile forse per i «contagi», la reclusione non lo è per la «mal'aria» e per i «miasmi»[99].

I *Miasmen und Kontagien* (Berlino 1840) del patologo Jakob Henle[100] non si sono ancora trasformati nei batteri di Pasteur e di

[97] Ivi, pp. 113, 120, 125.
[98] Ivi, pp. 237-38.
[99] Ivi, pp. 239-40.
[100] La teoria dei contagi di Henle è debitrice della propria portata ai dati

Koch, né nei plasmodi e anofeli delle febbri malariche. Le zanzare non sono specificamente contemplate nel panorama di maremme e paludi, né nel programma della loro bonifica: un programma riassunto nell'esigenza «di dare libero scolo alle acque morte, di accelerare il corso delle pigre, e di mutare la bassa e uliginosa condizione del suolo in alta ed asciutta», ma dissipato anche in santa ipocrisia poiché, «se l'umano interesse, che a nulla bada, imperiosamente esige la conservazione di certi radunamenti di acque», allora fa d'uopo «dare opera affinché chi sta in così fatte perniciose regioni sia per se medesimo a portata di rintuzzarne la virulenza»[101]. Insomma il contadino maremmano e laziale – e anche quello siciliano, poiché la vita del latifondo romano, come scrive Emilio Sereni, ricorda per molti aspetti quella del latifondo siciliano[102] – viene esortato a provvedersi di abitazioni, abiti, alimenti adeguati e a risanare da sé la propria terra, se vuol viverci sano; quasi che il miglioramento delle sue condizioni sanitarie e, a monte, il risanamento del dissesto idrogeologico del suo ambiente di vita dipendano unicamente dal suo spirito d'iniziativa e dalla sua buona volontà.

Il delineato programma medico di risanamento delle campagne comprende anche l'esigenza di «sopprimere ovunque le risaie»[103]. Si teme infatti che queste favoriscano l'insorgere delle febbri intermittenti; e in effetti oggi sappiamo che le zanzare trasmettitrici, che allo stato di larva o di ninfa hanno vita acquatica, trovavano nei «ragunamenti di acque» sistemati a marcita o a risaia dall'«umano interesse» le condizioni ideali per riprodursi.

Le *febbri delle risaie*, comunque, sono un *complesso febbrile* più vasto della sola malaria, del quale fanno parte anche reumatismo, tifo, dissenteria. I risicoltori infatti, costretti a stare lungamente coi piedi a bagno nell'acqua fredda, ammalano frequentemente di febbri reumatiche e, costretti ad attingere a pozzi facil-

sperimentali ottenuti dal lodigiano Agostino Bassi (1773-1856) in merito al «mal del calcino» dei bachi da seta, una epizoozia che produceva gravi danni alla sericoltura lombarda. Bassi dimostrò che la malattia era dovuta a un fungo microscopico, le cui spore erano coltivabili *in vitro*.

[101] Minzi, *Sopra la genesi delle febbri intermittenti*, cit., pp. 245-46.

[102] E. Sereni, *Il capitalismo nelle campagne. 1860-1900*, Einaudi, Torino 1968, p. 167, nuova ed.

[103] Minzi, *Sopra la genesi delle febbri intermittenti*, cit., p. 245.

mente inquinati dall'acqua di scolo delle risaie – un'acqua putrida dove essi sopperiscono ai loro bisogni igienici elementari, in assenza di luoghi più propri –, ammalano frequentemente di febbri tifoidee o dissenteriche. Questa multipatologia obbliga la nosografia medica a prodursi in un lavorìo di classificazione e riclassificazione di quelle che noi oggi sappiamo essere malattie diverse, con proprie varietà cliniche e con varie associazioni morbose; tanto più che il *complesso morboso* è ancor più vasto di quello febbrile perché di esso fanno parte anche malattie senza febbre – da carenza, da inanizione, da fatica – dalle quali i risicoltori sono frequentemente affetti. Ad esempio, gli edemi da fame, che fanno parte del quadro della *idropisia*, sono frequenti in chi è costretto a trasformare in razione alimentare scadente il proprio salario di miseria; e lo *scorbuto*, o avitaminosi C, è frequente in chi è costretto a privarsi di frutta e verdura dove le infiltrazioni di acque stagnanti fanno marcire gli ortaggi e le radici degli alberi. Viceversa la pellagra è del tutto assente in chi spesso ha per misera paga un po' di riso mal pilato, che è ricchissimo in vitamina PP[104].

Le risaie, peraltro, sono un male necessario, per evitarne uno peggiore: un male da affrontare nel quadro di uno sviluppo economico che tenga conto della forza-lavoro su cui si basa, e quindi della necessità di mantenerla sana e produttiva. In un paese come l'Italia, che molti dicono «agricolo» ma dove l'agricoltura è in molti luoghi «primitiva» e consente una vita di soli stenti ai lavoratori delle campagne, il risanamento di queste è premessa indispensabile del risorgimento civile. L'irrisolta questione risicola passa quindi nelle mani della classe che dirige il paese all'indomani del risorgimento politico.

Nel giugno 1866 «una legge mingherlina e rachitica, la legge della risicoltura», scrive il medico toscano Carlo Livi, lascia arbitri della questione risicola gli enti locali, e quindi i locali gruppi di potere. Livi punta il dito accusatore contro i gruppi capitalistici ispiratori della legge:

[104] Cfr. L. Faccini, *I lavoratori della risaia fra '700 e '800: condizioni di vita, alimentazione, malattie*, in «Studi storici», XV, 3, 1974, pp. 545-88, e dello stesso autore il saggio introduttivo in Id. (a cura di), *Uomini e lavoro in risaia. Il dibattito sulla risicoltura nel '700 e nell'800*, Franco Angeli, Milano 1976.

Due grandi interessi, è vero, si stavano a fronte: l'economico e l'igienico, o per parlarsi più chiaro, il guadagno e la salute. Ha vinto il guadagno. Ma almeno la gente che ammala e che muore fosse quella che guadagna! no, chi guadagna sono i due o tre [...] che non rischiano di prendersi neppure una infreddatura[105].

Ha inizio la dialettica tra un progresso di classe e le sue malattie, nella storia dell'Italia unita. Il problema malariologico mette in risalto i rapporti che intercorrono tra la malattia, la precarietà della condizione contadina, l'arretratezza della produzione agricola, lo sfruttamento indiscriminato delle risorse naturali e umane, l'inadeguatezza della legislazione meridionalistica. Sempre più massicciamente concentrata nelle province centro-meridionali, l'endemia malarica perde l'andamento di ciclicità che l'aveva caratterizzata nei secoli dell'economia precapitalistica, quando era legata prevalentemente a fattori d'ordine naturale come il clima e il terreno. Ora, nella fase di sviluppo industriale del paese unificato, diventano prevalenti i fattori d'ordine economico-sociale, legati all'inserimento dell'agricoltura meridionale nel mercato nazionale, con conseguente concentrazione della forza-lavoro nelle zone infette. Da qui la diffusione dell'infezione e l'aggravamento della malattia. Molte migliaia di lavoratori agricoli, ingaggiati col vessatorio sistema del «caporalato», spendono ogni giorno sedici ore nella fatica dei campi e otto ore nel sonno notturno all'aperto, forzati a disattendere l'ammonimento che li invita a cercare riparo: «quando suona l'Ave Maria, o in casa o per la via». Anche lungo i tracciati delle nuove ferrovie, infrastrutture primarie dell'unificazione e dello sviluppo, i lavori di scavo creano fosse d'acqua moltiplicanti le aree di anofelismo. Parecchi milioni di italiani sono complessivamente esposti al rischio del contagio.

«Le malattie sono probabilmente uno degli specchi più fedeli e più difficilmente eliminabili del modo con cui l'uomo entra in rapporto con la natura (di cui è parte), attraverso il lavoro, la tecnica, la cultura»[106], cioè attraverso quel rapporto tra *organisation*

[105] Le parole di Carlo Livi, tratte dall'articolo *Della coltivazione del riso in Italia*, in «Nuova Antologia», 1871, sono riportate ivi, pp. 253-54.
[106] G. Berlinguer, *Medicina e politica*, De Donato, Bari 1973, p. 71.

sociale e scienza medica cui faceva riferimento Auguste Comte nel 1826 iniziando a Parigi il proprio *Cours de philosophie positive*[107].

Negli stessi anni una malattia nota fin dall'antichità ha incominciato a trasformarsi in una malattia sociale moderna: la tubercolosi. Tramandata dalla medicina greco-romana entro il generico complesso patologico della *tabe* o della *tisi*, nel corso dell'Ottocento essa si specifica sempre più dal punto di vista scientifico, penetrata nella sua intima natura dalle certezze anatomo-cliniche, anatomo-patologiche e batteriologiche acquisite via via dalla medicina del *grand siècle*. Parallelamente, da una delle «malattie delle persone del gran mondo» descritte da Tissot nel 1775, da *interessante malattia* – il «mal sottile» – coltivata più che curata dalla medicina romantica, ma nel contempo denunciata da Valentin quale piaga di alcune tra le più importanti città italiane, essa è diventata la «regina delle malattie», il «flagello del XIX secolo»: un fenomeno morboso di massa.

La tubercolosi è una presenza già inquietante nel ventennio che precede l'Unità. Lorenzo Valerio, direttore del setificio di Agliè nel Canavese, descrive nel 1840 le influenze dannose sulla *Igiene e moralità degli operai di seterie* – soprattutto operaie – esercitate da una serie di fattori tipicamente pro-tubercolari: lavoro protratto, vita sedentaria, vapori e bollori dell'acqua dove sono immersi i bozzoli, esalazioni dei «bigatti» macerati, mancanza di aria e di luce[108]. La presenza di aria e di luce farebbe deperire la seta, disseccandone i fili e privandola di lucentezza. È meglio che la loro mancanza faccia deperire le filatrici e giovi – ma questo ancora non si sa – al bacillo di Koch.

Le stesse donne, dal medico Ferdinando Tonini, durante le sue visite periodiche agli «stabilimenti manifatturieri e d'industria della provincia di Como», sono viste col «pallore della morte» dipinto sul volto, «in luoghi difettivi di aria libera, di viva luce, umidi»[109]. I loro figli, dal filantropo Giuseppe Sacchi, nella sua in-

[107] Vedi A. Schmidt, *Storia e struttura. Problemi di una teoria marxista della storia*, traduzione di G. Marramao, De Donato, Bari 1972, p. 140.

[108] L. Valerio, *Igiene e moralità degli operai di seterie*, in «Analisi universali di Statistica», LXVI, 1840.

[109] F. Tonini, *Sugli stabilimenti manifatturieri e d'industria della provincia di Como*, in «Gazzetta medica lombarda», 31 gennaio 1848.

chiesta *Sullo stato dei fanciulli nelle manifatture*, sono visti nei cotonifici tossire per il polverìo del cotone, respirare in costante debito d'aria, penare in un lavoro logorante onde essi «entrano nella filatura a sette ed otto anni vispi ed allegri e ne escono larve d'uomini»[110].

Sono in fondo, la stessa «torma cenciosa di donne e ragazzi» cui nel 1870 il medico Carlo Livi non vede offrirsi altra alternativa di vita e di lavoro che quella di «sterpare dal pantano l'erbaccia, [...] con l'acqua fino al ginocchio, e i dorsi curvi» durante la monda del riso in provincia di Pisa[111]. Una stessa umanità faticante ammala di febbri perniciose nelle risaie e di «tisi cotonosa» nelle filande. Il paesaggio morboso è fatto di luoghi chiusi, che mancano «della necessaria ventilazione e del benefico influsso dei raggi del sole»[112], o, viceversa, di aperte campagne dove l'aria e la luce non mancano. Invertiti i fattori, per donne e fanciulli, e per i loro mariti e padri, il prodotto non cambia: una stessa «malattia di massa», tubercolare o malarica. Uno stesso «genocidio pacifico»?[113]

La tubercolosi degli anni Settanta non è paragonabile alla malaria. Diversamente dalla malaria, essa non ha ancora raggiunto quell'armistizio guerreggiato tra virulenza batterica e difese umane che consente alla malattia di cronicizzarsi endemica. Il tarlo che rode con penetranza sociale differenziata, rode anche con penetranza biologica massiccia, determinando processi necrobiotici destruenti (caverne) e forme cliniche acute. Sotto questo aspetto uno scotto pesante è pagato dai gruppi umani che il processo di industrializzazione costringe a ridistribuirsi, emigrando, nella «geografia tubercolare» di un paese che presenta al Sud una si-

[110] G. Sacchi, *Sullo stato dei fanciulli occupati nelle manifatture*, in «Annali universali di Statistica», LXXIII, 1842.

[111] La frase di Livi è riportata in Faccini (a cura di), *Uomini e lavoro in risaia*, cit., p. 240.

[112] Sono parole del medico Ferdinando Tonini (vedi *supra*, nota 109), riportate da L. Dodi, *I medici e la fabbrica: prime linee di ricerca*, in «Classe», X, 15, 1978, p. 29.

[113] Il numero della rivista «Classe» citato nella nota precedente si intitola *Il genocidio pacifico. Malattie di massa e capitale*, richiamandosi all'omonimo titolo del cap. II, parte II, del libro di S. Merli, *Proletariato di fabbrica e capitalismo industriale. Il caso italiano, 1880-1900*, La Nuova Italia, Firenze 1972.

tuazione di relativa franchigia e al Nord, dove si concentrano le fabbriche, uno stadio di «tubercolizzazione» avanzata[114].

Come la malaria, peraltro, la tubercolosi non è considerata una malattia professionale, anche se lo è a pieno titolo in moltissimi casi, legata ad attività lavorative patogene, a ritmi di lavoro gravosi, a luoghi di lavoro malsani. Nei cotonifici la tubercolosi dipende non solo dalla polvere di cotone inalata, nelle cartiere non solo dalla polvere respirata «durante la cerna degli stracci». Nelle cave di granito la «tisi degli scalpellini» non è tubercolosi, ma «silicosi», descritta come tale dal medico milanese Carlo Leopoldo Rovida nel 1870. Però la tubercolosi si associa alla silicosi con grande frequenza, complicandola. L'ambiente polveroso, il lavoro non protetto, la fatica scompensata moltiplicano e aggravano una malattia che, come altre, colpisce i «manifatturieri» anche per il loro sesso debole, per la troppo giovane età, per lo standard di vita precario indotto dal giro di vite dei prezzi troppo alti e dei salari troppo bassi che caratterizza la politica economica di chi governa il paese.

Deficienze di nutrizione, di aria, di luce: una sintesi di privazioni che ha il suo equivalente morfologico nell'*abito tisico* con cui i medici indicano il biotipo di soggetti la cui «costituzione» è in buona parte effetto, non causa, della malattia, nonché conseguenza di fattori non solo costituzionali o congeniti, ma anche acquisiti. La scienza medica tende a perpetuare l'equivoco, la mistificazione inconsapevole, «l'opinione errata che aveva dominato nella prima metà del secolo sull'ereditarietà della malattia»[115], un'opinione favorita dal riscontro della sua alta incidenza nei nati in famiglie già affette dal male e nei figli di genitori consanguinei: una familiarità e una consanguineità che sono invece, anch'esse, un prodotto sociale.

Urbanizzazione, industrializzazione, regime di fabbrica sono categorie di una trasformazione molto costosa. La stessa scolariz-

[114] Cfr. C. Borro, *L'endemia tubercolare nel secolo XIX: ipotesi per ripensare un mito*, in Romano, Vivanti (a cura di), *Storia d'Italia. Annali*, vol. VII, cit., pp. 865 sgg.

[115] G. Arcangeli, *Diffusione della tubercolosi ed azione del Comune di Milano. 1896-1914*, in «Storia urbana», II, 4, 1978, p. 81. Vedi anche G. Cosmacini, M. De Filippis, P. Sanseverino, *La peste bianca. Milano e la lotta antitubercolare (1882-1945)*, Franco Angeli, Milano 2004.

zazione, con le sue piccole folle di fanciulli, favorisce l'allargarsi a macchia d'olio dell'incidenza tubercolare.

È in questo contesto sociale che avviene l'impatto della scienza medica con la scoperta di Robert Koch, medico igienista presso l'Ufficio sanitario comunale di Berlino. Venticinque anni dopo l'enunciazione della *teoria dei germi* da parte di Louis Pasteur, Koch ravvisa in un micobatterio in forma di bastoncello lievemente ricurvo, che si presenta raggruppato a mazzetti nell'espettorato dei tisici, il responsabile biologico della tubercolosi. Questa identificazione, insieme a quella contemporanea, da parte dello stesso Koch, del bacillo del colera, innesca una grande mutazione della medicina ottocentesca, che nell'ultimo ventennio del secolo porterà un'intera generazione di medici-biologi microscopisti (microbiologi) a identificare tutti, o quasi tutti, gli agenti microbici delle malattie infettivo-parassitarie conosciute. La sequenza e l'importanza di tali scoperte renderanno legittimo il termine di *rivoluzione batteriologica*[116].

3. *Avvento della scienza e riformismo sanitario*

Il peggioramento delle condizioni generali di vita nei primi decenni dell'Ottocento spezza la linea di tendenza e contraddice le attese del secolo precedente. Flagellate prima dalle guerre europee, poi dalla pestilenza petecchiale e dalla fame acuta e cronica, infine dal colera, le popolazioni sembrano tornate a quei secoli bui che la cultura della Restaurazione, dopo lo spegnimento delle residue *lumières* settecentesche, mitizza a ripetibile età di esperienze privilegiate.

Nella realtà nulla si ripete e tutto cambia, al di là delle apparenze, anche se l'equa distribuzione di benessere promessa dalla

[116] Nel 1880 il francese Charles-Louis-Alphonse Laveran (1845-1922) scoprì il plasmodio della malaria; nello stesso anno il tedesco Karl Joseph Eberth (1835-1926) scoprì il bacillo del tifo. Il norvegese Gerhard Henrich Armauer Hansen (1841-1912), nel lebbrosario di Bergen, scoprì il micobatterio della lebbra; il tedesco Albert Fraenkel (1848-1916) scoprì il pneumococco; i suoi connazionali Friedrich Löffler (1852-1915), Albert Neisser (1855-1916), Richard Pfeiffer (1858-1945) scoprirono rispettivamente il bacillo della difterite, il gonococco e l'agente dell'influenza. Nel 1894 lo svizzero Alexandre Yersin (1863-1943) scoprì il bacillo della peste.

rivoluzione si realizza nella diseguale ripartizione di malessere ripetitiva di antichi disagi, e anche se l'annunciata lotta contro la miseria «madre delle malattie» ripiega nell'antica accettazione della povertà come male necessario, ancor più necessario a una società in fase d'incipiente sviluppo industriale.

Tra l'ottimismo di Smith e il realismo di Marx, il pessimismo di Malthus riflette il presente di una economia che, in forte debito di risorse di fronte al balzo demografico del periodo, precipita al livello di crisi sussistenziale. La piaga riacutizzata del pauperismo ridimensiona ambizioni, illusioni, progetti di quella *rivoluzione medica* che, scrive Marie-José Imbault-Huart,

> si effettuò a partire dal 1789, nella giunzione tra XVIII e XIX secolo. Il vuoto creato negli anni rivoluzionari, la rimessa in discussione totale delle conoscenze e delle istituzioni, la diffusione del sapere, fecero sì che tutto fosse permesso e tutto fosse possibile. Si creò così, in un'atmosfera ottimistica dove tutte le scienze apparivano in progresso illimitato, un clima eccezionale fatto di contrasti e di esplosioni scientifiche nel quale tutte le sfere del sapere e della ricerca furono esplorate. [...] Più che ad ogni altra scienza, questo clima di libertà intellettuale fu favorevole alla medicina, prigioniera durante tutto il XVIII secolo di sistemi di pensiero e di istituti sclerotizzati[117].

Un fascio di fattori sociali, politici, ideologici si è stretto intorno alla scure che ha spezzato in medicina la continuità delle idee scientifiche, effettuando quella rottura epistemologica che nella crescita delle scienze segna il salto di qualità «rivoluzionario» superante di slancio i piccoli passi successivi «normali».

Nel 1790 le *Observations sur les hôpitaux* del medico *idéologue* Pierre-Jean-Georges Cabanis hanno aperto emblematicamente un *cahier de doléances* rappresentante in negativo ciò che il *Nouveau plan de constitution de la médecine en France*, redatto nello stesso anno dalla Société royale, proponeva in positivo: riforma degli ospedali, piccoli e in certo qual modo «specializzati»; riforma degli studi medici, unificanti medicina e chirurgia e articolati su due livelli, sanitario elementare e superiore scientifico; nuova normativa deontologica della professione, contro le invadenze abusive dei

[117] M.-J. Imbault-Huart, *Bayle, Laënnec et la méthode anatomo-clinique*, in «Revue du Palais de la Découverte», 22, 1981, pp. 81-83.

«guaritori» (che talora, inopinatamente, «guarivano»); promozione della ricerca, con inchieste epidemiologiche e di «topografia medica»; misure di «polizia», per la difesa della *santé* individuale e della *salubrité* pubblica.

Questa *pratica della medicina* è la «logica prima» del suo grado di certezza, come ha certificato, in sincronia con la prolusione di Frank sulla miseria patogena, Cabanis. Lo scritto cabanisiano *Du degré de certitude de la médecine*, ultimato nel 1789 ma pubblicato a Parigi dieci anni dopo, è stato un manifesto di milizia medica, prima che un saggio di metodologia scientifica, affermante la necessità di cambiare la medicina, prima che di comprenderla.

Nel periodo rivoluzionario di fine secolo, la «medicina in libertà» della temperie democratico-giacobina, enfatizzata dall'utopia montagnarda «non più poveri, né ospizi, non più malati, né ospedali», è stata sancita dalla liberalizzazione dell'*art de guérir*, nonché dall'abbattimento di ogni livello elitario – cattedratico, accademico – e di ogni recinto separatore – collegiale, corporativo. Ma durante il Direttorio e il Consolato, rientrata la «licenza di guarire», le idee e proposte di Cabanis e degli altri *médecins-philosophes* sono state sottoposte a verifica. I nuovi ospedali d'insegnamento, le nuove scuole di sanità e poi, sotto l'Impero, le ripristinate associazioni professionali e facoltà universitarie sono diventati i luoghi dove si è venuta formando una «teoria della professione medica» – l'espressione è di Foucault – basata sulla «nozione di competenza»[118].

Diamo uno sguardo in Europa. La fisiologia di François Magendie e Jean-Pierre Flourens, a Parigi, e di Johannes Müller, a Berlino, la «chimica organica» di Justus Liebig e la «teoria cellulare» di Mathias Schleiden e Theodor Schwann sono tra i fondamenti storici della medicina odierna; e sono i termini di riferimento obbligato per la medicina coeva, più o meno distanziata, a seconda dei luoghi, da quelle che si presentano come le sue nuove scienze di base[119].

[118] M. Foucault, *Nascita della clinica*, traduzione di A. Fontana, Einaudi, Torino 1969, p. 97.

[119] François Magendie (1783-1855) è il fisiologo che, tra l'altro, conferma la natura motoria delle radici anteriori del midollo spinale e dimostra la natura sensoria di quelle posteriori. Jean-Pierre Flourens (1794-1867) è colui che applica e perfeziona il metodo della vivisezione. Johannes Müller (1801-1858) è autore

A Parigi si è già definitivamente compiuto il doppio passaggio dalla preclinica «medicina dei sintomi» alla protoclinica «medicina dei segni» e da questa alla «medicina anatomo-clinica» di tipo moderno. Dal rilievo di un insieme caratteristico di *dati spontanei*, percepibili a una diretta osservazione del malato o da questo riferiti come fatti soggettivi, i medici di scuola parigina sono passati al rilievo di un insieme altrettanto caratteristico di *dati provocati* o comunque ricercati attraverso un esame attivo del malato; e sono poi passati al rilievo di *alterazioni anatomiche* «connesse in modo tipico all'insieme dei segni sopra indicati e che possono essere eventualmente considerate come cause od effetti del processo morboso che si manifesta nei sintomi»[120].

Questo paradigma di medicina clinica a tre stadi – sintomatologico, semeiotico, anatomo-patologico – viene recepito e assimilato dai medici di scuola viennese, ai quali Joseph Skoda offre nel 1839 un trattato sulla percussione e auscultazione che divulga e perfeziona il metodo di Corvisart e Laënnec. Il passaggio ulteriore che attende la medicina clinica è quello che connette le alterazioni anatomiche e i loro sintomi o segni a «una causa o un complesso di fattori causali specifici o generali, individuabili attraverso una ricerca sperimentale e teorica»: è, in altra parole, la connessione tra la medicina clinica e la nuova «scienza della vita» che sta nascendo nei laboratori.

Si tratta di passare da una medicina che ha ereditato dall'ideologia empirista e sensista il rifiuto per la ricerca delle cause, considerata una questione metafisica, a una medicina che invece vuol procedere in questa ricerca, attraverso un impegno teorico-sperimentale assunto quale metodo elettivo e *positivo* d'indagine. Nei laboratori «la ricerca di proprietà o funzioni *nascoste*» e «sulla natura più intima delle malattie» procede «alla luce dell'indagine col

di un fondamentale *Handbuch der Physiologie des Menschen* (1840). Justus Liebig (1803-1873) è autore di altrettanto fondamentali *Chemische Briefe* (1844), prime basi della futura «biochimica». Il botanico Mathias Schleiden (1804-1881) e il fisiologo Theodor Schwann (1810-1881), quest'ultimo autore delle *Mikroskopische Untersuchungen* (1839), sono i padri del «cellulismo».

[120] F. Mondella, *Sviluppo scientifico ed efficacia della medicina nel XX secolo*, in M.L. Betri, A. Gigli Marchetti (a cura di), *Salute e classi lavoratrici dall'Unità al fascismo*, Franco Angeli, Milano 1982, p. 454.

microscopio, perfezionato dopo il 1830, e della chimica, nel quadro della rinnovata fisiologia»[121].

Peraltro l'indirizzo anatomo-clinico è ricco di meriti nel campo della diagnosi, ma è povero di successi nel campo della cura. Con Joseph Skoda, direttore della clinica medica di Vienna, dà luogo addirittura al cosiddetto *nichilismo terapeutico*: il clinico, fatta la diagnosi, ritiene esaurito il proprio compito e si astiene dal prescrivere rimedi. Dopo aver dimostrato, statistiche alla mano, che le polmoniti guariscono meglio da sole che col tartaro emetico, Skoda dice che «quanto di meglio si può fare in medicina interna è il non far nulla». Questo «astensionismo salutare» fa sì che alcuni medici si disinteressino della terapia, considerata cosa non scientifica, e guardino alla guarigione come a un fine secondario (al limite come a un rischio da evitare per non sottrarre una bella diagnosi alla sua verifica autoptica!).

Mentre oltralpe si realizza su vasta scala la *fisiologizzazione della medicina*, questa in Italia è ancora lungi dal concretarsi. Né giovano i Congressi degli scienziati italiani, succedutisi annualmente dal 1839 al 1847 come eventi destinati a tenere «un posto più spiccato nella storia della Rivoluzione italiana di quello che occupano negli annali delle scienze naturali»[122].

In campo biologico-medico e medico-sanitario, le questioni che si dibattono nei Congressi degli scienziati italiani sono molte. L'importante *questione epidemiologica* ha per obiettivo l'«istituzione di una statistica clinica nazionale e magistrale» finalizzata alla «migliore prosperità fisica dei popoli». L'altrettanto importante *questione ospedaliera* ha per oggetto la contesa tra chi vuole «aumentare i soccorsi a domicilio e diminuire così il numero degli infermi negli ospedali» e chi vuole invece potenziare ulteriormente «quei grandi ospedali che l'Italia possiede da secoli». La *questione accademica* o *scolastica*, relativa alla molteplicità delle scuole mediche in cui si diversifica l'insegnamento universitario, ha come materia

[121] Ivi, p. 458.

[122] F. Bartoccini, *Il principe di Canino e i Congressi degli scienziati*, Ateneo, Roma 1952, p. 5. Per una visione meno risorgimentalista e più scientifica vedi G.B. Marini Bettolo, R. Cafasso (a cura di), *Gli scienziati italiani e le loro riunioni. 1839-1847*, Accademia Nazionale delle Scienze detta dei XL, Roma 1991. Vedi anche il paragrafo *Medici a congresso*, in G. Cosmacini, *Medici nella storia d'Italia. Per una tipologia della professione medica*, Laterza, Roma-Bari 1996, pp. 72-82.

del contendere l'unità della medicina: una stessa malattia non può essere curata in modi diversi a seconda della scuola di appartenenza dei medici. L'importante questione, anziché affrontata razionalmente, è differita e sublimata nella enfatica profezia di una «medica famiglia italiana» che saprà essere «una, indivisa, concorde, grande nel culto della scienza, grandissima nel vicendevole amore». In Italia la medicina non ha ancora conseguito la *maturità anatomo-clinica* già raggiunta a Parigi, a Berlino e a Vienna.

Maturità anatomo-clinica della medicina e sua fondazione su basi fisiopatologiche sembrano però realizzarsi congiuntamente con Maurizio Bufalini, clinico medico a Firenze dal 1835, il quale «senza aver studiato nelle scuole di Germania e di Francia – scriverà nel 1863 Paolo Mantegazza – faceva finissima anatomia del suo malato, osservando, palpando, giovandosi di tutti i mezzi chimici e fisici e di quel sesto senso, di cui ci ha arricchiti l'immortale Laënnec»[123]. Bufalini, inoltre, assertore di una *patologia analitica* attenta alla esplorazione «fisica» del malato e alla analisi «chimica» dei suoi liquidi organici, fa largo uso di richiami allo sperimentalismo nei trent'anni del suo insegnamento clinico fiorentino; sul finire di questo Grassi dirà di ritrovarlo «invecchiato sì, ma sempre giovanilmente e fieramente eretto sulla breccia a difendere il metodo sperimentale»[124].

Ma la scienza medica nel frattempo s'è venuta «man mano ingrandendo, sempre più perfezionando alla luce dei nuovi fari, quali l'istologia, la dottrina cellulare, la fisiopatologia e la patologia sperimentale»; di fronte a questi grandi acquisti della scienza medica «il Bufalini dapprima fece il viso dell'armi e poi insorse più o meno apertamente»[125]. «Con l'autorità da lui esercitata – lamenterà Tommasi Crudeli, incaricato nel 1863 dell'insegnamento dell'istologia – frapponeva ostacoli, talora insuperabili, al nuovo indirizzo»[126].

[123] La frase di Mantegazza è riportata in Bufalini, *Ricordi*, cit., p. 137 nota.

[124] Grassi, *I progressi della biologia*, cit., p. 37. Su Bufalini, vedi G. Pancaldi (a cura di), *Maurizio Bufalini. Medicina, scienza e filosofia*, Atti del Convegno di Cesena, 13-14 novembre 1987, Clueb, Bologna 1990; R. Passi, *Maurizio Bufalini e Luigi Carlo Farini, due grandi medici romagnoli*, Edizioni del Girasole, Ravenna 2002.

[125] Grassi, *I progressi della biologia*, cit., p. 39.

[126] La frase di Tommasi Crudeli è riportata ivi, p. 41 nota.

Francesco Puccinotti che, riparato in Toscana dopo essersi compromesso nei moti insurrezionali del 1831, dal 1838 tiene cattedra di medicina teoretica a Pisa afferma che l'«analisi» bufaliniana è base metodologica insufficiente della *patologia*, la quale dev'essere non solo «analitica», ma anche «sintetica», cioè – in una parola – *induttiva*, «proposta come nuovo organo della scienza clinica»[127] e come tale patrocinata dalla «nuova scuola ippocratica italiana», di cui egli, Puccinotti, si considera fondatore. Questa nuova scuola, detta anche «jatrofilosofica», si prefigge, «conservando la sua antica validità clinica», di avere «il decoro d'una interpretazione scientifica, conveniente al progresso delle scienze ausiliari della medicina»[128].

A parte questo ambiguo programma innovativo-conservatore, Puccinotti ha il merito, che egli stesso rivendica, di far sdoppiare la propria cattedra di medicina teoretica in quelle di patologia generale e di «medicina civile» (medicina legale e igiene pubblica) e di aver proposto

> che la fisiologia fosse dichiarata cattedra esperimentale, cessando la compilazione di congetture sulla vita, le orazioni funebri sulla morte e gl'inni epitalamici sulla generazione; e che la materia medica [farmacologia] non fosse più oltre generata dalle patologie, né dalle sole empiriche tradizioni, ma che di gabinetto e di mezzi per esperimentare fosse anch'essa corredata[129].

Alla sua «jatrofilosofia», che pretende di poter riformare patologia e medicina in base all'antico ippocratismo trasformato in metodologia «induttiva», risponde Salvatore Tommasi, dal 1844 titolare della seconda cattedra di medicina pratica nell'Università di Napoli: «Io non sono ippocratico; l'ippocratismo, con tutti i fatti nuovi che si sono aggiunti, è diventato un'altra cosa, sicché si

[127] F. Puccinotti, *Patologia induttiva proposta come nuovo organo della scienza clinica*, in Id., *Opere*, Wagner-Antonelli, Pisa-Livorno 1839-46, parte prima, pp. 1-218.

[128] La tesi di Puccinotti è riportata da Grassi, *I progressi della biologia*, cit., p. 45.

[129] F. Puccinotti, *L'addio all'Università di Pisa nel 15 aprile 1860*, in Id., *Il Boezio ed altri scritti storici e filosofici*, Le Monnier, Firenze 1864, p. 327.

può adorare Ippocrate, ma sembra inutile di farsi chiamare ippocratico»[130].

Tommasi è figura centrale nella medicina dell'Ottocento[131]. Durante gli anni d'insegnamento nell'università borbonica, rifiuta ogni veteromedicina. Inoltre, attraverso la riflessione che ispira le sue opere dell'esilio – egli ripara a Torino dopo la reazione ai moti quarantotteschi che lo hanno visto partecipe –, matura in anatomismo clinico l'anatomismo patologico di stampo morgagniano e soprattutto ravviva coi toni della scienza sperimentale il «pallido fisiologismo» dei suoi predecessori. Tappe significative di questa evoluzione sono gli scritti *Il vitalismo nella scuola moderna* (Torino 1855) e *Sull'ippocratismo in Italia* (Torino 1859). Alla vigilia dell'unità nazionale, dopo l'annessione della Lombardia al Regno di Sardegna, dalla cattedra di clinica medica di Pavia incomincia a trasmettere ai giovani medici della nuova Italia le sue proposte per una *nuova medicina*.

È l'ora dei bilanci, delle rese dei conti, anche in campo medico. Il bilancio della vecchia medicina preunitaria registra al passivo, oltre alle diatribe tra scuola e scuola proprie di un paese frazionato in molti particolarismi, indirizzi e tendenze che «cercano ancora di spiegare i fenomeni della vita fisiologica e patologica applicando ad essi le teorie filosofiche del morente secolo XVIII»[132]. Correttivi vengono cercati, invano, nei tanto celebrati galileismo e ippocratismo della tradizione medica nazionale, da molti sentita come fattore unificante non secondario. Eccessi di dottrinarismo mantengono la clinica in condizioni di persistente e quasi impotente stagnazione.

Con questa medicina stagnante, insabbiata da dottrine e antidottrine, interagisce la scienza medica europea che proprio negli anni di preparazione e formazione del nuovo Stato unitario conosce due grandi mutazioni trasformatrici. La prima nel 1858, a

[130] La frase del Tommasi è riportata da Grassi, *I progressi della biologia*, cit., p. 51.

[131] Su Salvatore Tommasi (1813-1888) vedi M. Di Giandomenico, *Salvatore Tommasi medico e filosofo*, Adriatica, Bari 1965; M. Segala, *Introduzione*, in S. Tommasi, *Il rinnovamento della medicina in Italia* (1883), Università dell'Aquila, L'Aquila 2003, pp. XV-XLIV.

[132] L. Stroppiana, *La «nuova medicina» al vaglio della scuola medica napoletana*, in «Medicina nei Secoli», XII, 3, 1975, p. 343.

Berlino: la *Cellularpathologie* di Rudolf Virchow, il miglior allievo di Müller, localizza le malattie nell'alterata struttura delle cellule dell'organismo, dopo che Morgagni le aveva localizzate negli organi e Bichat nei tessuti. La seconda nel 1865, a Parigi: la «prometeica» idea di una *médecine expérimentale* viene enunciata da Claude Bernard, il miglior allievo di Magendie, in modo programmatico; «La medicina si avvia verso la risoluzione scientifica definitiva [...]. La medicina scientifica, come tutte le altre scienze, deve basarsi soltanto sul metodo sperimentale [...]. Illustreremo i principi della medicina sperimentale dal triplice punto di vista della fisiologia, della patologia e della terapia»[133].

Il programma di Claude Bernard è far superare alla medicina l'*impasse* in cui si trova, di qua e di là dal Reno. Essa è sì capace di diagnosticare scientificamente, ma è ancora incapace di stabilire quei nessi tra modificazioni fisiopatologiche e farmaci che soli possono permettere l'instaurarsi di una terapia scientifica[134]. La medicina è attesa al varco di quest'ultimo, definitivo passaggio.

È il definitivo *déplacement*, dice lo storico della scienza Georges Canguilhem[135]: dalla medicina osservativa e descrittiva della prima metà del secolo alla medicina sperimentale del secondo Ottocento. Si tratta di uno «spostamento» triplice, di luogo, di oggetto, di mezzo. Il luogo medico privilegiato passa dalla corsia d'ospedale al gabinetto d'analisi; l'oggetto della ricerca medica dall'uomo malato all'animale da esperimento; il mezzo terapeutico dal preparato galenico, prescritto in base alla pratica empirica, al principio attivo, isolato dalla chimica e clinicamente sperimentato: dalla china al chinino, dall'oppio alla morfina, inaugurando una linea di sviluppo farmacoterapico che continuerà nel Novecento.

[133] C. Bernard, *Introduzione alla studio della medicina sperimentale*, traduzione di F. Ghiretti, Feltrinelli, Milano 1975, pp. 9-11. La *rivoluzione medico-scientifica* di metà Ottocento, espressa dalla «patologia cellulare» di Rudolf Virchow (1821-1902) e dalla «medicina sperimentale» di Claude Bernard (1813-1878), si esprime anche nella «teoria dei germi» elaborata nel 1857 da Louis Pasteur (1822-1895), che riconobbe nella putrefazione un processo biologico e non meramente chimico, dovuto perlappunto all'azione di «germi» poi detti «microbi». Sulla portata rivoluzionaria dell'opera teorico-sperimentale di Pasteur vedi C. Salomon-Bayet, *Pasteur et la révolution pastorienne*, Payot, Paris 1986.

[134] Cfr. M. Di Giandomenico, *Claude Bernard e la medicina sperimentale: epistemologia e sperimentazione*, in «Medicina nei Secoli», XVIII, 2, 1978, p. 125.

[135] Canguilhem, *Idéologie*, cit., p. 63.

Il rinnovamento della medicina in Italia è scientifico e pratico, ma anche istituzionale e didattico. L'opera dei primi governi postunitari vuol essere rinnovatrice anche in questo campo. La soluzione data al problema dell'insegnamento delle discipline mediche viene inquadrata nell'assetto della «legge Casati» del 13 novembre 1859, divenuta operante nel nuovo Regno. Il nuovo ordinamento degli studi medici, rimuovendo arretratezze e intolleranze che avevano concorso a distaccare e deprimere la scienza medica italiana rispetto a quella di paesi avanzati come Francia e Germania, rappresenta un indubbio progresso. L'operazione che viene intrapresa negli anni 1861-62 dai ministri della Pubblica Istruzione consiste principalmente «nell'immissione nell'insegnamento superiore di numerosi professori nuovi, molti dei quali di grande valore, che in parte furono chiamati a sostituire vecchi elementi inetti o mediocri, collocati a riposo, e in parte furono nominati a cattedre di nuova istituzione»[136].

Francesco De Sanctis, ministro nel gabinetto Ricasoli, insedia nella cattedra di fisiologia, a Torino capitale del nuovo Regno, il professore olandese Jakob Moleschott, già tra i protagonisti in Germania del *Materialismusstreit*, la «lotta per il materialismo» degli anni Cinquanta. Moleschott, autore di un trattato di alimentazione «per il popolo» e agguerrito interlocutore di Liebig – tra i due è intercorso uno scambio di «lettere chimiche» e «lettere fsiologiche» –, è stato apprezzato da De Sanctis negli anni dell'insegnamento e dell'esilio di entrambi in terra elvetica[137]. Il fisiologo Carlo Matteucci, ministro nel gabinetto Rattazzi, chiama all'insegnamento nell'Istituto di studi superiori di Firenze il professore francofortese Moritz Schiff, paladino della nuova fisiologia sperimentale basata sulle vivisezioni e vessillifero del darwinismo.

Inserito in questo flusso di europeizzazione delle idee scientifiche – che è anche corrente d'attrazione da parte di un paese dove spira una temperie di palingenesi culturale – è pure l'anatomo-patologo Otto von Schrön, che a Napoli rappresenta il nuovo indirizzo «inaugurato dal naturalismo, e i metodi della scuola germa-

[136] G. Candeloro, *Storia dell'Italia moderna*, vol. V, Feltrinelli, Milano 1968, p. 78.

[137] Sulla figura di Moleschott vedi G. Cosmacini, *Il medico materialista. Vita e pensiero di Jakob Moleschott*, Laterza, Roma-Bari 2005.

nica»[138]. Inseriti sono anche i nostri Giuseppe Albini e Arnaldo Cantani, l'uno «già assistente del Brücke a Vienna» e «passato a insegnare fisiologia nell'ateneo napoletano»[139], l'altro nativo di Boemia e laureatosi a Praga, venuto a esercitare medicina *viennese*, come primario nell'Ospedale Maggiore di Milano, e poi a insegnare materia medica *tedesca*, come farmacologo nell'Università di Pavia; nel 1868 Cantani è chiamato alla seconda cattedra di clinica medica a Napoli, su proposta di Tommasi che l'ha preceduto.

Tommasi infatti fa ritorno a Napoli nel 1865. Egli inaugura il proprio corso di lezioni nel nuovo Ospedale clinico di Gesù e Maria, con cui il nuovo Stato ha corrisposto alle esigenze di clinicizzazione ospedaliera e di promozione sanitaria di una città decaduta da capitale, ma in grande crescita demografica. La sua prolusione del novembre 1866 presenta il *Naturalismo moderno* – questo il titolo – non solo come metodo *positivo* d'indagine dei fatti medico-naturali, ma anche come concezione generale della natura e del posto che vi occupa l'uomo.

Con l'esaltazione del metodo sperimentale e dei risultati conseguiti da tale metodo soprattutto in campo biologico, fanno il loro ingresso nella cultura scientifica italiana i grandi temi e problemi suscitati dalla neurofisiologia, dal cellulismo e ora anche dal darwinismo. L'immissione nelle facoltà mediche universitarie della problematica connessa al materialismo psicofisiologico, alla *democrazia delle cellule*, all'evoluzionismo, porta ossigeno a una cultura asfittica, fin allora confinata «nell'ambito di uno spiritualismo religioso» tradizionale, che «la limita e l'astrae dalla vita storica concreta»[140].

Nella congiuntura storica di uno Stato divenuto unitario in opposizione al papato e nel quale le avanguardie intellettuali – impersonate in Carlo Cattaneo – chiedono agli organi di governo – impersonati nel ministro Matteucci – la sostituzione con cattedre di «utili e caritatevoli studi» scientifici delle cattedre di «ambi-

[138] L. Russo, *La nuova Italia. Dal 1861 al 1876*, in AA.VV., *Storia dell'Università di Napoli*, Ricciardi, Napoli 1924, p. 186.

[139] Grassi, *I progressi della biologia*, cit., pp. 53 e 66. Ernst Wilhelm Brücke – con Karl Ludwig (1816-1895), Emil Du Bois-Reymond (1818-1896) e Hermann Helmholtz (1821-1894) – compose il «quartetto» di fisiologi, allievi di Johannes Müller, che fondò la fisiologia su basi fisico-chimiche.

[140] A. Banfi, *L'uomo copernicano*, Mondadori, Milano 1950, p. 96.

ziosa e turbolenta teologia»[141], Tommasi è, in campo medico, l'interprete-protagonista di questa emarginazione dello spiritualismo e delle sottese vecchie istanze speculative, metafisiche, teleologiche, teologiche. Metodologia sperimentale, episteme meccanicistica, materialismo filosofico sono in lui tutt'uno. Dice ai futuri medici:

Siamo condannati a essere *materialisti*, in quanto siam medici. Noi rispettiamo il cielo della filosofia: anche noi serbiamo fede al progresso delle scienze morali; ma in quanto siamo medici, negheremmo noi stessi se non fossimo *materialisti*[142].

Gli fa eco Cantani:

L'uomo non si concepisce fuori della natura [...]. Signori, dacché gli studi positivi hanno accolto la malattia e la morte stessa fra i fenomeni fisicamente necessari della trasformazione della materia; dacché la morte di un organismo intiero ha nella vita dell'universo lo stesso significato che per l'organismo umano ha la morte di migliaia di cellule epiteliali che in ogni minuto della nostra vita si staccano senza che noi ce ne accorgessimo menomamente; dacché insomma è caduta la barriera artificialmente elevata fra la vita e la morte, fra salute e malattia: l'uomo con tutta la superbia innata ha dovuto concedere che la natura non gli ha dato alcun privilegio, che al pari di ogni altro essere anch'egli non è che una forma transitoria nell'eterno circolo della natura, una molecola nell'immensità del mondo, che la vita dell'universo avanza imperturbabile sopra il suo cadavere, e che egli stesso, per le medesime leggi che l'hanno fatto diventare uomo, trasformando in ossa, carne e nervi, l'aria, l'acqua, la pietra e la pianta, contribuisce ad alimentare quegli esseri che lo nutriscono e torna a trasformarsi in quegli stessi corpi che già fornirono il materiale elementare di costruzione della sua macchina organica[143].

Sembra un passo tratto dalla *Circolazione della vita*, il libro di fisiologia di Moleschott cha da tempo è una sorta di vangelo del materialismo scientifico militante e che nel 1869 viene portato a conoscenza del pubblico italiano da Cesare Lombroso. Il presup-

[141] Lettera di Cattaneo a Matteucci riportata in C. Cattaneo, *Scritti sull'educazione e sull'istruzione*, a cura di L. Ambrosoli, Le Monnier, Firenze 1963, p. 230.

[142] S. Tommasi, *Le dottrine mediche e la clinica* (1865), in Id., *Il naturalismo moderno*, a cura di A. Anile, Laterza, Bari 1913, pp. 89-90.

[143] A. Cantani, *Il positivismo nella medicina*, in «Il Morgagni», 1868, p. 265.

posto materialistico della conoscenza scientifica e l'interpretazione della realtà, ivi compresi i suoi livelli umani, con i nuovi concetti ricavati dalla ricerca fisico-chimica e fisiologica appaiono scelte coerenti plausibili. Il materialismo che circola nei laboratori è vettore di un materialismo concettuale più ampio; e il clinico Cantani che nel nuovo ospedale clinicizzato di Napoli organizza ben attrezzati gabinetti d'analisi è tutt'uno col clinico Cantani che dalla cattedra fa aperta professione di fede materialista.

Nelle cliniche e negli istituti universitari, da parte di un gruppo consistente di professori e studenti, e più in generale nel mondo medico, dove tende a farsi mentalità diffusa, il materialismo viene assunto anche quale *satanica* ideologia d'assalto, portatrice di ragione *luciferina* e liberatrice della nuova Italia da antiche sudditanze, politiche e di pensiero.

Nel decennio che segue alla soluzione data alla «questione romana» da Giovanni Lanza, il medico capo di governo che dà ordine ai bersaglieri di entrare «per la breccia di Porta Pia onde abbattere il potere temporale e restituire Roma all'Italia»[144], e con il rifluire su posizioni più moderate di una borghesia intimorita dal comunismo parigino del 1870 e dall'estremizzarsi della «questione sociale», l'adesione al materialismo da parte dell'intellettualità medico-scientifica si smorza gradatamente. In sintonia col mutare della situazione socio-politica, cambia la filosofia di scienziati, naturalisti e medici d'avanguardia. Il materialismo riconsiderato rivela, con i molti condizionamenti ideologici che lo caratterizzano, tutti i difetti epistemologici del proprio sussistere. Il materiale *positivo* fornito dalla scienza sperimentale incomincia ad apparire insufficiente e inadeguato per una estensione del modello fisico-fisiologico ai più complessi fenomeni della vita, della coscienza, della psiche.

Prendendo consapevolezza di ciò, gli addetti alle scienze medico-biologiche prendono partito per una neutralità teoretica del sapere scientifico. Questo indirizzo trova una compiuta formulazione nella conferenza *Sui confini della conoscenza della natura*, tenuta da Emil Du Bois-Reymond ai naturalisti e ai medici riuniti in congresso a Lipsia nel 1872: *ignoramus et semper ignorabimus*. La nuova consegna è di accettare non soltanto le incognite contin-

[144] E. Tavallini, *La vita e i tempi di Giovanni Lanza*, Roux, Torino-Napoli 1887, p. 2.

genti di una scienza perfettibile, ma anche le incognite eterne di una realtà sottostante ai fenomeni e per sé inconoscibile.

È l'abdicazione da parte degli scienziati dal ruolo di costruttori di una concezione generale del mondo basata sulla scienza. Tale rinuncia si esemplifica in Luigi Luciani, massimo fisiologo italiano – con Angelo Mosso – nel periodo di transizione tra Ottocento e Novecento. Nel 1872 il futuro estensore del trattato di *Fisiologia dell'uomo* (IV ed. Milano 1912), sul quale si formano parecchie generazioni di medici, è un giovane specializzando in fisiologia nell'istituto di Ludwig, a Lipsia. Egli così si esprime:

> Quando nello *Stadttheater* di Lipsia udii il Du Bois-Reymond pronunciare il suo famoso *ignorabimus*, che fece fremere l'uditorio ed ebbe tanta eco in tutto il mondo scientifico e filosofico, sempre più mi raffermai nell'opinione che la posizione del positivismo che traccia una linea netta di separazione tra la metafisica e la scienza sia l'unica che convenga assumere al fisiologo. Cessai quindi dall'occuparmi [...] delle dispute filosofiche[145].

Quarant'anni dopo, coerentemente con questo indirizzo, Luciani nell'introduzione al proprio trattato, premesso che «il *materialismo fisiologico* inteso nel senso più moderno e scientifico» consiste nella «meccanica atomica e molecolare posta a base dei fenomeni vitali», scrive che

> ogni sincero seguace dell'indirizzo scientifico e positivo non può disconoscere che i fenomeni somatici specificamente vitali [...] sono inesplicabili colle note leggi della chimica e della fisica, e che i fenomeni psichici (di sensibilità e di coscienza) [...] non possono in alcun modo essere compresi come membri necessari nella catena di cause ed effetti dei processi naturali. Probabilmente coi futuri progressi della fisica e della chimica diventeranno intelligibili non pochi dei fenomeni fisiologici fino ad ora incompresi; ma anche allora i fenomeni specificamente *vitali* e i fenomeni *psichici* rimarranno refrattari a qualsivoglia spiegazione meccanica[146].

[145] Il passo di Luciani è riportato da F. Mondella, *Introduzione*, in E. Ungerer, *Fondamenti teorici delle scienze biologiche*, Feltrinelli, Milano 1972, p. 15.

[146] L. Luciani, *Fisiologia dell'uomo*, vol. I, Società editrice libraria, Milano 1912, pp. 5-6. Su Luciani vedi G. Moruzzi, *Luigi Luciani*, in «Scientia medica Italica», III, 3, 1955, pp. 399-407.

L'accezione del materialismo in sola veste meccanicistica porta Luciani a non considerare l'ipotesi che il concetto filosofico di una realtà materiale produttiva dei processi vitali, tra cui quelli psicobiologici, possa funzionare in futuro, come in passato, da nucleo fertile nei programmi di ricerca scientifica[147]. Questa ipotesi non sfiora né Luciani né, a maggior ragione, fisiologi e naturalisti meno critici di lui. Angelo Mosso, torinese, allievo di Moleschott, specializzatosi a Firenze presso Schiff, dal soggiorno di perfezionamento a Lipsia presso Ludwig – e a Parigi presso Claude Bernard, Brown-Séquard e Marey[148] – riporta in patria il tesoro degli insegnamenti e riprende a Torino «la frequenza operosa all'Istituto di Fisiologia e la famigliarità col Direttore», al quale succede nel 1879, quando Moleschott è chiamato alla Sapienza di Roma. La sua statura scientifica, misurata col metro delle sue conquiste tecniche (pletismografo, ergografo e altri strumenti di *meccanica* fisiologica) e delle loro applicazioni pratiche (studi sulla circolazione cerebrale, sulla respirazione, sulla fatica), è altissima. Ma egli non è solo il «fisiologo d'azione» dipintoci da Luciani; però non è neanche il grande pensatore che riflette criticamente sui fondamenti epistemologici e sul-

[147] Sulla non-identicità di materialismo e meccanicismo, in ambito biologico, scrive Felice Mondella: «Nella biologia per *meccanicismo* si può intendere oggi un'analisi ed interpretazione dei viventi a) nei termini della fisica e della chimica di una determinata fase storica, b) mediante principi o cause naturali non implicanti un disegno finalistico (in questo senso può essere detta meccanicistica la teoria di Darwin). Per *materialismo* si può intendere la concezione filosofica della realtà naturale per cui questa produce i suoi effetti, nella fattispecie quelli biologici e psicologici, per la sola interazione delle sue parti componenti. Che nella scienza moderna meccanicismo biologico e materialismo non coincidano risulta anche dalla diffusione, a partire dalla seconda metà del Settecento, di forme di vitalismo materialistico a cui si avvicina la stessa teoria di Lamarck. Di questo materialismo – costituente un presupposto culturale, quasi un elemento del senso comune di molti scienziati, in particolare biologi – quasi tutti i filosofi del nostro secolo hanno pensato molto male, liquidandolo come il residuo di una dogmatica mentalità ottocentesca dura a morire, forse, per la scarsa preparazione filosofica degli uomini di scienza» (F. Mondella, *Meccanicismo e materialismo nella biologia del Novecento*, in B. Fantini, a cura di, *La scienza della vita. Biologia e bisogni dell'uomo*, Editori Riuniti, Roma 1977, p. 191).

[148] Charles-Edouard Brown-Séquard (1817-1894) è il fisiologo che, nel *milieu intérieur* o «ambiente interno» dell'organismo, vide riversarsi i secreti delle «ghiandole a secrezione interna». Étienne-Jules Marey (1830-1904) è il fisiologo che forse per primo applicò agli studi fisiologici il metodo grafico.

la portata filosofica della propria scienza. Egli stesso ammette che «i grandi pensatori non son tempre da laboratorio»[149].

La curva parabolica seguita in trent'anni dal pensiero dei biologi è la stessa seguita nello stesso arco di tempo dalla «filosofia spontanea»[150] dei clinici. La clinica vive al proprio interno lo stesso travaglio delle sue scienze di base. La ferita apertasi nel mondo medico tra «medicina vecchia e medicina nuova» – come intitola un proprio saggio più volte ristampato in quegli anni il clinico napoletano Mariano Semmola, allievo del padre Giovanni[151] – stenta a rimarginarsi. La *riforma della medicina* si realizza sempre più come revisione di criteri operativi sul piano metodologico e sempre meno come instaurazione di nuovi principi sul piano concettuale; la preconizzata unità e totalità del sapere si realizza soltanto come convergenza interdisciplinare e come collaborazione tra «clinici del laboratorio» e «clinici degli ospedali».

È la posizione che qualifica il romano Guido Baccelli, nel 1871 confermato dall'autorità regia, dopo qualche titubanza, clinico medico alla Sapienza, ruolo che egli ha conseguito trentenne nel 1862 succedendo al proprio maestro, l'archiatra pontificio Benedetto Viale. Contemporaneamente a lui insegna clinica medica Carlo Maggiorani, che abbiamo visto introdurre la stetoscopia a Roma nel 1826 e che dal 1863 al 1870 è stato esule politico in Sicilia. Se il ritorno di Maggiorani è trionfale, tanto che il vecchio clinico rimpatriato «fu proprio quegli dalle cui mani ricevé il voto di Roma Vittorio Emanuele II»[152], la riconferma di Baccelli suscita malumori; gli vengono infatti mosse accuse di clericalismo e di scarsa partecipazione al movimento di liberazione nazionale, ma egli si riscatterà dando prove di laicità, patriottismo e grande impegno politico come uomo della Sinistra storica, parlamentare di lungo corso e più volte ministro (della Pubblica Istruzione nei

[149] M.L. Patrizi, *Biografia di A. Mosso*, in AA.VV., *Angelo Mosso, la sua vita e le sue opere*, Treves, Milano 1912, p. 81; Id., *L'opera scientifica di A. Mosso*, ivi, p. 104. Su Mosso vedi G. Cosmacini, *Angelo Mosso e la Scuola di medicina*, in V. Castronovo (a cura di), *Storia illustrata di Torino*, Sellino, Milano 1992, pp. 1361-80.

[150] L. Althusser, *Filosofia e filosofia spontanea degli scienziati*, traduzione di F. Fistetti, De Donato, Bari 1976.

[151] M. Semmola, *Medicina vecchia e medicina nuova*, Napoli 1880^3, p. 8.

[152] A. Murri, *In memoria del Prof. Guido Baccelli*, in «Policlinico», sez. med., 1° luglio 1916, 7, p. 6, estr.

governi Cairoli, Depretis, Crispi, Pelloux, e dell'Agricoltura, Industria e Commercio nel governo Zanardelli-Giolitti).

Nel 1871 i suoi meriti scientifici sono già cospicui e fanno giustamente premio sul suo pregresso zigzagare politico. Sono meriti legati soprattutto ai tre volumi sulla *Patologia del cuore e dell'aorta* (1863-66), contenenti i primi principi di «tutta una dottrina, la quale diventò ben presto patrimonio scientifico di ogni studioso»[153]. Diagnosta e terapeuta di grande valore, la sua fama di clinico si legherà soprattutto a metodi e rimedi da lui scoperti e introdotti nell'uso, quali il «metodo Baccelli» per la cura del tetano, la «mistura Baccelli» antimalarica, l'ossigenoterapia, la «via delle vene aperta ai medicamenti», cioè le prime iniezioni endovenose. Il suo insegnamento, esercitato in alternanza agli obblighi parlamentari e ministeriali per oltre un cinquantennio, si uniforma all'indirizzo anatomo-clinico; ne sono testimonianza alcuni lavori d'intenzione metodologica, da quello giovanile sull'*Ascoltazione e percussione nella Scuola Romana* (1857) a quello pubblicato in tarda età sull'*Anatomismo clinico come guida nelle difficoltà della diagnosi* (1911).

Antonio Cardarelli è clinico altrettanto insigne. Anche il suo nome è legato a sindromi e sintomi da lui descritti: campi primari del suo interesse clinico sono le malattie cardiovascolari ed epatobiliari, ma si può dire che non c'è settore della clinica medica da lui non coltivato e magistralmente illustrato. Il suo approdo alla cattedra non è precoce come quello di Baccelli, anzi è tardivo. Per trent'anni la sua vera cattedra è la corsia del vecchio Ospedale degli Incurabili, dove «la Napoli ottocentesca, rassegnata alle miserie e ai malanni, ma ingorda di miracoli che la sollevino da entrambi», transita e giace postulante i soccorsi che altre volte chiede «all'Impresa del Lotto o all'urna di San Gennaro»[154]. Soltanto nel 1889, a cinquantotto anni, il suo insegnamento privato viene trasformato nell'insegnamento ufficiale di patologia medica, esercitato in ambito universitario; e nel 1893, alla morte di Cantani,

[153] G. Gorrini, *Guido Baccelli*, Lattes, Torino s.d. [ma 1916], p. 108. Il primo trattato di cardiologia apparso in Italia, dopo gli apporti di Lancisi e Morgagni, è l'opera in due libri *Delle malattie del cuore, loro cagioni, specie, segni e cura* (Bologna 1810-11) di Giuseppe Testa (1756-1814), professore di medicina clinica nell'Università di Bologna dal 1804 al 1814, dopo essere stato direttore medico dell'Arcispedale di Sant'Anna di Ferrara, sua città natale.

[154] C. Tumiati, *Vite singolari di grandi medici dell'800*, Vallecchi, Firenze 1952, p. 43.

succede a questi nella cattedra di clinica medica, che tiene per un trentennio, fino al 1923.

La lunga dimestichezza con la pratica ospedaliera agli Incurabili fa di lui l'assertore di un empirismo clinico attento ai soli fatti rilevabili al letto del malato e proclamato scevro da teorie preconcette. Peraltro un concetto di malattia ispira le sue diagnosi: quello che ha radici morgagniane *in sedibus et causis morborum*. Il riferimento esclusivo alla correlazione tra sintomi e lesioni è sintetizzato nell'aforisma cardarelliano: «unico libro l'infermo, unico codice il cadavere».

Cardarelli tuttavia è medico di grande statura perché, all'impatto della clinica con le nuove acquisizioni di fisiopatologia e *micro*biologia, sa aggiornare e ampliare i propri criteri diagnostici. Però per lui resta fermo che i nuovi procedimenti di analisi devono integrare, non vicariare la clinica del malato. Il primato di una medicina osservativa attenta e curiosa, fondata sulla interrogazione, ispezione, palpazione, percussione, auscultazione, non è discutibile. Priva di semeiotica, la clinica è cieca: «la diagnosi si fa per segni», dice Cardarelli, osservati con sensibilità e valutati per esperienza. La ragione è al servizio di quest'ultima: senza esperienza ogni dottrina affonda nel vuoto.

L'antidottrinarismo cardarelliano non è immune da un polemico confronto con quanti, in un passato ancora prossimo, si sono discostati, a parer suo, dal sano osservativismo per rincorrere feticci sperimentali e nuovi dogmi. Suo immediato predecessore alla cattedra di clinica medica è stato Cantani. La successione di Cardarelli a Cantani, apparentemente realizzata in una linea di continuismo clinico altamente qualificato, ribalta sostanzialmente l'impostazione teorica della clinica, quale si è affermata da circa un trentennio nella scuola medica napoletana.

Cardarelli fa i conti con la propria tradizione. Dice agli studenti:

> Si parla sempre di Scuola medica napoletana e io vi prego di rispettare questo nome; noi cerchiamo di conservarlo e di mantenerlo alto nell'insegnamento, ma voi, giovani, che dovete iniziare la vostra professione, cercate di farle onore. Che cos'è la scuola medica napoletana? Non ha creato nessuna dottrina, nessun sistema; è stata ed è la scuola dell'osservazione. [...] Le teorie possono morire, ma l'osservazione non muore mai, il genio dell'osservazione resta perpetuamente[155].

[155] Il passo di Cardarelli è riportato ivi, pp. 45-46.

Il motivo per cui Cardarelli afferma e ribadisce la propria fedeltà al metodo osservativo, all'*ippocratismo partenopeo*, è da ricercarsi nella diffidenza e nell'aperto dissenso che egli nutre verso tutto quanto di dottrinale accampa diritti in medicina, «perché soltanto quelle dottrine hanno valore, che sieno nate dal letto dell'infermo e al letto dell'infermo sieno state controllate»[156]. La diagnosi del malato, fondata su quella che Cardarelli chiama la «semiotica fisica», è per lui prioritaria rispetto alla diagnosi della malattia, quale può essere formulata in laboratorio in base ai soli rilievi extraclinici; e ogni concetto di malattia collegato a quei rilievi extraclinici è destinato a volare e vagare nell'empireo delle teorie, propiziando nei medici un linguaggio da filosofi, remotissimo dal terreno empirico, dove parlano i fatti.

L'itinerario di pensiero che passa attraverso Baccelli e Cardarelli è percorso da altri. Pietro Grocco, clinico medico a Perugia, Pisa e Firenze fino al 1916, professa anch'egli un empirismo clinico che fa della clinica una prassi ateorica, tecnicamente perfetta ma totalmente disinteressata ai problemi d'ordine generale che nascono dal suo seno. «Sensibilità, intuito, spirito di osservazione avvicinano il Grocco al Cardarelli»[157]; anche Grocco si tiene «fermo al concetto che la vera clinica si fa soprattutto al letto dell'infermo. *I malati sono i nostri libri*», ama ripetere, «sono i nostri reattivi, sono i nostri preparati, sono i nostri animali da esperimento». E alla domanda «che differenza c'è fra Lei e Murri?», invariabilmente risponde: «Io faccio dei medici e Murri dei filosofi della medicina»[158].

Una grande penetrazione critica, arricchita di spunti filosofici, è la caratteristica peculiare del metodo didattico e clinico di Augusto Murri, clinico medico a Bologna dal 1876 al 1916. Non deve dunque apparire strano se Murri, assertore di un *empirismo razionale* che, a quanto dice, «se può significare ignoranza di vane astrazioni, vuol dire anche sapienza di cose reali», appaia «piuttosto filosofo che medico» ai sostenitori dell'empirismo puro. Non pochi sono i clinici che, con Grocco, appuntano su Murri «i cartellini delle

[156] A. Cardarelli, *Lezioni di patologia e clinica medica*, Pasquale, Napoli s.d. [ma 1907], p. V.

[157] Tumiati, *Vite singolari*, cit., p. 103.

[158] Le due fasi di Grocco sono riportate ivi, pp. 104-105.

loro classificazioni» dicendolo «materialista, razionalista», o attribuendogli il vizio di «essere un ipercritico, quasi un cavillatore»[159].

Il metodo critico, che nella scienza in generale tende a sottoporre le teorie alla prova dei fatti, nella clinica in particolare mira a sottoporre le ipotesi alla forbice dell'osservazione e della sperimentazione. «I fatti isolati – dice Murri – costituiscono solo un sapere rudimentale»[160]. Soltanto clinici «poveri di spirito, che non si sa come sien potuti ascendere fino alle cattedre, [...] van buccinando *fatti*, *osservazioni*, *esperimenti*, *non ragionamenti*»[161]. «Le teorie ci devono essere. È ridicolo protestarsi nemico di esse e devoto solo all'esperienza, perché in questo asserto c'è la più alta delle teorie»[162].

Murri insiste sull'importanza di queste, delle quali riconosce la relatività e storicità: «Tutte le nostre verità sono concetti *relativi*. [...] Si godano pure i metafisici i loro veri eterni. [...] Noi preferiamo i nostri errori di oggi; a noi basta sapere che questi contengono un po' più di vero degli errori di ieri»[163]. «Per la formazione d'un retto criterio medico sarebbe di benefizio incalcolabile una [...] *storia* della medicina o, meglio, degli errori medici; l'esame critico di questi errori costituirebbe il più utile insegnamento di logica medica»[164].

Murri è anche il clinico illuminato che rinsalda l'asserita scientificità della clinica affermando con pari vigore che i problemi della malattia e della salute non solo costituiscono il vero fine dell'impegno scientifico, ma, ove diventino problemi sociali, innalzano a potenza l'eticità della prassi medica. Dice: «Bisogna sviluppare fortemente lo spirito scientifico. Ma un sapere, il quale non dovesse modificare le azioni umane, diventerebbe una divertente

[159] Ivi, pp. 81 e 86.

[160] A. Murri, *Lezioni di Clinica Medica. Edite ed inedite, date nella R. Università di Bologna negli anni accademici 1905-06 e 1906-07*, Società editrice libraria, Milano 1908, p. 46.

[161] Ivi, p. 44.

[162] Id., *Psicopatie gastriche e vomiti incoercibili*, in «Riforma medica», 1911, p. 1371.

[163] Id., *Lezioni*, cit., p. 14, corsivo mio.

[164] Id., *Scritti medici*, a cura del comitato promotore delle onoranze, 3 voll., Bologna 1902, vol. I, p. 503, corsivo mio.

speculazione. Non la scienza per la scienza, ma la scienza tutta per l'umanità»[165].

Egli è uno dei pochi clinici che prenda coscienza delle necessarie implicazioni extracliniche di ogni sapere-agire medico. Quando il medico, dice,

> è condannato tutta la vita a contemplare, impotente, di quante calamità gli ordinamenti sociali e politici son fecondi per tanti sventurati, egli diventa nemico di questo che pomposamente si suole chiamare *ordine*. [...] Per questo noi ci schieriamo tra coloro che combattono più ardentemente per un ordine nuovo[166].

Tuttavia questa giusta tesi, che pone la necessità di un'apertura della clinica a problemi complementari e più vasti di quello diagnostico-curativo specifico, resta allo stadio di proclama. Le parole predette sono infatti pronunciate da Murri dal podio elettorale, presentandosi come candidato nel 1891 alle elezioni politiche. Non sono pronunciate dalla cattedra; e anche se «la Scuola del Murri – è stato scritto – non si insediò nelle cattedre, non vestì roboni ed ermellini, ma si propagò nelle più remote condotte di campagna, in quelle di città»[167], l'esigenza prospettata resta solo un'intenzione.

Una difficile intenzione è anche la sintesi postunitaria tra medicina osservativa e medicina sperimentale, fatta dell'incontro-scontro tra la *qualificazione* clinica della malattia e la sua *quantificazione* in laboratorio. Qui i rilievi medici, registrati in forma di grafici o di numeri, acquistano aspetti di maggior precisione e di verità. Se senso di fame, di sete, di fatica, accompagnati da emissione frequente e abbondante di urina, sono sintomi soggettivi-qualitativi che consentono la diagnosi presuntiva di diabete, iperglicemia e glicosuria – la prova di Fehling per la glicosuria è del 1848 – sono dati oggettivi-quantitativi che dànno la diagnosi di certezza e che misurano la prognosi.

[165] Id., *Per la scienza*, discorso detto il 19 gennaio 1902 nell'Archiginnasio di Bologna, p. 14.

[166] Id., *La vera e la falsa grandezza dell'Italia nuova. Discorso politico detto a Fermo il giorno 4 gennaio 1891*, Bologna 1891, p. 6. Su Murri vedi G. Cosmacini, *Augusto Murri e la Scuola medica bolognese*, in W. Tega (a cura di), *Storia illustrata di Bologna*, Aierp, San Marino 1987, pp. 401-20.

[167] Tumiati, *Vite singolari*, cit., pp. 187-88.

Si inaugura la tendenza a valutare il progresso delle conoscenze medico-scientifiche in base al grado in cui l'analisi di laboratorio dei fatti morbosi sostituisce, invece che integrarla, l'analisi clinica dei fatti stessi. La diagnosi clinica di tifo è scavalcata dalla diagnosi «chimica» della malattia, fornita dalla diazoreazione di Paul Ehrlich (1882) e dalla sierodiagnosi di Fernand Widal (1889). La diagnosi clinica, relativamente soggettiva nonostante che l'«esame» che porta ad essa sia detto «obiettivo», acquista maggiore obiettività o maggior «senso della misura» per mezzo di strumenti.

Accanto agli strumenti «metrici», gli strumenti «scopici» rendono lo sguardo medico più profondo, l'«occhio clinico» più penetrante. La nascente tecnologia medica, supportata dalla fiducia nella scienza di cui si nutre l'ideologia positivista del periodo, alimenta l'opinione che la prassi medica – l'*arte* – stia per diventare una *scienza*, non più empirica, ma esatta o sempre più approssimata all'esattezza. In questo ambito ideologico il luogo medico ideale è il gabinetto d'analisi, che appare pervaso da un'aria più pura della corsia d'ospedale e dove sembra diventar *pura* anche una scienza *applicata* alla natura umana senziente e dolente come la medicina. L'analista, che sembra incarnare tutto quanto in medicina è scientifico, tende a porsi come figura modello.

Di una biologia «metrica» applicata all'«occhio clinico» si giova una clinica intesa prima come teoria biologica e poi come prassi. È un modello che trova realizzazione compiuta in Achille De Giovanni che, incaricato dal 1871 dell'insegnamento di patologia a Pavia, dal 1878 è clinico medico a Padova, dove fa della *Morfologia del corpo umano* – tale il titolo della sua opera maggiore (Milano 1891-1909) – un grandioso tentativo di sintesi biologico-clinica.

«Sono un materialista, un biologo monista»[168], dice De Giovanni di sé. Convinto della necessità «che il clinico veramente osservatore e indagatore possegga la cultura e l'indirizzo del biologo»[169], egli concepisce la biologia come «morfologia», perché questa «comprende tutto ciò che si racchiude nell'evoluzione dell'essere, dal suo concepimento fino alla sua ultima trasformazio-

[168] L'autodefinizione di De Giovanni è riportata da G. Viola, *Achille De Giovanni*, in Id., *La costituzione individuale*, vol. II, Cappelli, Bologna 1932, p. 302.

[169] A. De Giovanni, *Prolegomeni clinici*, in A. Cantani, E. Maragliano (diretto da), *Trattato italiano di patologia e terapia medica*, Vallardi, Milano s.d. [ma 1892], p. 25.

ne»[170]: è quella che Luciani chiama «biogenia»[171], scienza dell'uomo come individualità evolutiva e come specie.

Il ruolo svolto da una biologia così concepita è importante. Da un lato, come morfologia in senso stretto, essa spiega la varietà clinica, cioè i singoli casi dell'uomo sano-malato; dall'altro, come scienza che «comprende tutto ciò che si racchiude nell'evoluzione dell'essere», essa attinge una totalità di conoscenze attinenti all'uomo e alla natura. Per un verso dunque si realizza nel *metodo morfologico-clinico*, che per essere antropometrico «si avvicina al metodo matematico e precisamente a quello della meccanica razionale», matematizzando la clinica – la *clinica metrica*, dicono gli oppositori – e facendo di essa una scienza il più possibile esatta; per altro verso trova il proprio ancoraggio teorico in una ontologia filosofica, «ciò che importa grandemente, perché ogni individuo è una varietà dell'Essere»[172].

Ai due livelli, filosofico e clinico, di questo apparato conoscitivo corrispondono i due poli, astratto e concreto, dell'oggetto della nostra conoscenza: l'uomo, visto da un lato come unità prototipica, dall'altro come molteplicità delle varianti individuali. Tra questi due estremi De Giovanni fissa i termini medi delle sue tre *combinazioni morfologiche*, ciascuna con le proprie peculiari predisposizioni morbose[173].

Nel periodo della batteriologia trionfante, quando domina una concezione di malattia fondata su un eziologismo esterno spesso esclusivo, il richiamo di De Giovanni all'importanza patogenetica dei fattori predisponenti individuali e del momento costituzionale risulta di grande «fertilità nel campo terapeutico»[174]. A lui, che nel 1898 è fondatore della Lega nazionale contro la tuberco-

[170] Ivi, p. 5.

[171] Luciani, *Fisiologia dell'uomo*, vol. I, cit., p. 2.

[172] De Giovanni, *Prolegomeni clinici*, cit., pp. 5, 12, 15.

[173] La *prima combinazione morfologica* di De Giovanni corrisponde al tipo costituzionale con torace stretto, addome piatto e arti lunghi, predisposto alle malattie organiche cronicizzanti, specialmente a carico dell'apparato respiratorio. La *seconda combinazione morfologica* corrisponde al tipo con torace largo e con muscolatura e apparato circolatorio ben sviluppati, ma suscettibile di affezioni reumatiche e di cardiovasculopatie. La *terza combinazione morfologica* corrisponde al tipo con addome e sistema linfatico-venoso eccessivi, predisposto a varie affezioni viscerali, alle pletore, agli edemi, alle varici.

[174] Viola, *Achille De Giovanni*, cit., p. 301.

losi, viene riconosciuto il merito di aver fissato i «concetti ispiratori della medicina preventiva» e di aver gettato le «basi di una terapia veramente razionale», scientifica[175].

Tra i filoni della scienza medica è primario quello fisiologico riguardante il ricambio organico: esso considera il rapporto tra dissipazione e reintegrazione di materia ed energia, cioè, in ultima analisi, il rapporto tra fatica e nutrizione. Ergologia e fisiologia dell'alimentazione rimandano ai problemi economico-sociali dello sfruttamento del lavoro umano e della patologia da carenza alimentare. Mosso nel libro *La fatica* (Milano 1891) descrive gli effetti nocivi della fatica nei *carusi* delle solfare e, più in generale, nei minatori e contadini siciliani. L'esaurimento da fatica e il deperimento organico conseguente al suo cronicizzarsi sono visti, con sguardo penetrante, come fattori cumulativi di sottosviluppo fisico. Il dato fisiopatologico – «la capacità vitale del ricco a diciannove anni è circa ottocento centimetri cubici maggiori di quella del povero» – e il dato antropometrico – «un povero all'età di diciassette anni ha la statura di un ricco all'età di quattordici» – sono rilievi preliminari di una valutazione anche socio-economica, che indugia a lungo sulle condizioni di vita e di lavoro delle classi oppresse: «La Sicilia non è un paese povero [...]. E ciò malgrado queste nostre popolazioni vivono nella miseria [...] perché i terreni appartengono a pochi padroni»[176].

Il discorso scientifico di Mosso si inserisce nel vivo della *questione meridionale* con pagine di lucida analisi. Diversamente dagli ideologi della borghesia liberale, nel proporre rimedi «perché la razza umana non degeneri sotto l'usura della fatica»[177], Mosso non indulge alle tesi pseudoscientifiche della «razza maledetta» quale fondamento antropologico dell'inferiorità economico-sociale del Mezzogiorno. La sua è la posizione di un naturalista pen-

[175] Id., *L'indirizzo morfologico nell'indagine clinica del prof. A. De Giovanni*, in Id., *La costituzione individuale*, vol. II, cit., p. 318. Sulla figura di De Giovanni e, più in generale, sui clinici medici (Baccelli, Cardarelli, Cantani, De Giovanni, Grocco, Murri) vedi G. Cosmacini, *Medicina, ideologie, filosofie nel pensiero dei clinici tra Ottocento e Novecento*, in Romano, Vivanti (a cura di), *Storia d'Italia. Annali*, vol. IV, cit., pp. 1159-94; Id., *Il pensiero filosofico-scientifico dei clinici medici italiani fra Ottocento e Novecento*, in «L'Arco di Giano», 40, 2004, pp. 123-31.

[176] A. Mosso, *La fatica*, Treves, Milano 1936^7, pp. 165 e 168.

[177] Ivi, p. 183.

soso che nella consapevolezza delle basi biologiche della disuguaglianza umana – «gli uomini sono già, nascendo, fisiologicamente diversi»[178] – ha tuttavia ben chiara la nozione dei condizionamenti socio-economici di tale disuguaglianza. Natura e società sono il duplice aspetto di un unico mondo umano.

Riflessioni altrettanto lucide sono dedicate alla *questione industriale*. Mosso coglie la contraddizione esistente tra i progressi conseguenti al processo di industrializzazione e le mutazioni regressive connesse alle trasformazioni del processo produttivo: «In questo secolo la popolazione si è raddoppiata nell'Europa, e la vita dell'uomo è diventata più lunga. Per il vitto, per l'istruzione e l'igiene, da per tutto è progresso». Ma, citando Marx, conclude: «tutte le invenzioni fatte non diminuiscono la fatica dell'uomo, ma solo il prezzo della mercanzia». Tuttavia non è la lotta di classe, ma una medicina gestita «col maggior scrupolo scientifico, con tutta l'esattezza di una ricerca fisiologica», il mezzo migliore, a parer suo, per affrancare dal «monopolio della macchina [...] l'operaio schiavo del capitale»[179].

Il filone della «ricerca fisiologica», relativa a quel lavoro patologico che è la fatica, si interseca col filone della patologia da lavoro. Lo specifico problema delle «malattie dei lavoratori» è stato rilanciato, dopo un silenzio durato oltre un secolo e mezzo, da Paolo Mantegazza, l'antropologo fondatore del quindicinale «Igea» e autore di spigliati *Almanacchi igienici popolari* tra cui quello sull'*Igiene del lavoro* (1881). Nonostante che Ramazzini sia una gloria italiana, le ricerche in Italia sono in netto ritardo rispetto a quelle fiorite in Francia e in Inghilterra, paesi che molto prima del nostro hanno intrapreso lo sviluppo capitalistico e conosciuto i risvolti dannosi dell'«industrialismo».

Il concetto di lavoro patologico unifica i diversi quadri morbosi in un complesso patogenetico d'insieme che viene ricondotto alle sue vere cause sociali. In uno studio sulle *Malattie professionali in rapporto al lavoro eccessivo* (Milano 1884) il medico Giovanni Boeri identifica l'effetto nocivo e lesivo dell'eccesso di lavoro in un «deperimento generale» del lavoratore, in una «debo-

[178] Ivi, p. 181.
[179] Ivi, pp. 180-82.

lezza di tutti gli organi e di tutte le funzioni», cioè morfologica e fisiologica, indotta dalla condizione proletaria:

> Gli operai cercano di compensare colla maggiore produzione, e col numero maggiore delle ore di lavoro, le esiguità della mercede, ma il lavoro li avvelena e li consuma lentamente. [...] Pallidi, macilenti, avvizziti, costoro a vent'anni sembrano già vecchi, si stancano facilmente, si ammalano ad ogni causa morbosa a cui s'espongono; i loro figli, delicati, sparuti, malaticci, quando non muoiono nella prima età, sono destinati a menare la stessa esistenza travagliata dagli stessi malanni[180].

Il filone igienista mette capo alla *medicina sociale* anche per altre vie. Un altro allievo di Moleschott, Luigi Pagliani, perviene all'igiene dall'antropometria; dal rilievo dei parametri morfologici e fisiologici correlanti sottosviluppo fisico e miseria passa allo studio delle condizioni di salute sia in rapporto agli ambienti di lavoro, come nel caso degli operai che negli anni Settanta lavorano al traforo del Gottardo ammalando di «anemia dei minatori» (anchilostomiasi), sia in rapporto alla nuova epidemia di colera che nel 1884-85 devasta Genova, Napoli, Palermo, rivelatrice di una persistente anti-igiene urbana che nelle tre grandi città portuali supera abbondantemente i livelli di salvaguardia.

Dopo le due ondate epidemiche del periodo preunitario – quella degli anni Trenta e quella, di pari letalità, del triennio 1854-56 – il colera ha investito nel 1865 il paese unificato, trascinandosi fino al 1867 e mietendo ancora non meno di 150.000 vittime: molte più della contemporanea terza guerra d'indipendenza, ma anche più di tutte le guerre risorgimentali messe assieme. Nell'occasione la campagna anticolerica condotta dai medici è stata improntata, fino alla fine degli anni Settanta, molto sulle norme di «profilassi individuale» e molto poco sulle norme di «profilassi pubblica». Analogamente a quanto avveniva per la difesa della salute dei lavoratori dell'industria, l'insistenza sulle istruzioni igieniche per il singolo è manifesta anche negli igienisti più aperti alle problematiche sociali. La presa di posizione per provvedimenti legislativi di portata collettiva, anche nel campo delle malattie infettive e contagio-

[180] Il passo di Boeri è riportato da Dodi, *I medici e la fabbrica*, cit., p. 38.

se, si fa più netta ed incisiva negli anni Ottanta, soprattutto quando la nuova epidemia di colera rimette sul tappeto la questione irrisolta delle città senza igiene, proprio all'indomani della scoperta da parte di Koch del «virus choleroso». «L'esplosione della ricerca scientifica e la nascita di una rigogliosa *medicina sociale*», con «in primo piano il momento della prevenzione rispetto a quello della terapia», non sono che «due facce della stessa medaglia»[181].

Pagliani, professore d'igiene nell'Università di Torino (dove l'insegnamento della disciplina è stato istituito nel 1877), è tra i primi a dar prova di un tipo d'*impegno scientifico-sociale* con un «ampio progetto di risanamento degli spazi urbani» e con una «denuncia rivolta a svelare l'insufficienza dei provvedimenti sanitari e l'arcaicità dei sistemi di disinfezione che il governo aveva saputo escogitare»[182]. La sua fama di igienista «scomodo» – informato, impegnato, intransigente – gli assicura un buon ascolto da parte degli ambienti politici maggiormente critici della lunga inerzia legislativa in tema di sanità; talché quando nel 1887 Francesco Crispi, insediando alla morte di Agostino Depretis il suo primo ministero, vuole dare un segno dei tempi mutati e definire, sullo slancio dell'ondata di solidarietà per le popolazioni colpite dal colera, la «questione sanitaria» una volta per tutte, è a Pagliani che viene affidato l'incarico della stesura della nuova legislazione.

Egli impersona dunque la figura del medico come «uomo necessario»[183], al quale si rivolgono i governi *positivi* non meno dei governi *illuminati* di un secolo addietro. Si realizza il vaticinio formulato dodici anni prima da Giacinto Pacchiotti, patologo e clinico chirurgo nello stesso ateneo subalpino, che nella prolusione sul *Programma dell'avvenire della medicina in Italia* (Torino 1875) ha sollecitato dai politici l'acquisto di coscienza che «ai nostri dì il medico è un magistrato della salute pubblica, è un uomo di governo». In questo *medico di vertice*, consultore di governanti e ispiratore di leggi provvide, educatore del costume di tutto un po-

[181] T. Detti, *Medicina, democrazia e socialismo in Italia tra '800 e '900*, in «Movimento operaio e socialista», 1979, p. 16.

[182] C. Pogliano, *Mondo accademico, intellettuali e questione sociale dall'Unità alla guerra mondiale*, in A. Agosti, G.M. Bravo (diretta da), *Storia del movimento operaio, del socialismo e delle lotte sociali in Piemonte*, vol. I, *Dall'età preindustriale alla fine dell'Ottocento*, De Donato, Bari 1979, p. 502.

[183] Cfr. ivi, p. 491.

polo e timoniere della nazione – si pensi ai medici Luigi Carlo Farini e Giovanni Lanza, divenuti capi di governo, e alla folta schiera di medici parlamentari e ministri –, proietta le proprie aspirazioni il *medico di base*, che rappresenta un ceto

> disseminato sulla superficie della terra, nei più remoti villaggi e nelle grandi città, tra i poveri e i ricchi, nelle cupe valli e sui monti, accomunato con tutte le classi sociali delle quali sente il grido di dolore e vede i bisogni; esso è un grande ceto che nell'organismo sociale rappresenta una nobile funzione[184].

La metafora fisiologizzante che fa della società un organismo di cui la classe medica è il sistema circolatorio dell'ideale igienista lascia presagire imminente il collegamento di questa classe a una politica sociale di cui si indovinano «i prolungamenti operativi nella costruzione di case per gli operai, nella promulgazione di riforme negli ospedali, carceri, caserme, opifici», nella gestione diretta della cosa pubblica mediante un «ingresso massiccio nei consigli comunali»[185].

È venuto il momento della realizzazione dell'*utopia igienista*?[186] Pacchiotti, fondatore nel 1878 della Società italiana d'igiene, ha affermato:

> L'ora è propizia. I medici colgano il destro dal risveglio che nelle popolazioni manifestasi per tutto che tocca la salute pubblica. Eglino si conducano al cospetto del pubblico, tengano conferenze, concioni, discussioni sopra tutti i grandi problemi di pubblica e privata igiene. Si facciano gli apostoli del benessere sociale, gli educatori delle nuove generazioni. [...] In ogni città si aprano pubbliche scuole d'igiene, dove tutte le classi sociali imparino come il popolo italiano possa in pochi anni diventare uno tra i più sani[187].

L'ideale utopico di una sanità crescente in una società che progredisce è destinato a scontrarsi con la realtà. L'incremento del

[184] G. Pacchiotti, *Il programma dell'avvenire della medicina in Italia. Prolusione per l'inaugurazione dell'anno accademico 1874-75*, Loescher, Torino 1875, pp. 53-54.
[185] Pogliano, *Mondo accademico*, cit., p. 492.
[186] Id., *L'utopia igienista*, in Romano, Vivanti (a cura di), *Storia d'Italia. Annali*, vol. VII, cit., pp. 589-631.
[187] Pacchiotti, *Il programma dell'avvenire della medicina*, cit., pp. 5 e 57.

tasso di salute e i miglioramenti dell'igiene, che potevano apparire garantiti da una scienza medica in rapida ascesa e da una politica sanitaria guidata e gestita dai medici stessi, fanno i conti con la dialettica delle forze e delle resistenze sociali: il progresso cammina non solo coi passi della scienza, ma anche coi balzi della lotta di classe.

Giulio Bizzozero, il maggior interprete italiano di Virchow e il miglior allievo pavese di Mantegazza, successore di questi a Pavia e poi patologo generale a Torino dal 1873, inaugura l'anno accademico 1883-84, alla vigilia del colera, con un discorso sulla *Difesa della società contro le malattie infettive*. Dice, tra l'altro:

Voi udite, e udrete sempre più, parlare di questioni sociali. [Ma] [...] quando si tratta di bonificare terreni malarici, di costruire spedali, di migliorare le condizioni igieniche dei quartieri operai, allora l'erario è esausto, allora si grida ai quattro venti la necessità di ricorrere a nuove imposte. Ma al tempo stesso si trovano e si profondono milioni per rendere più teatralmente pomposa un'incoronazione [come quella, cinque anni prima, del nuovo re Umberto I] o per ricostruire più splendidi i palazzi dei parlamenti – come quelli romani recentemente restaurati – o per imporre a colpi di cannone il proprio protettorato a popoli – come quello eritreo – che si vogliono sfruttare a beneficio di pochi affaristi[188].

La difesa igienista della società è una fisarmonica che dà suoni differenti a seconda del modo in cui la tiri. Nello stesso anno dell'amara constatazione di Bizzozero, Crispi medita di alleare la scienza medica alla spada, di associare in una stessa politica i provvedimenti legislativi per tutelare la salute, alle armi per espandere a spese altrui la risanata stirpe italica. Dice: «È incompleta l'opera nostra finché con gli studi e con le armi, con la scienza e con la forza, non avremo provato allo straniero che noi non siamo minori dei padri nostri»[189]. L'uomo politico che si appresta a legiferare in tema di sanità è lo stesso uomo politico che porterà molti giovani sufficienti in salute (e non deficienti dal punto di vista antropometrico) a consumarsi nella «tisi militare» – così defi-

[188] G. Bizzozero, *La difesa della società dalle malattie*, Stamperia Reale, Torino 1884, p. 59.

[189] F. Crispi, discorso al Collegio Romano, 23 marzo 1884.

nisce egli stesso la guerra coloniale africana di logoramento – e a spezzarsi la vita sull'Amba Alagi e sui campi intorno ad Adua.

La *riforma sanitaria* del 1888, inaugurata dalla «legge Crispi-Pagliani» approvata dal Parlamento il 22 dicembre e preceduta di un anno dall'istituzione della Direzione generale di sanità pubblica presso il ministero dell'Interno, «segna il più importante momento di svolta nella storia della sanità in Italia quanto meno fino al secondo dopoguerra»[190]. La riforma crea nel paese una struttura piramidale articolata che dall'organo direttivo di vertice, affidato in partenza a un igienista come Pagliani e affiancato dal Consiglio superiore di sanità, attraverso i medici e i Consigli provinciali fino alla larga base dei condotti, qualificati come ufficiali sanitari, si presenta come struttura portante di una politica sanitaria al passo coi tempi, in equilibrio tra centralità e «discentramento», gestita non dai burocrati dell'amministrazione, ma dai tecnici della salute.

Anche se non immune da pecche, la riforma giunge dopo quasi trent'anni dall'Unità, a cercar di rimontare dislivelli e diminuire disagi in un paese ancora relegato in una «avvilente posizione di inferiorità rispetto ai più evoluti paesi europei» e dov'è radicato un «diffuso malessere sanitario»[191]. Un *paese malato*: «la tisi, la scrofola, la rachitide, tengono il campo più di prima; la pellagra va estendendo i suoi confini; la mal'aria co' suoi tristi effetti ammorba gran parte della penisola». In più, «la sifilide serpeggia indisciplinata fra i cittadini ed in specie fra le milizie». Quanto alle epidemie, «i contagi esotici [leggi il colera] han facile adito e attecchiscono facilmente; il vaiuolo rialza il capo [...]; la difterite si allarga ogni giorno di più»[192]. È il clinico Maggiorani a riassumere così, nel 1873, gli elementi di primo piano di un quadro nosologico da lui osservato e studiato in cinquant'anni d'impegno professionale e scientifico[193].

È, tutto sommato, un quadro nosologico ancora, in gran par-

[190] Detti, *Medicina, democrazia e socialismo*, cit., p. 14.

[191] Della Peruta, *Sanità pubblica e legislazione sanitaria*, cit., p. 713.

[192] Atti parlamentari, Senato della Repubblica, Discussioni, tornata del 12 marzo 1873, p. 1404.

[193] Su Maggiorani vedi G. Cosmacini, *Carlo Maggiorani nel contesto medico-sanitario e ideologico scientifico del suo tempo*, in C. Canonici, G. Monsagra-

te, d'*ancien régime*, che va completato con l'elevatissimo contingente dei morti nei primi cinque anni di vita – circa il 45% dei morti complessivi – dovuto a infezioni, specialmente gastroenteriche, e a ripercussioni sulla maternità e l'infanzia di piaghe sociali di vario tipo, quali il lavoro protratto fin nei mesi alti di gravidanza, il parto non assistito, l'«esposizione» dei neonati alla «ruota», il baliatico mercenario.

Il quadro di Maggiorani era stato presentato al Senato nel corso della discussione parlamentare sul primo progetto di «codice sanitario», il cosiddetto codice Lanza: un progetto che non era arrivato alla Camera, come non c'era arrivato tredici anni dopo il «progetto Bertani», commissionato da Depretis.

Lanza e Bertani: due uomini politici, liberale e radicale, della Destra e della Sinistra; due medici, di diversa matrice ideologica, ciascuno con la propria vocazione, ambedue pensosi, ma non allo stesso modo, della pubblica salute. Entrambi hanno confrontato i rispettivi progetti di riforma con il sistema di amministrazione sanitaria impiantato nel paese tra il 1859 e il 1865, tra l'estensione dell'editto piemontese sulla sanità agli Stati preunitari annessi via via e la promulgazione della legge che, nella prospettiva «liberale» dei governi della Destra, conteneva in margini ancora molto ristretti l'area dell'intervento pubblico in campo sanitario. Questo intervento pubblico, già per sé poco incisivo, era inoltre sottratto alla concreta attività degli igienisti, contemplati quali semplici consulenti a titolo gratuito di consigli provinciali e circondariali, e ai medici condotti, ancora esautorati da compiti che non fossero quelli di semplici consiglieri di assessori comunali e di sindaci. Anche se promossi a figure obbligatorie stabili del paesaggio municipale, i condotti restavano esclusi da ogni decisione operativa. In pratica «i destini della sanità pubblica» restavano «nelle mani, purtroppo in generale inette ed inerti, della burocrazia dei Comuni, delle Province e dello Stato»[194], impastoiati nelle sabbie mobili di prefetture e sottoprefetture e strettamente intrecciati ai locali intrighi di potere. Generalizzando si può affermare che, tra rigorismi apparenti e reali ipocrisie, i gruppi diri-

ti (a cura di), *Carlo Maggiorani. Politica e medicina nel Risorgimento*, Gangemi, Roma 2004, pp. 169-81.

[194] Grassi, *I progressi della biologia*, cit., p. 289.

genti della Destra «tardarono ad acquistare consapevolezza della gravità e complessità dei problemi sanitari e dell'insufficienza delle norme emanate»[195].

Agostino Bertani, vicepresidente della giunta incaricata nel 1877 dell'inchiesta agraria, sia con personali «gite» nelle condotte rurali dall'Agro Romano al Polesine, sia attraverso lo spoglio di oltre 4.000 questionari compilati da «quegli angeli di civiltà e di progresso che sono i medici condotti»[196], ha raccolto una copiosa messe di dati «sulle condizioni sanitarie dei lavoratori della terra». Tali dati hanno rafforzato ulteriormente la sua vocazione medico-sociale, portandolo a concludere che il voler separare «la questione igienica dalla economica, vale quanto rinunciare a risolvere l'una e l'altra»[197]. Forte di questo convincimento ha affrontato il problema del Codice della pubblica igiene, cui ha dato soluzione nel 1886 applicando il «supremo principio» che «lo Stato deve vigilare e tutelare la pubblica salute»[198], con il corollario che «l'igiene pubblica deve essere comandata»[199] e non semplicemente raccomandata.

Il «progetto Bertani», affossato con la morte del committente Depretis, «fu poi trasfuso nella legge sanitaria del 1888», come non manca di notare Benedetto Croce nell'inserire l'evento tra i fatti memorabili della «vita politica e morale» italiana agli esordi del periodo crispino: una legge d'«indirizzo liberal-democratico», sempre al dire di Croce, «con la quale la vigilanza igienica in Italia fece molti passi innanzi, concorrendo alla sparizione o attenuazione delle epidemie e degli altri morbi, e all'abbassamento della mortalità»[200].

Insieme al rafforzarsi, grazie agli apporti scientifici della batteriologia, recepiti come senso comune dalla più vasta opinione

[195] Della Peruta, *Sanità pubblica e legislazione sanitaria*, cit., p. 751.

[196] Le parole di Bertani sono riportate da J. White Mario, *Agostino Bertani e i suoi tempi*, Barbera, Firenze 1888, p. 628.

[197] M. Panizza, *Risultati dell'inchiesta istituita da Agostino Bertani sulle condizioni sanitarie dei lavoratori della terra in Italia. Riassunto e considerazioni*, Stab. Tip. Italiano, Roma 1890, p. 2.

[198] Codice della pubblica igiene, art. 1, in «Giornale della R. Società italiana d'Igiene», 1886, pp. 486 sgg.

[199] A. Bertani, *Sullo schema del Codice per la pubblica igiene. Relazione all'on. ministro dell'Interno A. Depretis*, Milano 1886, p. 10.

[200] B. Croce, *Storia d'Italia dal 1871 al 1915*, Laterza, Bari 1928³, pp. 78 e 190.

pubblica, e del modello di approccio medico-sociale alle malattie infettive, la riforma sanitaria del 1888 contribuisce effettivamente al miglioramento della salute degli italiani. La popolazione cresce di quattro milioni di abitanti in vent'anni, passando dagli oltre 28.400.000 del 1882 agli oltre 32.400.000 del 1901. La mortalità generale, oscillante intorno al 30‰ nei due primi decenni postunitari, scende al 26‰ nel 1890 e si attesta poco sopra il 20‰ nei primi anni del Novecento. La vita media alla nascita sale da 35 anni nel 1882 a 43 anni nel 1901.

Dopo aver fornito queste e altre cifre rassicuranti, Enrico Raseri, capo-divisione della Direzione generale di statistica, può riassumere la «demografia e geografia medica d'Italia» in questa «conclusione», datata 1906:

> Relativamente all'aumento della popolazione, diminuisce il numero dei morti in quasi tutti i gradi della scala dell'età, cosicché si è ottenuto un notevole prolungamento della vita media. Le malattie infettive, epidemiche, si fecero meno gravi e più circoscritte; indizio che i precetti dell'igiene si vanno diffondendo in tutte le classi di popolazione. [...] E come effetto della vigoria della razza, una massa ognor crescente d'individui adulti, invece di accasciarsi nella vita misera alla quale sarebbe destinata restando nel luogo nativo, sciama per il mondo[201].

Accogliendo nel proprio discorso storiografico le proiezioni di questi dati numerici e di queste matematiche verità, Croce può ancora notare, questa volta con riferimento al «rigoglio economico» dell'Italia di Giolitti, che

> le condizioni igieniche delle città e la robustezza della gente operaia e contadina erano in incessante progresso; e il colèra fu presto soffocato, come quando si era riaffacciato nel 1893, così quando si ripresentò nel 1911. La popolazione, cresciuta a trentadue milioni nel censimento del 1901, in quello del 1911 raggiunse i trentacinque. L'emigrazione era sempre in aumento, e toccava il massimo nel 1905 con 726 mila emigranti.

[201] E. Raseri, *Atlante di demografia e geografia medica d'Italia*, Istituto De Agostini, Roma 1906, p. 80.

Di tutto ciò va dato merito, secondo Croce, anche all'«attivissima legislazione sociale», con la «riforma delle leggi sulla sanità pubblica»[202].

«Riforma» qualifica qui non un'unica legge organica, ma tutto il complesso, tra l'articolato e il frammentario, delle leggi emanate e poi fuse con quella del 1888 nel testo unico delle leggi sanitarie datato 1° agosto 1907, un testo dovuto prevalentemente al «tecnico» preposto alla Direzione generale della sanità pubblica, l'igienista Rocco Santoliquido, il quale «fu per Giolitti, mutati i tempi, quello che Pagliani era stato per Crispi»[203].

Proiettando lo sguardo nei primi anni del XX secolo, anche quest'altra riforma sanitaria va vista in positivo. Ma l'emigrazione italiana tra Ottocento e Novecento non è l'«effetto della vigoria della razza», come esplicitamente dice Raseri, o della «robustezza» della fibra contadina, come implicitamente ripete Croce. Proprio all'opposto, essa va valutata «come *terapia* per la riduzione dell'incidenza di forme di patologia legate a cattive condizioni di vita, ad insufficienze e distorsioni alimentari»[204]. L'espatrio non è la conseguenza di un'acquisita fisiologia del benessere, ma la cura o profilassi di una perdurante patologia da miseria, una cura o profilassi che si rivela un rimedio peggiore del male per i molti che sono vittime delle *malattie professionali dell'emigrazione*: tubercolosi, tracoma, alcoolismo, alienazione mentale[205].

Le linee del riformismo sanitario del primissimo Novecento seguono le due direttrici della politica giolittiana d'intervento sociale: «concedere sempre con la maggior lentezza e cautela, e quando un rinvio non sia più concedibile senza reale pericolo»; «limitare al massimo le spese, e sempre ad ogni modo quelle pubbliche statali»[206]. Le due direttrici conducono all'idea che la questione sanitaria possa essere risolta indirettamente, senza bisogno

[202] Croce, *Storia d'Italia*, cit., pp. 234, 237-38. Sulle riforme sanitarie nell'Otto e Novecento vedi G. Cosmacini, *Sanità*, in B. Bongiovanni, N. Tranfaglia (a cura di), *Dizionario storico dell'Italia unita*, Laterza, Roma-Bari 1996, pp. 792-803.

[203] L. Agrifoglio, *Igienisti italiani*, Hoepli, Milano 1954, p. 132.

[204] E. Sori, *Aspetti sanitari dell'emigrazione italiana tra Ottocento e Novecento*, in Betri, Gigli Marchetti (a cura di), *Salute e classi lavoratrici*, cit., p. 607.

[205] Cfr. ivi, pp. 613-31.

[206] A. Cherubini, *Medicina e lotte sociali (1900-1920)*, Il Pensiero Scientifico, Roma 1980, pp. 1-2.

di una «attivissima legislazione»: la soluzione dei problemi della salute avverrà per generazione spontanea, come conseguenza inevitabile del processo d'industrializzazione e del «rigoglio economico». Una soluzione automatica, *post hoc*, non il frutto di un'organica, *pre*vidente riforma.

La legislazione sanitaria è un'altra volta in ritardo. Al tempo della peste nera, nonostante che si procedesse empiricamente nell'approccio a una malattia che la scienza medica stentava a inquadrare nei suoi schemi logici, il ritardo era minimo; ora che si può procedere razionalmente, con eziologica cognizione di causa, ogni ritardo maggiore di quel minimo appare ingiustificato e colpevole. Ma, pur tra remore gravi, il procedere dell'attività legislativa è nel solco del progresso, tanto più dopo la stasi o il regresso verificatisi negli anni del dopo-Crispi, quando si è tentato di affossare la riforma crispina nel nome di un più corretto esercizio della funzione amministrativa, divenuta vittima – secondo il capo del governo Antonio Starabba, marchese di Rudinì – dell'«arbitrio sanitario».

La vittoria sul colera segna il definitivo passaggio dall'«età delle epidemie sociali» all'«età della mortalità controllata»[207]. La mortalità per malattie infettive, nell'arco di soli quindici anni, crolla di un terzo: dall'8,1‰ del triennio 1889-91 al 5,3‰ del triennio 1904-1906. Al crollo contribuisce in misura rilevante la rapida discesa della mortalità per malaria, che proseguirà ininterrotta fino al 1914, anno prebellico nel quale i morti, tenuto conto dell'incremento demografico del periodo, sono appena l'ottava parte dei morti dell'anno 1900: 2.400 rispetto a 16.000.

Il controllo, il contenimento e poi la risoluzione della mortalità e della morbilità per malaria sono il frutto della «scommessa»[208] vincente, fatta dagli organi sanitari sulla «bonifica umana» mediante «chinizzazione». Chinina è l'alcaloide della corteccia peruviana la cui formula è stata individuata da Liebig nel 1838: confezionato in forma medicinale dalla Farmacia militare di Torino, dal 1900 è in vendita come «chinino di Stato» nelle privative di tabacchi. Il

[207] P. Sorcinelli, *Per una storia della malattia in Italia*, in «Sanità, Scienza e Storia», I, 2, 1984, p. 66.

[208] P. Corti, *Malaria e società contadina nel Mezzogiorno*, in Romano, Vivanti (a cura di), *Storia d'Italia. Annali*, vol. VII, cit., p. 654.

prezioso alcaloide, veleno degli enzimi protoplasmatici e inibitore di processi metabolici come la termogenesi, è micidiale per i protozoi ed è un potente antipiretico: alla generica attività febbrifuga, utilizzata in terapia fin dai tempi di Sydenham, unisce una specifica azione antimalarica, di cui si è acquisita nozione dopo le fondamentali scoperte di Ettore Marchiafava, di Camillo Golgi e di Angelo Celli, a metà degli anni Ottanta, sulla biologia del plasmodio.

La malaria dunque se ne va. Ma il contadino meridionale, secondo quanto scrive il meridionalista Giustino Fortunato nel 1908, è di diverso parere: «passa il terremoto, passa la peste, dice il contadino, ma la malaria non passa»[209]. I suoi modi di pensare e vedere la realtà in cui vive parlano un linguaggio opposto a quello delle statistiche. Nella mentalità e nella vita quotidiana del contadino la malaria è una presenza di lunga durata, ineliminabile: «le immutate caratteristiche dell'ambiente, in assenza di opere di profonda ristrutturazione, mantenevano la malaria nelle sue periodiche oscillazioni dovute alle piogge, ai ristagni delle acque e alle calamità»[210]. Ciò contribuisce a mantenere il fenomeno malarico dentro l'orizzonte di un destino naturale ineluttabile e di un paesaggio naturale di terra irredenta perennemente promessa.

Con la malaria, male del Sud, anche la pellagra, male del Nord, appare una malattia inestirpabile, tenacemente radicata nella memoria storica e nell'immaginario. L'immagine sembra scollata dalla realtà dei dati numerici forniti dalle inchieste, che parlano di 77.000 pellagrosi nel 1881 e di 41.000 nel 1909: una malattia che si riduce, in una popolazione che cresce. Ma la difesa dalla malattia permane blanda, restando ben lontana dal risolvere alla radice il problema di una malattia che ancora «si modella sulla miseria», e rivela tutte «le deficienze nella lotta contro la pellagra» che nella relazione recante questo titolo il clinico Luigi Devoto passa in rassegna, inaugurando il II Congresso nazionale delle malattie del lavoro (Firenze, maggio 1909).

Devoto è il patologo dell'Università di Pavia che nel 1908 prende possesso della Clinica del lavoro – la prima del genere – istituita in Milano col fine dichiarato di «studiare scientificamente le cau-

[209] Le parole di Giustino Fortunato, tratte dalla *Badia di Monticchio* (Trani 1908), sono riportate da Corti, *Malaria e società*, cit., p. 646.
[210] Corti, *Malaria e società*, cit., p. 678.

se delle malattie professionali, diffondendone la conoscenza clinica fra i medici, ospitare a scopo diagnostico e terapeutico i lavoratori sospetti, iniziati o inoltrati nelle malattie professionali»: sono parole lapidarie dettate nel 1902 dal sindaco di Milano Giuseppe Mussi, capo dell'amministrazione popolare – prima giunta di sinistra del capoluogo lombardo – che ha deliberato la creazione della Clinica che, con la Clinica ostetrico-ginecologica e con la Clinica delle malattie epidemico-contagiose, appartiene agli Istituti clinici di perfezionamento dove sono «rappresentati – dice il ginecologo Luigi Mangiagalli nel discorso inaugurale – non uno, ma tre concetti sociali di fondamentale importanza: la difesa della maternità, la difesa contro l'infezione, lo studio della patologia del lavoro»[211].

Dagli studi pavesi sulla patologia delle mondatrici di riso della Lomellina Devoto ha tratto motivi per rafforzare quella sensibilità per «la medicina nei suoi rapporti con le questioni sociali», cui era stato educato dal suo maestro Edoardo Maragliano, clinico medico a Genova[212]. Il concetto di *malattia professionale* elaborato da Devoto comprende non soltanto le malattie «del lavoro», a questo direttamente legate come il saturnismo nei lavoratori del piombo o la silicosi nei lavoratori dell'alabastro, ma anche le malattie contratte «nel o per il lavoro»: esse, pur potendo svilupparsi indipendentemente dal lavoro, a questo si legano indirettamente per il tramite dell'esaurimento organico da fatica, da insufficienza alimentare, da deficienza costituzionale. La professione è il fattore di crisi di una economia organica precaria. Per questo «la pellagra è una malattia professionale», afferma Devoto intitolando un proprio articolo del 1902; malattie professionali sono anche le altre due endemie, malarica e tubercolare, che «flagellano» il paese. Il concetto non può prescindere dalle categorie sociali della miseria e del progresso: la miseria debilita la forza-lavoro, il progresso esige un super-lavoro debilitante. Malattia professionale è sinonimo di *malattia sociale*.

Passando dal versante della malattia a quello della medicina, il

[211] L. Mangiagalli, *L'insegnamento della medicina in Milano nel passato e nel presente*, in *Gli Istituti clinici di perfezionamento in Milano. 25 settembre 1906-31 dicembre 1911*, La Gutenberg, Milano 1912, p. XXXIII.

[212] *La medicina nei suoi rapporti con la medicina sociale* è il titolo dell'orazione inaugurale detta da Edoardo Maragliano l'11 novembre 1882 nell'aula magna dell'Università di Genova.

patologo del lavoro, nel farsi clinico, non può esserlo solo del singolo individuo. «Non è, non può essere medico compiuto chi non sente, chi non vede i rapporti più ampi, chi soltanto sente e vede l'interesse del caso clinico nel rapporto della medicina individuale o della curiosità clinica, ed è sordo alle interferenze sociali»[213]. Devoto indica ai medici, con le parole del filosofo e uomo politico socialista Hector Denis, le ragioni di fondo della propria vocazione medico-sociale:

> Ma come? voi medici vi circoscrivete entro i limiti degli ospedali e delle cliniche, dei laboratori universitari, e restate indifferenti a tutto quello che si svolge fuori delle pareti dei vostri ospedali [...]? Scendete fra gli operai, affiatatevi coi lavoratori e farete opera utile, uscendo dagli ospedali e dalle cliniche, alla scienza e all'umanità[214].

L'uscita dalle cliniche e dagli ospedali è l'altra faccia della medicina ospedaliera. L'ospedale tardo-ottocentesco, in un periodo storico che registra tutte insieme le scosse dell'industrializzazione e le scoperte della batteriologia, che assiste contemporaneamente al rilancio della scienza medica e alla nascita della medicina sociale, appare «invecchiato» e «stazionario, quando tutto gli si muove intorno». Lo sguardo dell'igienista vi coglie ancora quel «nocumento alle condizioni igieniche» e lo sguardo del clinico ancora quell'«ostacolo alla cura e all'assistenza» che muovono entrambi dalla medesima causa: «l'accumulo dei malati»[215]. Un secolo è dunque trascorso invano? In quattro secoli il rapporto tra ospedali italiani e ospedali mitteleuropei si è addirittura ribaltato. «Gli ultimi ospitalucci delle più piccole città austriache o germaniche sono molto meglio organizzati», scrive Cantani aggiungendo: «da noi c'è molta architettura ma poco riguardo ai bisogni dell'uomo ammalato»[216].

[213] *Atti del IV Congresso nazionale delle malattie del lavoro*, Roma, giugno 1913, Tip. ed. nazionale, Roma 1913, p. 59.

[214] L. Devoto, *Le malattie del lavoro*, in «Il Lavoro», 1° febbraio 1903. Su Devoto e la Clinica del lavoro vedi G. Cosmacini, *La clinicizzazione del lavoro tra storia e ideologia*, in «La Medicina del Lavoro», XCIV, 1, 2003, pp. 21-26.

[215] *L'Ospitale Maggiore e le case pie annesse*, relazione al Consiglio provinciale di sanità di Milano, Civelli, Milano 1883, pp. 9 e 48.

[216] *Giudizi di medici ed igienisti italiani sull'Ospitale Maggiore di Milano e case pie annesse*, Civelli, Milano 1883, p. 35.

La *riforma ospedaliera* è stata inaugurata dalla «legge Crispi» del 1890 mediante la conversione e concentrazione nella Congregazione di carità delle opere pie non più rispondenti a effettivi bisogni sociali. Il tentativo riformatore ha sortito almeno l'effetto non caduco di mutare la dinamica interna degli ospedali italiani da inerziale in attiva, contribuendo alla loro metamorfosi. La riforma infatti «costituisce un passo avanti sulla strada della riappropriazione degli enti ospedalieri da parte della comunità medica» e un'agevolazione di percorso per «l'avvento della tecnologia di fine secolo» e per «la costruzione dell'ordine clinico»[217].

Il passaggio degli ospedali da «pie opere» sostenute da volontarie elargizioni e donazioni benefiche a «servizi di pubblica assistenza» sostenuti da programmati stanziamenti e finanziamenti si ingrana con gli ulteriori sviluppi della scienza batteriologica e fisiopatologica e con le prime applicazioni importanti della medicazione antisettica e anestetica. Da un lato l'accresciuto controllo igienico dello spazio ospedaliero, grazie alle conoscenze dell'eziologia e del meccanismo delle infezioni, porta al superamento delle tradizionali regole d'isolamento con le più aggiornate norme di antisepsi; d'altro lato l'accresciuto controllo medico del corpo malato, grazie alle conoscenze di farmacoterapia del dolore, porta alla definitiva uscita di minorità della chirurgia e all'acquisto da parte sua di una dignità pari, se non superiore, a quella della medicina clinica.

La linea di adeguamento dei vecchi ospedali alle nuove esigenze, attraverso ristrutturazioni e rifacimenti, è duramente contestata. L'«azienda» ospedaliera, scrive De Giovanni, dev'essere «affidata a menti meno causidiche ed a mani meno massaie»[218] di quelle degli amministratori delle vecchie opere pie, ai quali Enrico Bottini, clinico chirurgo a Pavia, reduce da un viaggio di aggiornamento in Germania e Scandinavia, trova «il coraggio di dire che *sono agli antipodi*» e che «conviene non correggere, ma abbattere ed abbandonare e rifare»[219].

Piovono consensi da parte dei maggiori igienisti. Tutti sono

[217] P. Frascani, *Ospedale e società in età liberale*, Il Mulino, Bologna 1986, pp. 130, 133, 203.

[218] *Giudizi di medici e igienisti*, cit., p. 15.

[219] Ivi, p. 7 nota.

concordi nel sottoscrivere l'improrogabile necessità di far piazza pulita degli edifici monumentali, delle «costruzioni massicce, pesanti come se dovessero sfidare i secoli» e di tutte le cose che «nel loro insieme costituiscono le cause del mefitismo secolare, delle insediate malattie d'infezione, alle quali, se ha potuto in parte ovviare la medicazione di Lister, non sono perciò bandite dall'ospitale»[220].

Una nuova linea è uscita dal vivace dibattito di «igiene ospedaliera» e di «ingegneria ospedaliera» agitato negli anni Ottanta su riviste e in convegni. Un modello per costruire ospedali nuovi è stato indicato da Giuseppe Sormani, titolare a Pavia della prima cattedra ufficiale d'igiene e autore nel 1881 di una meritoria *Geografia nosologica dell'Italia*. Egli ha dettato un decalogo che prescrive: ospedali fuori città, di capienza non superiore ai 300-400 letti, con padiglioni isolati di 20-40 letti ciascuno, edificati in soli piani terreni; a ogni letto spettino circa 100 metri cubi di spazio e 15 metri quadrati di superficie, irraggiati dalla luce solare attraverso grandi finestre, aperte su grandi giardini; gli ospedali per infettivi siano costruiti appartati e lo smaltimento d'ogni immondizia o putredine – l'antica putrefazione trasformata nella moderna infezione – sia dislocato lontano dai padiglioni di degenza; in questi, il lusso architettonico e il superfluo siano banditi a vantaggio del sobrio e dell'utile[221].

Questa linea razionale innovativa, sostenuta da grande impegno finanziario, ha portato alla costruzione del Policlinico Umberto I di Roma, voluto da Baccelli, e alla duplicazione nel Policlinico, al di là del Naviglio, del milanese Ospedale Maggiore. Porta anche alla costruzione, tra il 1885 e il 1914, di un centinaio di ospedali minori, ubicati perlopiù dove il paese consolida la sua area di sviluppo industriale, un'area in cui, tra malattie della miseria e malattie del progresso, cresce progressivamente la domanda di beni sanitari.

> Tra il 1885 ed il 1902 il numero di malati curati annualmente dagli ospedali di tutto il regno aumenta del 50%, passando da 345.516 a 503.350 unità. [Inoltre] non sono pochi gli ospedali che, nell'arco di tempo che va dall'entrata in vigore della legge sulle opere pie del 1890 allo scoppio del primo conflitto mondiale, istituiscono una casa di cu-

[220] *L'Ospitale Maggiore e le case pie annesse*, cit., p. 9.
[221] *Giudizi di medici ed igienisti*, cit., p. 26.

ra a pagamento [con una clientela pagante pari a circa il 10% dei ricoverati][222].

Nuovi scenari ospedalieri si aprono. Moderni laboratori di chimica-microscopia-batteriologia sostituiscono i già improvvisati gabinetti d'analisi. Moderni padiglioni chirurgici prendono il posto delle vecchie sale, rinascimentali o barocche, adibite alla cura dei malati «esterni». L'ospedale diventa consumatore delle nuove tecnologie, che d'altra parte, in quanto sempre più complesse, possono essere adottate e impiegate solo in contesti istituzionalmente idonei a recepire tale crescente complessità. Il problema costi/benefici dell'apparato tecnologico ospedaliero viene a intersecarsi col rapporto che si instaura nell'ospedale tra chi gestisce e chi fruisce di tale apparato. Da un lato si crea un rapporto biunivoco tra ospedale e nascente industria sanitaria, ambigua appagatrice-induttrice delle nuove esigenze tecnologiche. D'altro lato si ridisegna *ex novo* il rapporto medico/paziente: mentre il medico si *avvicina* sempre più alla realtà fisiopatologica del malato per mezzo dell'apparato tecnologico di cui dispone, questo stesso apparato tecnologico *allontana* sempre più la realtà antropologica del malato dalla considerazione del medico. Realtà o apparenza? L'epoca del contatto fisico tra i due, del dialogo, del rapporto interumano, trapassa nell'epoca in cui l'*antropologia* medica del malato cede gradatamente il passo alla *tecnologia* medica della sua malattia?

Con l'apertura dei nuovi scenari finisce un'età e ne comincia una nuova. L'elettricità, che sul piano industriale fornisce i reparti ospedalieri dei nuovi sistemi di illuminazione, sul piano medico, rafforzando un legame in Italia molto saldo fino dai tempi di Galvani e di Volta, alimenta «macchine elettriche» a scopo terapeutico e «macchine radiologiche» a scopo diagnostico. Il *criptoscopio*, strumento che per mezzo di «una nuova specie di raggi», scoperti nel 1895 dal fisico tedesco Wilhelm Conrad Röntgen, permette di «vedere cose nascoste» all'interno del corpo umano, conclude la crescita secolare della clinica iniziata con lo stetoscopio.

Esso è un altro strumento «scopico», che rende più profondo lo sguardo medico, e «filosofico», con il quale la vista – la «scopìa»

[222] Frascani, *Ospedale e società*, cit., pp. 163 e 168.

fornitrice d'immagini – si riappropria dei rilievi semeiotici sottrattile un secolo prima dall'udito. L'occhio, che come «occhio clinico» era più spesso e più propriamente un orecchio, attento a suoni e rumori plessici e stetoacustici, ridiventa, perfezionato e reso più acuto dal nuovo apparato strumentale, l'organo recettore primario del sensorio del medico[223].

Il metodo radiologico, che nel primo Novecento viene ad aggiungersi alle metodiche di laboratorio nel completare l'indagine clinica del malato, contribuisce a indurre in alcuni tra i giovani medici, anche se non ancora in alcuni tra i loro maestri, il pensiero che la diagnosi basata sulla semeiotica fisica al letto del paziente stia per diventare un'*arte perduta*. È il caso di quel medico che incomincia a esercitare nel 1902 e che definisce i propri pazienti «gente davvero strana: si aspettano tutti che gli guardiate la lingua e che gli prendiate il polso, e la maggior parte si aspetta anche che li auscultiate»[224].

La consuetudine di raccogliere accuratamente l'anamnesi era già diminuita quando le tecniche di rilevamento semeiologico avevano consentito al medico di prescindere o quasi dalla soggettività dei sintomi riferiti dal paziente e di affidarsi alla oggettività dei segni rilevati dai propri sensi e strumenti. I prolissi e aleatori racconti dei malati venivano considerati molto spesso inutili o comunque meno utili dell'esame obiettivo: due minuti ben spesi a esaminare il malato valevano più di due ore passate ad ascoltarlo. Nel primo Novecento la prassi clinica d'avanguardia minaccia di mutare ulteriormente: una radioscopia del torace ben fatta e un bell'esame dell'espettorato «arricchito» valgono, per la diagnosi di tubercolosi polmonare, molto più di un'anamnesi ricca di esperienze personali variamente vissute e molto più di un esame obiettivo ricco di rantoli, crepitii, soffi anforici.

La tubercolosi «d'ogni genere» – cioè polmonare ed extrapolmonare – è in aumento: nel quinquennio 1887-91 su mille morti

[223] Per notizie relative alla nascita della radiologia in Italia vedi G. Cosmacini (a cura di), *Albori della radiologia in Lombardia, 1896-1918. Scienza, istituzioni, cultura*, guida della mostra storica del XXX Congresso nazionale della Società italiana di radiologia e medicina nucleare, Milano, 7-12 giugno 1982, Agfa-Gevaert, Milano 1982; Id., *Röntgen*, Rizzoli, Milano 1984, p. 219.

[224] Reiser, *Lo stetoscopio*, cit., p. 227.

ne contiamo 78 per tubercolosi, che vent'anni dopo, nel quinquennio 1907-12, salgono a 81[225]. Dei tre flagelli endemici, la tubercolosi è il primo. L'acquisto del triste primato a spese di pellagra e malaria, mali tipici delle «due Italie», si accompagna alla perdita parziale del carattere di malattia del Nord, legata all'industrializzazione e alla sua area di sviluppo: nel triennio 1912-14 la tubercolosi tende a farsi fattore di unificazione morbosa del paese. Incremento e diffusione, di una malattia che dal 1887 al 1914 si insedia stabilmente ai primi posti tra le cause di morte, avvengono nonostante gli sforzi della Lega per la lotta contro il male, fondata da De Giovanni, nonostante la collasso*terapia* della tisi polmonare attuata da Forlanini, nonostante la *profilassi* mediante «vaccinazione antitubercolare» o «immunizzazione passiva» tentata da Maragliano.

La clinica non ha grande potere di controllo, anche se batteriologia e radiologia assicurano diagnosi precise e tempestive. Più che dal *trionfo della medicina*, c'è da aspettarsi che l'inversione di tendenza, cioè una diminuzione della mortalità per tubercolosi, possa realizzarsi mediante l'elevazione degli standard di vita. Dalla fine del Settecento in poi la salute è migliorata, dove e quando è migliorata, non tanto per i progressi della medicina, quanto per una maggiore e migliore alimentazione e per condizioni abitative più umane.

Il fattore decisivo della vittoria su malattie, come quelle infettive, che si trasmettono attraverso l'aria, l'acqua, il cibo o altri mediatori, è – oltre al fattore *naturale* della selezione del più forte – il fattore *sociale* del controllo igienico dell'ambiente. Contro una malattia come la tubercolosi, che decima le generazioni in età riproduttiva o pre-riproduttiva, trovando nella manodopera femminile e minorile inurbata per l'industria i soggetti «predisposti» ad ammalare, la selezione naturale è un meccanismo di difesa della *specie* inesorabilmente efficace, che può portare a un irrobustimento delle generazioni successive. Ma un meccanismo di difesa della *società* altrettanto efficace, anche se non altrettanto inesorabilmente ap-

[225] A. Niceforo, *Le leggi storiche della mortalità per tubercolosi secondo le statistiche italiane delle cause di morte*, in L. Devoto (diretto da), *Trattato della tubercolosi*, vol. I, Vallardi, Milano 1931, p. 78.

plicato, è l'irrobustimento di queste stesse generazioni attraverso il risanamento delle loro condizioni di vita e di lavoro.

Anche se sprovvista di grande potere, la clinica tra Ottocento e Novecento ha un grande merito. La batteriologia è venuta a spostare l'interesse medico dal malato come essere concreto al malato come astratta entità capace di rendere manifeste forme morbose esistenti per se stesse, quali le malattie dovute a quell'*ens morbi* che è l'agente batterico; la radiologia è venuta a inserire tra medico e malato un apparato tecnologico-strumentale complesso e distanziatore. Ebbene la clinica di De Giovanni, dimostrando l'importanza della «costituzione» organica nel contrarre la tubercolosi o nel difendersi da essa, e la clinica di Maragliano, dimostrando che la difesa contro il bacillo di Koch è maggiore negli organismi preparati con «tubercolina» o protetti con «antitossine», portano da un lato a concepire di nuovo la malattia come il risultato unitario di più fattori – endogeni ed esogeni, biologici e ambientali – che riportano l'interesse medico sul malato e sul suo modo di vivere nell'ambiente che lo circonda. D'altro lato la tisiologia di questi stessi clinici, con la clinica di Devoto che guarda alla tubercolosi come malattia «professionale» e «sociale», riafferma, proprio in un periodo storico di grande crescita *tecnologica*, il primato in medicina di una visione *antropologico-sociale*.

In quest'ottica, ogni strumento o apparato scientifico-tecnico di recente acquisto viene preservato dal rischio di far aumentare la distanza tra medico e paziente inserendo tra i due un *trait d'union* tecnologico che diventi un diaframma. Tra gli «atteggiamenti *negativi* generali» legati allo svolgersi della medicina in un contesto tecnologico di crescente complessità non c'è ancora, nella grande maggioranza dei medici grandi e piccoli, una «scarsa sensibilità per la patologia della comunità o di ambiente». Nel bilancio tra passato e futuro, il contributo che la medicina dell'Ottocento ha recato e che la medicina del Novecento si propone di recare al configurarsi del volto della società moderna è ancora tutto in favore di «quell'essere per la vita nella sua pienezza – contro la morte, la malattia, la fame, la povertà – che rappresenta uno degli elementi più *positivi* della dinamica sociale del nostro tempo»[226].

[226] *La formazione del medico in una società che cambia*, in «Quaderni della Fondazione Smith Kline», 2, 1980, p. 14.

II

Tra pace e guerre: la prima metà del Novecento

1. *Le «magnifiche sorti e progressive» e la triplice endemia*

«Scienza e umanità»: non era questo un binomio di facciata, ma una vera e propria parola d'ordine che alle soglie del Novecento coinvolgeva la medicina nelle persone di molti suoi rappresentanti. In un clima culturale che, sulla scorta delle conquiste medico-scientifiche del tardo Ottocento (soprattutto nel campo della microbiologia), veniva sempre più celebrando la scienza e la tecnica, risaltavano figure di medici la cui identità professionale era fortemente connotata da valori integrativi di umanitarismo, di filantropia, di apostolato laico, di impegno etico-sociale.

Il nuovo secolo si apriva con la promessa di una igiene applicata alla sanità pubblica e di una tecnologia diagnostica e terapeutica destinate a risplendere *Excelsior!*, come vaticinava un famoso ballo che celebrava il trionfo della luce della scienza sulle forze buie dell'oscurantismo e che ripeteva nel titolo una poesia di Longfellow, voce genuina ottimistica degli Stati Uniti d'America, futuri protagonisti sulla scena mondiale anche nel campo medico-scientifico. Agli inizi del Novecento era comunque ancora il Vecchio Continente, in particolare la Mitteleuropa, a produrre i maggiori avanzamenti nei campi della diagnosi, della profilassi, della terapia: nel 1901 i primissimi premi Nobel[1] toccava-

[1] La Fondazione Nobel fu istituita per legato testamentario di Alfred Nobel (1833-1896), capo di un impero industriale e creatore nel 1867 della «dinamite» (miscela di nitroglicerina e farina fossile), l'esplosivo che aveva rivoluzionato il lavoro in miniera e l'apertura di gallerie. Dal 1901 la Fondazione eroga premi annuali a scienziati benemeriti nei campi della fisica, della chimica, della medicina e fisiologia, nonché a personalità impegnate a favore della pace nel mondo.

no a Wilhelm Conrad Röntgen, scopritore dei raggi X, e a Emil von Behring, inventore del siero antidifterico.

Il nuovo secolo si apriva anche con la fiducia che la medicina, incorporando una sempre maggior dose di scienza – fisica, chimica, biologica, microbiologica –, sarebbe stata in grado di raggiungere uno statuto di massima scientificità con una messe sempre più cospicua di ricadute tecnopratiche a vantaggio dell'uomo; e sembrava definitivamente acquisita la figura ideale, qua e là realizzata, di un medico scientificamente preparato, tecnicamente agguerrito, umanamente partecipe, civilmente impegnato, schierato stabilmente a favore della vita nella sua pienezza, contro la morte, la malattia, la fame, la povertà, lo sfruttamento, il dominio incontrollato dell'uomo sull'uomo.

Tuttavia «chi cerchi di ricostruire oggi la figura del grande sanitario negli anni a cavallo tra la fine dell'Ottocento e il principio del Novecento si troverà di fronte a un tenore. Seduto al letto del malato in severo abito scuro, nel reverente silenzio d'attesa che si forma intorno a lui, il medico illustre compie la sua visita», scrive non senza ironia il più illustre dei successori di un tale sanitario emblematico.

La visita è lunga, diligente. Il medico interroga il malato, i parenti, coloro che lo assistono, i colleghi meno celebri che lo hanno avuto in cura prima di lui. Le sue mani corrono su quel corpo alla ricerca di un male che non si vede. E infine la visita è finita e il grande medico lancia l'acuto, il *do*, la nota dove gli altri non arrivano: con i pochi elementi a sua disposizione, egli ha fatto la diagnosi e la annuncia, esatta al novantanove per cento dei casi. L'ha fatta grazie al suo occhio clinico, una specie di misteriosa facoltà divinatoria, un sesto senso che va al di là delle stesse cognizioni scientifiche. Una dote suprema, il fiore, il nastro all'abito di gran gala. Come il *do* del grande tenore, che ha tutte le altre note in gola, ma si eleva in grazie specialmente di quell'acuto limpido e apparentemente sovrannaturale[2].

La pratica esercitata da questa *aristocrazia medica* – l'aristocrazia dal quasi sovrannaturale occhio clinico – ha acquisito la propria

[2] Rievocazione del professor Cesare Frugoni, pubblicata in «Oggi», 17, 1961, p. 26. Vedi anche Id., *Ricordi e incontri*, Mondadori, Milano 1974, p. 172.

peculiare fisionomia in quei *centri di selezione e di astrazione* che sono le cliniche universitarie, dove i malati sono prescelti a scopo didattico e di ricerca e dove la casistica morbosa diventa tipologia, nosologia; oppure nei consulti, dove la casistica è sfoltita in base ad altri criteri di selezione. La pratica degli allievi, divenuti medici e migrati dai centri del sapere in quei *luoghi di assemblaggio e di periferia* che sono le condotte, i cascinali, i quartieri, è diversa. «Uscito dalla scuola e balestrato in una povera condotta di campagna», riconosce con lodevole autocritica Murri, «conobbi presto quanto pochi de' miei maestri mi erano stati benefici»[3].

La pratica di questi medici, nelle loro «ambulanze» o in seno alle famiglie dei loro assistiti, si esercita dove la sola selezione è una patologica disuguaglianza, che fa scontare in termini di «scorrettezze» della natura tutta una serie di insufficienze che sono in gran parte «sregolatezze» della società. In tali contesti umani, dalla seconda metà dell'Ottocento in poi, il medico ha svolto un'importante azione di rapporto interumano anche in funzione sociale. Tutta una manualistica di «galatei», opuscoli deontologici sui doveri e la morale del medico, batte questo tasto[4]. Il medico svolge il suo ruolo di «curante»; «né i doveri suoi, ancorché molti e gravi, si restringono al piccolo cerchio di un malato».

Il rapporto interumano tra il medico e il singolo paziente si prolunga nel rapporto interumano tra il medico e la pluralità degli assistiti.

> L'esercizio di nostra professione ci mette a contatto con tanti mali e tante miserie sociali, che non dovrebbe aversi cuore per rimanervi insensibile, e non desiderare un governo libero che intenda davvero a sollevarli. Il medico si aggira e vive in mezzo al popolo, e pensa come il popolo; è depositario di suoi dolori e di sue speranze, ed anche a non volerlo diviene *democratico* d'indole[5].

[3] A. Murri, *Il medico pratico*, Zanichelli, Bologna 1914, p. 7.

[4] Vedi al riguardo M. Baldini, *Dai galatei medici al Codice deontologico*, in A. Pagni (a cura di), *Per una storia degli Ordini dei medici*, Fnoomm, Roma 1996, pp. 87-104.

[5] R. Maturi, *Galateo del medico*, Tip. Androsio, Napoli 1873, p. 15, corsivo mio.

Coesiste dunque una *democrazia medica* molto ampia ed estesa, che «non si insediò nelle cattedre, non vestì robboni ed ermellini, ma si propagò nelle più remote condotte di campagna, in quelle di città, e continuò la sua tradizione di onestà professionale negli Ordini dei medici [istituiti il 10 luglio 1910]»[6].

Tutto uno stuolo di medici pratici, condotti o di famiglia, ingaggiano battaglie contro malattie vecchie e nuove, individuali e sociali. Per essi non c'è discontinuità tra impegno tecnologico-clinico e impegno antropologico-sociale. La loro sintesi, in cui la patologia rimanda a una patogenesi complementare e ulteriore rispetto a quella biologica, è una sintesi fatta da medici impegnati su due fronti. Il medico non è solo un tecnico, curante la malattia biologica di questo e di quello, è anche un operatore sociale, che ha cura e si fa carico dei mali che minacciano tutti.

Al duplice impegno dà addirittura consacrazione la voce autorevole del poeta. Nel discorso *Ai medici condotti*, «pronunciato nell'aula di Augusto Murri» il 4 maggio 1908, Giovanni Pascoli dice: «Donde venite, o uomini? Venite da un mondo ben reale, o compagni miei! Venite da tutte le miserie umane, che voi cercate di prevenire, di curare, di lenire almeno». Il medico di famiglia è il medico della società. «[Voi] denunziate, con voce d'apostoli, i morbi che il vizio tramanda di generazione in generazione, e i morbi che il lavoro diffonde a tutta una classe di lavoratori. [Voi] collaborate a ogni riforma sociale»[7].

Il primo conflitto mondiale (1914-18), interrompendo un periodo di pace semisecolare, interferisce con questo modello di sviluppo, alterandone profondamente le condizioni. La Grande Guerra viene etichettata come l'«ultima epidemia», che chiude l'età delle epidemie sociali, aperta dalla peste del Trecento. Essa non è un evento biologico, però è caratterizzata da quegli aspetti di epidemicità e letalità che, nel Cinquecento – come abbiamo visto – ma anche dopo, facevano definire «peste» ogni malattia dif-

[6] C. Tumiati, *Vite singolari di grandi medici dell'800*, Vallecchi, Firenze 1952, p. 8.

[7] G. Pascoli, *Ai medici condotti*, nella Clinica di Sant'Orsola, discorso pronunciato nell'aula di Augusto Murri il 4 maggio 1908, Edizioni de «Il Giardino di Esculapio», Milano 1955, pp. 30 e 36.

fusa su scala molto vasta e clinicamente assai grave. Come la peste, infatti,

la guerra, divoratrice di vite, ha in ogni tempo recato più o meno profonde modificazioni nell'equilibrio demografico dei popoli travolti nel suo lugubre giuoco. Stragi di combattenti, epidemie negli eserciti e, da questi propagate, nelle popolazioni civili, carestia e fame, devastazione di ampi territori, oppressione o fuga dei loro abitanti, disgregazione delle famiglie, impedimento a nuove nozze[8].

Nel secondo decennio di un secolo – il XX – vaticinato come il secolo della scienza luminosa e trionfante, l'umanità fa dunque ritorno ai lontani secoli della ragione buia?

La popolazione italiana si era andata regolarmente sviluppando attraverso mezzo secolo di pace: lievi, e quasi trascurabili, erano state le ripercussioni demografiche delle campagne coloniali d'Eritrea e di Libia. Negli ultimi decenni anteriori alla guerra europea, la frequenza delle morti era andata diminuendo; meno rapidamente era diminuita la frequenza delle nascite, onde l'aumento naturale della popolazione era divenuto mano mano più celere[9].

La guerra tutto stravolge. «I primi sicuri danni della guerra alla salute pubblica [sono] la meningite cerebro-spinale epidemica, l'encefalite epidemica ed altre malattie infettive [...], favorite dai rapidi e continui spostamenti di uomini da regione a regione». «La mobilitazione palese, intensificando i movimenti militari, accresce il rischio della propagazione dei contagi; e le necessità ineluttabili della guerra pongono sovente ostacolo a provvedimenti profilattici. Fin dai primi mesi di lotta, si insinua il germe del colera tra le fila dei nostri combattenti; le infezioni tifiche imperversano». Il peggioramento del tenore di vita «si rivela, all'accurata analisi delle statistiche, in un lento e progressivo aumento della mortalità per molte malattie, cui gli organismi indeboliti oppongono minore resistenza». Nell'esercito, definito anche «fabbrica della tisi», «si va sempre più diffondendo la malaria»; pure nel pae-

[8] G. Mortara, *La salute pubblica in Italia durante e dopo la guerra*, Laterza, Bari 1925, p. 1.
[9] Ivi, p. 2.

se «le infezioni malariche riguadagnano celermente il terreno perduto durante gli ultimi anni di pace». «Dal novembre 1917 al novembre 1918 trascorre un anno di inenarrabili miserie [...]. Molte decine di migliaia di tubercolotici rimangono testimonianze viventi degli orrori di quell'anno di servitù». «Nell'estate, con incredibile celerità, si propaga da un capo all'altro della penisola la violentissima epidemia di influenza» – la «spagnola», detta dai tedeschi, specialisti in *Blitz*, «catarro lampo» – «che poi, in pochi mesi, miete fra le genti indebolite da tre anni di privazioni, 600.000 vittime», esattamente quante ne falcidia la guerra. La giornata di Vittorio Veneto, seguita dalla forzata immigrazione di prigionieri nemici, è seguita anche dalla «epidemia di tifo petecchiale che soprattutto fra i prigionieri stessi ha scelto le sue vittime, nel 1919», e dalla «intensa epidemia di vaiolo del 1919-20». Il bilancio demografico complessivo è «un eccesso di circa 1.200.000 morti e un disavanzo di circa 1.500.000 nascite»[10].

È il bilancio fallimentare di una civiltà travolta nel crollo della propria ideologia del benessere garantito. La medicina ha mancato l'obiettivo della difesa dell'umanità dalla maggiore tra le cause moderne di «gran morìa»? Il fatto che nessuno – o pochissimi – tra i protagonisti della medicina, pur in un periodo storico nel quale la preservazione della salute collettiva era scopo ancora ben presente alla coscienza professionale, si sia posto il problema della prevenzione di una tra le più micidiali pandemie della storia delle società umane, deve far riflettere sull'effettiva coerenza di una scienza medica che, nel mentre si professa al servizio della vita, rifiuti di accamparsi e si dichiari *neutrale*.

Se l'ideologia e la politica al potere portano seco, o non contrastano efficacemente, una calamità sociale e biologica come la guerra, la medicina, se non vuol essere un modo del potere, deve esercitare una critica coraggiosa del calamitoso contesto ideologico-politico. Questa critica coraggiosa è stata esercitata, nell'Italia prebellica, da una ristretta avanguardia di medici, tanto respon-

[10] Ivi, pp. 513-16. Sull'«esercito, fabbrica della tisi», vedi T. Detti, *Stato, guerra e tubercolosi (1915-1922)*, in R. Romano, C. Vivanti (a cura di), *Storia d'Italia. Annali*, vol. VII, *Malattia e medicina*, a cura di F. Della Peruta, Einaudi, Torino 1984, pp. 891 sgg. Sulla definizione di «catarro lampo» data alla «spagnola» vedi R. Collier, *La malattia che atterrì il mondo*, traduzione di M.L. Righi, G. Castoldi, Mursia, Milano 1980, p. 13.

sabile quanto minoritaria, vessillifera dell'impegno complementare di cui s'è detto. In tale complementarietà o completamento, che dalle scienze della natura – fisica, chimica, biologia – porta naturalisticamente a un'antropologia medica dove il somatico si fa «umano» e l'umano «sociale», l'uomo malato non è *ridotto* al corpo malato e questo non è *scomposto* nei suoi organi, sani o malati che siano. Riduzionismo e frammentazione sono rischi striscianti, ma avvertiti e controllati. L'organo malato rimanda all'individuo malato e l'individuo malato al suo ambiente, alle sue condizioni materiali, mentali, sociali di esistenza. Queste condizioni, con il genotipo che tipizza ereditariamente l'individuo, determinano il fenotipo morboso del paziente, caratterizzano la sua malattia, dettano le condizioni per il ricupero della sua salute, indicano la via da seguire per la difesa della salute dei suoi simili anche dalle insidie e dalle complicanze della guerra.

Nel dopoguerra, come si arresta l'evoluzione demografica del paese, così lo sviluppo medico, seguendo passivamente o di rincalzo l'andamento ventennale delle politiche sociali, si immette prevalentemente nell'alveo tecnologico, dove continua a scorrere l'ideologia ottocentesca, leopardiana, delle «magnifiche sorti e progressive»[11] della scienza e della tecnica.

Il medico di fine Ottocento era un tecnico della salute il cui strumentario comprendeva: «l'*oriuolo* coi minuti secondi, il *termometro* per uso clinico, l'*abbassatore della lingua*, lo *stetoscopio*, il *plessimetro*, e il piccolo *laringoscopio*. Vi sono poi casi dove si richiede lo *specillo*, e per cura piuttosto che per diagnosi ora una *lanciuola* pel salasso, ora un *apriascesso* ed ora una *siringa* per iniezioni ipodermiche»[12].

La tecnologia medica si è dunque fatta complessa. L'oriuolo «conta» il polso, il termometro «misura» la quantità della febbre. Dalla scoperta degli agenti infettivi in poi, la febbre non è più una «materia febbrile», una *sostanza*, un'entità morbosa: è diventata un *fenomeno*, un epifenomeno dell'infezione, un sintomo della malattia. La qualificazione di quest'ultima prende avvio dalla quantifi-

[11] G. Leopardi, *La ginestra o il fiore del deserto* (1837), in Id., *Canti e prose scelte*, Mondadori, Milano 1937, p. 140.
[12] Maturi, *Galateo*, cit., p. 139.

cazione del sintomo, il procedimento diagnostico incomincia dalla termometria. Subito dopo, alla strumentazione «metrica» subentra quella «scopica». L'occhio clinico si è appropriato del malato e dei suoi contorni; l'«ispezione» si appropria delle sue singole parti corporee. Con la «palpazione», la vista si prolunga nel tatto; ma il sensorio del medico è già oltre questo doppio «senso clinico» originario. Il plessimetro, metrico nel nome, di fatto è strumento che vuol migliorare e standardizzare i suoni evocati dalla «percussione» digito-digitale (in un tempo epocale in cui *digit* non significa ancora «numero» e dove «digitale» non è ancora l'attributo di sofisticate analisi quantitative). Nell'itinerario medico verso la diagnosi domina incontrastato lo stetoscopio, che mette a disposizione del medico l'intera segnaletica degli organi endotoracici, polmoni e cuore (anche di quello del feto, nel ventre materno). Lo «sguardo nel torace» – questo il significato letterale di stetoscopia – ha reso più penetrante l'occhio clinico. La clinica è diventata veramente medicina *interna*. La medicina, da superficiale, è diventata profonda; e l'approfondimento è una maggiore approssimazione alla realtà, alla verità, all'esattezza.

Lo sguardo medico si è rivolto dentro: endoscopia. Così l'abbassatore della lingua e il laringoscopio permettono di osservare le prime vie digestive ed aeree, lo speculo vaginale si è evoluto nel colposcopio, l'otoscopio di Ménière e l'oftalmoscopio di Helmholtz hanno diretto lo sguardo verso le stesse sedi di formazione del sensorio. Il medico è insieme ginecologo, otorinolaringoiatra, oculista. Questi nomi, da aggettivi, incominciano a diventare sostantivi.

Il medico è anche chirurgo: di nome, perché «lavora con le mani», cioè opera, interviene; di fatto, per studi, preparazione, competenza, esperienza. Lo è a livello di piccola chirurgia, dove questa è compresa tra la «lanciuola» del salasso e l'«apri-ascesso». Ma lo è anche a livello di grande chirurgia, ospedaliera, dove egli è già un *medico speciale*, specialista, ed è ancora un *chirurgo generale*, che opera «tutto». Questo «tutto» peraltro, è un modo di dire. Anche se Francesco Durante (1884-1934), clinico chirurgo a Roma, ha per primo operato nel 1885 un tumore al cervello (meningioma) e un suo allievo, Guido Farina, ha operato nel 1896 sul cuore, ricucendo a dovere il ventricolo sinistro di un uomo con ferita da coltello penetrante nel petto, questi tipi d'interventi (limitata di fatto la chirurgia toracica alla pratica del pneumotorace artificiale e la neurochirurgia al sollevamento dei lembi cranici nelle fratture infossate o alla puntura decompressiva nei casi d'idrocefalo), restano eccezionali, statisticamente irrilevanti, pionieristici, «sperimentali».

Dopo le grandi conquiste ottocentesche dell'anestesia e dell'antisepsi, dopo il perfezionamento dell'emostasi, la chirurgia dell'apparato locomotore e la chirurgia addomino-pelvica sono state le sole, le prime a decollare. Il decollo, a più stadi, della chirurgia è stato segnato, nello scorrere del tempo, dai tempi di guerra. La guerra franco-prussiana del 1870, con le sue ferite da pallottole, ha convalidato l'antisepsi di Lister come mezzo risolutivo del problema infezione; la guerra mondiale del 1914-18, con le sue ferite da granate dirompenti (*shrapnel*), ha dimostrato la necessità di sostituire al trattamento conservativo e alla medicazione listeriana con acido fenico la resezione dei tessuti offesi (devitalizzati, necrotici) e l'irrigazione continua con ipoclorito di sodio e acido borico (soluzione di Dakin-Carrel).

A metà del cinquantennio di pace europea compreso tra queste due guerre, lo *status tecnico-pratico* della chirurgia in ospedale è press'a poco quello rievocato dal chirurgo romano Raffaele Bastianelli (1863-1961), che «all'inizio del secolo», quando aveva 36 anni d'età e 13 di laurea, «operava su un lettino provvisorio, mettendo sulla bocca del malato un tampone di garza su cui una suora versava per vecchia pratica il cloroformio dell'anestesia totale». Questa anestesia rudimentale e approssimativa aveva «conseguenze postoperatorie spesso fatali per il malato, a causa del frequente sopravvenire di complicazioni polmonari; non esisteva l'asepsi, ossia la possibilità di impedire il contatto di germi con l'ambiente chirurgico in via preventiva; in compenso l'antisepsi, ossia la disinfezione, causava irritazioni della pelle spesso serie, era rozza e, forse, nemmeno troppo praticata»[13].

Almeno fino al 1930, ricorderà vent'anni dopo ai colleghi un maestro di chirurgia, il chirurgo

> era venuto su nell'alone di quell'esibizionismo chirurgico della rapidità, che fu anche dei nostri vecchi e che, discendendo li rami, qual-

[13] Rievocazione da parte del professor Raffaele Bastianelli, pubblicata in «Oggi», 13, 1961, p. 28.

cuno di noi, e forse un po' anche chi vi parla, ha ancora conservato: fate presto, il che in parte era una necessità collegata ai pericoli derivanti dalle pessime anestesie cloroformiche, in parte scaturiva, dopo tanto secolare terrore dell'atto operatorio, dal desiderio di mostrare la trionfale capacità dominatrice del male[14].

Tuttavia «le camere di operazione», proseguirà la rievocazione da parte del maestro, andavano via via facendosi «templi silenziosi» dove la chiassosità ottocentesca gradatamente svaniva, mentre l'arte diventava tecnologia e la setticità cedeva il campo all'asepsi. Grazie all'antisepsi, la «ginecologia operatoria» si era già collocata con pari dignità accanto all'ostetricia. In questo campo Edoardo Porro (1842-1902), clinico ostetrico a Pavia e condirettore degli «Annali di Ostetricia, Ginecologia e Pediatria» (indicanti già nel titolo la perdurante condisciplinarità tardo-ottocentesca della medicina femminile e infantile), era stato colui che aveva dato inizio alla nuova era del taglio cesareo, ancora nell'Ottocento eseguito su donna morta per estrarre, *a caeso matris utero*, vivo il bambino. Su donna viva era ancora penalizzato da un'altissima mortalità postoperatoria; questa era stata abbattuta a partire dal 1876 grazie alla *tecnica demolitrice* di Porro, che aveva prevenuto le mortali complicanze della setticemia puerperale facendo seguire al taglio l'«amputazione utero-ovarica» asportante il «fomite d'infezione». Venticinque anni dopo, nel 1901, la casistica europea, cui Porro aveva dato il via e un alto contributo, contava oltre mille interventi, con una mortalità postoperatoria discesa al 24% per le madri e al 22% per i neonati. Già dai primi anni del secolo, tuttavia, il definitivo trionfo del metodo antisettico aveva incominciato a dare nuova fisionomia alla ginecologia operatoria, riabilitando la *tecnica conservatrice* con sutura dell'utero, merito precipuo di Luigi Mangiagalli (1849-1928)[15].

[14] Parole del professor Raffaele Paolucci di Valmaggiore all'assise congiunta del LIII Congresso della Società italiana di medicina interna e del LIV Congresso della Società italiana di chirurgia (Venezia, 1952), volume degli *Atti congressuali*, Pozzi, Roma 1953, pp. 8-9.

[15] La carriera di Mangiagalli ostetrico-ginecologo può essere divisa in cinque periodi: applicato alla Divisione gravide e bambini nell'Ospedale Maggiore e assistente nella Maternità di Santa Caterina alla Ruota (1874-82); cattedratico di ostetricia a Sassari e Catania (1882-88); dirigente del Comparto ostetrico-

L'operazione d'ernia è anch'essa una delle glorie chirurgiche dell'ultimo Ottocento, dovuta a Edoardo Bassini (1844-1924), clinico chirurgo a Padova, che con la propria *tecnica radicale* di sutura a strati e di rinforzo dei diversi piani anatomici della parte addominale ha ridotto quasi a zero le recidive postoperatorie. L'operazione – si scrive nel 1911 – «ogni anno guarisce migliaia di persone in Italia»[16].

Agli inizi del Novecento la chirurgia di routine di Bassini è più o meno quella degli altri maestri di chirurgia che operano negli ospedali clinicizzati, maestri tra i quali Antonio Carle (1854-1927), fondatore della scuola chirurgica torinese, è il più autorevole e prestigioso, che unisce teoria e pratica in una tecnica «metodica» d'alto livello e in un'attività clinica ad alto tasso di scientificità. Dopo numerosi viaggi di perfezionamento all'estero, dove sente soprattutto l'influsso di Theodor Billroth (1829-1894) caposcuola a Vienna e padre della chirurgia digestiva, egli è clinico chirurgo a Torino dal 1900. Padroneggiando l'anestesia e l'emostasi, affronta la grande chirurgia cavitaria e i non facili problemi delle anastomosi e delle resezioni viscerali. Con perizia pari all'avvedutezza, accumula un'imponente casistica d'interventi riusciti e di malati guariti[17].

Agli inizi del Novecento la chirurgia è anche quella dei tanti chirurghi minori che operano negli ospedali medi e piccoli, dove essa

ginecologico dell'Ospedale Maggiore, dopo lo scorporo della pediatria (1888-95); cattedratico di ostetricia a Pavia (1895-1902), succedendo ad Alessandro Cuzzi; direttore della Maternità milanese e dell'annessa Scuola di ostetricia, succedendo a Edoardo Porro, e infine direttore della Clinica ostetrico-ginecologica negli Istituti clinici di perfezionamento (1903-25). Le tappe curricolari di Mangiagalli sono anche le tappe evolutive dell'ostetricia-ginecologia in cinquant'anni di storia. Mangiagalli fu clinico di alto livello professionale; il suo livello scientifico, anch'esso elevato, fu raggiunto più in base al lavoro di corsia e di sala operatoria che in base alla ricerca sperimentale.

[16] B. Grassi, *I progressi della biologia e delle sue applicazioni pratiche, conseguiti in Italia nell'ultimo cinquantennio*, in AA.VV., *Cinquant'anni di storia italiana. 1860-1910*, vol. III, Hoepli, Milano 1911, p. 76.

[17] Sulla figura magistrale di Carle vedi A. Pochettino *et al.*, *In onore di Antonio Carle. Nel XXX anno di insegnamento: 11 maggio 1925*, Tip. Sociale Torinese, Torino 1925; O. Uffreduzzi, *Antonio Carle (1854-1927)*, commemorazione letta alla Reale Accademia di medicina di Torino, a. XCI, giugno-novembre 1928.

è in grado finalmente, dopo secoli, di giovare su larga scala e in modo spettacolare non soltanto ai portatori d'ernia – gli «allargati» di medioevale o rinascimentale memoria –, ma anche ai portatori di vescica «intasata» – siano essi gli antichi «pietranti» o i moderni «prostatici» – e ai portatori di alvo occluso, «costipati» incoercibili. Riuscire, senza più incorrere nel pericolo di complicanze mortali, a ovviare all'occlusione intestinale mediante un definitivo ano chirurgico (colostomia) o alla ritenzione vescicale d'urina mediante una provvisoria finestra sovrapubica (cistostomia), significa salvare molte vite, o consentire molte sopravvivenze, e aver vinto o almeno stipulato un armistizio con malattie secolari, antiche come l'uomo che mangia e che beve, e che soffre di ogni causa ostruente le proprie vie di evacuazione.

In Italia, antica terra di empirici frangipietra o «litotomi» e di chirurghi cavatori dei calcoli di vescica mediante «taglio delle parti di sotto» (incisione del perineo), padre della moderna chirurgia urologica è Giorgio Nicolich (1852-1925)[18] nell'Ospedale civico di Trieste. Più che di una priorità in Italia, si tratta della riproduzione in Austria – Trieste era ancora città periferica dell'Impero asburgico – di un modello di specializzazione già consolidatosi a Vienna: un modello sviluppato poi dal successore di Nicolich, Carlo Ravasini (1874-1959), primo superspecialista della chirurgia pelvica (prostatica) quale complemento della chirurgia addominale (renale).

Con la chirurgia addomino-pelvica è decollata la chirurgia degli arti, promossa in Italia da Pietro Panzeri (1849-1901) e Alessandro Codivilla (1861-1912), presso l'Istituto ortopedico bolognese intitolato nel 1900 alla memoria di Francesco Rizzoli (1809-1880), il chirurgo che lo aveva fondato e avviato alla cura delle «malattie dell'apparato locomotore». Piedi torti, ginocchi valghi o vari, lussazioni d'anca, paralisi infantili, tare eredoluetiche, gibbi cifoscoliotici, collitorti, non sono più la multipatologia di storpi e deformi, affollanti nel Medioevo le vie della salvezza verso i grandi santuari e in età moderna i luoghi della questua e della disgrazia nelle città. Anche le due grandi piaghe sociali della tuber-

[18] *Un grande urologo italiano: Giorgio Nicolich (1851-1925)*, in «Acta Medica Italica», III, 2, 1937, p. 50.

colosi ossea e del rachitismo non sono più le scadenze incurabili di un triste destino[19].

La specializzazione ortopedica è andata di pari passo con l'evoluzione della *orthòs-paidèia* da «arte di raddrizzare i bambini deformi» a «chirurgia dell'apparato di movimento», iniziando a spossessare stecche e bendaggi, ammodernando i presidi degli antichi «conciaossa» e appropriandosi con nuova efficienza della traumatologia di guerra e di pace. L'aumento del traffico delle carrozze a cavalli e poi delle prime automobili ha accresciuto il numero degli incidenti stradali. Alle soglie della moderna civiltà delle macchine – dove scienza, tecnica, industria, progresso e profitto sono categorie tra loro continue e al tempo stesso dialettiche – il chirurgo generale, evoluto in specialista ortopedico-traumatologo, resta il «medico socratico da porre a esempio fra quelli che innalzano e migliorano e raffermano il senso della vita»[20].

Restando ancorato a questo senso della vita, che percepisce quest'ultima come coppia di valenze opposte – salute e malattia – coinvolgenti nella tutela della prima e nella lotta alla seconda, il medico che si inoltra nel Novecento bilancia con una perdurante vocazione antropologica l'ulteriormente accresciuta tecnologia del mestiere. È una tecnologia fatta anche di rilevazioni sfigmomanometriche, di analisi chimiche, batteriologiche, microscopiche, di radioscopie e radiografie.

Scipione Riva-Rocci, aiuto di Forlanini a Torino e seguace dei criteri meccanicistici del suo maestro, ha messo a punto *Un nuovo sfigmomanometro* – tale il titolo della sua comunicazione del 10

[19] Il rachitismo – avitaminosi D – insorgeva nei bambini in tenera età quando l'allattamento era deficitario oppure era scarsa l'esposizione alla luce del sole a causa del degrado abitativo, triste realtà sia nelle «soffitte» di Milano sia nei «bassi» di Napoli. La vitamina D antirachitica proviene infatti soprattutto dal latte o può essere sintetizzata dall'organismo per attivazione della provitamina presente nella pelle da parte dei raggi ultravioletti della luce solare. La malattia colpiva maschi e femmine; ma per le donne che sopravvivevano al male, questo costituiva una tara ancor maggiore, dal momento che esse, nella gravidanza e nel parto, erano destinate a subire le dolorose, spesso fatali conseguenze e complicanze della malattia, nella fattispecie le deformazioni rachitiche della pelvi, le «strettoie del bacino accartocciato». Paladino della lotta contro il rachitismo fu, a Milano, il medico Gaetano Pini (1846-1887).

[20] La frase, di Riccardo Bacchelli, è riportata da Tumiati, *Vite singolari*, cit., p. 92.

dicembre 1896 – che permette a ogni medico di misurare la pressione arteriosa con sufficiente precisione e senza molestia per il paziente. *Una nuova malattia*, l'ipertensione, viene a far parte della nosografia e intraprende il suo cammino secolare. Lo strumento che la misura non è ancora portatile. Trasportabili nella valigetta del medico sono invece altri strumenti metrici: il densimetro per l'urina, il colorimetro per l'emoglobina del sangue, la camera di conta per il conteggio dei globuli rossi e bianchi. Nella valigetta ci sono anche la lampada a spirito, le boccette per i reattivi, le provette per i prelievi. Appositi *nécessaires*, completi di tutto, sono pubblicizzati sugli inserti delle riviste mediche.

Non manca sugli inserti e nell'ambulatorio di molti medici, ma soprattutto nei «gabinetti d'analisi» degli ospedali e delle cliniche (dove imperano quei «clinici di laboratorio» che oggi sono detti patologi clinici), l'immancabile *microscopio* di marca tedesca (Zeiss o Koristka) col suo stativo con base a ferro di cavallo che sostiene una colonna verticale a circa metà della quale è applicata ad angolo retto una piastra metallica annerita, forata nel centro. È il tavolino porta-oggetti su cui si muove dall'alto il tubo portalenti incorporante la parte ottica dello strumento con oculare, obiettivo e vite micrometrica per fochettare.

Una realtà già consolidata alle soglie degli anni Venti è anche la *radiologia*, disciplina ormai autonoma, definita attraverso successive messe a fuoco della sua immagine e attraverso progressive messe a punto del suo complesso di conoscenze ed esperienze. Fra tali esperienze hanno figurato anche quelle, dolorose e drammatiche, delle prime radiolesioni, inizianti con l'evidenza, in medici e infermieri, di eritemi cutanei. Questi eritemi, per la loro somiglianza con quelli solari, avevano dapprima suggerito l'ipotesi che i raggi X fossero presenti in buona dose nella luce del sole e ne condividessero i benefici effetti. Ma la successiva evoluzione in piaghe degli eritemi, associata a fenomeni che nulla avevano in comune con i benefici del sole, hanno in seguito spinto i radiologi a temere più l'azione biologica dei nuovi raggi che non le scariche dell'alta tensione con cui questi venivano prodotti.

La nozione che l'azione biologica dei raggi X, come poteva nuocere, così poteva giovare distruggendo tessuti non sani, ma malati, ha portato alla nascita della radioterapia, specialmente del cancro. Lo iato di tempo intercorrente tra questa nascita e quella della primogenita radiodiagnostica è stato breve. A Milano, nell'Ospedale Maggiore, una sezione «elettrojatrica con compiti di radiografia» ha incominciato a funzionare nel 1903, mentre una sezione «foto-radioterapica» specializzata in «cure radianti» ha incominciato a funzionare nel 1908[21].

Nei primi vent'anni del Novecento si assiste così all'emergere della radiologia come *corpus* di teorie e di pratiche che ha acquistato scientificità, operatività, autonomia, autocoscienza e importanza sociale. Codice di tale multipla acquisizione sono gli atti del I Congresso nazionale della Società italiana di radiologia medica (Milano, 12-14 ottobre 1913), aperti dal discorso inaugurale di Augusto Righi, maggior scienziato italiano nel campo della fisica e simbolo della neonata società medica in veste di suo presidente onorario. Egli quasi incarna il «peccato originale» della radiologia: essere la scoperta non di un medico, ma di un fisico, per una comunità non di tecnici, ma di medici. L'interna, e ancora odierna aporia tra radiologia *tecnologica*, manipolatrice e analitica, e radiologia *antropologica*, clinica e ricompositiva, ha dunque radici lontane. I radiologi dei primi vent'anni del Novecento, alcuni dei quali maestri delle generazioni successive, se avvertirono quell'interno divario, lo vissero non come scelta tra l'una o l'altra anima della disciplina, ma come confronto produttivo e, al limite, come intima e armonica unione, retaggio dei medici futuri.

Dei medici futuri: nel 1920, in un saggio recante questo titolo, presentando sulle pagine del «Policlinico» – rivista medica a maggior diffusione in Italia – il libro *The Future of Medicine* (Londra 1919) del medico inglese James Mackenzie, la penna magistrale di Murri fa il punto della situazione. Non lesina un elogio agli «analisti», patologo, batteriologo, chimico, radiologo: «quanto più il medico pratico sa rifugiarsi sotto l'autorità di questi scienziati, tanta più stima egli gode di saper adempiere altamente l'ufficio suo. Fu in gran parte da questo concetto che nacquero gli specialisti»[22].

Proliferano le specialità. Nate e cresciute nel corso dell'Ottocento, secolo in cui mogli e figli o, più in generale, donne e bambi-

[21] Cfr. G. Cosmacini, *Albori della radiologia alla «Ca' Granda» e a Milano*, in «La Ca' Granda», XXIII, 3, 1982, pp. 6 e 9.

[22] A. Murri, *Dei medici futuri*, in «Il Policlinico», sezione medica, 1920, p. 2, estr.

ni si sono gradualmente affrancati dalla «indifferenza» maritale, genitoriale, sociale e anche medica nei loro confronti, le specialità gemelle del sesso debole e della debole età, cioè ostetricia-ginecologia e pediatria (non esistendo la geriatria perché i vecchi erano pochi), sono state dovunque recepite dalle istituzioni, contemplate negli insegnamenti universitari, assestate nei reparti ospedalieri.

Altrettanto lo sono state una *specialità d'organo* come l'oculistica (su cui viene a modellarsi l'otorinolaringoiatria) e una *specialità d'apparato* come la dermatologia, entrambe con una lunga tradizione alle spalle: l'oculistica ha alle spalle il suo passato di «oftalmoiatria» (della cataratta, delle fistole lacrimali, dell'endemico tracoma e delle sue complicanze); la dermatologia ha alle spalle il suo passato di «medicina esterna» delle malattie cutanee e veneree. L'applicarsi alla più grave e diffusa di queste ultime, la sifilide, ha fatto della dermatologia una «sifiloiatria» che è il prototipo delle *specialità di malattia*, tra le quali vengono a inserirsi tisiologia e malariologia.

Istituzionalizzata nelle facoltà universitarie e nelle divisioni ospedaliere è anche quella specialità *sui generis* che è la neuropsichiatria, clinica del corpo e della mente con radici nell'«unità psicofisica» dell'uomo, nata per un verso dalla biologizzazione della psiche, per altro verso dallo scorporo dalle malattie somatiche delle malattie del sistema nervoso, cioè dalla separazione dai malati in *genere* non solo dei malati della *specie* mentale, ma anche dei malati neurologici.

Però in campo neuropsichiatrico, nel primo Novecento, la malattia mentale è non solo o non tanto un fatto da curare e prevenire risanandone le condizioni o precondizioni organiche. La questione del malato di mente non è vista in modo così riduttivo, è inquadrata in un ambito di cause e concause più ampio. La neuropsichiatria, ancor più della clinica medica generale da cui trae origine, è dotata di una sua propria specificità, non riducibile alle sole basi biologiche: essa ha diritto più che mai a un suo peculiare livello, dove il biologico si incontra e si media con il sociale. Proprio questa specificità di livello preserva la nuova «specialità» dal rischio che la specificità di campo possa avviarla sulla china dello specialismo. Con questa garanzia epistemologica, la neuropsichiatria potrà essere disciplina relativamente autonoma, in grado di attraversare ed esplorare il suo proprio universo biologico senza mai perdere di vista il punto cardinale antropologico-sociale al quale fare riferimento.

Murri scrive che la specializzazione è un bene necessario, purché non degeneri in specialismo. Non sono le specialità basate sul metodo clinico quelle che preoccupano un clinico come lui. Le specialità che corrono il rischio dello specialismo sono le specialità analitiche, coltivate nei gabinetti d'analisi, *specialità di metodo* o tecniche, basate su un metodo diverso dal metodo sintetico proprio del clinico, su una tecnica che è diversa dalla murriana «tecnica del giudizio». Egli pensa che la tecnologia è un bene necessario, purché non degeneri in abuso e disuso della tecnica o non subisca l'enfasi del tecnicismo.

Riporta un passo di Mackenzie: «Io sono convinto che il concetto dello specialismo oggi dominante è erroneo [...], esso tende ad ottenebrare l'intelligenza in un nuvolo di minutezze»[23]. A commento, scrive:

> Oggi l'infermo ci si presenta già provvisto d'una lastra radiografica, d'un'analisi del contenuto gastrico o dell'orina, sa già se nel suo escreato esistano o manchino i bacilli della tubercolosi, se nel sangue [...] si riscontri la reazione di Wassermann [...]. Non passa giorno che non capiti un malato, [...] cui il radiologo ha assicurato che lo stomaco suo non è malato [...]. I più colti fra i radiologi sono anche i più sobri nel concludere, ma, pur troppo, non mancano coloro che si vantano di esser specialisti e che profittano della comune incapacità del malato di anteporre il valore d'una buona ragione scientifica al valore d'un fenomeno fisico[24].

La specializzazione è un bene necessario, purché non comporti la scomparsa del medico generale. Disceso dalla cattedra (da un quinquennio), Murri scende ancora in campo «per rivendicare al medico comune la sua dignità di osservatore e per rendere possibile ad esso di esplicare l'opera sua benefica per l'ammalato». Con Mackenzie, convinto da tutta una vita che la medicina non è solo scienza o tecnica ma è di più, «rivendica l'importanza del medico di famiglia»[25].

[23] Il passo di Mackenzie è riportato ivi, p. 9.
[24] Ivi, pp. 2-3 e 8.
[25] Ivi, pp. 7 e 4.

Non propone anacronistici ritorni. Non si tratta di tornare indietro, a un passato ormai superato, di tornare «ai tempi miei» quando, scrive ancora,

il medico condotto era ancora un pover'uomo, che per poche decine di lire al mese doveva saper tutto, far due ore di montagna sopra un mulo per eseguire un salasso o per assistere invece una partoriente in un misero tugurio, ma nello stesso tempo saper distinguere i più intricati aggrovigliamenti di fatti dinanzi a un malato di cervello o ad una febbre di mesi[26].

Si tratta invece di evitare i rischi dell'analisi fine a se stessa, della parcellizzazione della persona sana o malata, della spersonalizzazione del paziente, dell'espropriazione della sua personalità. Si deve evitare il pericolo di dissolvere il suo problema clinico e umano nell'anzidetto «nuvolo di minutezze». La vera scienza, in medicina, è una intelligenza che sappia unire e armonizzare la *tecnologia* medica e l'*antropologia* del rapporto medico/paziente, che si sforzi di produrre salute e benessere nei luoghi della malattia e del malessere: «lì fra voi è un infelice, che ha fiducia in voi e che vi affida tutto se stesso; c'è un solo giudice, ma incorruttibile: la coscienza vostra»[27]. Sarà questo il *medico futuro*: un medico ricco di coscienza e di un'«intelligenza, che sia adattata alle cose. Chi non la possiede rinunci a fare il medico»[28].

Il tentativo compiuto dalla classe medica, nei primi cinquant'anni dell'Italia unita, di guidare con un'organica medicina sociale il risorgimento sanitario del paese è rispecchiato sotto l'aspetto professionale dal pensiero e dall'azione propri dell'associazionismo medico, evoluto dall'Associazione medica italiana, nata nel 1862, ai già menzionati Ordini provinciali dei medici, farmacisti e veterinari[29]. Sotto l'aspetto medico-biologico è rispecchiato dal consuntivo che nel 1911 Battista Grassi, trasformato

[26] Il passo di Murri è riportato da A. Spallicci, *Augusto Murri e il suo metodo d'indagine clinica*, Mondadori, Milano 1944, p. 66.

[27] Ivi, p. 65.

[28] Murri, *Dei medici futuri*, cit., p. 35.

[29] Vedi al riguardo M. Soresina, *L'associazionismo dei medici dall'Ottocento al fascismo*, in Pagni (a cura di), *Per una storia degli Ordini dei medici*, cit., pp. 45-61.

per l'occasione da malariologo in storiografo, ha compiuto sui *Progressi della biologia e delle sue applicazioni pratiche, conseguite in Italia nell'ultimo cinquantennio* (Milano 1911)[30]. Il bilancio, positivo, va confrontato con le non poche contraddizioni che, sotto l'aspetto ideologico-organizzativo, la professione medica è venuta accumulando negli anni dell'accelerata industrializzazione del paese e che, all'impatto con le rovine della guerra e con la disastrata realtà socio-sanitaria postbellica, vengono, come si suol dire, al pettine della storia.

Il confronto è anzitutto quello con la *triplice endemia*, con le tre presenze morbose che vengono da lontano nel tempo e che appartengono all'archeologia patologica del nostro paese. È un confronto che si basa, a un tempo, sulle leggi e sugli organi dello Stato, sulla vocazione scientifico-umanitaria della classe medica, sull'autocoscienza sociale e sanitaria della classe lavoratrice, premessa necessaria di ogni riscatto.

Per quanto attiene alla malaria, lo Stato liberale ha fatto la *sua* parte, legiferando una normativa che va dal monopolio del chinino al «diritto al chinino», garantito ai lavoratori a rischio, ai malati e loro familiari, ai poveri che vivono in territorio malarico. Pur entro i limiti di un sostanziale *laissez faire*, che ha dissociato l'igiene dall'economia e la questione sanitaria dalla questione sociale, il problema della malaria è stato sentito come questione nazionale, come banco di prova dell'impegno politico per riscattare il Mezzogiorno d'Italia dalle molte arretratezze.

Il quadro morboso e sociale del profondo Sud, dipinto nel 1921, mostra in Sicilia «lavoratori [che], già macilenti per un triste inverno, cenciosi, non ancora rimessi dalla malaria degli scorsi anni, riprendono il nuovo periodo di fatica. Dopo lunghe giornate di cammino pedestre, giungono sul luogo dove è comprata la loro merce-lavoro. Le ore di lavoro raggiungono in questo periodo le 15, le 16, le 18, intercalate da qualche ora di riposo», dormita all'aperto o nei pagliai, sotto l'insulto anofelico. «Due mesi circa di questa vita, vissuta tra giugno e agosto», tra mietitura e trebbiatura, «dànno trionfo emozionante all'infezione palustre». Altrove è lo stesso: «le condizioni dei lavoratori calabresi sono perfettamen-

[30] Grassi, *I progressi della biologia*, cit.

te simili a quelle della Sicilia» e «la parola *Puglia*, in provincia di Bari, significa senz'altro *terra di malaria*»; ma la malattia è ancor più diffusa e radicata «in provincia di Foggia, che dà un'intensità malarica del cento per cento»[31].

Nel 1924, riflettendo sul risanamento dei territori malsani intorno a Roma, il malariologo Battista Grassi fa il punto della situazione del paese:

> Certamente a Fiumicino, Maccarese e Ostia, è restata molta malaria dopo le bonifiche. [...] Al riguardo conviene soggiungere che vi sono in Italia 1.300.000 ettari di terreni o paludosi o soggetti a periodiche innondazioni che li rendono malarici come quelli paludosi, oltreché di reddito precario. Le opere di bonifica classificate per categoria e in concessione riguardano 800.000 ettari; gli altri 500.000 ettari o non sono stati ancora classificati o non sono in concessione, perché nessuno ha pensato alla loro bonifica. Bisogna inoltre ricordare che la popolazione nelle plaghe malariche è tutta più o meno ammalata, infiacchita, indolente, rozza, ignorante.

A cinque anni dall'avvenuta redenzione di Trento e Trieste, questa è «Italia ancora irredenta»[32].

Lo zoologo Grassi è, con Giuseppe Bastianelli e Amico Bignami, un esponente della Scuola romana di malariologia, nata sul finire dell'Ottocento con l'igienista Celli, il clinico Baccelli, l'anatomo-patologo Marchiafava. Formata da «scienziati di alta credibilità scientifica e collegamenti internazionali», essa riceve consacrazione mondiale al I Congresso internazionale di malariologia (Roma, 1925) che non a caso si tiene sotto la presidenza di Ettore Marchiafava (Angelo Celli e Guido Baccelli sono morti, rispettivamente nel 1914 e nel 1916) nella città che fu di Giovanni Maria Lancisi, il protomedico settecentesco studioso «dei miasmi nocivi delle paludi» intorno a Roma. Forza e specificità della scuola romana sono, da un lato, gli stretti vincoli tra ricerche zoologiche e applicazioni mediche e, dall'altro,

[31] G. Tropeano, *Avviamento alla medicina sociale*, in «Opera medica», 41, 1921, pp. 90 e 97-99.

[32] Grassi, *I progressi della biologia*, cit., p. 159.

il legame diretto delle attività scientifiche con la realtà sociale ed economica. In Francia, in Germania ed in Inghilterra ci si occupava di medicina tropicale o coloniale; sia Laveran [scopritore del plasmodio, nel 1880] che Ross [descrittore del ciclo parassitario, nel 1897] erano medici militari; l'obiettivo primario era mantenere in buona salute le truppe coloniali ed impedire l'importazione della malattia.

I malariologi italiani erano invece direttamente coinvolti in una medicina considerata «come controllo integrato di ogni aspetto della vita sociale ed individuale»[33] sul territorio nazionale.

La classe medica italiana fa dunque anch'essa la sua parte. Ma l'impegno sociale dei medici non è sempre così vigoroso; e alla mancata presa di coscienza sanitaria di taluni corrisponde in molti lavoratori, potenziali malarici, una stentata coscienza di classe. Laddove l'attivazione di questa coscienza da parte del movimento sindacale o politico organizzato resti difettosa, o, a monte, siano carenti l'alfabetizzazione e l'istruzione primaria, l'autocoscienza della classe lavoratrice abortisce tra gli arcaici stereotipi della mentalità contadina. In Sicilia

parecchi non prestavano fiducia soverchia né nei confronti dei medici, né nei confronti del chinino. E molti erano candidamente convinti che l'unica cura efficace per combattere la malaria fosse *u cucummareddu*, una sorta di piccolo cocomero selvatico [...] di sapore terribilmente amaro e sgradevole.

Sarà stato per questa peculiare caratteristica, che molto lo faceva somigliare ai preparati dell'industria farmaceutica come il Febrol Zambeletti, «che se ne faceva grande uso»[34].

Nella medesima realtà isolana alligna un'altra presenza endemica, che il protagonista di *Conversazione in Sicilia*, il romanzo di Elio Vittorini pubblicato nel 1941, estrae rievocando dal proprio vissuto adolescenziale di vent'anni prima.

[33] B. Fantini, A. Smargiasse, *Le radici scientifiche e sociali della scuola romana di malariologia*, in C. Valenti (a cura di), *Aspetti storici e sociali delle infezioni malariche in Sicilia e in Italia*, Atti del II Seminario di studi (Palermo, 27-29 novembre 1986), Ciso, Palermo 1987, pp. 202-204.

[34] F. Geraci, *La malaria nei lavoratori delle miniere siciliane*, ivi, p. 305.

'Che malattia ha quell'uomo?'.

'Come gli altri – mia madre rispose. – Qualcuno ha un po' di malaria, qualcuno ha un po' di tisi'.

'Le carte demografiche del Mezzogiorno parlano assai chiaramente: diffusissima la tubercolosi quanto la malaria, [...] tutte le malattie infettive fanno, a vicenda, le loro storiche stragi'[35].

Tisi, tubercolosi. Per la storia demografico-sanitaria dell'Italia unita, la raccolta regolare delle cause di morte per tutti i Comuni del Regno è iniziata nel 1887, un anno prima della *riforma della sanità pubblica* operata dalla «legge Crispi-Pagliani». «La mortalità per tubercolosi polmonare e disseminata, la quale toglieva di vita dai 1.300 ai 1.400 individui, per ogni milione di abitanti, in ogni anno del periodo iniziale 1887-1891, era già scesa, nel periodo immediatamente prebellico, al migliaio e poco più di morti; il periodo bellico riporta in alto quella cifra»; nel «fatale 1918, anno della *febbre spagnola*», addirittura «il rialzato tasso di mortalità per tubercolosi» uguaglia «il tasso del periodo iniziale»[36].

La tubercolosi sale nella «graduatoria delle più micidiali cause di morte», dove nel 1914 era insediata al quarto posto, dopo la «diarrea, enterite», la «polmonite crupale, broncopolmonite acuta», la «malattia di cuore», e prima del «marasma senile», della «bronchite acuta e cronica», della «apoplessia e congestione cerebrale»[37]. Tenuto conto che le due prime affezioni – gastroenteriche e polmonari acute – mietono vittime soprattutto tra i bambini, concorrendo a tenere alto il tasso della mortalità infantile, mal di cuore e tubercolosi sono ciò di cui gli adulti muoiono più frequentemente in Italia, prima che la guerra ne falci 600.000. Di tutte le cause di morte sopraddette, la tubercolosi è quella che più fissa, ancora nel 1920, l'«inuguaglianza davanti alla morte»[38]: «mentre tutte le statistiche demografiche ordinarie ci forniscono

[35] E. Vittorini, *Conversazione in Sicilia*, Bompiani, Milano 1958[8], p. 110; Tropeano, *Avviamento alla medicina sociale*, cit., p. 109.

[36] A. Niceforo, *Le «leggi statistiche» della mortalità per tubercolosi secondo le statistiche italiane delle «cause di morte»*, in L. Devoto (diretto da), *Trattato della tubercolosi*, vol. I, Vallardi, Milano 1931, p. 104.

[37] Ivi, p. 83.

[38] Cfr. L. Hersch, *L'inégalité devant la mort*, in «Revue d'Économie politique», 1920.

molti dati intorno alla mortalità studiata nelle più svariate condizioni», esse «sono poi quasi completamente mute nella parte riguardante la variazione della mortalità in funzione della condizione sociale»[39].

Una *inuguaglianza davanti alla vita*. È un paradosso che la malattia sociale per eccellenza venga svisata proprio per quanto attiene alle concause *sociali* che favoriscono le scelte e massimizzano l'aggressività dei suoi agenti *biologici*? «Per il ricco, la tubercolosi è anche un modo di vita fatto di lusso e di ozio. [...] Thomas Mann ce ne dà una descrizione nel 1924 con l'insuperabile archetipo [del suo Sanatorio Internazionale] nella *Montagna incantata*»[40]: l'esempio più classico di mitizzazione della malattia, l'«esempio più perfetto di quello che Susan Sontag chiamerà l'uso della *malattia come metafora*»[41].

«Dovunque luce e pulizia cliniche, lassù». «Tutto era bianco e conservato nel bianco»: l'aria «priva di profumo, di contenuto, di umidità, [che] penetrava facilmente nei polmoni»; la passeggiata e «la cura sullo sdraio» sotto «due coperte di lana di cammello, lunghe, larghe, morbidissime»; i sei pasti al giorno, dalla prima colazione con «coppe di marmellata e di miele, piatti di riso cotto col latte, piatti di uova frullate e di carne fredda» al «latte della sera che alle nove veniva portato nelle camere»; la «sicurezza diagnostica», integrante i dati termometrici forniti dal «sigaro a mercurio in bocca» e i dati ascoltatori forniti dallo «stetoscopio d'avorio» con i dati visivi di «quando si fa la radioscopia e la radiografia»; la «società del mezzo polmone», composta da coloro cui era stato introdotto in un emitorace, per mezzo dell'apparecchio di Forlanini, «del gas azoto, così che il polmone caseificato è messo fuori esercizio»[42].

[39] Il passo di Hersch è riportato da D. Ottolenghi, *La tubercolosi nei suoi rapporti sociali e professionali*, in Devoto (diretto da), *Trattato della tubercolosi*, vol. I, cit., p. 354.

[40] C. Herzlich, J. Pierret, *Malati di ieri, malati di oggi*, traduzione di L. Poggi, Lucarini, Roma 1986, p. 41.

[41] Ivi, p. 46. Cfr. S. Sontag, *Malattia come metafora*, traduzione di E. Capriolo, Einaudi, Torino 1979.

[42] Th. Mann, *La montagna incantata*, traduzione di B. Giacchetti Sorteni, Dall'Oglio, Milano 1930, pp. 13, 52, 56, 60-61, 82, 110, 224, 308.

Sanatorio, climatoterapia alpestre, lungo riposo, superalimentazione, raggi X, pneumotorace[43]. Sono relativamente pochi i malati che la medicina aiuta con questi mezzi nella lotta per la sopravvivenza, o nella convivenza con la malattia. Il progetto terapeutico di Carlo Forlanini – cura della tisi mediante pneumotorace artificiale –, per quanto applicato a una vasta casistica, è un aiuto per pochi. Una bonifica medica in grande è stata la grande utopia, tra il 1895 e il 1920, del clinico medico di Genova Edoardo Maragliano, il quale ha creduto nella possibilità di una terapia preventiva e curativa su base immunitaria, da realizzarsi mediante vaccini e sieri. Ma il suo «vaccino antitubercolare», fatto di una emulsione di bacilli uccisi che introdotta nell'organismo avrebbe dovuto stimolarne le difese, e il suo «siero antitossico», che avrebbe dovuto agire «introducendo nell'organismo in esperimento i materiali difensivi, anticorpi e antitossine, ottenuti con opportuno trattamento in altro animale»[44], hanno ottenuto il risultato di dimostrare che un programma di ricerca medica e di tutela sanitaria può impegnare intelligenze, anni di lavoro, speranze, risorse, ma può finire in niente, o quasi, deludendo a medio termine le attese del mondo scientifico e della società civile.

La scienza medica ha dovuto rinfoderare le proprie ambizioni di unica artefice del risanamento collettivo. Solo negli anni Cinquanta, dopo la messa a punto di antibiotici e chemioterapici specifici, la medicina sarà in grado di agire su larga scala in modo per l'appunto specifico, *scientifico*, così come aveva potuto fare per la malaria con il chinino mezzo secolo prima. Prima d'allora, la medicina può agire su larga scala solo facendosi attivatrice e mediatrice dell'impegno *politico*, attraverso una rinsaldata vocazione *sociale*. Questa vocazione, nella fattispecie, può tradursi in una «andata verso il popolo», in una campagna di educazione e organizzazione igienico-sanitaria indirizzata contro le piaghe della predisposizione morbosa – miseria, mancanza d'igiene, alcoolismo –, oppure può identificare le condizioni predisponenti a un livello di causalità più profondo.

[43] Ancora M. Messini (a cura di), *Trattato di terapia clinica*, 2 voll., Utet, Torino 1944³, vol. I, p. 801, indica questo modo di «*curare il tubercoloso*: diagnosi precoce, pneumotorace, riposo, alimentazione, sanatorio, preventorio».

[44] Il passo di Maragliano è riportato ivi, p. 813.

Ecco qua. Il medico è chiamato nella stamberga di un uomo esausto di fatica. Uno sguardo alla scena, poche interrogazioni. Comprende. Ma come riparare? Come contendere alla morte quel povero essere stremato di forze, denutrito da prolungati digiuni, sferzato, anche nel giaciglio doloroso, dalle preoccupazioni più urgenti per la famiglia, che aspetta il pane dal lavoro di due braccia capaci? Come? Il medico – oh! è bene il medico di condotta! – non può ordinare un congruo nutrimento riparatore, vita all'aperto, ecc., soggiorno di riposo e di ristoro. Ogni ordinazione consimile è ironia fischiante. È teoria che si frange e va in cocci davanti alla povertà del – diciamolo pure – cliente. E allora?[45]

Nello squarcio della vita di condotta le vecchie istanze filantropiche sono incalzate da esigenze nuove, di giustizia sociale, che trasformano la campagna igienico-sanitaria da educativa e organizzativa nella lotta contro la *sindrome da sfruttamento*, dovuta al salario da fame e all'esaurimento da fatica. Prima di poter essere trattato come biologico *ens morbi* per mezzo degli antibiotici, il bacillo di Koch può essere trattato come entità d'interesse sociopolitico, come agente di una malattia che «è innanzi tutto una malattia della classe operaia»[46].

Dalla metafora, alla realtà. In epoca pre-antibiotica, il solo modo «scientifico» che si offre al medico per incidere profondamente nella catena delle cause morbose è quello di allargare la concezione di malattia: dalla malattia come fatto individuale alla malattia come fatto sociale. Sul piano operativo si tratta di rovesciare la gratuita e tutto sommato ipocrita *prescrizione* di una «alimentazione abbondante, sana, completa, ricca di vitamine, variata»[47], nonché di un corroborante riposo in clima salubre, nella ben più impegnativa *proscrizione* dell'esatto rovescio, cioè dell'alimentazione carente e del superlavoro debilitante. Allargamento concettuale, complemento del rapporto, rovesciamento d'impostazione sono indici della elevazione a potenza di un impegno etico-pratico che appartiene alla vocazione del medico. Senza il potenziamento dell'impegno, la stessa «medicina sociale» istituzionalizza-

[45] Così è scritto in una *Nota dal campo* (1906) pubblicata in «Italia sanitaria» e riportata in A. Gutierrez, *Note dal campo*, Ufficio stampa medica italiana, Milano 1937[2], p. 51.

[46] Herzlich, Pierret, *Malati di ieri, malati di oggi*, cit., p. 42.

[47] Messini (a cura di), *Trattato di terapia clinica*, cit., vol. I, p. 807.

ta, o meritoriamente coltivata in associazioni *ad hoc*, è destinata a smarrirsi e, in prospettiva, a estinguersi.

Per questa medicina sociale c'è anche un'altra malattia sociale. Nel definire «malattia sociale del mondo intero» la sifilide, che è la terza endemia contagiosa che reca offesa alla salute degli italiani, il grande clinico William Osler (morto settantenne nel 1919) «la collocava al primo posto tra le cause di morte, battendo perfino la tubercolosi e la polmonite»[48].

Nei confronti della sifilide – paventata come condanna a morte di molti «innocenti» (eredolue, sifilide da baliatico), temuta come castigo di molti «peccatori» – la paura era tuttavia diminuita da quando Fritz Schaudinn, nel 1905, aveva scoperto il vero agente causale: un batterio spirillare dell'ordine *Spirocheta* e del genere *Treponema* che appariva *pallido*, dopo colorazione, allo sguardo del microscopista. Era diminuita soprattutto dopo che Paul Ehrlich, insignito nel 1908 del Nobel «in riconoscimento del suo lavoro sul sistema immunitario», aveva messo a punto nel 1910 un preparato di arsenobenzolo, il Salvarsan 606, in grado di curare e guarire. Egli aveva finalmente realizzato quella *chemioterapia* che prometteva una *sterilisatio magna* della malattia per definizione incurabile.

In Italia la «grande sterilizzazione» viene subito intrapresa, diffondendosi con risultati terapeutici spesso spettacolari. «Tale diffusione fu realizzata da tre case farmaceutiche, cioè l'Istituto chemioterapico italiano con il famoso Neo I.C.I., l'Istituto sieroterapico milanese con l'Arsenobenzolo Pieroni ed il Neojacol, la Farmitalia con il Novarsenobenzolo»[49]. La lotta chimica alla sifilide, e alle malattie infettive anche tramite sieri e vaccini, imprime nuove forme di sviluppo alla neonata industria farmaceutica. Nell'area tedesca, che è l'area di maggior sviluppo della grande chimica ottocentesca, la produzione dei primi farmaci di sintesi si era realizzata, per filiazione, all'interno di fabbriche di coloranti quali la Bayer e la Hoechst. Era stata la Bayer a produrre e commercializzare nel 1899 l'aspirina, è la Hoechst a produrre e commercializzare nel 1910 il Salvarsan: un modello di sviluppo che vede singoli scienziati, essenzialmente medici, elaborare nell'ambiente univer-

[48] T. Pennacchia, *Storia della sifilide*, Giardini, Pisa 1961, p. 128.
[49] Ivi, p. 143.

sitario o direttamente entro i laboratori delle fabbriche le loro scoperte. Questi medici-scienziati riescono facilmente ad avviare la produzione in massa dei loro rimedi terapeutici (siano essi sieri o chemioterapici) utilizzando le risorse economiche che l'industria farmaceutica mette generosamente a disposizione, consapevole in tal modo di rispondere non solo a una pressante esigenza medica e sociale, ma soprattutto a un nuovo bisogno di mercato, di cui spesso, attraverso l'igiene pubblica, diviene portavoce lo Stato stesso[50].

Però in Italia «la moderna industria del farmaco prende l'avvio direttamente e soprattutto dai numerosi laboratori farmaceutici che a partire dalla seconda metà del XIX secolo affiancano le botteghe dei farmacisti. I più intraprendenti tra questi ultimi» – Carlo Erba e Lodovico Zambeletti a Milano, Lorenzo Manetti a Firenze, Nicola Ciccarelli a Cupra Marittima – «preparano nelle loro officine specialità medicinali originali»[51]. Appartenente alla tipologia di medico-scienziato del modello di sviluppo ulteriore è invece Serafino Belfanti, valente e intraprendente microbiologo chiamato trentacinquenne nel 1895 a dirigere l'Istituto sieroterapico milanese, un istituto di ricerca scientifica e di produzione industriale che risponde alla crescente richiesta di sieri, vaccini e farmaci chemioterapici, tra i quali appunto l'Arsenobenzolo Pieroni e il Neojacol.

Con questi mezzi la sterilizzazione su vasta scala della sifilide, cioè la risoluzione delle lesioni primarie (sifilomi genitali) e secondarie (eruzioni cutanee), è ottenuta con una rapidità inimmaginabile prima, in base alle modeste risorse curative del vecchio mercurio. Però la demenza paralitica, conseguenza delle lesioni terziarie meningo-encefaliche, resta refrattaria ai chemioterapici antiluetici. Tuttavia nel 1917, proprio mentre la guerra «grande stimolatrice di corruzione» e «immensa fabbrica di donne pubbliche»[52] ridà vigore alla sifilide, lo psichiatra viennese Julius Wagner-Jauregg sperimenta l'efficacia di una nuova cura.

[50] Cfr. V.A. Sironi, *La nascita dell'industria farmaceutica*, nel volume collettaneo *La farmacologia e l'industria farmaceutica nel XX secolo*, Farmitalia Carlo Erba, Milano 1989, pp. 175-77.

[51] Ivi, p. 177.

[52] G. Casalini, *Guerra e morale sessuale*, in «L'Igiene e la Vita», III, 9, 1920, p. 264.

Partito dall'idea che la febbre sia un fenomeno benefico e che un'infezione abbia il potere di scacciarne un'altra, Wagner-Jauregg tenta di guarire le neuropsicopatie di origine luetica applicando una metodica terapeutica non soltanto in grado di provocare febbre – *piretoterapia* – ma addirittura di provocare infezione, di provocare malattia: *malarioterapia*. Una endemia scaccia l'altra, la natura insegna. In un primo tempo Wagner-Jauregg ha tentato con la tubercolosi, ma, dopo gli insuccessi ottenuti usando la «tubercolina vecchia» di Koch – il Tuberculocidin prodotto dalla Hoechst –, è passato a inoculare sangue prelevato da pazienti con terzana benigna. «Per la scoperta del valore terapeutico dell'inoculazione della malaria nel trattamento della demenza paralitica» è insignito, nel 1927, del premio Nobel.

È l'applicazione alla pratica «di una teorizzazione piuttosto rozza e inconsistente, come quella che una malattia, la malaria, caccia via un'altra malattia»[53]. Comunque

> l'Istituto superiore di sanità tenne per quasi vent'anni presso l'Ospedale psichiatrico di Santa Maria della Pietà, in Roma, un centro di malarioterapia che forniva il sangue o le zanzare infette di terzana benigna a quel nosocomio e a vari altri ospedali. Il centro fu chiuso solo verso la metà degli anni Cinquanta, dopo l'introduzione risolutiva della penicillina. [...] Il materiale era molto richiesto e la malarioterapia era ritenuta efficace e risolutiva in molti casi[54].

L'estensore di un autorevole trattato di terapia clinica scriverà, ancora nel 1944, che «la malarioterapia è ritenuta il rimedio sovrano della paralisi progressiva»[55].

Negli anni Venti, dunque, la sifilide fa molto meno paura. Nell'ottica del tempo è ancora *La malattia più diffusa*[56]; però essa è diventata «curabile»: la sua prevenzione, grazie al perfezionarsi

[53] H. Terzian, *La formazione d'un archivio dell'emarginazione e della follia*, in M. Galzigna, H. Terzian (a cura di), *L'archivio della follia*, Marsilio, Venezia 1980, p. 40.

[54] *Lettere al direttore*, in «Tempo medico», XXVIII, 8, 1986, p. 3. La lettera è firmata dal professor Giuseppe Saccà e dai dottori Giorgio e Mario Federici, di Roma.

[55] Messini (a cura di), *Trattato di terapia clinica*, cit., vol. II, p. 1477.

[56] U. Cerletti, *La malattia più diffusa*, Tip. Marsano, Genova 1923.

della chemioterapia sperimentale e della chimica farmaceutica, è ora affidabile non tanto alla casta astinenza, quanto alla *pomata di Stato* che nel 1924 si auspica possa venir introdotta.

> Se in Italia lo Stato col *chinino di Stato* e con una legislazione che ha sorpreso il mondo ha inteso patrocinare la lotta contro la malaria, perché esso non dovrebbe fare altrettanto contro le malattie veneree, molto ma molto più diffuse, molto ma molto più dannose della malaria, ora che la scienza ci ha messo nelle mani un potente usbergo?[57]

Anche per effetto della nuova guaribilità della malattia, le turpi dispensatrici di «lebbra» sessuale che Erasmo da Rotterdam, testimone della esplosione cinquecentesca dell'incurabile «mal spagnolo» o «franzese», chiamava «cloache pubbliche»[58] e additava con intento anche profilattico al ludibrio dei contemporanei e dei posteri, godono di maggior tolleranza. La tolleranza è diventata un epifenomeno della maggior sicurezza. Ma proprio questa relativa superficialità, nei confronti di una più profonda coscienza etico-giuridica, può lasciar affiorare una nuova intolleranza, peraltro non più giustificabile come ai tempi calamitosi nei quali Erasmo constatava le elevate morbilità, mortalità, invalidità per sifilide.

C'è chi riesce a vedere nella prostituzione «una manifestazione tipicamente degenerativa, una sorta di equivalenza con la criminalità maschile»; e c'è chi auspica «una legislazione difensiva, dunque anche sanitaria, ormai appuntata non solo contro la prostituzione, ma più precisamente contro le persone, contro le prostitute»[59].

Ben più saggio dell'ideologia repressiva espressa in sede medica è il senso comune che si esprime nella canzonetta in voga: le

[57] G. Sangiorgi, *Per la lotta contro il pericolo venereo. Considerazioni e proposte*, in «L'Igiene e la Vita», VII, 10, 1924, p. 329.

[58] In uno dei *Colloqui* – quello tra «il giovane e la mondana» (1523) – Erasmo mette in bocca al giovane Sofronio adescato dalla mondana Lucrezia le seguenti parole: «Ti sei fatta una cloaca pubblica dove si raccoglie quanto v'è di sordido, impuro, marcio, e tutti vengono a purgare in te la loro sporcizia» (Erasmo da Rotterdam, *I colloqui*, traduzione di G.P. Brega, Feltrinelli, Milano 1959, p. 167).

[59] M. Carrara, *La regolamentazione della prostituzione dal punto di vista antropologico*, in «L'Igiene e la Vita», VIII, 7, 1925, pp. 230-32; G. Casalini, *Discussioni di ordine sessuale*, ivi, 6, p. 191.

prostitute sono sì viste come «fiori del mal», ma, paragonate alle «lucciole, vaganti nelle tenebre», sono riconosciute in larga misura incolpevoli, «schiave di un mondo fatal».

2. *Un ventennio a senso e controsenso*

– Avevamo le reti metalliche.
– Erano posti di malaria, per lo più! –, disse mia madre.
– Quella grande malaria! –, io dissi.
E mia madre: – Grande invero![60]

«Applicare le reti metalliche alle finestre» è il decimo comandamento di un decalogo che compendia i *Brevi elementi di lotta antimalarica per i Balilla*, pubblicati nel 1938 allo scopo di coinvolgere il mondo della scuola in quella che dovrebbe essere la fase risolutiva dell'opera di risanamento, da parte dello Stato fascista, di una piaga ammorbante da secoli l'Italia rurale[61].

Già si è visto come quest'opera di risanamento fosse stata condotta dallo Stato liberale prevalentemente all'insegna della «chinizzazione». La legislazione antimalarica del fascismo prende le mosse da qui. La legge di riforma degli ordinamenti sanitari del 30 dicembre 1923 trasferisce alle Province l'onere della distribuzione gratuita del chinino, sottraendolo ai Comuni generalmente poveri e pertanto spesso inadempienti. Tra gli ordinamenti varati c'è anche l'obbligo della profilassi antianofelica: la «deplasmodizzazione» mediante chinino si prolunga nella «desanofelizzazione», intesa anche come «delarvizzazione», da realizzarsi in vari modi («verdizzazione» mediante spargimento di verde di Parigi sulle acque stagnanti, «petrolizzazione» mediante spargimento di nafta ecc.). Tra i modi c'è anche quello della «gambusiazione» o «ingambusinamento», attuato con l'immissione nelle acque stagnanti dei pesciolini larvivori. Il nono comandamento del succi-

[60] Vittorini, *Conversazione in Sicilia*, cit., p. 61.

[61] Per il coinvolgimento della scuola nella lotta antimalarica, vedi C. Vetro, *La malaria in Sicilia (1860-1945)*, in M.L. Betri, A. Gigli Marchetti (a cura di), *Salute e classi lavoratrici in Italia dall'Unità al fascismo*, Franco Angeli, Milano 1982, pp. 348-49.

tato decalogo per i balilla prescrive di «mettere in ogni acqua stagnante o che scorra lentamente i pesciolini antimalarici»[62].

Al programma di ricerca e di cura dei malarici cronici, serbatoi umani dell'infezione, si associa dunque un programma di intensa zooprofilassi dell'*habitat*: bonifica umana e bonifica del suolo sono anticipatrici di un più organico intervento istituzionale sull'ambiente. Il R.D.L. 18 maggio 1924, n. 753, dà il via, sulla carta, alle trasformazioni fondiarie di pubblico interesse e quello del 26 aprile 1928, n. 1297, decide l'associazione dei Consorzi di bonifica, predisponendo gli strumenti operativi per la realizzazione del progetto definitivo, varato dall'economista Arrigo Serpieri e sancito dalla «legge Mussolini» (n. 3134) del successivo 24 dicembre: «bonifica integrale».

La bonifica integrale è uno degli assi portanti della politica rurale del fascismo. Il lancio di questa politica – con i connessi risvolti demografici ed eugenetici, di lavori pubblici e di sviluppo economico – è fatto da Mussolini in persona, a più riprese, nel 1927.

> Con questo quinquennio – dice – si chiude la politica a favore delle città, che hanno avuto dal Regime tutti i contributi e tutti i concorsi per il loro abbellimento e i loro bisogni. Bisogna quindi intensificare da oggi la politica a favore del villaggio. Fra *stracittà* e *stravillaggio*, io sono per lo *stravillaggio*. Ma per questa politica rurale occorrono maggiori mezzi. Si devono particolarmente tenere presenti: primo, la necessità delle trasformazioni forestali ed idrauliche; secondo, l'opportunità di svolgere una politica bonificatrice integrale[63].

Nello storico «discorso dell'Ascensione», pronunciato il 26 maggio, Mussolini esordisce dicendo che bisogna «curare la razza». Quali le cure? Anzitutto l'Opera nazionale per la maternità e l'infanzia (Onmi), fondata con legge del 10 dicembre 1925 «nell'atmosfera creata dalla Rivoluzione per il rafforzamento della

[62] Gli altri comandamenti del decalogo antimalarico per i balilla erano: prendere il chinino, uccidere le zanzare, non fare fossi, diserbare i canali, coltivare la terra, tenere gli animali in appositi ricoveri, rispettare i boschi, vuotare le vasche dell'orto.

[63] Il passo mussoliniano è riportato da R. De Felice, *Mussolini il duce*, vol. I, *Gli anni del consenso. 1929-1936*, Einaudi, Torino 1974, p. 142.

stirpe», e poi la tassa sui celibi, istituita per dare una «frustata demografica» alla nazione, poiché la potenza demografica è premessa necessaria della potenza economica, politica e morale: «L'Italia, per contare qualche cosa, deve affacciarsi sulla soglia della seconda metà di questo secolo con una popolazione non inferiore ai 60 milioni di abitanti». Mussolini tuona contro l'«urbanesimo industriale» che «porta alla sterilità le nazioni». Perciò è necessario ruralizzare l'Italia, altrimenti «non si fa l'Impero, si diventa una colonia»[64].

Non è quindi un caso se, quando l'Italia si candida a impero, la bonifica integrale – che costituisce, va riconosciuto, l'intervento «certo il più massiccio ed organico nella storia italiana» – entra in una *fase statica* (1935-40), contrapposta alla precedente *fase dinamica* (1929-34). A metà del «decennio» dalla «legge Mussolini», la bonifica integrale «il fascismo la sacrifica all'avventura coloniale d'Etiopia»[65].

La fase dinamica della bonifica ha il suo culmine nei risultati ottenuti nel Tavoliere delle Puglie, nel Basso Volturno e soprattutto nell'Agro Pontino. Qui la fondazione di Littoria (dicembre 1932), di Sabaudia (agosto 1933), di Pontinia e di Aprilia ha grandissima eco e costituisce uno dei maggiori successi politici del fascismo. Una desolata landa, che invano i papi avevano tentato di rendere coltivabile, è «redenta» e si apre alla migrazione interna di consistenti gruppi di contadini friulani, veneti, emiliani, toscani.

Nel corso del ventennio fascista gli indici di diffusione e di mortalità per malaria subiscono una forte diminuzione. È un dato di fatto. I 4.085 morti per malaria nel 1922, denunciati da Mussolini nel suo storico discorso, contribuivano non poco a offuscare un quadro sanitario che lo stesso Mussolini, con il suo infallibile occhio clinico, vede ancora «grigio» cinque anni dopo. Però nel primo quinquennio della nuova era fascista la mortalità annua per malaria è già scesa a 3.183 individui; e nel secondo quinquennio declina a 2.658 per poi addirittura precipitare nel terzo a 955.

[64] Cfr. G. Pini, D. Susmel, *Mussolini, l'uomo e l'opera*, vol. III, La Fenice, Firenze 1955, p. 99.

[65] E. Tognotti, *Per una storia della malaria nel Mezzogiorno d'Italia: il ventennio fascista*, in Betri, Gigli Marchetti (a cura di), *Salute e classi lavoratrici*, cit., pp. 299-300.

Il risultato complessivo, anche se frutto in parte degli esiti a distanza della medicina «sociale» e «politica» dell'Italia liberale e in parte degli avanzamenti della ricerca scientifica sul piano internazionale, è lì, sotto gli occhi di tutti, disponibile a essere utilizzato dalla propaganda di un regime impegnato più che mai nella politica del consenso, specie del consenso da parte del mondo rurale. L'enfasi con cui tali risultati vengono celebrati, specie nel caso della bonifica pontina, sfiora il grottesco. Però vi si sente lo slancio, il volere imperfetto, di cambiare un'antica realtà.

Tuttavia le cifre statistiche rivelano un altro dato di fatto: la percentuale di individui morti per malaria che appartengono al Mezzogiorno e alle isole, dal già elevato livello del 79% nel periodo 1923-28, sale all'84% nel 1929-34 e all'88% nel 1935-40. Analogo andamento hanno anche altri indici, attinenti alla cosiddetta qualità della vita: morbosità, perniciosità, cronicità, mortalità infantile, morbosità paramalarica (elmintiasi, dissenteria bacillare, febbri tifoidee, anemie da veleni emolitici, aborti abituali ecc.). Si configura l'ipotesi che «in nessun periodo, forse, come in quello fascista, la malattia si caratterizza come una malattia tipica delle campagne e dei ceti rurali meridionali»[66].

L'ipotesi affacciata diventa la tesi dell'obiettiva «difficoltà» del regime fascista ad «affermare nel concreto la finalità antimalarica della bonifica senza sciogliere il nodo dei rapporti di produzione»[67]. La finalità antimalarica è il mero epifenomeno di una politica economica che ha per fine l'aumento del prodotto agricolo lordo, in particolare di quello cerealicolo. Non c'è affatto parità d'intenti e d'importanza, contrariamente a quanto sostiene Mussolini, tra «battaglia del grano» e «battaglia della palude».

Una prova di ciò è fornita dal fatto che la cerealicoltura, privilegiando la coltura estensiva su quella intensiva, tende a conservare piuttosto che ad eliminare le condizioni ambientali da cui trae origine la malaria. Ancora una volta sanità, economia e politica si rivelano strettamente intrecciate: «la grande proprietà terriera, in particolare quella assenteista meridionale, riesce ad eludere», ancora una volta, «la demalarizzazione»[68]. Nel Mezzogiorno,

[66] Ivi, pp. 296-97.
[67] Ivi, p. 301.
[68] Ivi, p. 304.

a cominciare dall'eternamente dimenticata Basilicata per finire alla sempre emarginata Sardegna, può valere quanto scritto a proposito della «lotta antimalarica in Sicilia nel ventennio fascista»: «gran parte delle speranze andarono deluse e quella contro la malaria, nonostante qualche progresso, rimase, sostanzialmente, un'altra guerra perduta dal fascismo»[69].

«La primavera [del 1936]», scrive il medico Carlo Levi, confinato politico in un paese della campagna lucana,

non era più molto lontana [...]. Una diecina di donne, con i bimbi in collo o per mano, aspettavano, pazienti [...]. Volevano mostrarmi i loro figli, perché li curassi. Erano tutti pallidi, magri, con dei grandi occhi neri e tristi nei visi cerei, con le pance gonfie e tese come tamburi sulle gambette storte e sottili. La malaria, che qui non risparmia nessuno, si era già insediata nei loro corpi denutriti e rachitici[70].

«Qualcuno ha un po' di malaria, qualcuno ha un po' di tisi». La morbosità parallela indicata dalla madre siciliana nel romanzo autobiografico di Vittorini[71] è la stessa richiamata da Arcangelo Ilvento a conclusione della sua monografia sulla *Tubercolosi a traverso i secoli* (Roma 1933), pubblicata quale numero uno della collana scientifico-sociale della Federazione nazionale fascista per la lotta contro la tubercolosi:

La malaria in Italia fu debellata per secoli dai lavori idraulici e agrari sperimentati dagli Etruschi ed applicati dai Romani [...]. Chi può dire oggi se la lotta antiepidemica o la vaccinazione antitubercolare non riusciranno a ridurre questa pandemia nei limiti di focolai endemici localizzati, per fermarci alle speranze più modeste?[72]

L'interrogativo si pone a coronamento di un decennio iniziato nel 1927 con l'assicurazione obbligatoria contro la tubercolosi, un traguardo che era già stato in procinto di essere raggiunto prima

[69] C. Vetro, *La malaria e la lotta antimalarica in Sicilia nel ventennio fascista*, in Valenti (a cura di), *Aspetti storici e sociali*, cit., p. 345.

[70] C. Levi, *Cristo si è fermato a Eboli*, Einaudi, Torino 1946, pp. 40 e 198.

[71] Vittorini, *Conversazione in Sicilia*, cit., p. 110.

[72] A. Ilvento, *La tubercolosi a traverso i secoli. Storia di un'idea*, Arti grafiche A. Chicca, Roma 1933, p. 357.

dell'avvento del fascismo, quale mèta comune di lavoratori in lotta, di medici socialmente impegnati, di uomini di governo responsabili. Il traguardo si era poi allontanato, differito, svanito nel clima di reazione seguito alla squadristica marcia su Roma. Ma, consolidato al potere, il regime fascista, facendo propria una questione di così grande importanza sociale e nazionale, ne annuncia, al punto XXVIII della Carta del Lavoro, l'imminente, immancabile raggiungimento.

Un provvedimento del mese successivo (legge 23 giugno 1927, n. 1276) fa obbligo alle Province di istituire Consorzi antitubercolari destinati a disciplinare la lotta contro la malattia, ad assistere i malati, a tutelare i sani. Il via all'assicurazione obbligatoria è dato da un decreto dell'ottobre (R.D.L. 27 ottobre 1927, n. 2055), convertito in legge nel maggio 1928, che impone a ciascun assicurato per invalidità e vecchiaia un sopracontributo capitario al fine di preordinare la gestione dell'assistenza e della cura, sua e dei suoi familiari, nel caso che si ammalino di tubercolosi, da parte della Cassa nazionale per le assicurazioni sociali (Cnas). L'emanazione del decreto, alla vigilia del quinto anniversario della marcia su Roma, è preannunciata solennemente al II Congresso nazionale per la lotta antitubercolare (Milano, ottobre 1927), nel quale figura all'ordine del giorno anche il tema del finanziamento della lotta contro la tubercolosi.

Dal decreto traggono beneficio «circa 18 milioni di individui, poco meno della metà della popolazione del Regno»[73], che per l'esattezza assomma a 42 milioni (a circa metà degli anni Trenta). Gli assicurati appartengono soprattutto ai ceti occupati e urbanizzati del Sud. Per i non assicurati, le provvidenze e le prestazioni sono affidate alle scarse risorse dei Consorzi. Tra questi e la Cnas non c'è osmosi, ma divisione. La lotta antitubercolare, che Mussolini vuole unitaria, condotta dal «fronte unico»[74] tra popolo e regime, è divisa proprio a partire dalle istituzioni competenti.

Nel 1928 la Federazione nazionale fascista per la lotta antitubercolare organizza a Roma un corso speciale per formare gli operatori sanitari che devono costituire i quadri tecnici del predetto

[73] *Le campagne antitubercolari in Italia*, in «Acta Medica Italica», I, 3, 1953, p. 119.

[74] Ivi, p. 121.

«fronte unico»; di lì a poco trasforma il proprio bollettino nel giornale mensile «Lotta contro la Tubercolosi» (I, 1930). Ai vertici sono: Raffaele Paolucci di Valmaggiore (1892-1958), eroe di guerra[75] e clinico chirurgo a Bologna per meriti eccezionali; il già nominato Ilvento; il senatore Maragliano, emerito ultra-ottuagenario più che mai sulla breccia; Eugenio Morelli (1881-1961), clinico tisiologo a Roma e segretario del Sindacato nazionale fascista dei medici.

Molti sono i medici che per propensione o vocazione, o per uno specifico interesse professionale, o in vista di una promettente carriera, sono impegnati o coinvolti nella nuova organizzazione. Morelli ne riassume i due criteri ispiratori: creare i medici qualificati e costruire gli edifici per formare la rete sanatoriale «assicurativa». Dice Morelli: «L'economia nazionale richiede una visione integrale ospedaliera». In veste di consulente della Cnas, sceglie le località dove devono sorgere i nuovi sanatori; opera «la ricognizione diretta, l'accertamento personale e insistito del terreno, a nord, a sud, nelle isole, nelle montagne della Valtellina», la *sua* Valtellina (Morelli è nativo di Teglio), «lungo tutta la penisola»; fa, dell'Italia, un cantiere sanatoriale[76].

Nell'attesa che siano portati a compimento in Roma i lavori del grande Istituto Benito Mussolini per le malattie respiratorie, Morelli insedia a «Porta Furba» – come, dalla località in cui sorge, i romani chiamano il vecchio sanatorio Bernardino Ramazzini – la scuola romana di tisiologia, «culla, vivaio, palestra» di futuri clinici e primari, quali Omodei-Zorini, Monaldi, Daddi, Panà, Fegiz. Alla cattedra, prima del genere, Morelli è giunto da Pavia, dov'era patologo medico, legittimo erede del patrimonio scientifico-tecnico lasciato dal suo maestro Forlanini. Morelli è un autorevole caposcuola: i suoi studi tisiologici, le sue ricerche clinico-sperimentali, la sua ottimizzazione del pneumotorace con l'«apparecchio di Morelli», le sue proposte per ottimizzare la tecnica chirurgica del-

[75] Raffaele Paolucci fu uno degli eroi del mare che nelle acque di Pola, il 1° novembre 1918, affondarono la corazzata *Viribus Unitis*, nave ammiraglia della flotta austro-ungarica. Per tale impresa fu decorato di medaglia d'oro.

[76] G. L'Eltore, *Discorso commemorativo per i 35 anni di attività dell'Ospedale sanatoriale «Bernardino Ramazzini» (Porta Furba) di Roma*, Tip. B. Ramazzini, Roma 1965, p. 13. Ivi è riportata la citata frase di Morelli.

la toracoplastica (attuata da Sauerbruch a Berlino), fanno di lui il maestro di seconda generazione di una disciplina specialistica crescente a dimensione «sociale» tanto quanto a tale dimensione è cresciuta, da tempo, la malattia che ne costituisce l'oggetto.

Dopo la «fase provvisoria» dei «padiglioni sperimentali», realizzati «per rendere immediatamente operante la legge assicurativa contro la tubercolosi»[77], si passa alla fase ulteriore dei nuovi istituti e dei nuovi centri sanatoriali. Il grande istituto romano, «per volontà del Duce» che rinuncia a dargli il proprio nome, è reintitolato al nome di Carlo Forlanini e l'allievo prediletto da questi, Morelli, ne è la guida. Il nuovo istituto è una grande realizzazione, imitata al Sud nell'Ospedale sanatoriale Principi di Piemonte di Napoli e al Nord nel Villaggio sanatoriale Abetina di Sondalo, in Valtellina[78]. Un modello da imitare in tutta Italia in strutture che l'Istituto nazionale fascista per la previdenza sociale (Infps), il quale dal 27 marzo 1933 sostituisce la Cnas, si prefigge di gestire per la seconda metà degli anni Trenta su tutto il territorio nazionale.

Nel 1939 Mariano Messini può scrivere nel suo *Trattato di terapia clinica* che l'Infps

> si impone per la mole di opere importantissime che, sotto un valido impulso, ha compiuto negli ultimi anni: sono stati costruiti moltissimi sanatori e ospedali sanatoriali, è stata predisposta la costruzione di sanatori di pianura e di collina (grandissimi o a capacità ridotta), di villaggi sanatoriali di alta montagna (con costruzioni a vari piani e impianti generali unici) e di colonie post-sanatoriali nelle quali il convalescente può esser sottoposto a un lavoro progressivo prima di tornare nel proprio ambiente[79].

Un grandioso apparato di edilizia sanitaria, prestigioso quasi quanto l'opera di bonifica, è predisposto per fronteggiare la più importante malattia sociale della nazione. Paolucci, nel bandire la V Campagna nazionale antitubercolare, fa indiretto riferimento

[77] Ivi, p. 10.

[78] Vedi P. Patriarca, *La valle incantata. Storia della tubercolosi e della lotta antitubercolare in Valtellina*, L'Officina del Libro, Sondrio 2001; S. Rossattini, *Un villaggio straordinario. Villaggio Morelli, il più grande d'Europa*, Litostampa, s.l. 2002.

[79] Messini (a cura di), *Trattato di terapia clinica*, cit., vol. I, p. 802.

– anche lui – al parallelismo tra tubercolosi e malaria, tra lotta antitubercolare e bonifica integrale. «La parola d'ordine della V Campagna – dice – è penetrante e meditativa: *più profondo è il solco, più alto è il destino*. Sono le parole che Benito Mussolini disse nella creazione di Pontinia»[80].

Tuttavia il vero problema edilizio non è quello sanatoriale, ma un altro, per una malattia sociale dove il degrado delle condizioni abitative è strettamente correlato al grado di contagiosità e di morbilità. La tubercolosi prospera nelle «case cimiteri» – veri alveari umani composti da innumerevoli monolocali superaffollati – che infittiscono la popolazione tubercolotica, o dall'«abito tisico», o «vergine» se fatta di soggetti recentemente inurbati, nei fatiscenti centri storici e nelle vecchie periferie.

Nelle città, sventrando i centri storici e centrifugandone gli abitanti nei quartieri periferici e suburbani, dove spesso si riproducono condizioni abitative non meno insalubri, la speculazione edilizia in cui si risolve gran parte della politica fascista della casa non contribuisce a migliorare la qualità della vita e a ridurre la patogenicità dell'ambiente. Il modello di lotta antitubercolare cui si adegua la politica della sanità pubblica sotto il fascismo è quello di un «intervento di carattere meramente sanitario, privilegiando in essa su ogni altro l'aspetto del ricovero» attraverso «un'attività prevalentemente edilizia»[81]: un'attività edilizia di tipo sanatoriale, medico-terapeutico, piuttosto che di tipo abitativo, socio-profilattico. Lo stesso Morelli è sommamente esplicito: «La risoluzione del problema dell'abitazione come costo è in rapporto a miliardi, quello dei sanatori a milioni»[82].

Nella lotta alla tubercolosi l'ideologia *terapeutica*, della gestione clinica e della ospedalizzazione, prevale sull'ideologia *preventiva*, della gestione igienica e del risanamento ambientale. In quest'ottica, la socio-profilassi non si propone tanto di eliminare le diffuse

[80] L'appello a favore della V Campagna nazionale antitubercolare (anno XIII era fascista), diramato dalla Federazione italiana nazionale fascista per la lotta contro la tubercolosi e firmato dal presidente Paolucci è riportato in *Le campagne antitubercolari*, cit., pp. 121-22.

[81] D. Preti, *La lotta antitubercolare nell'Italia fascista*, in Romano, Vivanti (a cura di), *Storia d'Italia. Annali*, vol. VII, cit., p. 982.

[82] E. Morelli, *Presentazione*, in G. L'Eltore, *La mortalità tubercolare a Roma*, in «Lotta contro la Tubercolosi», V, 1934, p. 43.

cause sociali della malattia, quanto di cogliere con tempestività i primi segni clinici individuali di essa; la prevenzione assume i caratteri della diagnosi precoce, cui è dedicata espressamente la V Campagna antitubercolare citata. Morelli prescrive ai medici di saperla formulare con precisione, attraverso le cutipositività tubercoliniche, gli escreati «arricchiti» ripetutamente osservati, le attente radioscopie, le radiografie ben fatte. Dice opportunamente: «Sarebbe scientificamente un errore, socialmente una colpa, amministrativamente un disastro, se continuassimo ad occuparci solo dei malati gravi». Non manca chi, enfatizzando la sua prescrizione, asserisce che «ogni soggetto giovane che perde le sue forze, impallidisce, dimagra, soffre di oppressioni, deve essere considerato tubercoloso»[83].

Una tale moltiplicazione di malati corrisponde, a metà degli anni Trenta, alla diffusa sensazione che la tubercolosi sia in forte aumento a prescindere dalla nuda cifra delle statistiche di morbilità. Corrisponde alla sedimentazione, nella memoria di chi allora era bambino, del ricorrente spauracchio della pleurite agitato dalla mamma a ogni mutar di stagione. Corrisponde soprattutto a una proporzionale moltiplicazione di medici specialisti. Ci si chieda: per ottenere una *sconfitta della tubercolosi* con i mezzi di eradicazione più idonei, secondo il dichiarato intento della lotta antitubercolare? oppure per ottenere un vittorioso *trionfo della medicina* finalizzato a quell'intento, ma talora, malauguratamente, fine a se stesso? Sconfitta della malattia e vittoria della medicina non sempre sono la stessa identica cosa.

I dati statistici della mortalità tubercolare sembrano suffragare l'identicità. I morti per tubercolosi decrescono da 37.168 nel 1929 a 33.571 nel 1930, a 33.058 nel 1931, a 31.998 nel 1932 e così via[84]. Nell'arco di tempo del ventennio, dal 1923 al 1940, il tasso di mortalità si dimezza dall'1,5 allo 0,75‰[85]. Anche se la malattia occupa ancora il quarto posto nella statistica delle cause di

[83] Messini (a cura di), *Trattato di terapia clinica*, cit., vol. I, p. 803.

[84] Questi dati statistici sono riportati da C. Gamna, *Medicina interna*, vol. II, Utet, Torino 1950, p. 87.

[85] Questi dati statistici sono riportati da D. Parvis, *Tubercolosi: epidemiologia e profilassi*, in *Enciclopedia medica italiana*, vol. IX, Sansoni, Firenze 1957, pp. 967-68, fig. 26.

morte, è un successo, considerato come il «frutto della diagnosi precoce e dell'assistenza curativa»[86]. «Un successo», obietta chi penetra nelle contraddizioni e insufficienze della lotta contro la tubercolosi nell'Italia fascista, «che nessuna organizzazione antitubercolare, anche la più efficiente, avrebbe potuto raggiungere se non ci si fosse trovati già in presenza di una fase rallentata e calante [...] del grande ciclo storico di questa malattia»[87].

Nella vita di sanatorio, il «viso arcigno e collerico del direttore» e il «muso duro e indifferente della superiora» incarnano emblematicamente «dure regole disciplinari», calate dall'alto e «imposte a persone che avevano abbandonate le loro famiglie nella miseria, che davanti a sé avevano lo spettro di un lungo periodo di isolamento sanatoriale, di una guarigione incerta e di un reinserimento nella vita del tutto problematico». Si tratta, spesso, di «vera e propria reclusione, dominata da mille paure, riempita dalla noia sconosciuta dell'ozio, resa ancor più penosa da una penosa segregazione sessuale mal sopportata da soggetti perlopiù in giovane età, che la presenza istituzionalizzata di un moralismo ipocrita rendeva più acuta». Nella monade sanatoriale chiusa al mondo sembravano riprodursi, in scala ridotta, i «criteri repressivi e punitivi» di un regime «scarsamente disposto a riconoscere ancor prima che a rimuovere le cause sociali e culturali di questa come di altre malattie»[88].

I diritti del malato, nel sanatorio, appaiono compressi quanto i diritti del cittadino, nel paese. E le differenze di censo e di ceto si riproducono fedelmente nei costosi sanatori d'alta quota, dove pazienti abbienti e solventi in proprio, che «non si ammalavano certo per fame» e «per i quali andava particolarmente bene una immediata staffilata climatica», si giustapponevano o contrapponevano a pazienti assistiti dall'istituto previdenziale o dai consorzi, a pazienti che erano «arrivati alla tubercolosi per denutrizione ed eccesso di fatiche» e «per i quali era sufficiente il ricovero in un sanatorio di pianura, non lontano dalla famiglia» perché attraverso un'alimentazione abbondante e un lungo riposo in ambiente igienico – nella fase storica in cui tali mezzi erano ancora i prin-

[86] Ilvento, *La tubercolosi a traverso i secoli*, cit., p. 356.
[87] Preti, *La lotta antitubercolare*, cit., p. 982.
[88] Ivi, pp. 989-90 e 992.

cipali presidi per far risorgere la salute – andassero incontro a «vere risurrezioni»[89].

Tesi condivisibile è quella che a monte di tutte le incoerenze e mancanze della lotta antitubercolare in periodo fascista – tra cui lo «snaturamento degli scopi profilattici dei consorzi» che porta questi a «ricadere nel limbo della beneficenza» e l'«assoluta carenza di istituzioni post-sanatoriali»[90] – è proprio il puntare tutte le carte sul ricovero sanatoriale, trascurando la realtà delle famiglie attaccate dal male, la mano perdente di una partita storica.

Invece, fatto salvo il ricovero sanatoriale quando la contagiosità lo richiede, «bisognerebbe dare all'ammalato la possibilità di vivere con la sua famiglia in un alloggio moderno ma igienico, bisognerebbe che l'ammalato avesse la sua cameretta con la disinfezione continua»; così la lotta sarebbe «trasportata nella casa e nella famiglia», affidata a quelle «sentinelle avanzate» che sono i medici condotti e le assistenti sanitarie[91]. Il prevalere del primo dei due modi o modelli fa sì che l'occasione storica si risolva in una occasione perduta, nel «fallimento di una politica»[92].

Negli anni Venti e Trenta la tubercolosi, come la sifilide, è una presenza temuta anche in assenza di fatti che la rendano temibile. Sventure individuali, traversìe familiari, miserie fisiche, vergogne morali, si intrecciano con la patologia e con la clinica, nella realtà e nella mentalità. «Tisico» e «sifilitico» non sono soltanto due tipi di malato, sono anche, a seconda dei casi, due verità da tacere, o due sospetti da sussurrare, o due insulti da profferire.

La sifilide è l'oggetto del «regolamento Mussolini» del 25 marzo 1923, che riforma la profilassi antivenerea di Stato ed è detto rappresentare «uno dei primi atti di sana politica morale e demografica del Regime Fascista»[93]. Uno degli articoli (art. 9) in cui

[89] Ivi, p. 1004.

[90] Ivi, pp. 999-1000 e 1008.

[91] C. Lollini, *Cenni sulla lotta antitubercolare*, in «Acta Medica Italica», I, 3, 1935, pp. 126-27.

[92] Preti, *La lotta antitubercolare*, cit., p. 1006. Vedi G. Cosmacini, *La «via milanese» alla lotta contro la tubercolosi*, in Id., *Milano capitale sanitaria. Modelli ideali, organizzativi, assistenziali, scientifici (1881-1950)*, Le Monnier, Firenze 2002, pp. 92-99.

[93] F. Travagli, *La lotta sociale delle malattie sessuali in Italia nell'anno XIII Era fascista*, in «Acta Medica Italica», I, 3, 1935, p. 168.

si esprime questa «sana politica morale» destina al ricovero, nelle «sale celtiche» degli ospedali o nelle cliniche dermosifilopatiche, le donne affette. «Agli uomini è riservata preferibilmente la cura ambulatoriale». La legislazione che inquadra la «lotta sociale alle malattie sessuali nell'Era Fascista» ha individuato immediatamente i bersagli da colpire. Le donne esercitanti il meretricio sono inquisite, controllate, classificate, poi anche curate. La cura comprende i vecchi preparati mercuriali, i più recenti arsenobenzoli, i recentissimi composti di bismuto (introdotti in terapia nel 1921).

La classificazione medica distingue le prostitute in «vigilate, clandestine, larvate»[94]. La vigilanza è opera di «medici visitatori», nominati per concorso tra gli specialisti in sifiloiatria, i quali controllano periodicamente le «pensionanti» nelle «case di tolleranza», sottoponendole a visita in «sale mediche» all'uopo predisposte nelle case medesime. Il modello ispiratore è il «postribolo igienico» sperimentato con successo tra i militari in tempo di guerra. Il controllo è vigile anche sulle libere esercenti o «prostitute isolate», per le quali un altro degli articoli regolamentari (art. 20) istituisce l'obbligo della «tessera sanitaria». Di fatto questa tessera sancisce la liceità del libero esercizio contro l'esclusivismo delle «*tolleranze di Stato* quali unici luoghi riconosciuti di spaccio del sesso mercenario»[95]. Il controllo si attua nei «dispensari dermoceltici», resi obbligatori in tutti i capoluoghi di provincia e in tutte le città con popolazione superiore ai 30.000 abitanti.

«La polizia dei costumi, inoltre, ha intensificato la sorveglianza della prostituzione clandestina, riuscendo a disciplinare parte delle clandestine stesse»[96]. I pubblici costumi sono l'oggetto anche di un'altra *polizia*. È infatti alle «forze dell'ordine» che viene affidata l'*azione moralizzatrice* prevista dal testo unico delle leggi di pubblica sicurezza del 6 novembre 1926. Tale azione si esplica facendo osservare alle «passeggiatrici» il divieto non solo ad adescare «con atti e parole», ma anche (art. 213) «alla sosta in luoghi pubblici in attitudine d'adescamento». Il marciapiede è tuttavia

[94] Messini (a cura di), *Trattato di terapia clinica*, cit., vol. II, p. 2208.

[95] G. Gattei, *La sifilide: medici e poliziotti intorno alla «Venere politica»*, in Romano, Vivanti (a cura di), *Storia d'Italia. Annali*, vol. VII, cit., p. 798.

[96] Travagli, *La lotta sociale delle malattie sessuali*, cit., p. 169.

consentito alle clandestine se, non più tali, si muniscano della tessera e si sottopongano alle prescritte visite trisettimanali.

Anche se il testo unico delle leggi di pubblica sicurezza del 18 giugno 1931 è sostanzialmente ripetitivo dell'omologo testo di cinque anni prima, l'azione moralizzatrice delle forze di polizia assume una diversa coloritura dopo l'introduzione di una nuova figura di reato, contemplata (art. 554) dal nuovo codice di procedura penale – il codice Rocco – varato nel 1930. Il reato è quello di contagio di sifilide o malattia venerea, punito con la reclusione da 1 a 3 anni ove il malato – ovviamente, la malata – abbia occultato il suo stato.

Quanto all'*azione risanatrice* svolta dalla medicina, essa è nuovamente regolamentata dal testo unico delle leggi sanitarie del 27 luglio 1934. Dai settori della classe medica che si piegano all'incondizionato consenso, l'azione risanatrice è intesa – ben oltre le misure di profilassi dermoceltica e le prolungate cure chemioterapiche – come ispirata agli «altissimi fini di eugenica e protezione della stirpe». «Noi conosciamo – si scrive – i mezzi atti a debellare direttamente i morbi venerei; ma questa lotta sociale diretta non potrebbe raggiungere gli altissimi fini propostisi dal Regime se non fosse coadiuvata da altri mezzi sociali di natura indiretta fra i quali, essenziale, la politica rurale e demografica»[97].

E dunque

> lo sfollamento delle città, il ritorno ai campi, la bonifica integrale, le emigrazioni interne e nelle nostre terre d'oltremare ove si compie una lenta, graduale, ma effettiva colonizzazione a tipo imperiale, la battaglia contro il neomalthusianismo, i provvedimenti a favore della nuzialità e della natalità, sono i coefficienti di alta moralizzazione che, distogliendo specialmente i giovani dalla vita fatua e viziosa dei grandi centri urbani, viene automaticamente a toglierli da innumerevoli focolai di pervertimento ove le malattie sessuali hanno la più grande facilità di sviluppo. Moralizzando la famiglia, riaccendendo nell'animo degli uomini l'amore e il culto della terra, la politica mussoliniana stimola e favorisce tutte le sane iniziative, tutti gli sforzi tendenti a combattere il vizio, la bettola, il rilassamento dei costumi[98].

[97] Ivi, pp. 170-71.
[98] Ivi, p. 171.

Se il programma esalta, il consuntivo conforta. «Entro lo spazio relativamente breve di undici anni il Regime Fascista ha compiuto, nel campo della profilassi sociale delle malattie sessuali, passi giganteschi. [...] I sifilografi accertano che le malattie venereo-sifilitiche in Italia, dal 1923 a tutto il 1934, sono in continua, costante diminuzione»[99].

In effetti la mortalità specifica è passata da 3,9 su 100.000 abitanti nel 1924 a 3,1 nel 1930. Però la mortalità specifica risale da 3,1 su 100.000 abitanti nel 1930 a 4,9 nel 1938[100]. «Un vero ritorno offensivo della sifilide»? Piuttosto, obietta con cognizione medica e consapevolezza sociale Agostino Crosti, dal 1933 professore di clinica dermosifilopatica nella giovane Università di Milano, si tratta di un «fenomeno di ripercussione della crisi economica di questi anni»[101].

Il quadro morboso dipinto da Crosti, relatore sul «danno demografico da sifilide» al XXX Congresso della Società italiana di dermatologia e sifilografia (Roma, 12-14 ottobre 1936), è tutt'affatto diverso dal quadro celebrativo della politica antivenerea del regime. Crosti vede «700-800 mila *contagiati* da sifilide nel Regno, dei quali 500-600 mila da sifilide acquisita e 200 mila da sifilide congenita». Vede «una morbilità in atto o latente di circa 1,5-2% della popolazione» e «una percentuale di morti tra i morti annui del 6,5 per mille circa e una mortalità riferita alla popolazione press'a poco dell'1 per mille»[102]: una cifra ben maggiore delle cifre riportate dalle statistiche ufficiali. Si tratta di un quadro impreciso, sfuocato, visto dalla pupilla dilatata, professionalmente condizionata, di un sifilografo? Oppure si tratta di un quadro realistico, fedele o approssimato alla realtà che rappresenta? L'impressione d'insieme è che una politica inane, nel caso della sifilide, celi sotto la maschera di un greve moralismo, di una bolsa retorica, di un'ambigua eugenetica, i propri contenuti di sostanziale improduttività igienico-sanitaria e di accentuata repressione sociale.

[99] *Ibid.*

[100] Questi dati sono riportati da Gattei, *La sifilide*, cit., pp. 795-96.

[101] A. Crosti, *Valutazione del danno sociale demografico da sifilide in Italia*, in A. Crosti, F. Lisi, *Valutazione del danno sociale in Italia da sifilide e blenorragia*, Atti della XXX Riunione della Società italiana di dermatologia e sifilografia (Roma, 12-14 ottobre 1936), Minerva, Torino 1937, p. 150.

[102] Ivi, p. 146.

Di lì a pochi anni, la penicillina darà un colpo di spugna al problema biologico e, mediatamente, sociale della sifilide. La stessa cosa accadrà per la malaria, con il Ddt, e per la tubercolosi, con la streptomicina e con il Pas. Le nuove terapie tuttavia non cancellano la diagnosi storiografica che vede quella politica inane saldarsi in un tutt'uno con una bonifica a metà, nel caso della malaria, che resta lontana dall'assicurare un sostrato socio-economico portante alla propria facciata «integrale», e con un dirottamento della sanità, nel caso della tubercolosi, dalla via maestra della socializzazione della medicina alla via, ben diversa, della medicalizzazione della società.

> La Medicina Sociale – scrive Morelli, che guida il Sindacato nazionale fascista dei medici, dal 1935 sostitutivo dei soppressi Ordini provinciali[103] – è e deve essere un atteggiamento speciale di *tutta la Medicina*, quasi una mobilitazione integrale di tutte le competenze, che possono e debbono seguire lo Stato corporativo nella sua funzione altissima di potenziamento del lavoro produttivo e di valorizzazione biologica di ogni elemento tecnico, morale, intellettuale che possa concorrere alla difesa del paese ed al perfezionamento della stirpe[104].

Una specialità comprensiva di *tutta la Medicina*: non c'è contraddizione, secondo Morelli. Per lui, non è che il medico, in quanto medico, debba farsi operatore sociale; per lui, il medico deve farsi specialista di medicina sociale in quanto «medico nello stato corporativo», in quanto «medico nello Stato fascista». Al di fuori di tale specifico contesto socio-politico, il medico, secondo Morelli, rimane confinato nel ruolo angusto di operatore individuale.

La pretesa di aver inventato la figura sociale del medico fa parte della tendenza del regime fascista ad appropriarsi di meriti e

[103] È del 5 marzo 1935 il decreto legge (n. 184), convertito in legge (n. 983) il 27 maggio successivo, che al Titolo I, art. 1, dice testualmente: «Gli Ordini provinciali dei medici chirurghi, dei veterinari e dei farmacisti sono soppressi» e che trasferisce ogni residua funzione ordinistica ai sindacati provinciali.

[104] E. Morelli, *Il medico nello Stato corporativo*, in *Corso di medicina corporativa*, svolto per iniziativa della Società italiana di medicina sociale, sezione tecnica del Sindacato fascista dei medici della provincia di Milano, sotto l'egida della R. Università di Milano, 25 febbraio-8 maggio 1937, Medicina corporativa, Milano 1937, p. 463.

progressi anteriori al proprio avvento e pertanto non suoi. Nella propaganda del regime anche la prevenzione è un'invenzione fascista. Lo attesta Morelli: «Il Duce ha detto: *È meglio prevenire che curare*»[105].

Il riferimento è al discorso di Mussolini ai medici, in Campidoglio:

> Il medico è come il sacerdote; accompagna l'uomo dal principio alla fine. Il sacerdote tutela la nostra anima e fa in modo che sia degna della beatitudine ultraterrena. Il medico ci protegge la salute del corpo, che anche essa è essenziale, tanto è vero che quando non c'è si fa tutto il possibile per recuperarla. Ma su questo settore bisogna soprattutto, a mio avviso, prevenire. Anche qui noi siamo anti-liberali e preferiamo prevenire piuttosto che intervenire dopo, per correggere. Il Governo Fascista previene con tutta la sua politica igienica che va dalle bonifiche al risanamento dei quartieri infetti delle grandi città[106].

La politica igienico-sanitaria del regime ha contribuito, sul piano ideologico, alla trasformazione della «medicina sociale» in *medicina corporativa*. «Non è facile dichiarare in che consista questa Medicina Corporativa» si dice.

> Ma una cosa è ben certa: che la funzione del medico, quando non sia l'esercizio dell'arte salutare a beneficio del singolo ammalato e si volga ai problemi della previdenza sociale e dell'assistenza medica della collettività, deve costituire un necessario ingranaggio dell'organizzazione corporativa dello Stato fascista[107].

[105] Ivi, p. 469.

[106] Il passo del discorso mussoliniano ai medici è riportato in premessa, insieme al «giuramento d'Ippocrate», ad A.S. Roversi, *Manuale medico di diagnostica e terapia*, S.A. Farmaceutici Italia, Milano 1940, p. X.

[107] C. Foà, *Parole inaugurali*, in *Corso di medicina corporativa*, cit., p. VI. Sotto la direzione di Carlo Foà, la sezione tecnica di medicina sociale, *alias* corporativa, del Sindacato nazionale fascista dei medici fu articolata in sottosezioni con a capo alcuni tra i più bei nomi della medicina accademica: Filippo Bottazzi e Sabato Visco (fisio-psicologia applicata), Nicola Castellino (medicina del lavoro), Antonio Cazzaniga e Leone Lattes (medicina legale), Dante De Blasi ed Enrico Ronzani (medicina preventiva), Nicola Pende (medicina scolastica, sportiva e militare), Marcello Boldrini (medicina statistica), Emilio Alfieri (maternità) e Luigi Spolverini (infanzia).

Sul piano applicativo la stessa politica, oltreché nel già considerato campo della prevenzione e della lotta contro le malattie sociali, si estrinseca proprio nel campo indicato come specifico della medicina corporativa: il campo della previdenza sociale e dell'assistenza medica. È il campo di quella *mutualità sanitaria* che, sviluppatasi tra Ottocento e Novecento a partire da iniziative spontanee e su premesse volontaristiche, è stata gradatamente recepita come complesso di istituzioni, di strutture, di funzioni, finalizzate a dare ai cittadini «assicurazione» di assistenza in caso «di malattia». La *mutualità corporativa*, che il punto XXVII della Carta del Lavoro ha previsto «avviarsi» da forme di assicurazione *speciale* o parziale (contro la tubercolosi, contro le malattie professionali, contro gli infortuni sul lavoro) verso una forma di assicurazione *generale* o «totalitaria» (contro tutte le malattie), merita di essere confrontata con gli orientamenti di politica sanitaria a essa anteriori.

Tra i temi del serrato dibattito politico e medico sulla sanità italiana uscita disastrata dalla guerra[108], c'era il problema dell'assicurazione generale obbligatoria contro le malattie. Nel quadro di «sanità proletaria» delineato dai medici socialisti essa figurava sia come fine a medio termine di un'incisiva riforma sanitaria, necessaria alla formazione di un nuovo ordine sociale, sia come mezzo operativo immediato di tale riforma, necessario per incominciare ad attuarla smettendo di continuare a discuterne. Per essa si richiedeva, anche da parte di forze non socialiste, la creazione di un ministero della Sanità, ramificato «fino all'assistenza sanitaria dei medici condotti completamente avocati allo Stato»[109].

Un Ministero per la salute pubblica? – si domandava nel settembre 1919 un portavoce della classe medica, sensibilizzatore

[108] Prima sede di tale dibattito, e oggetto essa stessa di acceso dibattito, fu la X Sezione – Legislazione sociale e previdenza – della commissione parlamentare per lo studio dei provvedimenti per il dopoguerra. Tra gli altri, Vittorio Ascoli, Achille Sclavo e Augusto Ducrey vi dibatterono i problemi della smobilitazione dei militari rispettivamente malarici, tubercolotici, venerei; Luigi Mangiagalli vi dibatté i problemi della tutela della maternità e dell'infanzia; Giovanni Loriga i *Problemi dell'assistenza sanitaria relativa all'assicurazione contro le malattie*, poi condensati in un saggio pubblicato in «Il Policlinico», sezione pratica, XXVI, 32, 1919, pp. 970-75.

[109] Cfr. A. Cherubini, *Medicina e lotte sociali (1900-1920)*, Il Pensiero Scientifico, Roma 1980, p. 289.

delle coscienze ai problemi igienico-sanitari. «Per carità, non apriamo una nuova porta alla burocrazia!» – esclamava; ma responsabilmente aggiungeva:

Se il nuovo Ministero saprà chiamare a raccolta le energie che nel paese – specialmente nel campo medico – già esistono, se, associandole, integrandole, aiutandole, darà ad esse il modo di buttarsi ad una propaganda e ad un'azione quali i paesi anglosassoni hanno saputo compiere, con forze quasi per intero individuali, esso otterrà i maggiori benefici coi mezzi più modesti, perché l'igiene ha questa suprema virtù: rendere il cento per uno [...]. Lo hanno compreso così bene i socialisti di Russia che, volendo rinnovare *ab imis*, hanno subito creato, tra le diciotto branche dell'attività statale, un *Commissario del popolo* per l'igiene[110].

Il modello di riferimento era il britannico National Health Insurance Act (1911), con la sua «indennità per cure mediche» comprensiva di «assistenza medica» e di «fornitura di medicinali e apparecchi» (occhiali, cinti per ernie, arti artificiali). Ma il nostro portavoce, relatore a un convegno nazionale (Trieste, novembre 1921) «destinato a propugnare il principio della assicurazione sociale contro le malattie ed a studiarne le migliori basi tecniche», citava anche il «decreto del 22 dicembre 1917-4 gennaio 1918 del Comitato centrale esecutivo del Consiglio dei deputati, operai e soldati [Soviet] che approvava l'organizzazione dell'assicurazione di malattia» nei termini seguenti: «Il soccorso medico è dato sotto forma di primo soccorso, di ricovero in un'ambulanza, un ospedale, uno stabilimento termale o a domicilio. Il soccorso medico comprende la fornitura gratuita di medicinali, di alimenti scelti, di tutti gli accessori di cure»[111].

La forma di assicurazione propugnata per il nostro paese comprendeva medico, medicinali e indennità di malattia[112]: una «in-

[110] G. Casalini, *Un Ministero per la salute pubblica?*, in «L'Igiene e la Vita», II, 9, 1919, p. 258.

[111] Id., *Sia richiesta l'assicurazione contro le malattie*, ivi, IV, 11, 1921, p. 322.

[112] Essa ricalcava in gran parte il progetto governativo elaborato nel 1919 da un'apposita commissione di studio, la cui componente medica vedeva raggruppati Luigi Devoto, Ettore Marchiafava, Gaetano Pieraccini, nonché Alberto Martinelli, in rappresentanza dei medici condotti, e Luigi Silvagni, già primo

dennità pecuniaria [che] equivale alla metà del salario», un medico mutualista distinto dal medico comunale anche se «una loro cooperazione è inevitabile anzi necessaria», medicinali adeguati e non sperperati. «Le Casse Mutue dovranno, fin dall'inizio, organizzarsi in modo da evitare il baratro» del fallimento ed evitare

> tre scogli ugualmente terribili: l'infatuazione dell'ammalato per i medicamenti, di cui solo un piccolo numero è veramente efficace; la debolezza del medico che alle volte si abbandona a prescrizioni inutili, pur di seguire la moda o di accontentare i richiedenti; l'alto costo dei medicamenti, dovuto in parte alla presente organizzazione della farmacia[113].

Questa voce, nobile e consapevole, si presta bene a rappresentare le istanze di quella consistente parte della classe medica che era più responsabilmente impegnata e interessata al problema assicurativo-assistenziale. Tuttavia a metà degli anni Trenta, la voce rappresentativa è tutt'altra: «Esiste nell'Italia fascista una organizzazione che già ci ha portato, senza esagerare, di sbalzo al piano raggiunto da altri paesi, che hanno un secolo di esperimenti e di attività mutualistica, come per esempio l'Inghilterra»[114]. L'organizzazione elogiata, e gabellata come esperienza originale del fascismo, è il coacervo delle Casse mutue – alcune migliaia già nel 1924! – formatesi in gran parte per generazione-proliferazione spontanea, in parte in «rispetto» di quel «dogma» riconosciuto che è la Carta del Lavoro[115].

«Sotto la spinta di questo storico documento economico-politico [...] due grandi iniziative si sono delineate»: l'*iniziativa cooperativa*, sorta dalle contribuzioni volontarie di lavoratori associati e realizzatasi ad esempio nelle mutue comunali del Lazio e nelle mutue libere della Lombardia, e l'*iniziativa veramente corporativa*, sorta dalle contrattazioni di lavoro e dalle contribuzioni «paritetiche» (di lavoratori e datori di lavoro) e realizzatasi nelle mu-

aiuto di Murri, in qualità di presidente (dal 1914 al 1924) della Federazione degli Ordini dei medici.

[113] Ivi, pp. 323-24.

[114] A. Perna, *Pletora medica e casse mutue malattia*, in «Le Forze sanitarie», IV, 10, 1935, p. 621.

[115] O. Bellucci, *L'assicurazione generale contro le malattie*, ivi, 1, p. 47.

tue aziendali o in via di realizzazione, dai primi anni Trenta, nelle mutue sindacali[116].

Tutta questa mutualità assiste «la massa più numerosa dei cittadini, non sufficientemente ricca per potersi pagare liberamente un medico e non sufficientemente povera per essere inclusa nell'elenco dei poveri»: è fatta *per i semiabbienti*, il ceto più numeroso e più rappresentativo del paese, «la zona grigia della campagna e della città, che se lavora vive, ma se ammala non può provvedere ai propri bisogni»[117]. Ai bisogni di chi è compreso in questa «zona grigia» le Casse mutue cooperative cercano di provvedere come possono, con «prestazioni solo mediche», però concesse anche ai familiari del lavoratore, e le Casse mutue corporative sono tenute a provvedere come dicono, con «prestazioni economiche e prestazioni assistenziali», queste ultime però negate ai membri del nucleo familiare.

Nell'Italia degli anni Trenta, ogni provincia, ogni zona, ogni ambiente di lavoro collettivo, ogni spazio familiare è il luogo di una propria *particolarità* assicurativo-assistenziale; l'*insieme* che ne risulta è composito, frammentato, disomogeneo. Nel 1934, quando viene istituita con decreto legge n. 1619 del 6 settembre la Federazione nazionale delle Casse mutue per i lavoratori dell'industria, «le mutue sindacali sono ancora molto lontane dall'essere un fatto compiuto. S'iniziano un po' dappertutto, senza una via ben definita, senza direttive dal centro, e alla periferia ciascuno lavora per proprio conto. Differenze negli accordi coi sindacati medici, accordi di servizio diversi da provincia a provincia e da mutua a mutua nella stessa provincia». L'esclusione dei familiari del lavoratore dall'assistenza significa «abbandonare la famiglia al proprio destino», vuol dire «lasciarla alla libera professione, impossibile», quindi lasciarla all'unica alternativa possibile, agli «abbonamenti familiari», come in Piemonte, o all'iscrizione nell'elenco dei poveri, in un cronico vai e vieni tra proletarizzazione e pauperismo che contraddice un regime affermante a più riprese di vo-

[116] Id., *Problemi dell'assicurazione malattie*, in *Corso di medicina corporativa*, cit., p. 216.

[117] *Le mutue sanitarie*, relazione dei professori Cipollino e Bobba al III Consiglio e V Congresso del Sindacato nazionale fascista dei medici, in «Le Forze sanitarie», III, 1, 1934, p. 136.

ler *abolire la povertà*. «I veramente poveri», si obietta, «esistono ancora ed esisteranno sempre e faranno sempre parte di quell'elenco a cui dovrà essere provvisto medico e medicina». Il quadro, incorniciato in una relazione congressuale, si conclude con una diagnosi e una prognosi dissonanti da quelle della demagogia ufficiale: «Costituite come sono oggi le mutue, divise per aziende e fra più aziende, in tanti piccoli nuclei, lasciano fra esse tante maglie all'assistenza sanitaria, non facilmente colmabili»[118].

Più vuoti che pieni, più buchi di assistenza e di efficienza che un efficientismo e un assistenzialismo a più riprese elogiati. «Malgrado ciò», il «travaglio organizzativo» promosso dalla Carta del Lavoro è detto sul punto di dare i suoi frutti in modo «provvidenziale e originale»[119].

Nell'attesa che maturino i buoni frutti, si godano i bei fiori. Uno di questi è «il *grande postulato medico della libera scelta*»[120], che dovrebbe dare al mutuato la più ampia facoltà di scegliersi il proprio medico e che dovrebbe dare a questi la gratificazione, almeno psicologica, di sentirsi ancora un libero professionista, non «un mezzo impiegato». Si tratta di un assioma messo alla prova dei fatti, tramite la procedura del «rimborso», dalle sole mutue dei commercianti, calibrate su fasce di «ceto medio» a scarsa base impiegatizia. Le mutue dell'industria, se aziendali, tendono ad affidare l'assistenza a medici propri; se sindacali, l'affidano perlopiù a medici iscritti in appositi elenchi e che si possono scegliere come medici fiduciari, anche se la scelta è una *libera scelta obbligata* e la fiducia è quella delle mutue più che quella dei mutuati. Le mutue dell'agricoltura dal canto loro (riunite in Federazione nazionale fin dal 1930, con decreto n. 1567 del 23 ottobre) scaricano l'assistenza sui medici condotti, gli scaricabarili di sempre.

Il criterio generale della mutualità corporativa di basare l'assistenza sulla *organizzazione categoriale* delle Casse, sorgenti in ogni categoria della collaborazione e dalla contribuzione paritetica, applicandosi all'arretrata realtà del mondo rurale (dove i lavoratori sono quasi tutti agricoli e molti non hanno capacità contributiva), vie-

[118] Ivi, pp. 138-39 e 145.
[119] Bellucci, *Problemi dell'assicurazione malattie*, cit., pp. 215 e 218.
[120] Ivi, p. 217.

ne a rivelare la fragilità della propria base. Anziché contemporaneamente sull'intero territorio nazionale, le Casse mutue dell'agricoltura vanno incontro a una *organizzazione territoriale* provincia per provincia, un po' selvaggia e a passo lento.

Nelle campagne un largo numero di assistiti finisce per concentrarsi negli ambulatori comunali, creando conflitti di competenza tra i comuni, che li considerano mutuati in carico alle mutue, e queste ultime, che li considerano poveri in carico ai comuni. Né carne né pesce, sono pazienti che ricevono prestazioni spesso inadeguate. Per i medici, sono prestazioni sempre mal retribuite. Utenti ed esercenti sono tutti insoddisfatti. Perciò un certo numero di condotti cerca di sottrarsi al doppio ruolo oneroso; e nelle città una parte dei medici finisce per compensare, con alte concentrazioni di assistiti e conseguenti visite-lampo, le basse retribuzioni derivanti da «*forfaits* capestri» o da «notule vergognose»[121].

Monta il risentimento dei medici mutualisti, che ha varie motivazioni, non ultima una certa qual saturazione di previsioni immancabilmente smentite e di constatazioni invariabilmente falsate. Uno dei motivi di scontento dei medici è il sentirsi coinvolti nel sistema non a scopo di organizzazione, ma solo come tecnici prestatori d'opera. Il vizio d'origine sta nel «disinteresse» per il loro apporto: un disinteresse peraltro che a volte è anche quello dei medici stessi, incapaci di «organizzare quello che è il patrimonio più sacro della loro professione». Per questo «nelle mutue il medico è tenuto in uno stato di minorità anche quando gli si affidano compiti gravosi»[122].

I giusti risentimenti s'intrecciano al mugugno e alla stizza di chi non accetta l'ipotesi di una discesa di censo e di rango lungo il piano inclinato su cui sale, in senso inverso, la crescente mutualità. Dallo *jus murmurandi* va distinto il dissenso motivato. Un meditato dissenso affiora a più riprese in quel settore della stampa medica che si occupa di «interessi professionali». Questo settore, proprio nei temi della condizione medica in rapporto alle mutue e alle condotte, ha individuato e indicato fin dal 1935 gli «argomenti che vanno affrontati [...] con maggior coraggio e sincerità

[121] *Le mutue sanitarie*, cit., p. 139.
[122] «Rinascenza medica», XIV, 3-4, 1937, p. 49.

di quanto non sia avvenuto finora»[123]. L'invito è raccolto soprattutto dalle colonne di «Milizia sanitaria», che forse, in quanto «organo del Partito Nazionale Fascista», è provvisto di qualche santo protettore e che certo, in quanto «giornale della sezione sanitaria e della Cassa assistenza dei sanitari dipendenti dalle pubbliche amministrazioni» tra cui i combattivi medici condotti, non ha troppi peli sulla lingua. Sul periodico si scrive nel gennaio 1938: «Le mutue, così come ora funzionano, [...] lasciano scontento il medico e non soddisfano il mutuato»[124].

Già, il mutuato: chi raccoglie le sue piccole storie, le sue pene reali, le sue giuste lagnanze, le sue lagne ingiustificate, le sue argomentazioni pretestuose, le sue sacrosante esigenze? Che cosa pensano, delle mutue, i mutuati? Che cosa pensa, dei medici di base, la base? Ce ne rendono edotti le opinioni raccolte da un medico «informatore» e rintracciate spigolando tra le «carte di polizia», tra gli incartamenti di un esecutivo che, per la politica del consenso che lo ispira, controlla capillarmente il dissenso.

Nel suo itinerario investigativo su e giù per la penisola, nella seconda metà degli anni Trenta, il nostro medico in panni di agente segreto rileva che «il servizio sanitario delle mutue viene disimpegnato nel modo più riprovevole che si possa immaginare» e riferisce di «largo malcontento tra i mutuati». Riporta casi di «medici della mutua che pare facciano il loro servizio svogliatamente, senza alcun senso umanitario». Raccoglie lamentele di assistiti arrabbiati: «Provatevi – dicono – a ricorrere al dottore al mattino, è quasi sicuro che verrà a trovarvi alla sera tardi oppure il giorno dopo [...]. Provatevi un po' a ricorrere al dottore della mutua di notte!». «Il dottore della mutua non adempie alla funzione sanitaria che sarebbe di curare la salute dei soci, ma ad una pura formalità richiesta dai regolamenti, di perizia sulla durata della malattia e gli effetti della liquidazione delle giornate di sussidio». I lavoratori si lamentano di essere sottoposti a «fastidiosi inumani controlli». «Trovano», nella mutua, «quasi una nemica». «Poca urbanità», sul piano umano; «poca pazienza, e pochissimi medici-

[123] G. Lami, *Criteri programmatici e modalità di svolgimento della Stampa Medica Italiana*, in «Acta Medica Italica», I, 2, 1935, p. 106.

[124] B. De Camillis, *Esperimento mutualistico*, in «Milizia sanitaria», XXXVII, 1, 1938, p. 2.

nali» sul piano della tecnologia curativa, della terapia con i farmaci. «La Cassa ammalati non approva che la distribuzione di quelli di minor costo, ed esclude ogni specialità»[125].

Un «largo malcontento», espresso dalla base, un grande sfogo. Uno sfogo voluto, concesso, tollerato, guidato, per deviare sulla sanità il ribollire di malumori che senza valvola di scarico rischierebbero di salire più in alto ed esplodere? Uno sfogo come quello lasciato ai medici, di sfogarsi sulle pagine dei loro giornali, sorvegliando che l'amaro del parlar contro le mutue non si trasformi nel sale del parlar contro il regime e nel lievito dell'opposizione alla sua politica sociale?

Ciascuna delle tre componenti del sistema – mutue, medici, mutuati –, se nella sfera dei valori ha diritti e doveri, nella sfera dei fatti ha torti e ragioni. Le mutue hanno molti torti, ma anche la ragione di dover campare in condizioni di «cronica debolezza finanziaria», sostenute come sono da contributi troppo esigui, i quali, se non defalcano apprezzabilmente i già magri salari dei lavoratori, per il fatto di essere «paritetici» incidono in misura irrilevante sui profitti dei datori di lavoro. Così, anche perché manca quell'«intervento integratore» da parte dello Stato che è invece presente in altri paesi, le basi finanziarie attestate intorno al 3% restano lontane da quella «barriera tecnica del 6-8% indispensabile a giudizio unanime dei tecnici per far decollare il sistema, per garantire cioè ai lavoratori una effettiva assistenza sia sanitaria che integrativa del salario in caso di malattia»[126].

Anche i medici, stretti da una crisi che registra insieme alla «pletora medica»[127] una collettivizzazione di settori di clientela sempre più vasti, hanno ragioni da vendere nel rivendicare il di-

[125] Vedi D. Preti, *Fortune e miserie della classe medica nell'Italia fascista (1922-1940)*, in Istituto lombardo per la storia del movimento di Liberazione in Italia, *Cultura e società negli anni del fascismo*, Cordani, Milano 1987, pp. 127-30.

[126] Ivi, p. 124.

[127] «Pletora medica e cause che la determinano» è il primo dei «due argomenti di attualità e di notevole interesse» trattati in Perna, *Pletora medica e casse mutue*, cit., pp. 612-21. L'autore rileva che il numero dei laureati in medicina e chirurgia è aumentato da 656 nell'anno 1913-14 a 1.437 nell'anno 1932-33, con un incremento pari al 119% ben maggiore dell'incremento dell'intera popolazione, pari al 17% (da 35,5 milioni nel 1914 a quasi 42 milioni nel 1933). Al 1° gennaio 1934 l'Italia contava un medico ogni 1.194 abitanti, contro 1.344 della Germania e 1.509 della Francia.

ritto alla propria dignità professionale tutt'intera, morale ed economica, sentendosi inaccettabilmente «sacrificati all'esigenza, demagogica, di organizzare un sistema di assistenza generica, a basso costo, con scarse preoccupazioni sulla sua efficienza»[128].

Anche ai mutuati si possono imputare alcuni torti, dallo «sfruttamento» delle indennità di malattia all'«abuso» delle prestazioni sanitarie. Ad esempio,

> per libera scelta si vuol intendere [...], da alcuni mutuati, libertà assoluta all'ammalato di scegliersi tutti i medici che crede, ed in qualunque tempo; data la psicologia dell'ammalato stesso, che nel momento del dolore o dell'acme della malattia o della mancata o prolungata risoluzione di essa cerca affannosamente di sentire il parere di quanti sanitari gli vengono suggeriti, noi vedremo in breve tempo i bilanci delle mutue fallire per l'impossibilità di far fronte a tante richieste[129].

Di fronte al gran coacervo delle mutue malfunzionanti è necessario però, in sede storiografica, evitare il rischio di fare di ogni erba un fascio. Fra i tanti torti e ragioni c'è una precisa graduatoria. Le tre componenti del sistema mutualistico non possono essere collocate sul medesimo piano. In primo piano, fuor da ogni dubbio, c'è il malato, e i mutuati cos'altro sono se non malati da curare, o persone delle quali aver cura, curandone anche l'educazione sanitaria? «Il malato ha sempre ragione». Come chi altri, in periodo fascista? È per i malati che è stato creato il sistema. I mutuati ne sono il *fine*, medici e mutue ne sono i *mezzi*. Non bisogna scambiare questi con quello. Il sistema non è fatto per automantenersi, per mantenere il proprio apparato. I quadri di questo sono termini intermedi, importanti non per sé, ma in relazione all'importanza del termine finale o primario.

Le colpe del sistema – qui è il punto – sono proprio i suoi pregi presunti, ripetutamente vantati, celebrati fino alla noia. È la sua struttura «paritetica», vantata come metodo «corporativo» di collaborazione sociale; è la sua evoluzione per gradi, vantata come processo naturale rispettato e favorito da saggezza politica; è la stessa sua complessità, vantata come coerenza organica,

[128] Preti, *Fortune e miserie*, cit., p. 139.
[129] *Le mutue sanitarie*, cit., pp. 140-41.

la stessa sua frammentazione, vantata come calibrato adattamento alle particolarità del paese, la stessa sua disomogeneità, vantata come diversificata risposta ai diversi bisogni delle varie categorie di lavoratori.

Al cronicamente irrisolto problema del *sistema mutualistico* si raccorda l'altrettanto insoluta *questione ospedaliera*[130]. Anche tale questione muove da lontano, dalla riforma crispina delle opere pie (1890) che ha dato avvio al processo di trasformazione degli ospedali, da istituti di benefico ricovero, in *machines à guérir* dotate di strutture e funzioni tecnico-sanitarie al passo della scienza, della clinica, dell'igiene moderne. In tempi più vicini, gli ospedali sono usciti dissestati dal disastro della Grande Guerra. Due fattori sopra tutti hanno determinato il dissesto. Il primo è stato l'enorme aumento di soggetti ospedalizzati, dovuto da un lato al «tumultuoso inurbamento, che ha accresciuto a dismisura la clientela degli ospedali, un giorno creati per nuclei demografici scarsi», dall'altro al mutamento della mentalità collettiva, in forza del balzo in avanti e dell'accresciuto prestigio della scienza medica, onde «le folle non sentono più per l'ospedale l'invincibile ritrosìa» del passato. Il secondo fattore è stato la grave crisi finanziaria provocata, sotto il torchio perverso dell'inflazione postbellica, per un verso dall'«aumento progressivo di tutti gli elementi di costo dei singoli servizi», dai quali dipende il buon funzionamento ospedaliero, per altro verso dalle pessime «condizioni finanziarie della quasi totalità dei comuni», ai quali spetta l'obbligo, ribadito dal decreto legge 30 dicembre 1923, n. 2841, di rimborsare le spese di degenza relative ai ricoverati poveri aventi nel comune il proprio «domicilio di soccorso»[131].

Inoltre, congregazioni di carità ed enti benefici continuavano a gestire molti ospedali più come vecchi asili che come moderne aziende della salute. L'ammodernamento sarebbe dovuto passare attraverso il loro scorporo dagli Istituti pubblici di assistenza e be-

[130] D. Preti, *La questione ospedaliera nell'Italia fascista (1922-1940): un aspetto della «modernizzazione corporativa»*, in Romano, Vivanti (a cura di), *Storia d'Italia. Annali*, vol. VII, cit., p. 349.

[131] G. Casalini, *Assicurazioni sociali e ospedali*, in «L'Igiene e la Vita», VII, 8, 1924, pp. 254-55. L'articolo è una recensione a G. Pisenti, *La questione ospedaliera e le assicurazioni sociali*, Cappelli, Bologna 1924.

neficenza (Ipab), risistemati con il predetto decreto legge, che attribuiva a tali istituti funzioni non «puramente caritative», ma «scopi generali di conservazione, di tranquillità, di benessere e di miglioramento economico e morale della società», mentre assegnava a ogni ospedale «l'obbligo di assistere e curare secondo la propria competenza nosologica e nei limiti dei mezzi disponibili i poveri affetti da malattie acute, i feriti, le donne nell'imminenza del parto». La modernizzazione sarebbe dovuta anche passare attraverso l'aggancio degli ospedali alla progettata riforma dell'assistenza e previdenza sociale mediante l'assicurazione generale obbligatoria contro le malattie. Ma, in regime fascista, lo scorporo ha incontrato il muro degli oppositori cattolici, tutt'altro che rassegnati a perdere il controllo di quel settore ospedaliero che li vedeva da sempre protagonisti, e si è poi vanificato nelle pieghe del Concordato del 1929 tra Stato e Chiesa; e anche l'aggancio alla mutualità da riformare, quale fisiologico cespite di finanziamento e organica base di funzionamento tecnico, negli anni Trenta si estenua nella vana attesa della riforma assicurativa e si perde nel grande caos delle mutue che già abbiamo visto.

L'«avvenimento nuovo» dei primi anni Trenta è la *soluzione privatistica* costituita dall'apertura dell'ospedale ai pazienti «solventi in proprio», alla «cura dei non poveri», alla cura dell'umano «materiale pagante»[132]. Questa soluzione è causa-effetto di un processo biunivoco che per un verso consente all'ospedale, introitando proventi in più rispetto alle rendite del proprio patrimonio, di adeguare i propri strumenti operativi – personale medico, personale infermieristico, impianti, apparecchiature – al progresso tecnologico, e per altro verso consente allo stesso ospedale, migliorando le proprie strutture, di attrarre clientela abbiente e incrementare ulteriormente gli introiti. È una soluzione di considerevole portata: essa concorre notevolmente alla trasformazione strutturale in corso, trasforma la figura stessa del medico ospedaliero, apre un aspro contenzioso tra amministrazione e medici e dà inizio a un'accesa concorrenza tra ospedali e case di cura private.

Sullo spinoso problema dei rapporti tra ospedali e case di cura private interviene d'autorità il sottosegretario all'Interno Buf-

[132] S. Spinelli, *Teorie ed esperienze su alcune questioni ospedaliere: gli ospedali e la cura dei non poveri*, in «L'Ospedale Maggiore», XXIII, 10-12, 1935, p. 577.

farini-Guidi, che con circolare ministeriale del 10 luglio 1933 ammonisce che la privatizzazione parziale degli ospedali

sia contenuta in giusti limiti e non tenda a svilupparsi a detrimento della cura dei poveri, sì da snaturare il carattere del nosocomio, che verrebbe a perdere, a poco a poco, la figura di Istituto pubblico di beneficenza per avvicinarsi di più a quella di una clinica per abbienti, creando una concorrenza con le case di cura private, concorrenza insostenibile per queste ultime e che non può assolutamente essere consentita[133].

In piena logica di profitto e in ambigua compromissione o conflittualità tra pubblico e privato, dentro e fuori le mura ospedaliere, si legittima l'esistente pretendendo in tal modo di dar libero corso al *nuovo corso* all'insegna del «dinamismo moderno»: questo, si dice, «ha esercitato un benefico influsso anche sugli ospedali. Tutto, in essi, edifici, impianti, servizi, era invecchiato pigramente sino a creare un anacronismo stridente: in pochi anni gli ospedali, ripresi i contatti con le nuove condizioni di vita e i nuovi bisogni, hanno raggiunto, di corsa, il vertice dell'ascesa». «Ogni epoca ha gli ospedali che merita»: l'era fascista, questo il concetto, ha i suoi. In futuro si vedrà: «tornerà, forse, e non è augurabile, un periodo di decadenza, di sconcordanza tra le istituzioni che tendono a fissarsi in una forma rigida e il mondo sempre giovine. Allora, come altre volte nei secoli, chi possiede diserterà gli ospedali. Oggi, e finché corrisponderanno ai bisogni, li cercherà»[134].

Ogni industria ha le sue macchine; le moderne *machines à guérir* sono ingranaggi della neonata industria della salute. Il rischio è che si faccia minor attenzione agli interessi sanitari dei malati che agli interessi corporativi delle case di cura, delle amministrazioni ospedaliere, delle categorie settoriali dei medici. Oltre ai mutamenti strutturali, la figura stessa del medico ospedaliero è cambiata. Il medico che lavorava in ospedale gratuitamente o quasi, in cambio di una formazione postlaurea e di una qualificazione professionale che gli conferivano bravura e prestigio, nonché compensazioni economiche extraospedaliere adeguate, ora lavo-

[133] Il passo della circolare ministeriale è riportato ivi, XXI, 9, 1933, pp. 563-64.
[134] Spinelli, *Teorie ed esperienze*, cit., p. 584.

ra con immutata professionalità, ma anche con l'esigenza di avere – commisurata al grado, alla competenza, al potere – la propria parte di «compartecipazioni», siano queste le «quote solventi» derivanti dalla clientela pagante o le «quote mutue» derivanti dai versamenti delle Casse.

Le giuste retribuzioni, le rivendicazioni legittime sono elementi positivi, sono obiettivi e motivi importanti e promozionali. Il rischioso risvolto della monetizzazione strisciante è però elemento negativo, episodico forse, ma con potere di contaminazione. La negatività può essere minima o massima: minima, ad esempio, in quel medico di guardia che falsifica la *gravità*, la *necessità* e l'*urgenza* del caso accettato, redigendo un «verbale di ammissione» che permette di fare a meno dell'«ordinanza di ricovero» ordinaria, rilasciata (o più spesso lesinata) dal comune di appartenenza (con conseguente dilatazione del già ampio contenzioso tra ospedali e comuni o, sotto altro aspetto, tra ospedali e mutue); massima, ad esempio, in quel primario che lucra alte quote di compartecipazione tramite una loro ripartizione fortemente sperequata.

Le disequità e difformità intrinseche al *sistema ospedaliero* degli anni Trenta sono molte, variabili da ospedale a ospedale, da città a città, da regione a regione. Dentro gli ospedali, provvedimenti vincolistici, aliquote tariffarie, modalità di ripartizione o decurtazione dei compensi ai sanitari, sono materia di controverse regole, diverse da caso a caso, dettate da amministratori abili che, se «possono non avere tutti i requisiti per bene condurre un'azienda lucrativa», come scrive uno di loro sul finire del 1935, sono però interlocutori sagaci con la controparte medica, specialmente con i primari, numerosi dei quali sono avvezzi a comandare e pretendono di dettar legge. «Il primario», si scrive generalizzando non senza una punta d'ironia, «si sente in ospedale circondato da una aureola, troneggia e pontifica; [...] i suoi meriti, fuori del gran mare della concorrenza professionale, nel chiuso recinto ospedaliero brillano più vividi»[135].

Fuori dal recinto degli ospedali, tra questi e i rispettivi territori di utenza, si registrano squilibri di ben maggiore importanza. Gli ospedali italiani sono aumentati di numero: dai circa mille d'ante-

[135] Ivi, pp. 588 e 591.

guerra con complessivi 70.000 posti letto si è passati ai 1.474 del 1936 con 153.577 posti letto. Però la popolazione è in vent'anni aumentata e tuttora permane una sensibile sperequazione fra Nord e Sud Italia nella distribuzione dei posti letto. Le cifre parlano chiaro. Contro 10 posti letto per mille abitanti, corrispondenti al fabbisogno di un paese che ambisce, se non ad allinearsi con le potenze «plutocratiche» occidentali, a esser «faro di civiltà» vantando la propria vocazione demografico-razziale ed eugenico-sanitaria, stanno 0,6 posti letto della Basilicata, 0,7 della Calabria, 1,4 di Abruzzo-Molise e Campania, 1,5 della Sardegna, 1,7 della Puglia, 2,2 della Sicilia, 2,7 dell'Umbria, 3,5 delle Marche, 4,3 dell'Emilia, 4,4 del Lazio, 4,6 del Trentino, 4,7 della Lombardia, 4,8 della Venezia Giulia, 5,2 di Piemonte e Toscana, 6,4 della Liguria. La media nazionale è di 3,6 posti letto per mille abitanti[136]. Un'altra statistica, tra le tante, a rilevare ancora una carenza e, dal Sud al Nord, ancora una differenza tra le due o le tante Italie.

Questo sistema ospedaliero – accorpato alla pia assistenza e beneficenza, aggiogato a una municipalità debitoria, agganciato a una mutualità caotica e, per finire, inadeguato al paese – attende dunque di essere risistemato, razionalizzato, snellito, adeguato. Il R.D.L. 30 settembre 1938, n. 1631, che dal nome del suo estensore è detta «legge Petragnani», reca nel titolo le «Norme generali per l'ordinamento dei servizi sanitari e del personale sanitario degli ospedali». Però, mancando la soluzione del problema mutualistico, essa non è affatto l'attesa razionalizzazione dei servizi: nessun coordinamento, nessun riferimento alla ridistribuzione territoriale e all'adeguamento dei posti letto, nessuna manovra di risanamento finanziario, nessuna progettazione di riassetto organizzativo.

Il parto legislativo è deludente, adeguato non al paese, ma al regime corporativo. La tanto attesa riforma ospedaliera si limita ad assorbire la spinta delle rivendicazioni di categoria, dando «disciplina unitaria allo stato giuridico del personale». Conferisce infatti stabilità di carriera ai primari (non agli aiuti e assistenti poiché i posti da essi occupati sono considerati di addestramento e

[136] Vedi S. Cramarossa, *La distribuzione organica, nazionale e regionale, dei servizi ospedalieri*, relazione al V Congresso internazionale degli ospedali, Parigi, 5-11 luglio 1937, ivi, XXV, 7, 1937, p. 324.

destinati a farvi ruotare il maggior numero di giovani sanitari). Regolamenta i concorsi e i compensi, assicurando ai medici (ma la fetta sproporzionatamente maggiore andrà ai primari) una «congrua quota dei proventi da degenti paganti in proprio e di quelli ricavati dalle prestazioni agli abbienti negli ambulatori», nonché «un diritto fisso per i ricoverati a carico di enti mutualistici ed assicurativi». Opera una revisione dei criteri di accettazione ospedaliera che, di fatto, si traduce in una restrizione dei ricoveri. Esige, per gli infermieri e gli ausiliari, diplomi e attestati abilitanti che, nell'immediato, si traducono in una riduzione di personale (e in un aumento delle ore lavorative per ciascuno).

Tuttavia, a commento della nuova legge, si parla di «nuova èra ospedaliera»[137]. Quanto alle «Istruzioni per le costruzioni ospedaliere», fissate con decreto del capo del governo 20 luglio 1939, esse appaiono come una sorta di grottesco contrappasso nei confronti delle imminenti, tragiche distruzioni.

Quattro anni dopo, in un paese dove, dopo i crolli dei fronti «esterni» d'Africa settentrionale e di Russia, anche il fronte «interno» è sul punto di collassarsi, spunta quale frutto tardivo, nettamente fuori stagione, la legge 11 gennaio 1943, n. 138, che rende obbligatoria l'assicurazione sociale di malattia dei lavoratori dipendenti e, nel contempo, opera *in extremis* il tentativo di fondere le varie gestioni in un solo ente, l'Ente mutualità (che assumerà poi la denominazione di Inam).

La creazione fuori tempo massimo di questo ente è l'atto legislativo che conclude, sulla carta, la ventennale politica sanitaria del fascismo. È l'atto conclusivo troppo ritardato di un troppo lungo processo: un processo che è partito da lontano, da libere iniziative volontarie della classe operaia ben anteriori al ventennio, e che poi dal fascismo è stato incanalato, attraverso lo strumento contrattuale «paritetico», nel corso stagnante della mutualità sindacale «corporativa». Di questa mutualità il nuovo ente è una sorta di canto del cigno. In un periodo quanto mai inadeguato a dar frutto, esso sconta la propria nascita ritardata e la propria formazione stentata; e quanto più si rileva incapace di gestire e disciplinare il caos dell'assistenza, resa ancora più caotica dalla congiuntura della

[137] E. Ronzani, *Nuova èra ospedaliera*, ivi, XXVI, 10, 1938, p. 463.

guerra perduta, tanto più incomincia a moltiplicare l'apparato burocratico, premessa di un futuro grande carrozzone.

3. *Medicina di vertice e medicina di base*

In campo medico «i progressi sono stati grandi», dice da Radio Roma sul finire del 1940 Raffaele Bastianelli, succeduto a Morelli alla testa del Sindacato nazionale fascista dei medici. «Una rapida rassegna sarebbe impossibile» elencando «i vaccini, i sieri, [nonché] tutti i rimedi che la scienza chimica ha creato» come «quello di Domagk per curare la polmonite e altre infezioni microbiche»[138].

Il nome del medico tedesco Gerhard Domagk, premio Nobel 1939 «per la scoperta degli effetti antibatterici del prontosil», è strettamente legato a questo prodotto chimico, una sulfonilamide nota fin dal 1906 come colorante – *prontosil rosso* – ma per trent'anni ignorata come farmaco. Invece è un farmaco attivissimo, di cui Domagk, direttore del laboratorio di patologia sperimentale della Bayer, ha reso noto nel 1935 l'alto potere antibatterico.

Nell'Istituto Pasteur di Parigi il ricercatore svizzero Daniel Bovet ha poi identificato la parte farmacologicamente attiva del prodotto, aprendo la strada alla sintesi di numerosi preparati, come la sulfapiridina (1938), il sulfatiazolo (1939), la sulfadiazoina e la sulfaguanidina (1940): in breve, i *sulfamidici*[139].

La portata di questi nuovi prodotti della ricerca e dell'industria – chimici e terapeutici: chemioterapici – è storica; la loro storia cronologicamente appartiene all'inizio di ogni rassegna dei progressi medici della metà di questo secolo. Tra i bersagli centrati da essi ci sono molti germi patogeni, contro le cui aggressioni gli organismi erano indifesi: il pneumococco della diffusa e sempre grave polmonite, la malattia che fino alle soglie degli anni Quaranta è ai primi posti tra le cause di morte; lo streptococco dell'altrettanto dif-

[138] R. Bastianelli, *Parole ai non medici e un poco anche ai medici*, pronunciate da Radio Roma la sera del 14 novembre 1940 e riportate in «Le Forze sanitarie», IX, 22, 1940, suppl., pp. CCCII-CCCIII.

[139] Daniel Bovet (1907-1992) fu coadiuvato nelle sue ricerche dalla moglie, Filomena Nitti, figlia dello statista Francesco Saverio esule in Francia. Dal 1947, ottenuta la cittadinanza italiana, visse in Italia, dove diede vita a un moderno laboratorio presso l'Istituto superiore di sanità.

fusa e sempre pericolosa angina, il mal di gola che talora apre le porte a quella vera malattia sociale che è il reumatismo articolare acuto; lo stafilococco «piogene», generatore del pus, agente eziologico delle tante suppurazioni; il bacillo della dissenteria «bacillare», agente causale di tante endemie delle caserme e delle collettività in genere; il meningococco della terribile meningoencefalite epidemica, l'encefalite letargica che vent'anni prima s'era embricata con la «spagnola».

Tutti questi germi sono ora vulnerabili, le malattie da essi provocate sono farmacologicamente guaribili. I nuovi farmaci dànno inizio a quella che è stata definita la *rivoluzione farmacologica*: una rivoluzione vera e propria, però enfatizzata quando si afferma che «l'intera struttura della popolazione in Italia e negli altri paesi industrializzati è stata mutata *soprattutto o quasi esclusivamente* dalla farmacologia»[140].

L'affermazione, massimizzando gli indubitabili meriti della farmacoterapia, della cura con i nuovi farmaci – sulfamidici e, di lì a poco, antibiotici –, minimizza di fatto i risultati ottenuti nella lotta contro le malattie infettive nel periodo a essi anteriore. Si tratta di risultati non meno, forse più importanti: nel 1941, elaborando dati statistici del 1938, relativi cioè a un anno che, almeno per l'Italia, può ritenersi l'ultimo del *periodo presulfamidico*, si rileva che, a partire dal 1882, e quindi in pratica nell'ultimo cinquantennio, la vita media in Italia è aumentata da 33 a 55 anni e che su mille morti il numero degli ultrasettantenni è passato da 12 a più di 30[141].

Questi risultati sono stati conseguiti *prima*, non *dopo* la rivoluzione farmacoterapica, non *post hoc*, né tanto meno *propter hoc*. Come dire: prima dei sulfamidici hanno avuto maggior importanza le condizioni ambientali e di vita, dopo i sulfamidici (e soprattutto dopo gli antibiotici) hanno avuto importanza *anche* i farmaci. Il che si inquadra nella odierna tesi storiografica generale di Thomas McKeown, che alla «moderna trasformazione della salute [...] hanno contribuito ben poco gli interventi medici (immunizzazione e terapia) prima del 1935, anno in cui vennero intro-

[140] R. Paoletti, *Che cosa è la rivoluzione farmacologica*, in «In Tema di Medicina e Cultura», XV, 84, 1983, p. 52.

[141] E. Ronzani, *Cronicari e reparti ospedalieri di smistamento*, in «Notiziario dell'Amministrazione sanitaria del Regno», IV, 1941, p. 737.

dotti i sulfamidici, e che nell'arco di tutto il periodo sono stati di minor importanza rispetto ad altri fattori»[142].

Nel ventennio fascista le scienze medico-biologiche sono nell'occhio del regime in quanto esprimono un modello di *sanità fisica* e di *normalità psichica*, e poi anche di robustezza fisiologica e di purezza razziale, che risulta complementare al modello, emergente dalle scienze fisico-matematiche e fisico-chimiche, di macchinismo esatto, ingegnoso e potente. Ruralismo sanitario (la vita sana dei campi) e industrialismo urbano (la vita pulsante delle fabbriche) si mischiano nell'ibrida matrice ideologica di una scienza che si vuole produttiva, a un tempo, di forza umana e di potenza meccanica: uomini e macchine per la guerra di domani. Non è casuale che alla morte di Guglielmo Marconi, nel 1937, al posto di presidente del Cnr (Consiglio nazionale delle ricerche) sia chiamato, subordinando la competenza alla politica e la ricerca scientifica alle necessità militari, il maresciallo d'Italia Pietro Badoglio, da poco nominato duca di Addis Abeba.

Il bellicismo scientifico ha le sue premesse nel *nazionalismo scientifico* che, in campo clinico, è richiesto da Maragliano in modo esplicito fin dal 1928:

> Oggi dobbiamo essere orgogliosi al constatare che valorosi lavoratori abbondano nelle scuole cliniche italiane e la produzione a registrarsi è eccellente e copiosa. È però da desiderarsi tuttora, nei nostri lavoratori, più vivo il sentimento della nazionalità scientifica, troppo torpido ancora fra noi[143].

A illustrare il primato medico-scientifico degli italiani, che si ritiene incontestabile, provvedono medici e storici della medicina[144]. La medicina italiana degli anni Trenta, nel porre se stessa a

[142] Th. McKeown, *Salute e progresso nella medicina*, relazione presentata al Convegno internazionale *Medicina ed epistemologia. Salute, malattia, trasformazioni del sapere* (Perugia, 17-20 aprile 1985), in «Sanità, Scienza e Storia», III, 2, 1986, p. 4.

[143] Le parole di Maragliano sono riportate nel volume degli *Atti del XXXIV Congresso della Società italiana di medicina interna (Roma, 1928)*, Pozzi, Roma 1929, p. 4.

[144] Alle *Priorità scientifiche italiane* è dedicato l'intero fasc. 1, a. IV, 1930, del periodico «Acta Medica Italica» siglato dal motto «Italicus, italica volo». Ve-

traguardo di un cammino storico immancabilmente progressivo, ama rivivere il proprio passato in termini autocelebrativi, agiografici, spesso intinti nella più vieta retorica. La scienza medica della nazione è vista come il frutto maturo di una coltivazione medico-scientifica intrapresa dagli anatomisti del tardo Medioevo e del Rinascimento e poi progredita trionfalmente nei secoli. In quest'ottica di *Medicina italica* – tale il titolo del libro edito dall'Ufficio stampa medica italiana (Milano 1933) e dedicato a una sterminata «priorità di fatti e di direttive» – la fondazione medioeval-rinascimentale dell'anatomia negli Studi di Bologna e di Padova, legittimo vanto delle università italiane, è vista continuarsi nel «precorrimento» di Fracastoro, che avrebbe anticipato di trecento anni la teoria dei germi di Pasteur, e nella «scoperta» di Cesalpino, che avrebbe dimostrato la realtà della circolazione del sangue battendo sull'anticipo Harvey[145].

Conforme o difforme da tale enfasi storicistica e scientistica, la scienza medica si incarna in uomini di un variegato schieramento, taluni dei quali pesantemente compromessi, talaltri attenti a non compromettersi troppo. Accanto a una scienza medica ancillare o servile c'è una scienza medica che media la propria astratta «neutralità» con la concreta accortezza personale dei singoli. Clinici e igienisti, toccati dalla totalità antropologica o dal contesto epidemiologico dell'oggetto loro proprio – l'uomo malato o sano –, sono quelli più facilmente coinvolti e costretti a schierarsi. Relativamente meno coinvolti nel contesto socio-politico sono i medici addetti alle scienze «di base» – anatomici, fisiologi, patologi – chiusi nei loro istituti e laboratori, immersi nelle loro ricerche, distaccati dal resto del mondo, difesi dalle invadenze di questo. Nei luoghi dove la scienza è, per definizione, «pura», l'aria è asettica, impropizia ai contagi, alle contaminazioni, alle compromissioni.

Sono i luoghi appartati dov'è anche più agevole prendere le distanze, dissociarsi, dissentire, coltivare l'ideale di una scienza scevra da impurità e altrimenti impegnata. Uno di questi luoghi è, a

di inoltre L. Castaldi, *Una centuria di rivendicazioni di priorità italiane in contributi scientifici nella medicina e nella chirurgia*, in «Riforma medica», 15, 1929.

[145] Fa eccezione a questo andazzo storiografico nel 1927 la *Storia della medicina* (Mondadori, Milano 1948²) di Arturo Castiglioni.

Torino, l'Istituto anatomico diretto da Giuseppe Levi (1872-1965), colui che introduce in Italia il metodo della coltura dei tessuti *in vitro* e che dà orientamento biologico e citologico a scienze morfologiche quali l'anatomia e l'istologia. «Levi era la personalità dominante della scuola di medicina. [...] Alto, eretto, portava un lungo camice grigio che quasi arrivava alle scarpe, teneva i capelli grigio-rossicci tagliati a spazzola [...], sembrava un domatore di leoni. [...] Era inoltre un simbolo di resistenza al fascismo»[146]. Ebreo, Levi è allontanato dall'insegnamento per effetto delle leggi razziali, ma non prima d'aver fatto in tempo a crescere alcuni ricercatori che sono vere e proprie promesse: Salvador Luria (che sarà premio Nobel nel 1969 per le scoperte sul meccanismo di replicazione e la struttura genetica dei virus), Renato Dulbecco (premio Nobel nel 1975 per le scoperte riguardanti le interazioni tra i virus tumorali e il materiale genetico della cellula), Rita Levi-Montalcini (premio Nobel nel 1986 per la scoperta della sostanza proteica in grado di stimolare la crescita della fibra nervosa).

Un altro di questi *sancta sanctorum* è, prima a Parma e poi a Bologna, l'Istituto di fisiologia diretto da Mario Camis (1878-1946), scienziato di esperienza internazionale perfezionatosi in campo neurofisiologico a Liverpool, sotto la guida di Sherrington (premio Nobel nel 1932 per le scoperte sulle funzioni dei neuroni). Camis ha un vero «gioiello» nel proprio assistente Giuseppe Moruzzi, futuro padre della neurofisiologia in Italia (di cui sarà posta la candidatura al Nobel, che non avrà pur meritandolo), il quale nel 1938 va a Cambridge a perfezionarsi presso Adrian (premio Nobel con Sherrington nel 1932). Quando Moruzzi rientra in Italia, nell'istituto bolognese Camis non c'è più, allontanato anch'egli dalla cattedra in quanto ebreo.

Tra la generazione dei meno che trentenni – giovani ricercatori come il fisiologo Moruzzi – e la generazione dei più che sessantenni – scienziati e maestri attempati come l'anatomico Levi – c'è la generazione di mezzo, la generazione di quanti – ricercatori e scienziati maturi – compiono nella seconda metà degli anni Tren-

[146] R. Dulbecco, *Scienza, vita e avventura*, Sperling & Kupfer, Milano 1989, p. 47.

ta la loro «ascesa alla cattedra», come dirà uno dei più eminenti tra loro, il patologo generale Giovanni Favilli[147].

Un altro patologo eminente, che negli anni Trenta è già un maestro, è Pietro Rondoni (1882-1956). Dal 1924 Rondoni è in cattedra di patologia generale e sperimentale a Milano (dopo Sassari e Napoli). «Formatosi, secondo l'indirizzo del tempo, ad un tipo di ricerca diretta ad analizzare la forma e l'aspetto dei processi patologici», conformemente all'orientamento impresso alla patologia da Virchow, Rondoni «passa alla indagine dei fenomeni di malattia secondo un nuovo indirizzo e cioè nei loro aspetti e riflessi biochimici»[148]. I suoi *Elementi di biochimica* (Torino 1925), esposti in un trattato pubblicato dalla Utet, preludono agli studi sulla *Biochimica del cancro*, comunicati all'Accademia medica di Roma il 30 dicembre 1933. Questo interesse lo induce ad accettare prima il difficile «compito di organizzare e di dirigere la Divisione biologica dell'Istituto per lo studio e la cura dei tumori di Milano e successivamente quella di direttore generale dello stesso Istituto»[149]. Scrive il nuovo direttore: «Il problema dei tumori maligni, che in ogni paese civile mietono in dieci anni tante vittime quante ne mieterebbe una grande guerra, è un vasto e complesso problema biologico, [...] [ma] purtroppo *anche* un doloroso problema umano»[150].

Il problema dei tumori maligni incomincia ad assillare la gente quanto e più del problema concomitante delle malattie cardiovascolari. Ma, se la parola «infarto» stenta ancora ad affiorare (nel 1939 messa ancora fra parentesi nel maggior trattato di terapia clinica, a cura di Mariano Messini), la parola «cancro» è già un incubo. Mentre declinano gradatamente le vecchie morbosità infettive – malaria, tubercolosi, sifilide –, crescono le nuove morbosità

[147] G. Favilli, *La lezione integrata*, in «In Tema di Medicina e Cultura», XII, 70, 1980, p. 53.

[148] P. Bucalossi, *Commemorazione*, tenuta il 7 aprile 1957 nella Città di San Miniato, in L. Califano, R. Deotto, A. Di Marco (a cura di), *Pietro Rondoni. In memoriam*, Cordani, Milano 1959, p. 17.

[149] E. Ciaranfi, *Commemorazione*, tenuta il 14 marzo 1958 alla Società lombarda di scienze medico-biologiche, ivi, p. 71.

[150] P. Rondoni, *Relazione sull'attività dal 1° maggio 1934 al 20 dicembre 1935*, Istituto nazionale Vittorio Emanuele III per lo studio e la cura del cancro, Milano 1935, pp. 5-7.

metabolico-degenerative, la cui portata *sociale* è peraltro ancora da verificare. Al momento, il cancro è un problema ancora tutto *individuale* e ancora un male «immedicato», come scrive Carlo Emilio Gadda in una pagina della *Cognizione del dolore* (1938).

Quello che sarà «il male del secolo XX»[151] è ancora detto, dalla voce corrente, «male incurabile». Però a renderlo «curabile» e, in prospettiva, «guaribile» già si prodigano numerosi radiologi e non pochi chirurghi. Tra questi ultimi il maggiore, negli anni Trenta, è Mario Donati (1879-1946), clinico chirurgo a Padova (successore di Bassini), a Torino (successore di Carle) e infine a Milano dal 1933.

I meriti di Donati in campo chirurgico non sono soltanto operatori, pratici; sono anche teorici, scientifici. Egli sostiene con forza che la chirurgia non è riducibile a *tecnica*[152]. La chirurgia è prima di tutto *clinica*. La sua giusta tesi è, ancora negli ultimi anni Trenta, assai controversa. Il clinico medico Nicola Pende (1880-1970) afferma che la clinica è competenza dell'internista. È questi che «deve assumere insieme col chirurgo la responsabilità dell'indicazione operatoria, del decorso post-operatorio: il chirurgo sarà la mano sapiente e tecnica diretta da due cervelli». Pende rende ancor più aggressiva la propria asserzione dicendo: «Così soltanto [...] potranno evitarsi tante operazioni [...] inutili e talvolta più dannose della malattia stessa esistente; e non ci dilunghiamo in altri esempi dolorosi, dovuti alla mancanza o superficialità dell'esame generale del malato che cade sotto il coltello chirurgico»[153].

La subalternità della *tecnica* chirurgica alla *clinica* medica è uno dei fondamenti su cui, dice Pende, «io mi auguro che sorga la nuova medicina latino-mediterranea, nella quale, come nel campo politico e sociologico, l'Italia Fascista e Imperiale deve co-

[151] Vedi G. Cosmacini, V.A. Sironi, *Il male del secolo. Per una storia del cancro*, Laterza, Roma-Bari, 2002, p. VII.

[152] Vedi, per l'importanza epistemologica e l'indirizzo scientifico, M. Donati, *Principi, metodi e finalità della clinica chirurgica*, prolusione al corso di clinica chirurgica pronunciata l'8 marzo 1922 a Padova, in «Riforma medica», XXXVIII, 20, 1922, pp. 1-29; Id., *L'indirizzo biologico in chirurgia*, prolusione al corso ufficiale di clinica chirurgica letta nell'aula magna della R. Università di Torino il 5 marzo 1928, in «Minerva medica», VIII, 11, 1928, pp. 1-23.

[153] N. Pende, *La mentalità mediterranea nella nuova medicina dell'Italia Imperiale*, in «Il Policlinico», sezione pratica, XLIII, 45, 1936, p. 2006.

struire la strada maestra». Come il filosofo Giovanni Gentile vuol fare della propria dottrina attualistica l'architrave teorico del fascismo, così il clinico Nicola Pende vuol fare della propria «scienza dell'ortogenesi», nascente da una «radicale riforma dell'insegnamento e della pratica della medicina», l'asse portante – l'Asse è di moda – della «nuova medicina dell'Italia Imperiale»[154].

Al tempo della polemica con Pende, Donati è già passato a Milano. Clinico chirurgo a Torino è diventato un altro valoroso allievo di Carle, Ottorino Uffreduzzi (1881-1943), che ha lasciato la cattedra di patologia chirurgica, nello stesso ateneo subalpino, a Luigi Stropeni (1885-1962), un altro prodotto dell'eccezionale covata, della quale il più noto è Gian Maria Fasiani (1887-1956), patologo chirurgo a Padova (dal 1925) e qui successore di Donati in clinica. «Quando Fasiani – rievocherà Paolucci nel 1956 – si affacciò per la prima volta in sala operatoria, già il tumulto ansioso e rumoroso di un tempo era trascorso, già le sale operatorie stavano per assumere una reverenziale atmosfera di religioso silenzio». Si stava vivendo «un'epoca eroica della chirurgia, quando si andava sistemando ed inquadrando la chirurgia addominale», ma anche quando un cattedratico come Fasiani, «dimessi i paludamenti accademici, amava ritornare allievo» presso i pionieri della neurochirurgia per diventare a sua volta «pioniere della neurochirurgia italiana»[155].

Fasiani da Padova passa a Milano nel 1938, quando Donati, per effetto del decreto legge 5 settembre n. 1390, è rimosso dalla cattedra in quanto ebreo. La sorte di Donati è la stessa che abbiamo visto toccare a Levi, a Camis e che tocca anche all'igienista Donato Ottolenghi, ai fisiologi Amedeo Herlitzka, Ugo Lombroso e Carlo Foà, al patologo generale Cesare Sacerdoti, al farmacologo Angelo Rabbeno, al clinico pediatra Maurizio Pincherle, al medi-

[154] Ivi, pp. 2004 e 2006. Pende fu, con altri, firmatario del *Manifesto della razza* legittimante l'emulazione fascista della persecuzione antiebraica da parte del nazismo.

[155] Queste altre parole di Paolucci sono riportate nel volume degli *Atti del LVIII Congresso della Società italiana di medicina interna (Milano, 1956)*, Pozzi, Roma 1957, pp. 5-6. Ultimo, ma solo per età, tra gli appartenenti di spicco alla scuola chirurgica torinese fu Achille Mario Dogliotti (1897-1966), sullo scorcio degli anni Trenta clinico a Catania (e, dopo la seconda guerra mondiale, a Torino, succedendo a Uffreduzzi).

co legale Amedeo Volta. Non mancano i tentativi, gli interventi affinché per Donati, grande chirurgo, si faccia eccezione. Nella cartella, esplorata dallo storico Renzo De Felice, relativa alla seduta del Gran Consiglio del fascismo del 6 ottobre 1938, c'è «una nota dattiloscritta sul chirurgo Mario Donati, un celebre medico, fascista e da tempo già convertitosi e sposato con una cattolica. [...] Mussolini, sostenuto da Starace, Buffarini-Guidi, Farinacci e Bottai, si oppose però recisamente ad ogni ammorbidimento»[156].

La medicalizzazione è, nel periodo considerato, non ancora una presenza costante, ma già un forte rischio, adombrato nella satira di Jules Romains. La figura caricaturale del *docteur Knock*, protagonista del *Thriomphe de la médecine* (Parigi 1924) di Romains è portata a conoscenza dei medici italiani, e proposta a specchio della loro coscienza, in questi termini: «Una commedia come quella che venne rappresentata al Teatro dei Campi Elisi [...] lascia in tutti il desiderio di risentirla». Scrive il recensore:

> Il nuovo medico non è uno sciocco. Appena si trova nella nuova residenza [...] si fa amico del farmacista [...], poi fa annunciare per mezzo del banditore del villaggio che egli darà ogni giorno consultazioni gratuite. Questo espediente gli procura innumerevoli visite. [...] Il trionfo del dottor Knock non tarda a realizzarsi. Là dove il suo predecessore stentava a vivere, egli arricchisce rapidamente. Non solo la gente del villaggio va a chiedere consultazioni a pagamento, ma la sua fama si diffonde talmente nei dintorni che i clienti giungono da tutti i paesi vicini. [...] Questa commedia di Jules Romains arieggia un poco quella di Molière[157].

[156] R. De Felice, *Storia degli ebrei sotto il fascismo*, Einaudi, Torino 1972, pp. 294 e 296. Altri chirurghi di prima grandezza sono, nel periodo: Davide Giordano (1864-1954), primario ospedaliero a Venezia (sindaco della città lagunare dal 1920 al 1924 e dal 1924 senatore del Regno); Domenico Taddei (1875-1938), clinico a Pisa; Luigi Torraca (1885-1962), clinico a Napoli; Nicola Leotta (1878-1967), clinico a Bari e poi a Palermo, figura molto influente nel campo accademico. Non va dimenticato Bartolo Nigrisoli (1858-1948), clinico chirurgo a Bologna dal 1919 al 1931. Il 15 dicembre 1931 fu dimesso dalla cattedra «per essersi col rifiuto del giuramento al fascismo messo in condizione di incompatibilità con le direttive politiche generali del Governo». A lui, nella cattedra bolognese, succedette Raffaele Paolucci.

[157] *La medicina a teatro: il «Trionfo della medicina»*, in «L'Igiene e la Vita», VII, 2, 1924, p. 69.

Davanti alla figura caricaturale riflessa da tale specchio ammonitore sta la figura reale di un medico di famiglia che ha le fattezze del «curante»: un medico divenuto sì «uomo di scienza» attraverso l'inserimento della *tecnologia* del rapporto col malato, ma rimasto «amico» del malato attraverso il mantenimento nel rapporto di una coinvolgente *antropologia*. La situazione non è solo il frutto di un accresciuto prestigio *scientifico-tecnico* del mestiere, cui corrisponde un'accresciuta fiducia in esso da parte dell'utenza; è anche il prodotto di una «più profonda coscienza affettiva», sorta in seno a una «popolazione sentimentalizzata»[158], che fa sempre più frequentemente ricorso al medico come interlocutore *umano*, come «confessore» di dolori e di pene, come confidente col quale affrontare problemi d'importanza primaria: problemi di salute, di equilibrio personale e interpersonale, di benessere, secondo una concezione allargata dello star bene e di ciò che si deve fare per non star male.

«Il mio *medico curante* è un vero *uomo di scienza* ed è anche un *amico*, al quale bisogna dire tutto, come al *confessore*»: questo modo di dire ricorrente, di cui oggi ci si ricorda sempre meno e che quasi più nessuno usa, inquadra la figura del medico di famiglia anni Trenta, nell'ambito della famiglia borghese, ma anche laddove, nei ceti meno agiati, un relativo maggior benessere economico ha creato una nuova attitudine alle cure, fisiche o psichiche.

Questo rapporto familiare tra medico e paziente, negli anni Trenta, si è forse già allentato, ma non ancora reciso. La preziosa figura del medico di famiglia non si è ancora infranta; incrinata però sì, non mancando coloro che, nel rilevare la «diminuita considerazione» goduta dal medico, indicano quale causa prima addirittura «la non mai abbastanza deplorata scomparsa del medico di famiglia»[159].

Ufficialmente però la figura di questi è enfatizzata, chiamata in forma vociante a colmare i vuoti dell'assistenza e ad esercitare in più una funzione che per il medico è inconsueta. La indica Morelli nel febbraio 1934, delineando *Il medico nel Regime Fascista*. Dice:

[158] Di una «più profonda coscienza affettiva» e di una «popolazione sentimentalizzata» parla E. Shorter, *La tormentata storia del rapporto medico-paziente*, traduzione di R. Petrillo, Feltrinelli, Milano 1986, pp. 86 e 88.
[159] *Rispettiamoci*, in «Milizia sanitaria», XXXV, 14, 1936, p. 1 (editoriale).

Penso che il medico di famiglia che conosce di persona tutte le vicende e che talvolta è una forza potente di coesione famigliare, debba sempre sussistere. [...] Lasciamolo ancora il medico nella famiglia, ad ascoltare con pazienza così come nel discorso di Napoli il Duce consigliava. [...] Lasciamo che il medico nel gruppo famigliare diffonda tutte quelle idee che il Duce vuol portare a conoscenza del popolo; lasciamo che egli nelle famiglie faccia profondamente sentire la bellezza del Fascismo[160].

Morelli non si esime dal riproporre alla coscienza dei medici una analogia di antica data e di lunga durata, che abbiamo visto utilizzata dallo stesso Mussolini: «Il Duce ha detto nel suo discorso: *il medico è come il sacerdote*»[161]. Il medico, che nel rapporto col singolo è come il sacerdote, nello svolgere un'attiva funzione sociale viene a elevare ancor più la propria luminosa figura: «Il medico fascista deve raccogliere la fiaccola di bontà ereditata e deve portarla sempre più in alto, e la luce che già brillava sull'individuo deve essere diffusa nella società»[162].

Il cambio della guardia tra Morelli e Bastianelli alla testa del Sindacato nazionale fascista dei medici non scalfisce minimamente questa figura luminosa. Anzi si presume e si pretende che essa proietti la propria luce sul sistema organizzativo assistenziale esistente, rischiarandone le zone buie. Inoltre su essa è visto incardinarsi il sistema organizzativo assistenziale preventivato per l'avvenire. «Qualunque sia l'avvenire del medico, è certo che – dice Bastianelli nel dicembre 1938 – [...] il medico di famiglia deve essere la base dell'assistenza»[163]. Per Bastianelli, come prima per Morelli, la mistica fascista è l'usbergo etico del ruolo medico, apparentato al ruolo sacerdotale. Tuttavia Bastianelli al proprio uditorio, che è interessato soprattutto a problemi di notule e onorari, di stipendi e pensioni, ammicca: «Questa grande aspirazione di

[160] E. Morelli, *Il medico nel Regime Fascista*, discorso pronunziato alla inaugurazione dell'anno accademico della Scuola di applicazione di sanità militare di Firenze il giorno 22 febbraio 1934, in «Le Forze sanitarie», III, 9, 1934, pp. 536-37.

[161] Ivi, p. 533.

[162] Ivi, p. 542.

[163] *Parla il sen. Bastianelli*, parole conclusive del Raduno dei Sindacati fascisti dei medici del Piemonte e della Lombardia (Milano, 18 dicembre 1938), ivi, VIII, 1, 1939, suppl., pp. XXIII-XXIV.

essere monaco benedettino e medico nello stesso tempo forse non si avvererà mai»[164].

Tra analogie di facciata e frasi retoriche, il medico si vede sottrarre, da vicende che conferiscono alla medicina una eticità e una socialità di parata, le precedenti istanze d'impegno etico-sociale. La realtà delle cose, in sempre più evidente conflitto con la vanità delle parole, lo induce a un riflusso nel privato, a ritrarsi nel suo guscio. È qui, nel recinto dei penati e dei lari, nel piccolo mondo antico consacrato all'ideologia del benessere familiare, dove lo «star bene» del malato si specchia anche nel rapporto «per bene» con il proprio medico, che viene custodita l'immagine di questi trasmessaci dalla tradizione orale di famiglia, dalla memoria storica dei genitori e dei nonni, dai ricordi giovanili o infantili dei più vecchi tra noi.

Nello stesso raduno sindacale in cui Bastianelli addita ai medici condotti il modello del medico-monaco, si indica il meccanismo perverso che concatena con il caos delle Casse mutue la crisi della condotta medica[165]. Caricato dalla massa dei mutuati, il medico condotto è sottoposto a una fatica gravosa. «Fino ad oggi il medico condotto era un medico curante», scrive uno di loro, e aggiunge: «Oggi il medico condotto è diventato un impiegato». Non stupisce affatto che molti abbiano «deciso di rifiutare il servizio mutualistico per poter tornare a fare i medici condotti»[166]. Pazienza, disciplina... è il ritornello recitato dai soliti pompieri del sindacato, messi lì apposta per smorzare le accese polemiche e per controllare insubordinazione e dissenso. «Disciplina, pazienza... – si ribatte –, tutto ciò ci troverà pronti: ma sentiteci, non meritiamo di essere trascurati o malmenati da chi sta meglio di noi e soprattutto, per carità, non ci parlate di missione ed apostolato»[167].

[164] *Parla il prof. Bastianelli*, parole conclusive del Raduno dei Sindacati fascisti dei medici in Sicilia (Palermo, 8 gennaio 1939), ivi, 2, suppl., p. XXXV.

[165] Relazione del professor Edoardo Calandra, segretario del Sindacato medico di Palermo, al Raduno dei Sindacati fascisti dei medici in Sicilia (Palermo, 8 gennaio 1939), ivi, p. XXIX.

[166] E. Stefanutti, *Medici condotti e mutualità sanitaria*, in «Milizia sanitaria», XXXVI, 19, 1937, p. 4.

[167] F. Cocucci, *Alcuni fenomeni paradossi della nostra vita di condotta (nota II)*, ivi, XXXVII, 5, 1938, p. 11.

«La classe medica è venuta a trovarsi in crisi», scrive il professor Pier Francesco Arullani, primario ospedaliero torinese, nell'opuscolo divulgativo *Il rinnovamento medico in Italia* (Torino 1938). «È doveroso constatare oggi una decadenza economica e morale della classe sanitaria. Errato criterio distributivo? Pletora medica?»[168]. Una crisi pletorica? *Il numero dei medici in Italia*, quale emerge dal censimento del 21 aprile 1936, è di 33.079, di cui 15.797 «liberi professionisti» e 17.282 «impiegati», cioè «retribuiti con uno stipendio mensile»: un medico ogni 1.500 abitanti. *La loro distribuzione territoriale* rivela una pletora a Napoli e Roma, dove la concentrazione urbana addensa ulteriormente la già elevata densità regionale (un medico per 670 abitanti in Campania e un medico ogni 870 abitanti nel Lazio). Nel Nord del paese la densità regionale è superiore alla media nazionale in Piemonte e in Lombardia, è inferiore nel Veneto e in Liguria[169]. Arullani precisa il suo concetto di *crisi*: «Più che una crisi economica, è una crisi spirituale. È la natura del medico che bisogna si modifichi in rapporto alle mutate condizioni dei tempi; medicina quindi sociale»[170].

I circa 30.000 medici che, sul finire degli anni Trenta, esercitano la professione in Italia, combattono le malattie sociali – tubercolosi e cancro – come ogni altra malattia, curano i tubercolotici e i cancerosi come ogni altro genere di malati. Li curano secondo il proprio «sapere, saper fare, saper essere». Molti di loro sono professionisti che, nelle famiglie e nelle condotte, «sanno» quel che generalmente si sa quando, sedimentata in cultura la scienza appresa all'università, un modesto sforzo di aggiornamento permette di tenere agevolmente il passo di un ancor lento progresso scientifico-tecnico. Essi «sanno fare» i medici con una *tecnologia* certamente meno perfezionata e meno specializzata di quella che sarà a disposizione dei loro eredi di prima e seconda generazione. Tuttavia molti di questi professionisti «sanno essere» medici con una *antropologia relazionale* più attenta e adeguata al paziente di quella che finirà per affermarsi anni dopo. A es-

168 P.F. Arullani, *Il rinnovamento medico in Italia*, in «Minerva medica», 1938, p. 27.

169 Vedi A. Tizzano, *Il numero dei medici in Italia e la loro distribuzione territoriale*, in «Le Forze sanitarie», VIII, 19, 1939, suppl., pp. CCXXIII-CCXXVI.

170 Arullani, *Il rinnovamento medico in Italia*, cit., p. 28.

sa non sono estranei stili di comportamento – paternalistico, autoritario, distaccato, invadente – che impoveriscono o snaturano il rapporto medico/paziente. Ma, nel complesso, il tasso antropologico del mestiere non è deficitario; esso è adeguato a una ideologia della professione, che viene dall'Ottocento e che passa indenne attraverso il fascismo.

Pur sommerso nel pelago di una medicina ufficiale – «corporativa», «sociale», «sintetica», «pratica» – che ha pochi riscontri fuori d'Italia, il mestiere di medico in Italia alle soglie degli anni Quaranta serba un armonico rapporto tra le proprie *due culture*, tecnologica e antropologica, a sufficiente garanzia di equilibrio tra scienza e valori umani, la coppia di forze, entrambe positive, sottese in permanenza all'esercizio della medicina.

Ma è ormai tempo di guerra. Il fascismo ha fatto dell'Italia una nazione bellicosa e belligerante. La mortalità per «cause violente», assestata nel decennio precedente sui bassi livelli che né la guerra etiopica né l'avventura di Spagna hanno apprezzabilmente innalzato, si impenna fino all'acme del 2,5 per mille abitanti. Una violenta falcidia. Inoltre nel quinquennio di guerra s'ingobbiscono all'in su, rispetto ai periodi prebellico e postbellico, le curve della mortalità per grandi gruppi di cause: aumentano le malattie mortali infettive e parassitarie (tifo, tubercolosi, malaria, sifilide), aumentano le malattie dell'apparato cardiocircolatorio a esito letale. Indifferente decorre, in lenta inesorabile ascesa, la linea che indica la patologia tumorale maligna. Aumentano anche «le malattie mortali a partenza dall'apparato digerente, i cui organi – stomaco, fegato, intestino – sono i primi e più direttamente coinvolti dall'ipoalimentazione e malnutrizione di guerra»[171].

Non è una «gran morìa» come quella da spagnola; però, come quella, è un evento catastrofico planetario «con il doppio carattere della epidemicità e della letalità», come lo avrebbe definito un cinquecentesco storiografo delle pestilenze, come lo avrebbe raccontato un cronista medioevale dei tre classici flagelli: fame, peste, guerra. Dalla epidemia alla guerra; dalla «peste della signora spagnola», che segue la guerra, allo shock del secondo conflitto

[171] Istat, *Sommario delle statistiche storiche. 1926-1985*, Istat, Roma 1986, pp. 76-77.

mondiale, che rialza il capo alle abbattute endemie, tubercolosi e malaria. In tempo di guerra la tubercolosi non è più la malattia che minaccia i soli debilitati e sottonutriti: è la malattia che minaccia tutti là dove i sottonutriti e debilitati sono la maggioranza o la totalità. La malaria non è più la malattia che minaccia i soli contadini: è la malattia che minaccia anche i cittadini della capitale, quando le barriere igienico-sanitarie si abbassano. «La situazione igienico-sanitaria di Roma», scrive «Il Policlinico» nel luglio 1944, è tale che la «malattia infettiva che ora potrebbe profilarsi è la malaria, per l'affluenza di infetti e la presenza di zanzare»[172].

Tubercolosi, malaria... Vent'anni sono trascorsi per dimostrare che la storia *non* insegna? Oppure la storia è maestra, ma gli italiani sono stati cattivi discepoli? Dallo sfondo plurisecolare viene avanti un altro spettro, la fame. Peste nera, *pane nero*. «Amaro dicembre», quello del 1940: «da settembre il pane viene fatto con l'aggiunta di altre farine, ed è più pesante». Viene tesserato in autunno: duecento grammi a testa al giorno. La carne si fa sempre più rara e più cara. «La fame comincia a percorrere l'Italia in quei mesi a cavallo tra il 1941 e il 1942». Essa «comincia a colpire duro sulle famiglie operaie e sul ceto medio impiegatizio»[173]. A Roma, «alla chiusura del mercato c'erano donne che frugavano tra le immondizie per trovare foglie e torsoli da cucinare» – scriverà rievocando una di quelle donne[174]. Un'altra, mezzo ebrea, rintanata per la paura d'esser presa, era, nell'autunno 1943, «costretta a uscire ogni giorno fuori di casa per la solita caccia ai viveri»[175].

Krieg ist Krieg, la guerra è guerra, dicono gli alleati tedeschi. Significasse morti e feriti solo tra i combattenti! Significa morti e feriti anche tra la popolazione civile, significa anche fame, stenti e malattie per tutti, civili e militari. Gli «appunti di nosografia di guerra sul fronte albanese nel semestre novembre 1940-aprile 1941» elencano soprattutto tifo, malaria, dissenteria bacillare, diarrea cronica da «uniformità protratta del vitto (galletta e carne

[172] *La situazione igienico-sanitaria di Roma*, in «Il Policlinico», sezione pratica, LI, 27-31, 1944, p. 471.

[173] M. Mafai, *Pane nero. Donne e vita quotidiana nella seconda guerra mondiale*, Mondadori, Milano 1987, pp. 47, 79, 86.

[174] Ivi, p. 167.

[175] E. Morante, *La storia*, Einaudi, Torino 1974, p. 282.

in scatola)» e la temibile «nefrite di guerra», sovente mortale. Paradossalmente mancano o quasi, nonostante il freddo inverno, le «malattie degli organi respiratori»: «i casi di polmonite sono stati relativamente rari, [...] pochi i casi di riaccensione di vecchi processi specifici»[176]. In compenso la tubercolosi si attiva o riattiva nel caldo torrido e colpisce le truppe in Etiopia, a cominciare dal loro comandante: il 3 marzo 1942, nel campo di prigionia di Nairobi, muore a 43 anni di tubercolosi miliare, insorta in un organismo gravemente debilitato e minato da altri mali, il duca Amedeo d'Aosta[177]. «Quando, infatti, la [sua] malaria sembra domata, subentra il tifo petecchiale e poi le complicanze polmonari che lo porteranno alla morte»[178].

L'elenco della morbosità endemica tra i soldati è molto lungo. «Nuove nozioni sui congelamenti dei soldati in Grecia durante la guerra 1941-42» rivelano, cercando invano di minimizzarla, la tragica realtà degli innumerevoli congelati: «sopra 28.000 colpiti *soltanto* 4.000 sono ricorsi al chirurgo. [...] L'intervento del chirurgo è necessario solo quando vi è distruzione completa dei tessuti»[179].

Lepra mutilans. A metà Novecento si ha dunque una nuova forma di lebbra, con autoamputazione delle parti colpite. Nell'inverno ucraino 1942-43 la nuova malattia si fa, da endemica, epidemica. I periodici di medicina tacciono sui congelati di Russia; lo squasso sanitario è immenso quanto il disastro militare e impone lo stesso silenzio. Parlano i reduci: «Sto congelando. Rivedo le gambe dei congelati [...]: da principio hanno il colore rosa, il co-

[176] Articolo del ten. med. Libero Lecchini, del Gruppo ospedaliero di Valona, in «Il Policlinico», sezione pratica, XLIX, 4, 1942, pp. 123-30.

[177] Cfr. S. Bertoldi, *Aosta, gli altri Savoia*, Rizzoli, Milano 1987, pp. 221-22.

[178] A. Del Boca, *Gli italiani in Africa Orientale*, vol. III, *La caduta dell'impero*, Laterza, Roma-Bari 1982, pp. 568-69. L'autore riporta in nota il parere del medico curante di Amedeo d'Aosta, dottor Borra: «Il duca non era tbc. [...] Quando i medici inglesi affacciarono questo sospetto, io li pregai di procurarmi una serie di radiografie che avevo fatto al duca nel 1939 e che si trovavano all'Ospedale italiano di Addis Abeba. Queste radiografie, che potemmo poi esaminare insieme a Nairobi, non presentavano infatti alcuna lesione polmonare».

[179] Articolo del dottor Marino Vagliano, direttore dell'Ospedale per malati affetti da congelamento (in Atene), in «Il Policlinico», sezione pratica, L, 12, 1943, pp. 365-67, corsivo mio.

lore delle bambole di celluloide, poi diventano sempre più scure fino alla cancrena»[180]. Insieme ai congelamenti la diarrea, la solita, dovuta alla *galletta e scatoletta*, come dicono gli alpini. Una enterocolite da ipovitaminosi, con virulentazione di germi intestinali. «Tutto dovevano fare marciando, inesorabilmente: vivere e patire, piangere e respirare, levarsi le croste dalle ferite che s'appiccicavano ai panni e togliersi le dita che staccandosi putride di cancrena scivolavano sotto la pianta dei piedi impedendo il passo». Viventi e pazienti, dovevano

accudire ai loro bisogni corporali moltiplicati dalla diarrea che infieriva tra le schiere; e allora si vedevano quei tragici pezzenti, assaltati da improvvisi crampi, frugare tra i cenci che li rivestivano con mani rattrappite e rese inette dal congelamento, slacciare rabbiosamente gli indumenti, abbassarsi pantaloni e mutande, accucciarsi a metà, e tuttavia procedere a tentoni a gambe larghe per non attardarsi di un passo, d'un solo minuto, mentre perdevano e lasciavano dietro di sé, sulla neve, chiazze e strisce di liquame sanguinolento[181].

Così parlano i reduci della ritirata di Russia, non quella dell'Armata d'Italia che combatté per Napoleone, ma quella dell'Armir (Armata italiana in Russia) centotrenta anni dopo.

Più di duecento tradotte, nell'estate 1942, avevano portato in Russia il corpo d'armata alpino [56.000 uomini]: diciassette brevi tradotte, nella primavera 1943, riportavano in Italia i feriti e congelati, i fortunati [...]. Perdite complessive del corpo d'armata alpino in ufficiali e soldati morti o dispersi, feriti o congelati: 43.580, pari a circa l'80 per cento[182].

180 N. Revelli, *La guerra dei poveri*, Einaudi, Torino 1962, p. 78.

181 G. Bedeschi, *Centomila gavette di ghiaccio*, Mursia, Milano 1963, pp. 352-53.

182 N. Revelli, *La strada del Davai*, Einaudi, Torino 1966, p. XX. Cfr. Ministero della Guerra, Stato maggiore Esercito, Ufficio storico, *L'8ª armata italiana nella seconda battaglia difensiva sul Don. 11 dicembre 1942-31 gennaio 1943*, s.e., Roma 1946. Scrive l'Ufficio storico: «Le forze presenti ed operanti all'inizio della battaglia ammontavano complessivamente a 229.000 uomini. Detratto da tale cifra il numero dei feriti e dei congelati rimpatriati, pari a 29.690, restano 199.310 combattenti. Alla conclusione della battaglia mancavano all'appello 84.830 uomini. I superstiti furono dunque 114.485. L'Urss ha restituito 10.030 prigionieri. Il numero dei combattenti della 8ª armata che non sono tornati in

Per chi va in Siberia, prigioniero, c'è il tifo petecchiale e, ancora e sempre, la diarrea: «Il tifo petecchiale e la diarrea fanno presto ad uccidere. I malati con febbre molto alta vengono subito isolati nelle due baracche adibite a *Lazaret*. Ma non basta: l'epidemia dilaga. [...] Non voglio essere ricoverato, chi entra là non esce più vivo»[183]. Siamo tornati al tifo petecchiale, cinquecentesca «peste di guerra» degli eserciti allo sbando, siamo tornati agli ospedali anticamere della morte evocanti già nel nome – *Lazaret* – la peste di tre secoli prima.

«Da qui [Nikolaevka] al Don è tutta una tomba d'alpini»[184]. Qui un cappellano militare, don Carlo Gnocchi, trova il codice genetico della sua opera assistenziale futura:

> Ho sempre cercato le vestigia di Cristo sulla terra, [...] e mi era sembrato più volte che la sua ombra leggera mi avesse sfiorato nel crepuscolo fatale dei morenti. Da quel giorno, la memoria esatta dell'irrevocabile incontro mi guidò d'istinto a scoprire i segni caratteristici del Cristo sotto la maschera essenziale e profonda di ogni uomo percosso e denudato dal dolore[185].

Una epidemia *sui generis*, assiderante e mutilante, leprosa, lascia dietro di sé uno sterminato cimitero. Di fronte a simili catastrofi umane evitabili, a tali patologie suscettibili di prevenzione, di fronte alla diffusa morbosità che ha nella guerra il suo fattore scatenante, si ripropone l'interrogativo se la medicina – «certo non l'ultima tra le scienze e le tecniche ai cui sviluppi più o meno recenti si ascrive, spesso in toni trionfalistici, il merito di contribuire sempre più al benessere dell'umanità»[186] – abbia in qualche modo fallito il suo compito istituzionale primario, quello del prevenire.

Durante il fascismo la medicina «ufficiale», di vertice – certo non tutta, molta o poca, troppa comunque – è stata consonante in

Italia ammonta pertanto a 74.800. Nessuno, né da parte italiana né da parte sovietica, ha potuto indicare quale fosse, in questa cifra, il numero dei morti e il numero dei dispersi».

[183] Ivi, pp. 250-51.

[184] M. Rigoni Stern, *Ritorno sul Don*, Einaudi, Torino 1973, p. 147.

[185] C. Gnocchi, *Cristo con gli alpini*, Stefanoni, Lecco 1943², p. 77.

[186] F. Mondella, *Sviluppi e contraddizioni della medicina contemporanea*, in «Sanità, Scienza e Storia», III, 1, 1986, p. 3.

più punti e a più riprese con l'ideologia del regime. Sia pure inconsapevolmente – una scienza senza coscienza, incosciente? – è stata complice. Per essa prevenire non ha mai significato assumere anzitutto la difesa dell'umanità dalla guerra, dalla ideologia bellicista. Eppure la guerra è la maggiore tra le cause moderne di «gran morìa» come la grande guerra del 1914-18 ha largamente dimostrato.

Il paese è ormai avviato a uno sfascio sanitario che è pari al disastro politico ed economico, al disintegrarsi delle sovrastrutture e strutture dello Stato fascista. La sanità pubblica, nel ventennio, non è stata integrata dall'adesione e dalla partecipazione, se non di facciata o di parata, della medicina accademica; non ha avuto il consenso e il concorso, se non limitato o forzato, della medicina di base; non ha realizzato, anzi ha interamente fallito, il proprio dichiarato obiettivo di sintesi nel «sociale» tra medicina «scientifica» e medicina «pratica». L'edificio assistenziale fondato sulla mutualità corporativa si è ingrandito: le «prestazioni sanitarie agli operai e ai loro familiari nel quinquennio 1937-1941» hanno registrato il triplicarsi delle «cure generiche», il quintuplicarsi delle «cure specialistiche», l'aumento dei «ricoveri ospedalieri» da poco più di 20.000 a poco meno di 200.000[187]. Però la mancata integrazione medica, la mancata razionalizzazione e unificazione delle mutue, la mancata riorganizzazione degli ospedali sono crepe sempre aperte nonostante che la solidità dell'edificio venga ancora vantata e riproposta come meritevole di fiducia: «Nei prossimi vent'anni le cose andranno in modo diverso» si afferma nel 1942 «perché con la vittoria delle armi il popolo italiano riceverà la ricompensa che si è meritata, e quindi la politica sociale avrà nuovo impulso»[188].

[187] Cfr. N. Bonfatti, *Dalle mutue di soccorso alla mutualità fascista*, in «Rivista del Lavoro», XI, 7-8, 1942, pp. 94-99. Le «cure generiche» sono passate da 4.796.582 a 14.946.252, le «cure specialistiche» da 839.947 a 4.190.378, i «ricoveri ospedalieri» da 24.853 a 179.654.

[188] Ivi, p. 73.

III

Nell'Italia repubblicana: la seconda metà del Novecento

1. *Rivoluzione terapeutica, svolta epidemiologica, inerzia sanitaria*

«Il nome *penicillina* fu dato da me nel 1929 ad una sostanza antibatterica prodotta da una muffa del genere *Penicillum*».

Così scrive nel 1946, introducendo il volume *La penicillina e le sue applicazioni pratiche*, Alexander Fleming, che aggiunge: «La penicillina appartiene a una categoria di sostanze antibatteriche prodotte da organismi viventi e che fin dal 1889 fu denominata degli *antibiotici*. Tale termine, sebbene introdotto tanto tempo addietro, cadde successivamente in disuso, ma è stato ripristinato in questi ultimi anni e serve utilmente allo scopo»[1].

L'autore di questi cenni introduttivi è il batteriologo londinese che nel 1945 ha ricevuto il premio Nobel «per la scoperta della penicillina e dei suoi effetti curativi in molte malattie infettive». La scoperta di Fleming era stata un incidente di percorso nell'ambito di una ricerca batteriologica, un incidente di percorso fortuito e fortunato. Ma, in campo scientifico, la fortuna favorisce solo le menti che sono preparate a coglierla. Fleming aveva saputo cogliere ciò che quella muffa biancastra significava e prometteva. I suoi studi perseveranti e metodici per dieci lunghi anni (1929-39), erano stati «il portato del laboratorio, della tradizione agli studi sistematici e sereni, della scienza per la scienza». È pur vero che

[1] A. Fleming (diretta da), *La penicillina e le sue applicazioni pratiche*, Il Pensiero Scientifico-Sansoni Edizioni Scientifiche, Roma 1948, p. 1. Nel 1877 fu Louis Pasteur ad avere l'intuizione che «la vita impedisce la vita». Ma fu Paul Vuillemin, nel 1889, a formulare, in opposizione al concetto e al termine di *simbiosi*, il concetto e il termine di *antibiosi*: «Quando due corpi viventi si uniscono intimamente e uno di essi esercita una funzione distruttiva su una parte più o meno estesa dell'altro, si può dire che c'è *antibiosi*».

al fondo di questa tradizione o concezione «si trovano sempre i bisogni che la società stessa si crea per il suo divenire incessante. Ma vi sono momenti in cui questi bisogni si fanno urgenti» e come «questioni di vita e di morte affiorano impetuosi alla coscienza dello scienziato e ne informano tutta l'attività»; così tali bisogni «passano dalle prospettive generali di un futuro migliore alle urgenti necessità pratiche del momento». Uno di questi momenti, il più cruciale, è la guerra[2].

L'avvento della penicillina nel bagaglio terapeutico dei medici di metà Novecento non è storicamente separabile dalla guerra, dalle ferite infette, dalle sofferenze e dai destini conseguenti alle lesioni belliche. Guerra, madre delle rivoluzioni: anche di quella terapeutica, dunque[3]. Il carattere rivoluzionario sta nel decisivo salto di qualità impresso alla medicina dalla nuova terapia farmacologica: non soltanto perché l'antibiotico è applicato su vastissima scala e con enorme successo ad alcune tra le malattie più comuni e più gravi, ma anche e soprattutto perché esso conclude trionfalmente e quasi emblematicamente la svolta iniziata nell'ultimo ventennio dell'Ottocento con l'età delle grandi scoperte batteriologiche.

Tra quelle scoperte, relative agli agenti causali delle malattie infettive ed epidemico-contagiose, e l'instaurazione di una farmacoterapia conseguente, idonea a colpire tali agenti e a guarire tali malattie, sono passati oltre cinquant'anni. È vero che questo periodo è stato rotto dalla messa a punto di alcuni farmaci efficaci, prodotti su scala industriale a partire dall'inizio del secolo, quali il chinino e gli arsenobenzoli, attivi contro malaria e sifilide, o a partire dalla fine degli anni Trenta, come i sulfamidici, attivi contro alcune malattie che ora la penicillina definitivamente debella. Ma fino alla metà del Novecento i medici di tutto il mondo furono spesso in grado di diagnosticare, ma raramente di guarire. Soltanto a partire dalla *rivoluzione terapeutica* inaugurata dalla penicillina, la lunga stagione del *nichilismo terapeutico* è tramontata

[2] M. Aloisi, P. Buffa, *Presentazione*, ivi, p. X.

[3] È di questo periodo l'uso su vasta scala della pratica emotrasfusionale, resa possibile dall'opera del medico austriaco naturalizzato statunitense Karl Landsteiner (1868-1943), premio Nobel nel 1930 per la scoperta dei gruppi sanguigni umani.

per sempre; ora il riconoscimento diagnostico degli agenti microbici delle malattie si prolunga nel trattamento farmacoterapico su base eziologica e, soprattutto, la diagnosi e la terapia si prolungano nella guarigione dei malati.

La penicillina è ricollegata anamnesticamente alla guerra. Nella pubblicistica medica del nostro paese la prima notizia sul nuovo farmaco è data da Roma liberata, nel giugno 1944. Del farmaco si sottolinea «la difficoltà di produzione che porta con sé l'alto costo e la scarsa disponibilità», onde è lecito prevedere che «le popolazioni civili, specialmente quelle europee, non potranno punto giovarsi della penicillina se non a guerra finita»[4].

La penicillina è arrivata in Italia con le truppe americane.

> *Penicillina*! Questa parola magica cominciò a circolare in Italia – insieme al *boogie-woogie*, al *chewing-gum*, alla *coca-cola* – alla fine della guerra con l'arrivo degli alleati. Era un nome che apriva il cuore alla speranza di guarigione da malattie fino ad allora pericolosissime o mortali, come la polmonite e la meningite. Nei primi tempi non si trovava nelle farmacie, ma veniva distribuita solo in casi gravissimi dalle prefetture[5].

Grande, nell'immediato domani del secondo conflitto mondiale, è la sorpresa dei medici italiani nel conoscere, e poi direttamente sperimentare, che la polmonite, la meningite, l'endocardite, la setticemia, la blenorragia, la sifilide sono diventate, di colpo, malattie guaribili con relativa facilità. Emblematica al riguardo è la meraviglia, nella malattia citata per prima, per l'innovazione terapeutica realizzata dal trattamento penicillinico, ancor più clamoroso negli effetti di quello con sulfamidici di pochi anni prima: «Ogni medico che ricorda i giorni in cui egli seguiva il malato, mentre Dio decideva se il paziente doveva superare la crisi nella polmonite lobare al termine della nona giornata, non dimenticherà mai la spettacolare caduta della temperatura entro uno o due giorni nei casi trattati»[6].

[4] C. Iandolo, *Un nuovo chemioterapico: la penicillina*, in «Il Policlinico», sezione pratica, LI, 27-31, 1944, p. 432.

[5] Intervista di Dida Gualtierotti Rondoni al professor Romoldo Deotto, in «Salute 2000», III, 9, 1984, p. 7.

[6] S.M. Spencer, *I prodigi della medicina moderna*, traduzione di T. Casarotto, Vallardi, Milano 1960, p. XXIX.

L'80% degli italiani di oggi non ha conosciuto la seconda guerra mondiale; solo il 20% può ricordarsi di una realtà dove la prognosi di molte malattie infettive era molto riservata o addirittura infausta, dove la parola «antibiotico» non apparteneva al linguaggio comune e dove la «penicillina» non esisteva nel vocabolario. Correva però sulle bocche di tutti, e tutti oggi sanno che la penicillina e gli antibiotici in genere hanno salvato molte vite, hanno contribuito a ridurre ulteriormente la mortalità infantile, hanno influito positivamente sul prolungamento della vita media; quindi si capisce perché essi siano riconosciuti quali fattori primi dei «prodigi della medicina moderna»[7].

Di questo trionfalismo e miracolismo è cassa di risonanza la stampa, enfatizzante i toni della pubblicistica medica. Ha modo di lamentarsene pubblicamente, durante una conferenza tenuta a Torino il 9 ottobre 1946, lo stesso Fleming. «La molta pubblicità sui giornali, non sempre accurata», fornisce «l'idea che con la penicillina noi abbiamo qualcosa di *miracoloso*». Tutto questo, chiosa Fleming, «ha fatto parecchio male e continuerà a farlo, se l'errore non sarà corretto»[8].

L'emozionante avvio della *rivoluzione terapeutica* con i nuovi farmaci dà le prime salde radici al convincimento di quanto sia stata povera, al confronto, la medicina del passato – di un passato anche recente – e di quanto invece sia ricca la medicina del presente: un presente postbellico e anche perciò più sereno. La nuova medicina, già vittoriosa su molti mali, appare infallibilmente progressiva e, in prospettiva, vittoriosa su tutti. Dal nichilismo-pessimismo terapeutico del passato si va verso una incondizionata e talora «indiscriminata fiducia nei moderni *miracoli*»[9].

Non a caso il foglietto pubblicitario che reclamizza la prima penicillina nazionale – la Supercillin, prodotta dalla Società prodotti antibiotici (Spa) di Milano – ha la struttura iconografica dell'*ex voto*. Esso evoca il quadro familiare della commedia di Eduardo *Napoli milionaria!*:

[7] *Ibid.*

[8] Le parole di Fleming sono riportate da G. Cosmacini, V.A. Sironi, *La storia insegna*, in «Vanvitelli 32», III, 14 (dedicato al *Trasferimento dell'informazione biomedica*), 1992, p. 4.

[9] Spencer, *I prodigi della medicina*, cit., p. XXVI.

Un letto in cui giace una bimba con gli occhi chiusi e il volto arrossato, divorata dalla febbre e, accanto a lei, i genitori con lo sguardo angosciato e implorante rivolto al medico, che seduto su quel letto di dolore osserva una fiala di penicillina che tiene con cura in mano e dalla quale dipende il *miracolo* della guarigione[10].

Una storia parallela a quella della penicillina è la storia della *streptomicina*. L'antefatto è altrettanto noto perché, come per la muffa genitrice della penicillina (*Penicillum notatum*), il microrganismo – metà batterio, metà fungo – da cui trae origine la streptomicina (*Streptomyces griseus*) risultava schedato già parecchi anni prima che Selman Abraham Waksman, microbiologo ucraino formatosi in America nella Rutgers University, isolasse e battezzasse nel 1943 il nuovo antibiotico.

Waksman ha messo a frutto le osservazioni di René Jules Dubos, un batteriologo francese trasferitosi negli Stati Uniti a lavorare con lui, una sorta di «nuovo Pasteur» che era stato il primo a dimostrare la possibilità di ottenere sostanze germicide dagli stessi microbi. Nel 1939 Dubos aveva scoperto una sostanza di origine bacillare che uccideva alcuni germi Gram-positivi (quelli che assumono il colorante quando sono trattati con il metodo di colorazione elaborato dal farmacologo danese Gram) e che pertanto meritava il nome «gramicidina». Quest'ultima era però molto tossica e ciò ne impediva l'applicazione clinica: essa tuttavia aveva aperto la strada della ricerca verso sostanze analoghe, da utilizzare come farmaci. Quattro anni dopo, Waksman aveva scoperto una di tali sostanze, attiva contro il bacillo di Koch e con scarsi effetti collaterali sull'uomo, applicabile dunque clinicamente come farmaco antitubercolare. Nel 1952 il premio Nobel a lui conferito «per la scoperta della streptomicina, il primo antibiotico attivo

[10] V.A. Sironi, *Le officine della salute. Storia del farmaco e della sua industria in Italia*, Laterza, Roma-Bari 1992, p. 164. Nella citata commedia, Eduardo De Filippo fa dire al medico che «lo stato della bambina è grave», ma che, «se si trova la medicina, con novantanove possibilità su cento la bambina si salva». Il medico però avverte la madre che la miracolosa medicina «solo a borsa nera la potete trovare». La penicillina è invece data gratuitamente da un povero impiegatuccio alla donna che in passato era stata esosa con lui. Il medico, praticata l'iniezione, può quindi assicurare che alla piccola paziente non resta altro, per guarire, che nella notte «superare la crisi. *Mo' ha da passà 'a nuttata*». Vedi *infra*, nota 21.

contro la tubercolosi», risulta meritato come quello toccato a Fleming sei anni prima.

Nel 1950 la trattatistica medica italiana così si esprime al riguardo: «L'attività batteriostatica della streptomicina è ben dimostrata in campo sperimentale, e le prove cliniche finora fatte sono assai incoraggianti». Si dà atto che «per la tubercolosi polmonare, nella quale gli stessi ricercatori americani sono, anche nelle relazioni ufficiali, piuttosto riservati nell'ammetterne l'efficacia, stanno facendosi in questo periodo in Italia larghe e sistematiche prove»; onde «si può in prima linea dichiarare, in base all'esperienza clinica, che le dosi terapeutiche di questa sostanza, che non è priva di tossicità (meno tossica è la diidrostreptomicina), restano lontane da quelle tossiche e che perciò, a dosi convenienti, la cura può essere applicata senza danni», anzi, con «autentico successo»[11].

La streptomicina cancella anche la tubercolosi dalla nera lavagna della patologia umana. La malattia torna a essere concepita come ai tempi tardo-ottocenteschi della batteriologia trionfante: trionfante da quando, nel 1882, Robert Koch aveva identificato al microscopio il bacillo tubercolare. Torna a essere concepita dualisticamente, come incontro-scontro di due opposte entità, come invasione del *macro*-organismo sano da parte del *micro*-organismo patogeno. La medicina è vista vincere prodigiosamente la sua battaglia in quanto sferra contro il microrganismo patogeno il microrganismo *ant(i)*agonista, l'*anti*biotico.

Altri antibiotici, tra la fine della guerra e il 1950, vengono ricercati e scoperti in America. Isolati nei laboratori, sperimentati nelle cliniche, prodotti dalle industrie, essi vengono fruiti dai malati anche in Italia. Un elenco sommario comprende: la *cloromicetina* (cloroamfenicolo), isolata dallo *Streptomyces venezuelae*, prodotta dalla Parke Davis e attiva contro tifo e febbri tifoidi; l'*aureomicina* (clortetraciclina), isolata dallo *Streptomyces aureofaciens*, prodotta dalla Lederle e con largo campo d'azione antibatterica; la *tetraciclina* (ossitetraciclina), isolata dallo *Streptomyces rimosus*, prodotta dalla Pfizer e dalla Cyanamid e dotata anch'essa di azione «ad ampio spettro». Chiude il sommario elenco, ma

[11] C. Gamna, *Medicina interna*, Utet, Torino 1950, p. 199.

apre (con la streptomicina) il gruppo degli «aminoglicosidi», cioè la più vecchia famiglia di antibiotici a largo spettro, la *neomicina*, isolata e prodotta nel 1949 e applicata clinicamente l'anno dopo.

Inoltre, proprio nel 1945, un microbiologo e igienista italiano, Giuseppe Brotzu, direttore dell'Istituto di igiene dell'Università di Cagliari, isola, dalle acque luride di uno scarico fognario in un punto suburbano della costa sarda, il *Cephalosporium acremonium*, un fungo del cui filtrato grezzo constata l'attività contro colture di germi vari, dagli stafilococchi alle salmonelle. Ma le condizioni della ricerca sono in Italia difficili. I lavori di purificazione sono opera non dell'équipe di Brotzu a Cagliari, ma dell'équipe di Abraham a Oxford. Sviluppatesi vertiginosamente oltremanica e oltreoceano, la ricerca farmacologica e l'industria farmaceutica hanno altrove quella illimitatezza di risorse economiche e quella potenza di organizzazione che in Italia sono mancanti. Le prime *cefalosporine*, antibiotici appartenenti al gruppo delle «betalattamine», nascono anch'esse in America, prodotte dalla Lilly, nei primi anni Cinquanta.

Comunque i «miracoli» della scienza medica, promotori anche in Italia di una medicina che ha un ruolo importante nella conquista del benessere, precedono cronologicamente il «miracolo economico» preparatore di quello stesso benessere. Nell'Italia dell'immediato dopoguerra, la medicina già realizza, di suo, «concreti benefici e grandi regali», come dice Frugoni nel 1946. Tra questi benefici e regali figura, non ultimo, quello fornito dalle «nuove sostanze insetticide che eliminano radicalmente gli insetti vettori, d'onde la fondata speranza, già in parte realizzata, che si possa in pochi anni eliminare la malaria, sorgente di tanta miseria e depauperamento»[12].

L'eliminazione della zanzara malarigena *Anopheles* e la conseguente eradicazione del parassita malarico – il *Plasmodium* nelle sue varietà, *falciparum, vivax, malariae* – sono incominciate nel 1944 in Sardegna, prima regione italiana occupata dagli angloamericani e sede prescelta per la realizzazione di un piano sperimentale di bonifica – il Sardinian Project – mediante disinfestazione con diclorodifenil-tricloroetano (Ddt).

[12] C. Frugoni, *Discorso inaugurale del 47° Congresso della Società Italiana di Medicina Interna (S.I.M.I.): Firenze, 14 ottobre 1946*, nel volume degli *Atti congressuali*, Pozzi, Roma 1948, p. 9.

Il Progetto Sardegna, condotto dal governo italiano e da quello regionale sardo in collaborazione con la Rockefeller Foundation, viene compiutamente realizzato tra il 1945 e il 1951. Esso ha avuto come primo obiettivo la distruzione dei focolai delle larve anofeliche. Successivamente, «il teatro delle operazioni si spostò dai focolai larvali alle abitazioni umane e la strategia della lotta», una lotta massiccia condotta senza tregua, «si orientò sulla selettiva diminuzione della longevità degli individui adulti», cioè delle zanzare, particolarmente di quelle domestiche[13]. In un terzo tempo la realizzazione del progetto aggiunse ai trattamenti delle abitazioni mediante aspersione intradomiciliare «il trattamento con DDT e con clordano [altro clorurato già impiegato per la lotta antimosche] dei corsi d'acqua e delle campagne mediante l'impiego anche di aerei ed elicotteri»[14].

Senza l'intervento, riconosciuto *a posteriori* «ecologicamente pesante», dell'innaffiamento dall'alto di interi territori, il *modello Sardegna* della demalarizzazione con insetticidi, che abbatte la densità critica delle zanzare trasmettitrici azzerando o quasi le occasioni di contagio, viene esteso ad altre aree dell'endemia malarica: all'Agro Pontino, al delta del Tevere, alla Sicilia. Le cifre parlano chiaro: la morbosità da malaria in Sicilia, dai 139.156 casi del 1946, con un tasso del 32,51‰, precipita ai 2.595 casi del 1950, con un tasso dello 0,58‰ (e poi ai 6 casi del 1953, con un tasso di morbosità praticamente nullo)[15].

«In Sicilia ci si attenne al solo trattamento dei muri interni delle case, spesso soltanto di quelle delle fasce esterne dei paesi, e dei manufatti sparsi nelle campagne. Grazie a questi soli trattamenti, nel giro di pochi anni, la malaria scomparve». La conclusione è che «la campagna antimalaria con il DDT condotta nell'Italia peninsulare e in Sicilia rimane fra i migliori esempi di lotta chimica

[13] F.L. Oddo, E. Onori, S. Goriup, *La malaria oggi in Italia e nel mondo: problemi antichi e nuovi*, in C. Valenti (a cura di), *Aspetti storici e sociali delle infezioni malariche in Sicilia e in Italia*, Atti del II Seminario di studi (Palermo, 27-29 novembre 1986), Ciso, Palermo 1987, p. 355.

[14] A. Lavagnino, *Malaria e studi malariologici in Sicilia*, nel volume collettaneo *Malattie, terapie e istituzioni sanitarie in Sicilia*, Ciso Sicilia, Palermo 1985, p. 326.

[15] I dati numerici sono riportati ivi, pp. 326-27.

anti-insetti ad alta efficacia e a costi tossicologici ed economici pressoché nulli»[16].

«Una campagna vittoriosa contro un flagello multisecolare»[17], commenterà quarant'anni dopo un testimone di quell'esperienza in Sardegna. Per effetto di quella vittoria, cambia finalmente e definitivamente la geografia umana di tante parti delle zone rurali d'Italia. Cresce una generazione più sana, matrice di ulteriori generazioni più sane. Scema e poi sparisce, come dirà quarant'anni dopo un testimone di quell'esperienza in Sicilia, «la severa compromissione biologica e sociale delle nostre popolazioni rurali, danneggiate dalla malaria cronica con le febbri, l'anemizzazione, l'astenizzazione, il decadimento organico, la splenomegalia, la riduzione della capacità lavorativa». Del triste passato resteranno dopo tanti anni, a ricordo, solo «le reticelle di protezione alle finestre che si vedono ancora in qualche abituro abbandonato» o i residui «tubetti del chinino dello Stato venduto nelle privative»[18].

Da metà Novecento in poi, i maggiori rischi per la salute degli italiani non sono più quelli infettivologici: le *malattie infettive* sono considerate ormai *malattie del passato*. La loro drastica diminuzione, già prefigurata negli effetti ottocenteschi e protonovecenteschi delle migliorate condizioni alimentari e igieniche delle popolazioni, è una realtà compiuta grazie agli effetti della rivoluzione terapeutica con i farmaci. La mortalità per tali malattie in Italia, pari a 1,7‰ abitanti nella prima metà degli anni Trenta, è vent'anni dopo ridotta allo 0,42‰, cioè a un quarto[19].

Il Ddt ha sradicato l'anofelismo e il parassitismo malarici; la penicillina e la streptomicina – quest'ultima insieme all'acido para-amino-salicilico (Pas) e all'idrazide dell'acido isonicotinico (isoniazide) – stanno dando il definitivo colpo di grazia al problema biologico e, mediamente, sociale di sifilide e tubercolosi. Piaghe

[16] Ivi, p. 326.

[17] G. Berlinguer, *La malaria in Sardegna e altrove*, relazione al Convegno *A quarant'anni dalla eradicazione della malaria* (Cagliari, 27 aprile 1989), in Id., *Questioni di vita. Etica, scienza, salute*, Einaudi, Torino 1991, p. 163.

[18] V. Scaffidi, *Brevi rilievi sulla storia recente e sulle problematiche attuali della malaria*, in Valenti (a cura di), *Aspetti storici e sociali*, cit., p. 398.

[19] I dati statistici sono tratti dalla relazione sugli *Aspetti fondamentali della mortalità in Italia* al XX Congresso nazionale della società italiana di igiene (Roma, aprile 1958).

endemiche multisecolari vengono risanate. Subentrano altre endemie: l'arteriosclerosi con le sue molte complicanze, il cancro nelle sue molte forme, ambedue con la loro predestinazione di *epidemie del XX secolo*.

La mortalità per tumori maligni, nel ventennio predetto, sale dallo 0,86‰ all'1,27‰. La mortalità per cardiovasculopatie, nello stesso periodo, sale dall'1,98‰ al 2,54‰[20]. La parola «cancro», oltre alla sinonimia scientifica di «carcinoma» (tumore epiteliale maligno), assume tutta la risonanza psicologica contenuta in embrione nel suo significato originario: «una malattia che afferra come un granchio». La parola *infarto*, da termine anatomopatologico a valenza ubiquitaria (infarcimento necrotico di questo o quell'organo), assume, trasferita nel lessico clinico e ristretta al campo cardiologico, il nuovo significato di lesione-necrosi del miocardio: una «ferita mortale», spesso tale, del cuore. Eponimi o prototipi o metafore delle *malattie degenerative*, neoplastiche e cardiovascolari, cancro e infarto rappresentano nella sensibilità collettiva, oltreché nella viva realtà, le *malattie del presente*.

Le rivelazioni statistiche precedentemente riportate permettono di disegnare due linee, discendente e ascendente, nel diagramma della mortalità in Italia fra anni Trenta e anni Cinquanta. Indicative dell'andamento ventennale della mortalità rispettivamente per malattie infettive e per malattie neoplastiche, esse formano visivamente un incrocio che segna il punto cruciale della svolta epidemiologica di metà Novecento.

Svolta epidemiologica è quella per cui la patologia di massa cambia volto. Nella figura 1, sull'andamento della mortalità in tale periodo, mentre è in sensibile ascesa la linea indicante la mortalità per malattie neoplastiche, paradigmatiche delle malattie metabolico-degenerative in genere, è in netta caduta la linea indicante la mortalità per malattie infettive.

La certezza eziologica circa gli agenti biologici causali delle malattie infettive, è stata acquisita nell'ultimo ventennio dell'Ottocento e nei primi cinque anni del Novecento grazie alle scoperte della microbiologia: si è trattato di una vera e propria *rivoluzione batteriologica*. A metà Novecento un'altra certezza si ag-

[20] *Ibid.*

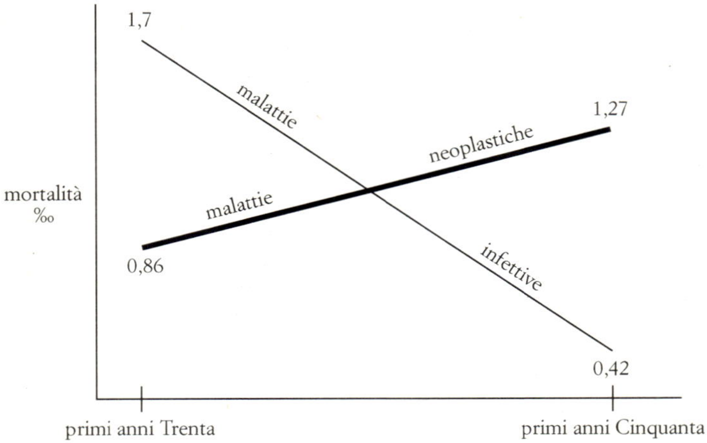

1. La svolta epidemiologica

giunge: la certezza terapeutica, circa i farmaci da mandare a bersaglio contro tali agenti patogeni. I farmaci «miracolosi» sono gli antibiotici, artefici dell'anzidetta rivoluzione farmacoterapica.

La *rivoluzione terapeutica* con gli antibiotici è un fatto fortemente positivo in un clima di fiducia e di certezze. Legittimamente fiera della forza provvida acquisita dalla nuova farmacoterapia, la medicina tende a delegare o alienare alcuni dei suoi requisiti tradizionali e statutari. Si registra un cambiamento di sguardo: il medico che si trova ad avere nelle mani un farmaco finalmente efficace contro mali refrattari da secoli tende a vedere nel proprio malato, cui somministra quel farmaco, un organismo governato dalle leggi della biologia; non tanto, non anche, non più un individuo implicato spesso in situazioni di vita, ambientali e comportamentali, altrettanto patogene.

Il medico che modellava il proprio agire sul *rapporto antropologico-duale* del «curare e talvolta guarire» ora guarisce sovente, acquistando maggior merito e in pari tempo maggior prestigio, maggior fiducia, maggiori sicurezza e certezza. L'intervento farmacoterapico esaudisce le attese del malato ed esaurisce le funzioni del medico. Il medico «curante» diventa il «terapeuta» che prescrive e somministra con precisione scientifica il farmaco risolutore. La farmacoterapia diventa essa stessa totalizzante, totalitaria: il farmaco tutto fa e tutto può. Grazie ai nuovi farmaci il medico, come il dottore della commedia di Eduardo De Filippo, garantisce la guarigione «con novantanove probabilità su cento»[21].

Al medico che dispone di quest'arma potente, e che ne fa uso a beneficio del malato, non è più richiesto o raccomandato di stare con il malato come un tempo, con la presenza e la parola, o «compensando la propria impotenza terapeutica con la pazienza dell'ascolto»[22]. Non gli è più raccomandato o richiesto, come faceva Augusto Murri, di schierarsi «tra coloro che combattono più ardentemente per un ordine nuovo», redentore dei tanti mali biologici e sociali che allignano là «dove non spira che il gelido soffio della miseria»[23].

Si registra uno spostamento d'impegno: dall'impegno contro le cause ambientali e sociali di malattia – un impegno che aveva fortemente connotato la medicina in Italia fra l'Unità e la prima guerra mondiale – al più agevole, fruttuoso, appagante impegno farmacoterapico contro la causa microbiologica della malattia stessa. Il medico che si inoltra nella seconda metà del Novecento muta il suo agire; insieme al rapporto con il paziente, muta il rapporto *antropologico-plurale* con la comunità e la società. Il disimpegno dalla realtà socio-ambientale della malattia porta verso una ridotta sensibilità per la patologia di comunità e di ambiente, con esiti spesso inappropriati della medicina nel sociale (burocratizzazione).

D'altro lato l'approccio prevalentemente o esclusivamente riservato alla realtà fisiopatologica – biologica, biochimica e, in prospettiva, biomolecolare – del malato porta a privilegiare le componenti organiche, chimico-fisiche, dei processi morbosi, a scapito delle componenti psicologiche e antropologiche. Ciò comporta una ridotta attenzione per gli aspetti personali, relazionali: è la *svolta antropologico-medica*, per cui la maggior parte degli addetti ai lavori inquadra il proprio sguardo in un'ottica «riduzionisti-

[21] E. De Filippo, *Napoli milionaria!*, a cura di E. De Angeli, Einaudi, Torino 1977, p. 159.

[22] A. Corbin, *Nuove forme d'aiuto*, in Ph. Ariès, G. Duby (diretta da), *La vita privata*, vol. IV, *La vita privata. L'Ottocento*, a cura di M. Perrot, Laterza, Roma-Bari 2001, p. 474.

[23] A. Murri, *La vera e falsa grandezza dell'Italia nuova. Discorso detto a Fermo il giorno 4 gennaio 1891*, Stab. Tip. Successori Monti, Bologna 1891, p. 6.

ca» e conseguentemente riduce il proprio impegno a un fatto esclusivamente o prevalentemente «tecnico».

Che la medicina come «arte della cura» – discendente dalla originaria *tèchne iatrikè* d'Ippocrate – sia doverosamente un fatto tecnico è fuor di dubbio; ma essa non può essere ricondotta o ridotta alla sola tecnica, al modo in cui questa è oggi comunemente intesa. Non lo può, pena una perdita d'identità e di valore. L'aver cura, esercitato da uomini a vantaggio di uomini, è prima di tutto un fatto «umano», interumano, motivato e mosso da una *antropologia medica* dove, come si diceva nel tardo Ottocento, le «scorrettezze della natura» – quali la malattia, l'infermità, l'invalidità – si configurano in stretto rapporto con le «sregolatezze della società»[24]. «La malattia è in primo luogo un fatto sociale»; però i cultori di questa tesi sono perdenti, a fronte dell'ideologia dominante negli anni Cinquanta, e «costituiscono ormai un sottogruppo svalorizzato del corpo medico»[25].

La storia di come eravamo malati contempla anche la considerazione di come lo siamo. Dopo la *svolta epidemiologica* le «malattie del presente», diversamente dalle «malattie del passato», non godono di certezze, non sono certificate nelle cause biologiche e nelle cure farmacologiche. L'arteriosclerosi non ha cause né uniche né semplici, ma multiple e complesse (nutrizionali, metaboliche, ematovascolari, comportamentali, oltreché beninteso costituzionali e legate all'aumento della vita media). Il cancro dal canto suo ha cause addirittura ignote, in gran parte, oppure ipotetiche, controverse, riferite a teorie contrapposte (solo più tardi giustapposte o parzialmente fuse). Quanto alle cure, i due complessi morbosi non hanno farmaci specifici. Per l'arteriosclerosi e il cancro non esiste il «proiettile magico» da indirizzare a colpo sicuro contro un bersaglio bene individuato: come la penicillina contro il pneumococco della polmonite, per intenderci. All'arteriosclerosi e al cancro non può applicarsi l'arte balistica della terapia.

Si dovrebbe far posto, nel loro caso, a una diversa tattica e a

[24] A. Guidini, *Commemorazione di Gaetano Pini*, s.e., Roma 1890, p. 5. Gaetano Pini fu l'apostolo della lotta al rachitismo e ai suoi postumi ed esiti invalidanti.

[25] M. Augé, C. Herzlich, *Il senso del male. Antropologia, storia e sociologia della malattia*, traduzione di A. Wouters, L. Ferri, Il Saggiatore, Milano 1986, pp. 177-79 *passim*.

una diversa strategia, magari ricuperando – *mutatis mutandis* – la tattica e la strategia già esercitate quando, in un clima di pari fiducia ma di minori certezze, «malattie del presente» erano quelle infettive, allora d'incerta eziologia e d'incerta terapia. La tattica e la strategia d'allora, ignare degli agenti biologici causali e prive dei farmaci con i quali colpirli direttamente, erano rivolte verso una pluralità di cause e concause ed erano organizzate in tutta una serie d'interventi impegnativi.

La poca conoscenza della causalità biologica e la scarsa efficacia della terapia medica erano compensate, fin dove era possibile, da una interventistica impegnata e allargata. La necessità d'inserire una tattica medica individualizzante in una strategia medico-sanitaria d'insieme apparteneva al patrimonio scientifico-tecnico e culturale del medico. Il medico personale, il medico di famiglia, il medico di comunità, il tecnico della sanità, erano figure perlopiù riunite nella stessa persona. Tra salute individuale e sanità pubblica esisteva un intreccio molto stretto: per molti aspetti la prima era considerata un prodotto della seconda[26].

Igiene e medicina sociale erano discipline formative altrettanto primarie quanto la patologia e la clinica. Nella trattatistica loro propria l'epidemiologia figurava *in nuce* come consistente parte propedeutica. Igienisti e medici sociali costituivano un gruppo molto valorizzato in seno al consorzio medico. Le loro tesi – che le malattie sono anche eventi socio-ambientali e che conseguentemente la medicina deve farsi ampio carico dei problemi dell'ambiente e della società – erano tesi largamente condivise.

Negli anni Cinquanta il quadro è cambiato. Da fondamenta della tecnologia e della cultura del medico, «igiene e medicina sociale sono diventate delle specializzazioni»: rami, non più radici, dell'albero del sapere. Coltivate da pochi, ignorate dai più, sono discipline secondarie o complementari. I loro cultori «costituiscono ormai

[26] *Sanità* e *salute* non sono, ovviamente, la stessa cosa. Il senso comune fa differenza tra i due termini e il linguaggio corrente ne fa uso in contesti diversi. La prima ha un'accezione (per dirla con Galileo) *extensive*, la seconda *intensive*: l'una è sentita e vissuta come fatto collettivo e pubblico, l'altra come fatto individuale e privato. Non a caso si parla di sanità «pubblica» e della «propria» salute. Anche se la loro diversità non è riducibile all'identità, la storia insegna che tra l'una e l'altra esistono scambi e rimandi di fondamentale importanza.

un sottogruppo svalorizzato del corpo medico». Nell'ideologia dominante la tesi che «la malattia è in primo luogo un fatto sociale», e ovviamente ambientale, è una tesi emarginata, bloccata[27].

I rapporti stessi dell'igiene con la medicina sociale, e attraverso questa con la sanità pubblica, si allentano e poi, salvo eccezioni, si interrompono. «È dopo il secondo conflitto mondiale che si sono rallentati e complicati i rapporti fra sanità pubblica e igiene e che quest'ultima ha subito l'azione dirompente di fattori di varia indole», dirà un insigne igienista[28]. Tra i vari fattori stanno il prevalere in medicina dell'orientamento diagnostico-terapeutico su quello preventivo, la scelta spesso miope o parcellare degli indirizzi di ricerca, il distacco degli istituti universitari di igiene da coloro che svolgono attività di controllo e promozione igienica nel territorio (negli ospedali, nelle scuole, nelle fabbriche, nei comuni).

Il cambiamento del quadro appare in stridente contraddizione con il cambiamento di segno opposto che caratterizza la patologia: a una diminuita e minore ispirazione socio-ambientalistica della concezione di malattia fa riscontro un'aumentata e maggiore rilevanza dei fattori di rischio socio-ambientali delle malattie in generale.

È per questa maggior rilevanza che il cancro presenta una crescente dilatazione *demografica*, incidendo in sempre più larghe quote di popolazione; riveste una crescente importanza *economica*, incidendo via via sempre più nelle fasce di età produttiva; assume una crescente risonanza *politica*, facendo della «lotta contro il cancro» un inderogabile dovere della società civile e dello Stato; acquista, in conclusione, quella valenza, quel rango e quel nome di malattia *sociale* che caratterizzava le malattie epidemico-contagiose nel secolo scorso.

L'arteriosclerosi dal canto suo è davvero un grande *melting pot*, un grande «calderone», come riporta l'estensore della voce *Arteriosclerosi* nell'*Enciclopedia medica italiana* (Firenze 1950) prendendo atto della complessità e multifattorialità dell'aterogenesi. È nata l'ipotesi «sterolica», colesterolica. Negli anni Cinquanta si scrive che «le lesioni anatomopatologiche [sperimenta-

[27] Vedi *supra*, nota 25.

[28] A. Giovanardi, *L'igiene tra passato e il futuro*, in «Sanità, Scienza e Storia», 1, 1989, p. 51.

li] da colesterolo e quelle dell'aterosclerosi umana sono solo in parte simili». Si constata che «solo dopo molti anni i due tipi di lesioni diventano indistinguibili». Ormai «il colesterolo è il protagonista assoluto, anche se non mancano le dissonanze», e «il suo dominio continua indisturbato»[29]. Tuttavia, negli stessi anni Cinquanta, l'«ipercolesterolemia» è come il fumo: un «fattore causale sospettato», incriminato anche, ma che, quando ammorba, ammorba «solo a distanza di tempo e dopo prolungata azione» e pertanto non costituisce una «remora di larga portata» sui comportamenti individuali.

La remora è, prima di tutto, una remora d'origine epistemologica, attinente la teoria scientifica della malattia. Il colesterolo, come il fumo, contraddice l'idea di causa che ancora domina in medicina. È un'idea per cui «l'agente causale è qualcosa di molto prossimo all'effetto, in senso spaziale e temporale». «La più tipica espressione di quest'idea di causa efficiente (in senso aristotelico) erano i postulati di Henle-Koch, capisaldi dell'interpretazione causale nell'era microbiologica». Tali postulati, pur dopo il tramonto di questa era, non sono ancora definitivamente entrati in crisi. Però alla crisi sono ormai prossimi da quando «gli epidemiologi si sono dedicati allo studio delle cause della patologia degenerativa (come i tumori e le malattie cardiovascolari) svelandone il carattere multicausale e probabilistico»[30].

La svolta epidemiologica delle malattie è dunque seguita dalla *svolta epistemologica* dell'epidemiologia. Negli anni Cinquanta l'epidemiologia della medicina vive, senza saperlo, la transizione da un criterio di causalità *forte*, tipica delle malattie infettive «del passato», a un criterio di causalità *debole*, tipica delle malattie degenerative «del presente». Nelle une la *forza* della causa stava nel fatto che la causa patogena, cioè l'agente infettante, era seguita *forzatamente* e perlopiù con immediatezza dall'effetto patologico; nelle altre la forza minore, o *debolezza* relativa, sta nel fatto che la causa o le cause patogene sono seguite *probabilisticamente* e a distanza dagli effetti morbosi. Il determinismo eziologico è radical-

[29] P. Avogaro, *Presentazione*, in M. Bobbio, *Leggenda e realtà del colesterolo. Le labili certezze della medicina*, Bollati Boringhieri, Torino 1993, p. 7.

[30] Vedi in proposito P. Vineis, *Modelli di rischio. Epidemiologia e causalità*, Einaudi, Torino 1990.

mente mutato; la vecchia idea di causa incomincia a trasformarsi nel nuovo concetto di *fattore di rischio*.

Mutano la terapia con i farmaci, l'antropologia del rapporto medico-paziente e medico-società, l'epidemiologia, l'epistemologia sottesa all'eziopatogenesi delle malattie: molto, in campo medico, si rinnova. «Lo spirito nuovo, che pervase tutto l'ordinamento statale dopo il 1945, recò un fervore di riforme anche nel campo dell'igiene e della sanità pubblica». A suffragio di tale affermazione, formulata nel 1953, si dice che «è stata infatti notevolmente innovata la struttura degli organi centrali, con l'allargamento della sfera di competenza dello Stato medesimo sulla salute pubblica»[31].

L'asserito «fervore di riforme» nell'accidentato campo della sanità sembra essere la risposta della classe politica, preposta alla guida della giovane democrazia italiana, alla domanda di tutela sanitaria recepita dall'art. 32 della Carta costituzionale: «La Repubblica tutela la salute come fondamentale diritto dell'individuo e interesse della collettività, e garantisce cure gratuite agli indigenti». La riconquista della forma democratica di gestione dello Stato autorizza a sperare ormai prossima all'attuazione la possibilità, nel campo dell'assistenza, di superare il sistema centralistico e mutualistico-corporativo ereditato dal fascismo.

Le premesse, al riguardo, non mancano. Sul piano delle proposte c'è il precedente di quel primo Progetto di riforma dell'ordinamento sanitario italiano che la Consulta veneta di sanità, operante nell'ambito del Comitato di liberazione nazionale (Cln) della Regione Veneto in collegamento con i Commissariati regionali per l'igiene e la sanità dell'Alta Italia, aveva affidato per l'elaborazione a una commissione presieduta da Augusto Giovanardi, igienista nell'Università di Padova (e dal 1948 in quella di Milano). La commissione aveva compiuto un'analisi dell'ordinamento sanitario esistente e delle sue «deficienze fatte più vive ed acute dalla crisi della guerra», e aveva indicato i «concetti ispiratori del-

[31] *Atti della Commissione parlamentare di inchiesta sulla miseria in Italia e sui mezzi per combatterla*, vol. XI, *Previdenza sociale e assistenza sanitaria. Monografie*, Camera dei deputati, Roma 1953, pp. 182-83.

la riforma proposta» e l'inquadramento generale della «nuova organizzazione sanitaria»[32].

Decentramento amministrativo e gestione loco-regionale della sanità costituivano la cornice di un quadro dove, assumendo i valori civili e sociali propri di una politica della salute fondata sulla partecipazione attiva di tutti i cittadini (a partire beninteso dai medici), si configurava un servizio sanitario prontamente responsivo ai bisogni della popolazione. Era parso così rinascere «dalle macerie della seconda guerra mondiale l'entusiasmo degli antichi igienisti, con la coscienza di dover contribuire, attraverso la costruzione di un moderno e completo sistema sanitario, non burocratico, ma decentrato e partecipato, alla realizzazione del nuovo Stato democratico»[33].

La riconquistata democrazia, più che una nuova forma di gestione dello Stato, appariva come una forma di vita associata basata sulla partecipazione attiva del popolo all'autogoverno. Ma quando con la caduta del governo Parri, espressione del Cln, cessa di spirare sul paese il cosiddetto «vento del Nord» ispiratore dei grandi cambiamenti, il Progetto di riforma viene accantonato, archiviato, consegnato alla memoria storica come occasione mancata per la sanità italiana nel dopoguerra.

Un'altra occasione, anch'essa mancata, è, poco dopo, quella che vede fallire le mozioni elaborate nel febbraio 1948 dalla «commissione D'Aragona» (così detta dal nome del suo presidente, il socialdemocratico Ludovico D'Aragona, ministro del Lavoro e della Previdenza sociale nel secondo governo De Gasperi). La commissione, incaricata di uno studio del sistema previdenziale, si è occupata in subordine, tramite un'apposita sottocommissione, della ristrutturazione della sanità. Il sistema assistenziale è stato concepito come conglobamento in un unico organismo di tutte le funzioni di assistenza svolte dai vari enti, istituti, casse, opere, fondi sopravvissuti al tentativo, operato *in articulo mortis* dal

[32] Cln regionale veneto, *Atti della Consulta Veneta di Sanità*, vol. I, t. 2, Zanocco, Padova 1945, pp. 55-56 e 61.

[33] F. Foschi, *La Sanità ieri e oggi, nel centenario della legge Crispi*, in Comitato organizzatore delle manifestazioni per la celebrazione del centenario della sanità pubblica in Italia, *Cent'anni fa la Sanità. La legge Crispi-Pagliani del 1888*, Nuova Cei, Milano 1988, p. 10.

fascismo, di fondere le diverse gestioni nell'Ente mutualità, istituito nel gennaio 1943 e divenuto poi l'Inam.

Al conato di unificazione attuato dal fascismo poco prima di crollare erano infatti sfuggite molte categorie (e i relativi enti mutualistici), tra cui gli statali, i dipendenti degli enti locali e di diritto pubblico, la «gente del mare» (cioè i lavoratori marittimi). Inoltre erano rimasti fuori i lavoratori di molte aziende, grandi e piccole, che continuavano a essere assistiti da mutue aziendali loro proprie. Infine erano rimaste escluse da ogni copertura assistenziale consistenti fasce di cittadini, quali i lavoratori autonomi, i disoccupati, i giovani in attesa di prima occupazione.

Il Piano D'Aragona prevede l'estensione dell'assicurazione di malattia a tutti quanti i lavoratori, sia dipendenti (salariati e stipendiati) che indipendenti (coltivatori diretti, artigiani, commercianti), nonché l'estensione delle prestazioni sanitarie (ambulatoriali, domiciliari, ospedaliere, farmaceutiche, terapeutiche in genere, preventive, post-curative) ai familiari degli assicurati e ai pensionati. È un piano che ha valore di una meta ideale, una meta da raggiungere nel tempo, ma senza temporeggiamenti. Fondato sul diritto al lavoro – gli assistiti sono lavoratori ed ex lavoratori con le rispettive famiglie – il piano esclude però ancora dall'assistenza sanitaria «proprio quelle categorie di cittadini, disoccupati e sottoccupati, che di una tutela del genere, e non più a titolo di *poveri*, avrebbero per converso maggior bisogno»; prevede invece l'inclusione «delle categorie del lavoro indipendente che, in quegli anni, sembrano invece ancora piuttosto restie, per motivi diversi, a sottoporsi a forme solidaristiche obbligatorie»[34].

Pur nella sua prospettiva di lunga scadenza e con i suoi punti deboli, si tratta di un piano innovatore e che proprio per questo va incontro a una fase di rigetto, imputata «alla difficoltà di conciliare opposti indirizzi manifestati, in seno alla Commissione, dai rappresentanti delle due parti sociali», e soprattutto «all'evidente imbarazzo, che poi sarà sentito da altri studiosi di riforme, di definire il futuro senza intaccare in qualche modo il passato»[35].

Ostacoli e incertezze nascono dallo scontro d'interessi tra la-

[34] F. Illuminati, *La tutela della salute e l'assicurazione di malattia*, Vallecchi, Firenze 1970, p. 28.
[35] Ivi, p. 29.

voratori e datori di lavoro, ma specialmente dalla necessità di fare una politica di scelte che, positive per gli uni, sono viste negativamente e respinte dagli altri, indisponibili a compiere anche quel minimo di sacrificio che inevitabilmente è compreso in ogni processo di novità.

A causa di questi ostacoli e di queste incertezze, le mozioni elaborate non diventano azioni. Esse si perdono nella crisi politica che vede la rottura dell'unità delle forze che hanno portato alla caduta del fascismo e che, divise, fanno scemare il vigore unitario necessario all'impresa riformatrice. Un destino non diverso tocca alle conclusioni propositive pressoché analoghe cui perviene nell'ottobre 1948 il Consiglio nazionale dell'economia e del lavoro (Cnel). Anche queste proposte, per un'assistenza sanitaria erogata a tutti attraverso una gestione unica nazionale finanziata dallo Stato, si trova davanti uno sbarramento che è lo stesso «storico steccato» che divide tra loro, in campo politico, conservatori e progressisti. Una terza opportunità perduta.

Di tale opportunità, come delle due precedenti, «non si può parlare però solo in termini di occasione mancata. La mancata attuazione», dirà nel 1976 riflettendo sulla riforma abortita trent'anni prima un medico sociale testimone di quel fallimento, «ha prodotto rilevanti ripercussioni per oltre un quindicennio». E si chiederà: «Cosa è avvenuto negli anni dal 1948 al 1963?». La risposta sarà drastica: «Il sistema mutualistico si è caratterizzato come uno dei settori più potenti del sottogoverno»[36].

Negli anni Cinquanta il governo della sanità si sottoslivella in tale abnorme gestione: è questa la tesi perentoria di chi contesta in blocco il «centrismo» politico di quegli anni e il correlato «continuismo» sanitario. Nel periodo di una mutualità sostanzialmente invariante, la tutela sanitaria resta affidata a un sistema ispirato a criteri di pura e semplice *assicurazione della malattia* e pertanto inadeguato alle esigenze di un'attiva *salvaguardia della salute*.

Non si procede verso una scelta coraggiosa e responsabile da parte dello Stato in difesa del proprio patrimonio biologico, né ci si adegua all'evolversi delle possibilità di lotta contro i rischi del-

[36] S. Delogu, *Verso la riforma sanitaria: dal '45 ad oggi*, in *Agenda per la salute*, Ciso, Roma 1976, p. 10.

le nuove malattie sociali. Si dà la preferenza agli interventi indirizzati a fornire ai pazienti un supporto riparatore dei danni inferti da queste malattie: interventi a contenuto tecnico variabile, basso o alto, che vanno dalla piccola farmacoterapia d'ambulatorio alla grande chirurgia dell'ospedale specializzato; interventi, in questo secondo caso, additati come il *non plus ultra* della tecnologia, ma che comunque agiscono sugli effetti, non sulle cause, di processi morbosi che richiederebbero prevenzione, prima che terapia; interventi, infine, che comportano spesso costi molto elevati in termini di consumo di farmaci, di ospedalizzazione, di impegno di personale, di impiego di apparecchiature.

Si opera una scelta miope, che non tiene conto della svolta epidemiologica in atto; e come non si sceglie di adeguarsi a tale cambiamento, così si sceglie di non cambiare tipo di assistenza e previdenza. Si sceglie di continuare nel vecchio mutualismo. «La mutualità si espande a macchia d'olio per una ben precisa scelta politica lucidamente enunciata, assumendo a pretesto un obiettivo politico giusto come quello della progressiva estensione dell'assistenza sanitaria a tutta la popolazione». Ma invece di indirizzare gli interventi legislativi e finanziari verso questo obiettivo, «la decisione vincente fu quella di creare un ente per ogni categoria protetta, ripetendo gli stessi errori compiuti dal fascismo»[37].

La «ricostruzione» di cui il paese va giustamente fiero ricostruisce, nello specifico campo assistenziale, l'imperfetto e imperfettibile sistema mutualistico ereditato dal fascismo. In tale sistema, la celebrata articolazione interna era in realtà una sconnessa farragine, il celebrato adeguamento alle tante particolarità del paese era in realtà un cedimento ai tanti particolarismi incentivati e protetti, la celebrata diversificazione della risposta ai bisogni delle diverse categorie era in realtà il prodotto di apparati diversi, incoordinati e spesso disfunzionanti. Ora, negli anni Cinquanta, il frutto maturato tardi dell'Ente mutualità è il frutto guasto in partenza dell'Inam postbellico.

Si mantengono in vita e anzi si rafforzano gli istituti ed enti preesistenti. Oltre ai tre massimi – l'Inam per le malattie «generiche», l'Inps per la tubercolosi e per l'invalidità-vecchiaia, l'Inail

[37] *Ibid.*

per gli infortuni sul lavoro e le malattie professionali – si annoverano, tra i maggiori, l'Inadel per i dipendenti degli enti locali, l'Enpdep per i dipendenti degli enti di diritto pubblico, l'Enpals per i lavoratori dello spettacolo, l'Enpas per i dipendenti statali.

Lo sviluppo della protezione mutuo-previdenziale contro le malattie e gli infortuni è scandito negli anni Cinquanta dalle tappe seguenti: assistenza di malattia per i pensionati dello Stato (1953); tutela di malattia per i coltivatori diretti (1954); estensione dell'assistenza di malattia per i pensionati di invalidità e vecchiaia dell'Inps (1955); assistenza di malattia per gli artigiani (1956); tutela assicurativa contro le malattie professionali in agricoltura (1959); tutela di malattia per gli esercenti di attività commerciali (1960).

Istituti ed enti minori per l'assicurazione di malattia sono, tra gli altri, l'Ente nazionale per l'assistenza agli orfani dei lavoratori, l'Istituto di previdenza e assistenza per i dirigenti d'azienda, la Cassa nazionale di previdenza e assistenza per gli impiegati agricoli e forestali, le Casse marittime tirrena e adriatica, l'Istituto nazionale di previdenza e assistenza per il personale delle ricevitorie postali e telegrafiche, l'Istituto nazionale di previdenza e mutualità tra i magistrati e quello, distinto ma gemello, di previdenza e mutualità tra i cancellieri e segretari giudiziari. Come se ciò non bastasse, continua a prosperare in molte sedi l'assistenza sanitaria di fabbrica a carattere aziendale (come alla Fiat, alla Montecatini, alla Pirelli, alla Edison), né mancano le mutue territoriali come la Cassa per i lavoratori delle province di Trento e Bolzano (fondata nel 1888 dall'impero austro-ungarico).

«Per una specie di concezione molecolare che, in quegli anni, sembra prevalere» e opporsi antitetica al principio dell'unificazione, «tutto un pullulare di nuovi organismi» diversifica la storia dell'assistenza «in troppe storie separate, con tanti bilanci, tanti metodi e tante strutture ed infrastrutture a senso ed a controsenso; rende il problema dell'assistenza al malato, che dovrebbe essere uguale per tutti, un problema diverso secondo le categorie»; e, sul piano etico-politico, molte volte «ignora o travisa» i superiori «fini di morale comunitaria»[38].

[38] Illuminati, *La tutela della salute*, cit., p. 36.

Il principio ideale dell'unitarietà e globalità dell'assistenza, germinato in Italia all'indomani della prima guerra mondiale, era cresciuto nel solco della «liberazione dal bisogno» propugnata dalla Carta Atlantica (1941), dell'assistenza sociale «dalla culla alla tomba» sancita dal Piano Beveridge (1942), della «sicurezza sociale» amministrata da una sola autorità secondo quanto raccomandato dalla Conferenza internazionale di Filadelfia (1944). Tale idea, perfettamente in linea con la migliore tradizione dell'illuminismo e positivismo medico, si è realizzata nel sistema predominante nei paesi anglosassoni. In particolare alla Gran Bretagna spetta il merito di aver dato l'esempio, con l'istituzione del National Health Service da parte del governo laburista di Clement Attlee: un esempio in Italia inimitato.

C'è da chiedersi come mai a un fatto epocale come la rivoluzione farmacoterapica, tradotto nel forte sviluppo dell'industria farmaceutica (favorita da un prontuario mutualistico ipertrofico, ricco di 17.000 specialità medicinali), corrisponda in campo assistenziale un relativo sottosviluppo, con mancata o insufficiente garanzia di sicurezza sociale. Il guasto sta, a dir poco, in un difettoso sinergismo tra la scienza, la tecnica, la produzione, l'industria da un lato e la sanità dall'altro. Esiste già un meccanismo perverso che funge da convertitore di un grande fatto, storicamente unico e ad ampia risonanza nella coscienza igienico-sanitaria della popolazione, in un grande difetto, cioè in un apparato dalle molte carenze, che non corrisponde alle aspettative e che, anche nel campo dei farmaci portatori di salute e di benessere (antibiotici, cortisonici e altri ormoni, sieri e vaccini, psicofarmaci), porta con sé il malessere, il malcontento, il malcostume, il malgoverno.

Il malgoverno è una nera notte. In essa sparisce la «piccola truffa della donnetta, che converte presso un compiacente farmacista una ricetta Inam di penicillina in un sapone da toilette»; si confonde il «grosso affare realizzato da un'impresa col lancio di una nuova specialità che non è nuova e neppure specialità»; si celano connivenze tra il potere economico e il potere politico, talora complici e compari. Complicità e comparaggio fanno sì che il malcostume diventi vera e propria corruzione. «Quest'ultima è [sempre] più diffusa; si rivolge a tre ambienti, cioè ai consumatori, ai medici, alle autorità»; e, come il malcontento e il malessere che produce, «diviene sempre più grave»[39].

Con legge 13 marzo 1958, n. 296, viene istituito il ministero della Sanità[40]. Esso è dotato di cinque direzioni generali, di un organico centrale con centinaia di dipendenti e di un'articolazione periferica che si dirama negli uffici dei medici provinciali e negli uffici sanitari dei Comuni. Ha come organo scientifico-tecnico il Consiglio superiore di sanità (istituito dal Regno d'Italia nel 1865 sotto l'assillo del colera), il quale svolge un ruolo decisionale (poi precisato e potenziato con D.P.R. 11 febbraio 1961, n. 257), vincolante al suo parere ogni atto che incida «sui regolamenti predisposti da qualunque amministrazione statale e che comunque interessino la salute pubblica».

Il nuovo ministero corrisponde alle aspirazioni esistenti da tempo verso una direzione unica e articolata della politica sanitaria del paese. Subentrato al soppresso Alto Commissariato per l'igiene e la sanità, del quale eredita le attribuzioni moltiplicandole, esso si configura più come un fatto burocratico che come un fatto politico; ad esempio non tarderanno a manifestarsi esasperati conflitti di competenze con il ministero del Lavoro e della Previdenza sociale nel cui ambito sono rimasti Inps, Inail e Inam. Il nuovo evento istituzionale offre comunque l'occasione di un bilancio. A quasi tre lustri dalla fine della guerra, il bilancio della sanità pubblica è, sul piano assistenziale, molto critico. Nei tredici anni intercorrenti tra la fine del conflitto e l'istituzione del nuovo ministero, si contano un centinaio di leggi e decreti emanati in tema di sanità. Tutti opportuni e necessari, forse, ma nell'insieme costituenti un mosaico dove molte tessere sono mancanti e molte sono sconnesse. A tutto il 1958 sono oltre duecentocinquanta le leggi e leggine dello Stato, numerose delle quali trasmesse in ere-

[39] G. Berlinguer, S. Delogu, *La medicina è malata*, Laterza, Bari 1959, p. 118.

[40] Nel corso degli anni Cinquanta, in Parlamento vengono elaborati disegni e avanzate proposte per l'istituzione di un ministero della Sanità pubblica. La discussione parlamentare, iniziata il 1° febbraio 1956 al Senato e qui conclusa con l'approvazione unanime il 28 febbraio 1957, viene ripresa alla Camera esattamente un anno dopo, il 28 febbraio 1958, per concludersi in modo definitivo e con approvazione a larghissima maggioranza il 6 marzo successivo. Il primo ad assumere l'incarico di ministro della Sanità (1958-59) è Vincenzo Monaldi, ultimo titolare del preesistente Alto Commissariato.

dità dal fascismo, che regolano la materia assicurativa, assistenziale e previdenziale.

Accanto al coacervo di questa legislazione sta l'inane ridondanza dell'attività di studio svolta dal Parlamento: dal tempo della «commissione D'Aragona» alla fine degli anni Cinquanta, una dozzina di commissioni parlamentari, incaricate di studiare di volta in volta questo o quel problema per provvedere al riordino di questo o quel settore, si avvicendano nella elaborazione di proposte, controproposte, bozze di disegni e studi vari.

Quasi tre lustri per non riuscire a fare «una riforma che apra comunque il sistema a non lontane realizzazioni di sicurezza sociale»[41]. «Per il momento non si può certo parlare, in Italia, di un sistema di sicurezza sociale» – scrivono nel 1959 due medici autori del libro *La medicina è malata*. «Non c'è sistema nel disordine incontrollato delle leggi, e non c'è sicurezza per il cittadino colpito da malattia o infortunio o bisognoso di altre cure». Allo sviluppo caotico dell'attività legislativa, al cumulo ridondante del materiale prodotto dalle commissioni parlamentari fa riscontro il labirinto dell'assistenza con la sua burocrazia mastodontica; fanno riscontro, nella realtà vissuta da chi è o dovrebbe essere assistito,

> carenze preoccupanti e fortemente pericolose: questa è l'esperienza diretta di quaranta milioni di persone (tanti sono i cittadini italiani che usufruiscono in qualche modo di forme di protezione sociale) che tutti i giorni urtano contro un sistema del quale sono stati diagnosticati tutti i difetti[42].

Disparità di trattamento degli assistiti (molti dei quali assistiti in maniera «indiretta» tramite «rimborso spese»); preponderanza assoluta della terapia sulla prevenzione; squilibri territoriali tra zona e zona, tra regione e regione, tra città e campagna, tra Nord e Sud; insussistenza della minima forma di programmazione sia dal punto di vista sanitario che dal punto di vista finanziario: questi i principali difetti o elementi negativi di un sistema che si trascina senza segni di cambiamento.

[41] Illuminati, *La tutela della salute*, cit., p. 41.
[42] Berlinguer, Delogu, *La medicina è malata*, cit., pp. 34-35.

Il labirinto dell'assistenza negli anni Cinquanta, altrimenti definito «il dedalo dell'organizzazione sanitaria italiana», se a chi lo percorre da assistito si presenta in molti casi come un itinerario malcerto e dai molti ostacoli, a chi lo sorvola con sguardo storico-critico appare come un percorso tortuoso con tracce indiziarie di responsabilità ben precise. Con altra metafora la stessa realtà assistenziale è detta «il romanzo giallo della medicina italiana»: un giallo leggibile alla ricerca dei colpevoli[43].

2. *La fisiopatologia del benessere*

«Gli italiani non sono mai stati così bene».

Dopoguerra e anni Cinquanta sono ormai alle spalle. «Il paese avanza in una stimolante atmosfera di lavoro, di iniziative, di competitività». Si trasforma la sua realtà economica, la sua situazione socio-culturale; cambiano i suoi simboli, i suoi valori. Negli anni postbellici il cinema neorealista esprimeva i valori di una società impoverita dalla guerra, costretta a generare «ladri di biciclette», ma che sapeva produrre tecnici e operai con l'estro di miniaturizzare la motorizzazione creando le più piccole utilitarie del mondo: il Cucciolo, la Vespa, la Lambretta, la 500. Ora nelle strade circolano in numero sempre maggiore i motoscooter e le automobili; nelle case sono sempre più numerosi i frigoriferi, gli apparecchi radio, i telefoni. È appena nata una generazione di italiani cui sono familiari le prime immagini televisive, le prime radio a transistor e ogni sorta di apparecchi elettrodomestici. La trasformazione veramente radicale è che tutti questi beni di consumo trovano acquirenti sempre più numerosi: «C'è sempre più gente in grado di comprarseli. Fra poco Giorgio Amendola, insospettabile fonte comunista, farà una constatazione lapalissiana, ma significativa venendo da sinistra: 'Gli italiani non sono mai stati così bene'»[44].

È la *rivoluzione del benessere*[45].

[43] Per la duplice metafora vedi ivi, p. 1 e la copertina.

[44] S. Bertoldi, *Dopoguerra*, Rizzoli, Milano 1993, p. 213.

[45] P. Melograni, S. Ricossa (a cura di), *Le rivoluzioni del benessere*, Laterza, Roma-Bari 1988.

L'Italia è entrata nel suo quinquennio più felice, quello dal 1959 al 1963. Sono gli anni in cui esplode il *miracolo economico*: un battesimo che ci viene dagli stranieri, impressionati dalla crescita vitale in ogni campo, specie nell'economia, del nostro paese. Il reddito nazionale è aumentato del 47% nell'ultimo decennio; sono decuplicati le esportazioni e i salari, abbiamo lasciato alle nostre spalle gli altri paesi della Cee. L'inflazione è contenuta, i prezzi accessibili, certe categorie di operai guadagnano di più dei loro colleghi tedeschi, rientrano gli emigrati[46].

Il paese, come dirà un sociologo testimone del tempo (laureato in medicina nel 1954), «ha sprigionato una straordinaria energia creativa e sociale. Milioni di persone si sono spostate dal Sud al Nord, dalla campagna alla città». L'industrializzazione ha cambiato il tenore di vita, le abitudini, i costumi, la mentalità di molta gente. Sul triangolo industriale (Milano-Torino-Genova) gravita gran parte della forza-lavoro meridionale, nella speranza, prima, e nella certezza, poi, di sottrarsi a una fame antica. La popolazione italiana si rimescola, cresce di numero, migliora complessivamente le proprie condizioni di esistenza (anche se, nelle campagne spopolate, nelle periferie delle metropoli, nelle fabbriche, molte situazioni di vita e di lavoro contraddicono questa realtà complessiva). In questo periodo di benessere rivoluzionario e di supercrescita c'è anche posto per i primati: «Abbiamo raggiunto posizioni di *primato* nella ricerca atomica, nella chimica, *nella medicina*, nel disegno industriale, nel cinema. Era l'epoca in cui Milano costruiva i suoi grattacieli e Roma era diventata la seconda capitale mondiale del cinema, insieme ad Hollywood»[47].

Tra i vari primati che concorrono ad allineare l'Italia tra i paesi a sviluppo avanzato c'è anche il «primato nella medicina». «Le scoperte della batteriologia, della chimica biologica, della clinica riparatrice, unite al ritmo dell'innovazione farmaceutica, spiegano questa *rivoluzione medica*»[48].

Spieghiamola altrimenti: un medico,

[46] Bertoldi, *Dopoguerra*, cit., p. 265.

[47] F. Alberoni, *Pubblico & privato: stanchi davanti alla sfida, eccoci a sperare nei giovani*, in «Corriere della Sera», 25 novembre 1991, p. 1, corsivo mio.

[48] J. Attali, *Vita e morte della medicina. L'ordine cannibale*, traduzione di A. Serra, Feltrinelli, Milano 1980, p. 194.

assopitosi nel 1930, si desta dal suo letargo nel 1960. Costui non comprenderà più nulla: le meningiti e le tubercolosi acute, le infezioni generali, l'endocardite maligna, le broncopolmoniti evolvono verso lá guarigione. Il morbo di Addison può essere contenuto, l'anemia perniciosa non è più tale. I chirurghi intervengono sul cuore e sul cervello, gli ematologi salvano i neonati sostituendo per intero il loro sangue; gli psichiatri, trasformatisi in chimici, correggono le gravi turbe della mente. Sonde, raggi, microscopi indagano nei visceri, esplorano i tessuti, le cellule e persino le molecole[49].

Lo stesso medico risvegliatosi dal sonno pluriennale può percepire meglio la «rivoluzione medica» in atto leggendo sulla stampa medica italiana *Un programma per dieci anni* che, formulato nel 1959, prevede per il 1960-62 la predeterminazione del sesso e la possibilità di mantenere in vita animali con cuore artificiale interno, e pronostica per il 1970 la creazione in provetta di una cellula vivente e il definitivo chiarimento dei processi di senescenza, con sensibili progressi nella terapia dell'arteriosclerosi, delle malattie mentali e del cancro[50].

Alcuni di questi pronostici si avverano nei tempi previsti, altri no. Il vaticinato «cuore artificiale interno» resta di là da venire, precorso dal *trapianto cardiaco*, la cui realizzazione in Italia non è peraltro imminente. È invece d'attualità la reazione alla notizia che uno sconosciuto chirurgo sudafricano, Christiaan Barnard, ha eseguito il 3 dicembre 1967, presso il Groote Schuur Hospital di Città del Capo (Sudafrica), il primo trapianto interumano (omotrapianto) di cuore, prelevando l'organo dal cadavere del donatore (espianto) e trasferendolo nel corpo del ricevente (impianto) al posto del cuore di questi, nella sede sua propria (trapianto ortotopico).

La primissima reazione del mondo medico italiano, per nulla diversa da quella del grande pubblico, è di ammirato stupore. Soltanto pochi tra gli addetti ai lavori – cardiochirurghi, rianimatori, immunologi – erano infatti informati che nel segreto recinto della più avanzata e raffinata tecnologia cardiologica era sul punto di essere colto il frutto ormai maturo del primo trapianto. Anche per

[49] J. Bernard, *Grandezza e tentazioni della medicina*, traduzione di R. Mainardi, Garzanti, Milano 1974, p. 5.
[50] *Un programma per dieci anni*, in «Tempo medico», 1, 1959, p. 40.

questo la risonanza degli aspetti tecnologici, attinenti la sostituzione *in toto* e non più soltanto parziale (valvolare) del cuore, ha inizialmente il sopravvento sull'evidenza dei correlati problemi antropologici, attinenti le implicazioni della persona umana. L'emergere dei problemi psicologici ed etici è posteriore di diciotto giorni e coincide con l'arrivo da Città del Capo di un'altra notizia, di diverso sapore: quella che il paziente è morto.

Il ribaltarsi repentino del successo in insuccesso scuote la fiducia nel progetto scientifico, abbozzato fin dai tempi di Bacone, di ritardare l'arresto della macchina organica propellente il sangue, umor vitale per eccellenza, prolugando in tal modo la vita. Nella futurologia della macchina umana, i baconiani della seicentesca Royal Society avevano preconizzato i benefici che sarebbero potuti derivare sia dalla sostituzione degli umori guasti, sia dalla sostituzione degli organi usurati.

La futurologia umoralista, che puntava sul ricambio degli umori, si realizza con la *dialisi* del sangue, metodica procedurale che consente di depurare quest'ultimo dalle scorie tossiche che in esso si accumulano nei casi di uremia (tossiemia da insufficienza renale). La procedura era stata sperimentata, in pazienti con insufficienza renale acuta, negli anni della seconda guerra mondiale; è incominciato da qui l'impiego terapeutico del *rene artificiale*, macchina «esterna» che sostituisce la funzione compromessa di un organo «interno». Tali macchine entrano in funzione in Italia a partire dalla prima metà degli anni Sessanta, quando, nelle cliniche mediche o chirurgiche, nascono i primi centri o reparti specialistici di nefrologia e dialisi. Inoltre prende il via il *trapianto renale*.

La storia dei trapianti è legata da un lato alla ricerca di una sempre maggior compatibilità immunitaria tra donatore e ricevente, dall'altro al controllo del rigetto da parte del ricevente nei confronti dell'organo trapiantato. La ricerca, guidata in Italia dall'immunologo e genetista di Torino Ruggero Ceppellini, approda alla tipizzazione che consente di eseguire preliminarmente i test di tolleranza tessutale (istocompatibilità); il controllo, effettuato mediante immunosoppressione (con radioterapia o chemioterapia) approda nel 1978 ai successi promessi dall'impiego della *ciclosporina*.

L'era dei *trapianti d'organo*, inaugurata in Italia nel 1966 con il primo trapianto di rene, eseguito dal clinico chirurgo di Roma

Paride Stefanini, segna l'«ora dei bilanci» in campo chirurgico. Il rinnovamento postbellico della chirurgia è stato il frutto delle iniziative personali di medici d'avanguardia che hanno impegnato nell'impresa (culturale, finanziaria, organizzativa) la capacità di rinnovare se stessi e di spendere al meglio il loro prestigio. Dove questo sia stato mancante, o sia stata carente l'iniziativa, il processo d'innovazione è rimasto pigro: a distanza di anni dalla creazione delle prime scuole anestesiologiche e di specializzazione chirurgica, in alcuni dei maggiori ospedali l'anestesia è ancora affidata alla routine infermieristica e la chirurgia è ancora confinata nei limiti delle operazioni all'addome (appendicectomie, erniotomie, colecistectomie, resezioni e anastomosi gastriche).

Ma l'anestesiologia è nata per consentire alla chirurgia d'intervenire sui polmoni, sul cuore, sul cervello. Sul piano tecnico, si è passati dalla «macchina d'Ombredanne» d'anteguerra al «tubo di Magill» che consente di «intubare» i pazienti e di evitare il collasso polmonare allorché il chirurgo apre il torace. A torace aperto: l'apparecchio ha permesso la nascita della chirurgia toracica. A cuore aperto: «una più larga chirurgia del cuore esangue a cavità incluse è una non lontana realizzazione», si constata già negli anni Cinquanta registrando l'impulso che la cardiochirurgia, e la chirurgia in generale, sta ricevendo dai ganglioplegici «per il mantenimento durante gli interventi della circolazione controllata» e dagli antistaminici, ipnotici e analgesici «nella tecnica della ibernazione»[51]; né sono da dimenticare i «nuovi curari sintetici preparati da Bovet all'Istituto superiore di sanità»[52].

Se l'ipotensione controllata ha permesso di ridurre il sanguinamento operatorio, il curaro ha permesso di ottenere un completo rilasciamento della muscolatura. Si sono allontanati per sempre i tempi in cui l'anestesista era costretto a destreggiarsi alla meno peggio con anestetici che, indotto il sonno nei centri cerebrali della coscienza, dovevano essere iperdosati allo scopo di inibire le cellule motrici della muscolatura, col rischio di paralizzare il centro bulbare del respiro. Non si contavano i «malati blu»,

[51] C. Frugoni, *Discorso inaugurale del 54° Congresso della S.I.M.I. (Roma, 12 ottobre 1953)*, in *Atti congressuali*, Pozzi, Roma 1954, pp. 12-13.

[52] Id., *Discorso inaugurale del 51° Congresso della S.I.M.I. (Montecatini, 9 ottobre 1950)*, in *Atti congressuali*, Pozzi, Roma 1951, p. 9.

cioè cianotici per anossia, che avevano dovuto essere assistiti con empirica destrezza da anestesisti sempre in bilico tra l'esigenza tecnica di addormentare il più possibile il paziente e l'esigenza clinica di non addormentarlo troppo e senza risveglio.

«Per le sue scoperte sui composti sintetici che inibiscono l'azione di alcune sostanze dell'organismo, in particolare la loro azione sul sistema vascolare e i muscoli scheletrici», lo scienziato italiano Daniel Bovet ha appena ricevuto, nel 1957, il premio Nobel per la medicina. Dieci anni prima di tale riconoscimento, Bovet, nativo di Neuchâtel ma scientificamente cresciuto a Parigi nell'Istituto Pasteur, era stato chiamato a Roma da Domenico Marotta, direttore dell'Istituto superiore di sanità e grande organizzatore della ricerca scientifica, per dar vita nell'istituto ai nuovi laboratori di chimica terapeutica, in pratica per crearvi dal nulla un moderno reparto dove la sintesi chimica si abbinasse alla ricerca farmacologica. Bovet aveva accettato; dopo il trasferimento a Roma aveva assunto la cittadinanza italiana, in tempo per «ridare al nostro paese l'onore del Nobel per la medicina, dopo un vuoto di oltre mezzo secolo»[53].

La scoperta di Bovet degli antistaminici e dei curari di sintesi è un risultato di grande prestigio per la ricerca medica italiana. Se egli è il prototipo del ricercatore che vive la propria vicenda scientifica fuori dell'università, il prototipo del ricercatore universitario è negli stessi anni Vittorio Erspamer. Egli ha studiato le cellule «enterocromaffini», cosiddette perché presenti nel tratto enterico di tutti i vertebrati e perché dotate di affinità citochimica per certi coloranti; da esse ha isolato una sostanza che ha battezzato «enteramina» e che diventerà nota col nome di *serotonina*. Sessanta molecole di polipeptidi raggruppabili in otto distinte famiglie – tra cui le notissime *endorfine* – sono il ricco bottino di un'attivissima ricerca farmacologica, altrettanto attivamente sostenuta da un'industria farmaceutica, la Farmitalia.

Bovet ed Erspamer sono, con Giuseppe Moruzzi e Rita Levi-Montalcini, «i quattro fondatori della neurobiologia italiana nel dopoguerra»[54]. Moruzzi dirige dal 1949 l'Istituto di fisiologia uma-

[53] Nel 1906 era stato insignito del premio Nobel, per gli studi sulla microstruttura del sistema nervoso, Camillo Golgi (1844-1926).

[54] Vedi l'editoriale di «Tempo medico», 228, 1985, p. 39.

na nell'Università di Pisa. Ha lavorato per lungo tempo all'estero; a Chicago, insieme a Horace Magoun, Moruzzi ha scoperto il «sistema reticolare attivatore ascendente», una formazione anatomo-funzionale del sistema nervoso centrale che fa da *modello teorico* per gli ulteriori sviluppi delle neuroscienze. Non a caso si dirà che «la storia delle neuroscienze viene per consenso generale divisa in un'epoca pre- e una post-Moruzzi-Magoun»[55].

Un modello non meno importante, nell'attività di Moruzzi, è il *modello scolastico*, nel quale insegnamento e ricerca si uniscono e si fondono a formare una *scuola*. Il direttore diventa *maestro*: il direttore «non comincia una ricerca, né la fa cominciare, senza averla inquadrata prima in un contesto così ricco di riferimenti [...] che solo la sua conoscenza enciclopedica della letteratura scientifica può spiegare»; il maestro, dal canto suo, «ha il senso e il gusto della storia e [...] sa bene che dentro e dietro ogni sapere scientifico ci sono società umane, ci sono individui in carne e ossa con le loro vicende personali, con le loro passioni, ci sono sempre, insomma, elementi di civiltà». Moruzzi è un raro «esponente di quella *Università invisibile* che fa circolare le conoscenze e le idee senza bisogno di cattedra e di ufficialità togata», conferendo «alla vita di tutta la comunità scientifica italiana quell'ampiezza di vedute e di respiro che, data per scontata oggi», si dirà nel 1986, «non molti anni fa non si intravvedeva neppure»[56].

Rita Levi-Montalcini, ebrea, futuro premio Nobel per la medicina (nel 1986) proprio negli anni delle persecuzioni antiebraiche e della clandestinità aveva compiuto importanti lavori scientifici nel campo della neuroembriologia. Trasferitasi nel dopoguerra negli Stati Uniti per proseguire colà le ricerche in questo campo, ha scoperto nel 1951 il «fattore della crescita nervosa» o Ngf (*nerve growth factor*). Agli inizi degli anni Sessanta fa ritorno in Italia dove, dirà lei stessa, «la ripresa economica era stata insperatamente rapida. Procedeva invece più lenta nel campo scientifico, paurosamente impoverito da vent'anni di totale incuria per la cultura»[57].

[55] G. Berlucchi, *Un ricordo di Giuseppe Moruzzi*, in «Neuroscienze», I, 2, 1987, p. 8.

[56] Ivi, pp. 11-12, corsivo mio.

[57] R. Levi-Montalcini, *Elogio dell'imperfezione*, Garzanti, Milano 1987, p. 207.

Nel ventennio successivo questa situazione cambia, ma poco. I casi emblematici di Moruzzi e di Levi-Montalcini si prestano a verificare due ipotesi: quella della eccezionalità del nostro paese di un *modello culturale* veramente formativo di ricercatori e quella dello scollamento tra lo Stato e i suoi organi – università e Cnr[58] – nei confronti di una reale promozione e di una razionale organizzazione della ricerca scientifica.

Se la ricerca «pubblica», pur producendo risultati isolati d'alto valore, è in evidenti difficoltà, la ricerca «privata», come quella condotta nell'ambito dell'industria farmaceutica, non è in condizioni migliori. L'industria farmaceutica italiana, nata nell'Ottocento dai laboratori installati nei retrobottega delle farmacie, grazie all'intraprendenza dei farmacisti più attivi[59], è giunta alla fase del suo maggior sviluppo ancora gravata da due vizi d'origine, tutt'altro che scomparsi dopo oltre mezzo secolo di progresso: il frazionamento delle unità produttive, molte delle quali dedite solo al commercio, e l'insufficienza della ricerca, di rado supportata da laboratori degni di questo nome.

Negli anni Sessanta il duplice «peccato originale» non solo permane, ma addirittura è amplificato dal *laissez faire* dello Stato, riflesso in una adeguata legislazione sui brevetti, e dalla distanza del mondo scientifico universitario, ancora poco coinvolto in una corretta funzione di stimolo, collegamento e controllo. Ne sono conseguenze il proliferare di specialità medicinali più spesso copiate, o riciclate sotto nuove etichette, che create, e il prevalere di operatori del settore più spesso spregiudicati che intraprendenti, più propensi al marketing e alla pubblicità che alla ricerca creativa.

Se l'università ha i suoi fastigi, l'industria ha i suoi fiori all'occhiello. Tra i prodotti di una ricerca creativa condotta in campo

[58] Il Consiglio nazionale delle ricerche (Cnr) era stato creato (con regio decreto 18 novembre 1923, n. 2895) come ente morale con il compito di «coordinare ed eccitare l'attività nazionale nei diversi rami della scienza e delle sue applicazioni e di istituire e gestire gli istituti scientifici per ricerche di carattere generale e speciale». Riorganizzato nel 1945 in organo di Stato, nei primi anni Sessanta è stato indirizzato, non solo a recepire le varie proposte di ricerca e ad accogliere le relative richieste di finanziamento, ma anche a elaborare attivamente «piani speciali» anticipatori dei più recenti «piani finalizzati».

[59] Meritano menzione soprattutto Giovanni Battista Schiapparelli (1795-1863), Carlo Erba (1811-1888), Lodovico Zambeletti (1841-1890), Roberto Giorgio Lepetit (1842-1907).

industriale si annoverano le *rifamicine* e la *daunomicina*. La *rifampicina*, messa a punto da Lepetit nel 1965, si impone, nella terapia della tubercolosi, come farmaco di prima scelta, preferita in quanto tale alla streptomicina. Gli appena quindici anni che intercorrono tra le applicazioni cliniche dell'uno e dell'altro antibiotico antitubercolare dànno la misura dell'accelerazione con cui procede la ricerca nel campo farmacologico. La *daunomicina*, studiata negli anni Sessanta nei laboratori della Farmitalia, è un farmaco di elezione nel trattamento delle leucemie. L'*adriamicina* che da esso deriva si rivela efficace non solo nella terapia delle leucemie e dei linfomi (come il linfogranuloma), ma anche nel trattamento di numerosi tipi di cancro (come i carcinomi correlati ad attività ormonali). Presentata in un simposio internazionale (Milano, 1971) di grande risonanza, essa entra a far parte di vari «cocktail» chemioterapici impiegati nella terapia dei tumori.

Rifampicina, daunomicina, adriamicina sono prodotti meritori e altrettanto meritorie eccezioni. Il conseguimento di tali risultati prestigiosi corrisponde all'«eppur si muove» di una ricerca per altri versi statica. Questa generale disposizione a segnare il passo è in netta controtendenza rispetto a un contesto internazionale dove da quasi un ventennio si vanno compiendo passi da gigante, scanditi da conquiste succedutesi a ritmo incalzante.

Il gigantesco cammino è registrato nell'edizione 1965 della *Farmacopea Ufficiale*, che segue a un quarto di secolo l'edizione precedente. Accanto a sulfamidici e antibiotici, ad antistaminici e cortisonici, a vitamine e ormoni, a sieri e vaccini specifici (come l'«antipolio»), si registrano i *contraccettivi*, che consentono il controllo delle nascite, e gli *psicofarmaci*, che modificano il comportamento umano. La «pillola» antifecondativa, superando i divieti della Chiesa e del codice penale, ha un effetto dirompente sul piano etico, biologico e medico e un effetto consistente sul piano demografico, contribuendo a invertire la tendenza alla crescita della popolazione italiana.

Nella farmacopea ufficiale molti *vecchi farmaci* sono scomparsi, molti *nuovi farmaci* si sono aggiunti ai vecchi. All'insulina si sono aggiunti gli antidiabetici orali, alla digitale e alla teofillina i nuovi cardiocinetici, ipotensivi e diuretici, ai vecchi antipiretici e antidolorifici i nuovi antinfiammatori e anestetici. Tra i nuovi farmaci figurano quelli che rendono praticabili in condizioni di sicurezza i più avanzati e complessi interventi chirurgici.

Questi farmaci nuovi, molti dei quali meritano il nome di «salvavita», sono in gran parte non più «sintomatici», cioè rivolti alla cura dei sintomi delle varie malattie, ma «eziologici» o «patogenetici», cioè rivolti a contrastare le cause morbose o a interferire nei meccanismi secondo cui tali cause agiscono nell'organismo.

La ventennale esplosione farmacologica è così ricca di ricadute efficaci in campo terapeutico da generare un ottimismo diffuso, condiviso da opinione pubblica, classe medica e industria. L'ideologia del *miracolo terapeutico* tende a ingenerare nel medico quel senso di onnipotenza che gli fa sentire d'esser fatto per *guarire malattie* piuttosto che per *curare i malati*.

Ma a questo punto l'ottimismo «ingenuo» entra bruscamente in crisi, travolto nella tragedia del *talidomide*. Un nuovo sedativo, rumorosamente lanciato sul mercato da una industria tedesca, provoca, se assunto nel secondo mese di gravidanza, gravi malformazioni fetali con mancato sviluppo degli arti (focomelia). Anche quando i danni provocati dal farmaco sono noti all'industria produttrice, solo l'insistita azione di alcuni legali, mirante al risarcimento delle famiglie colpite, e di alcuni medici, mirante alla tutela dell'intera collettività, riesce a porre fine alla tragedia. Ne esce turbata l'armonia del rapporto medico-farmaco-paziente. «Sino alla vicenda del talidomide – è stato scritto – la sensibilità dei medici sull'eventualità di un danno da farmaci di quelle proporzioni era molto minore di oggi. La cultura della cautela non era ancora maturata»[60].

«Il caso talidomide chiude definitivamente un'epoca della farmacologia»[61]. Si *chiude* anche un tipo di rapporto tra medico e paziente, caratterizzato dall'incondizionata fiducia di entrambi in un farmaco necessariamente dispensatore di salute e benessere. La presa di coscienza della problematicità ad esso intrinseca – evocata dalla stessa ambivalenza originale del nome *phàrmakon*, significante insieme rimedio e veleno – *apre* un'era nuova, che però è tale non solo dal punto di vista farmacologico, ma anche e soprat-

[60] S. Cagliano, *Dieci farmaci che sconvolsero il mondo*, Laterza, Roma-Bari 1989, p. 58.

[61] G. Leopardi (a cura di), *Farmaci & salute in Italia dal 1892 ai nostri giorni*, Federazione degli Ordini dei Farmacisti, Roma 1991, p. 30.

tutto sotto l'aspetto umano-sociale. La consapevolezza che un farmaco può giovare, ma anche nuocere, viene ad assumere molto maggior risalto che in passato; e in quest'ottica mutata incomincia a prendere piede anche un modo di pensare che vede il farmaco, «più che come restauratore di un equilibrio o riparatore di un guasto, come il termine di un processo produttivo, lo strumento di una persuasione (del medico) e di una manipolazione (del paziente)»[62].

La mutata visione, addirittura estremizzata in chi vede il farmaco esclusivamente come veicolo del profitto industriale e della speculazione mercantile, viene a fare da sfondo, o da corollario, alle istanze che tra gli anni Sessanta e Settanta – diciamo prima e dopo il Sessantotto – sono messe in campo dai «movimenti per la salute». Sono istanze per la difesa e l'emancipazione della condizione femminile, per il miglioramento delle condizioni di vita e di lavoro, per la tutela dell'ambiente, per la prevenzione delle malattie, per la promozione della salute, per una medicina da rinnovare.

Lo shock del talidomide, che abbiamo visto collassare l'enfasi miracolistica che si era creata intorno ai farmaci, sembra quasi preludere alla battuta d'arresto che nel 1963 smorza inattesa i miracoli dell'economia. Al «miracolo economico» del periodo 1959-63 seguono infatti dieci anni in cui il reddito nazionale sale ancora, però con tasso d'incremento annuo nettamente inferiore e purtuttavia costante fino alla caduta susseguente alla crisi petrolifera del 1973. È un decennio che vede «le principali vicende svolgersi più sul lato sociale che su quello economico: il periodo comprende infatti il famoso *autunno caldo* del 1969, con le sue forti rivendicazioni di adeguamento dei servizi sociali», tra cui quelli sanitari, e «di miglioramento delle condizioni di lavoro», tra cui una maggior garanzia di tutela della salute dei lavoratori[63].

Se nel 1962 la vicenda del talidomide è indicativa di una tra le tante inadeguatezze sanitarie che ancora sconta il paese, negli stessi anni Sessanta i ritardi colposi della sanità pubblica sono clamorosamente rivelati da un'altra vicenda non meno drammatica: la storia della poliomielite e della sua vaccinazione.

[62] A. Del Favero, G. Lojacono, *Farmaci, salute e profitti in Italia*, Feltrinelli, Milano 1980, p. 7.

[63] V. Zamagni, *Dalla periferia al centro. La seconda rinascita economica dell'Italia, 1861-1981*, Il Mulino, Bologna 1990, p. 424.

Il nome «poliomielite» – dal greco *poliòs*, grigio, e *myelòs*, midollo – etichetta una malattia infiammatoria che colpisce la sostanza «grigia» del «midollo» spinale, o meglio quella parte di essa (corna anteriori o motrici) che governa la motilità del tronco e degli arti. L'affezione è detta anche malattia di Heine e Medin, dai nomi del clinico medico che la identificò – il tedesco Jakob Heine, nel 1840 – e del clinico pediatria che meglio la descrisse – lo svedese Oskar Medin nel 1881. Il patologo viennese Karl Landsteiner nel 1908 ne dimostrò sperimentalmente la trasmissibilità e quindi la natura infettiva, dovuta a un virus feroce, che divora letteralmente le cellule nervose (neuronofagia) per le quali ha una spiccata predilezione (neurotropismo).

La malattia, data la sua incidenza preferenziale nei primi 12 anni di vita, era considerata fino agli anni Quaranta, e anche oltre, una malattia pediatrica, meglio conosciuta come paralisi infantile. Quando la paralisi coinvolgeva i muscoli della respirazione era il dramma: il bambino moriva per asfissia. Più spesso, con un rapporto statistico di 8 a 1, il bambino restava paralizzato e, a distanza, motuleso.

Nel settembre 1954 si è tenuta a Roma la III Conferenza internazionale della poliomielite. Due relazioni sono emerse su tutte. L'una è quella di un batteriologo statunitense, Jonas Edward Salk, professore di virologia nell'Università di Pittsburgh, che ha riferito dei suoi *Studi su vaccini non infettivi nella poliomielite*. Su tali studi, e sui primi risultati delle loro applicazioni, così si è espressa la rivista «Il Policlinico» in una rubrica del febbraio 1955: «Fondamentali sono i risultati ottenuti in questi ultimi tempi nelle ricerche eseguite allo scopo di preparare dei vaccini attivi nei riguardi dell'infezione poliomielitica [...]. I dati ottenuti da Salk e collaboratori in questi ultimi tempi sia negli animali che nell'uomo», mediante una sperimentazione avviata nel 1952 e ripresa su larga scala nel 1954, «sono assai incoraggianti; essi aprono la strada a successivi tentativi di ottenere delle preparazioni di efficacia ancora maggiore e soprattutto prive di rischi»[64].

L'altra relazione è quella di un professore polacco naturalizzato statunitense, Albert Bruce Sabin, direttore della Children's

[64] «Il Policlinico», sezione pratica, LXII, 45, 1955, p. 262.

Hospital Research Foundation dell'Università di Cincinnati, il quale ha riferito sui *Virus non virulenti per l'immunizzazione contro la poliomielite*. Il vaccino di Salk è un vaccino allestito con ceppi di virus uccisi e somministrato per via intramuscolare. Il vaccino proposto da Sabin è diverso. Ha scritto al riguardo la predetta rubrica: «Sono in corso vari esperimenti per avere delle mutanti di ceppi che possano essere eventualmente usate per l'allestimento di vaccini a base di virus viventi»[65]. Si tratta di virus vivi, privati dell'azione patogena mediante mutazione adattativa (attenuazione) e tuttavia sempre in grado di indurre nell'organismo umano uno stato di immunità attiva. Il vaccino, inoltre, è da somministrarsi per via orale.

La fiducia nel successo della campagna intrapresa per la eradicazione della poliomielite nel mondo è stata vivissima. Aggiornando in proposito i medici italiani, nel novembre 1955 «Il Policlinico» ha scritto che i risultati del «grandioso esperimento di vaccinazione» in corso sono «tali da consentire ormai il *grande passo*, cioè la vaccinazione collettiva»[66].

Il «grande passo» non è stato quello compiuto dalla sanità italiana. Nel nostro paese il vaccino antipolio (di Salk) ha fatto la sua comparsa, timidamente, tre anni dopo, quando i casi annui di poliomielite erano ancora aumentati: da 4.452 nel 1957 a 8.152 nel 1958. C'è di più: l'andamento ritardatario si protrae ulteriormente, poiché la sanità italiana adotta il vaccino antipolio (di Sabin) solo nel 1964 e rende obbligatoria la vaccinazione solo nel 1966. Il ritardo costa all'Italia quasi 10.000 nuovi casi, con più di 1.000 decessi e più di 8.000 paralisi[67].

Chi tra i medici ha vissuto soffrendo questo grave ritardo tiene a precisare che al ministero della Sanità si diceva che «occorreva attendere prima di prendere una decisione responsabile, perché i bambini italiani non facessero da cavie». La realtà era nel fatto che un'industria italiana produttrice di vaccini aveva i propri magazzini colmi di vaccino Salk, che l'adozione del vaccino Sabin avrebbe reso inutilizzabile. Non mancò chi, tra quei medici, portò

[65] *Ibid.*

[66] Ivi, 47, p. 1515.

[67] I dati numerici sono riportati alla voce *Poliomielite* del *Lessico universale italiano*, Istituto della Enciclopedia Italiana, Roma 1977.

personalmente a vaccinarsi in Svizzera i bambini da sottrarre al rischio poliomielitico[68].

Gli 8.000 bambini nei quali il rischio si trasformò in danno colposo invalidante non ebbero dunque alcun aiuto da una medicina *preventiva* a basso costo economico e colpevolmente assente; lo ebbero da una medicina *riparativa* ad alto costo, economico e umano, fatta di «ausili» e di «protesi» miranti a eliminare o ridurre l'handicap. Trovarono vero e grande aiuto in una medicina *riabilitativa* – fisioterapica, psicoterapica, ergoterapica – finalizzata alla «reintegrazione» e «restaurazione» della persona umana. In tale campo fu precorritrice e promotrice, in Italia, la figura non di un medico, ma di un prete, don Carlo Gnocchi (1902-1956), fondatore nel 1948 della Federazione pro infanzia mutilata, redentrice dei «mutilatini», evoluta nel 1951 nella Fondazione pro juventute, aperta alla cura e al ricupero integrale dei poliomielitici[69].

La storia delle malattie è altrettanto istruttiva quanto la loro geografia. Nel 1971 si rileva che, dopo la serie di ben sei pandemie succedutesi nel corso dell'Ottocento, «la maggior parte dei paesi tecnologicamente avanzati», tra cui l'Italia, «è stata indenne dal colera sin dai primi anni di questo secolo»[70]. Una malattia estinta, virtualmente eliminata dall'emisfero occidentale e dall'Europa.

Non è così. Legato alla contaminazione dell'acqua potabile e dei cibi da parte di materiale fecale contenente il batterio – *Vibrio cholerae* – ed estinto in Europa dal 1923 per il miglioramento delle condizioni di igiene e di sanità pubblica, il colera torna in Italia nel 1973. Partito dieci anni prima dall'Indonesia e dal subcontinente indiano – *home of cholera* –, non diversamente da una fra le tante pestilenze del passato, approda alla fine d'agosto a Bari, a Napoli, in Sardegna. Il vibrione del colera, la salmonella del tifo e dei paratifi, il virus dell'epatite sono nemici, di data antica o recente, delle classi povere del Mezzogiorno e delle isole.

[68] Vedi in proposito la testimonianza del medico fisiatra Silvano Boccardi in G. Cosmacini, *«La mia baracca». Storia della Fondazione Don Gnocchi*, Laterza, Roma-Bari 2004, p. 69, nota 42.

[69] Sulla fondazione, intitolata al nome del fondatore dopo la morte di questi, vedi il libro citato nella nota precedente. Sulla «storia della riabilitazione in medicina» vedi anche V.A. Sironi, *Oltre la disabilità*, B.A. Graphis, Bari 2004.

[70] N. Hirschhorn, W.B. Greenough III, *Il colera*, in «Le Scienze», 39, 1971, pp. 47-48.

«Il colera – sta scritto in una pubblicazione del 1970 dell'Oms – si estende principalmente nei Paesi insufficientemente dotati di servizi sanitari e nei quali il livello di bonificazione ambientale e dell'igiene personale è debole». Il morbo, «così come le altre *malattie della sporcizia*, non può essere eliminato senza la messa in opera di servizi sanitari capaci di preservare l'igiene dell'ambiente e senza un miglioramento del livello di vita generale della popolazione»[71].

Tre anni dopo la pubblicazione dell'Oms, una circolare del ministero della Sanità dirama ai medici provinciali e agli ufficiali sanitari di tutta Italia, in data 8 marzo 1973, le «misure per la difesa profilattica del territorio nazionale». Che il nostro fosse un paese particolarmente vulnerabile era noto da sempre, non solo per la densità dei fattori di rischio indicati dall'Oms, ma anche per la sua situazione geografica, gli scambi con il Vicino Oriente, il vasto movimento turistico. «Si ritiene molto probabile che all'inizio della stagione calda il colera riprenda la sua marcia», dice la circolare ministeriale, che aggiunge: «Necessita pertanto predisporre già nel presente periodo di tregua l'azione da svolgere, a iniziare dalla prossima primavera, per potenziare le difese del paese».

Troppo tardi. Quando esplode l'epidemia, a Bari sono disponibili soltanto 2.000 dosi di vaccino e a Napoli non risulta adottata alcuna misura profilattica. Inizia la corsa alla vaccinazione; poiché le dosi scarseggiano, prende piede, tra le persone che in lunghe file sostano per ore davanti agli ambulatori, l'idea di una «camorra del vaccino». Intanto vanno a ruba i limoni, venduti a borsa nera, apprezzati per il loro contenuto in acido citrico: un disinfettante naturale, in mancanza di meglio. Venerdì 31 agosto i malati infetti o sospetti ricoverati all'ospedale Cotugno sono 220; 9 i morti. Nelle vie cittadine si formano blocchi e cortei di protesta. Il Comune, dal canto suo, manca di far ritirare dalle strade i sacchi dell'immondizia.

In alcuni quartieri manca l'acqua, o viene fatta arrivare con le autobotti. Molti non trovano di meglio che lavare i bambini alle fontane. «Il Mattino» parla di colera causato dai mitili, molluschi meglio conosciuti come «cozze» e allevati un po' dappertutto nel

[71] I passi della pubblicazione dell'Oms sono riportati nell'articolo *Colera: una patogenesi capita alla settima pandemia*, in «Tempo medico», 116, 1973, p. 17.

golfo di Napoli. Il filtro branchiale dei mitili è un setaccio a maglie così strette che vi incappano anche i batteri, come appunto i vibrioni. Le «cozze» dunque «eutrofizzano» il mare, impregnandosi dei microbi scaricati dalle fogne. Il sindaco di Napoli propone la distruzione totale delle mitilicolture. Il governo dispone l'intervento di 500 carabinieri, che con mezzi aeronautici e anfibi attaccano i vivai. I «cozzicari» reagiscono provocando i militari col degustare «cozze» in loro presenza e con l'offrirle ai passanti.

Quando s'abbatte sulla città un violento nubifragio, le strade dei «bassi», quelle stesse dove più circola il colera, si allagano di liquame rigurgitato dalle fognature insufficienti e sprofondano in più punti. Molte abitazioni sono invase. Si apprende che la rete fognaria cittadina, il cui progetto risale al 1884, non è mai stata risistemata. Mentre si vedono carogne di topi galleggiare sull'acqua lurida nelle strade, si apprende che il Comune ha trascurato la necessaria opera di derattizzazione.

La scienza medica va interrogandosi sulla opportunità o meno di una rivaccinazione, per la quale peraltro mancano le dosi di vaccino necessarie. L'ospedale Cotugno fa il bilancio dei ricoverati a un mese dall'esordio: 822. I morti sono 19, più altri deceduti per tifo ed epatite. In un campione d'acqua prelevato dalla rete fognaria viene isolato il vibrione. I portatori sani del bacillo vengono stimati intorno ad alcune migliaia.

Da questa sommaria cronaca[72] la città di Napoli vede un'altra volta, come nell'Ottocento, la propria immagine sciupata per colpe non sue. I colpevoli non sono i mitili – i «mitili ignoti» –, né i loro coltivatori trasformati in untori, ma quanti, ai vari livelli decisionali e organizzativi, hanno ignorato per decenni il degrado igienico della città (inoltre consentendo per anni che i mitili fossero coltivati proprio là dove arrivano gli scarichi dei rifiuti cittadini). Colpevoli sono tutti coloro – politici, amministratori, tecnici – che hanno gestito nel tempo la sanità pubblica, riattivando una anacronistica epidemia da XIX secolo: una epidemia che, se

[72] La cronaca è tratta dallo spoglio della stampa quotidiana di Napoli nel periodo compreso tra il 27 luglio e il 25 settembre 1973. Tale spoglio è stato compiuto da Elisabetta Zanarotti Tiranini nella sua ricerca sulla *Storia delle pandemie di colera*, tesi d'esame del Corso di storia della sanità nell'anno accademico 1992-93 presso l'Università degli Studi di Milano.

attualizza *antiche reazioni psicologiche* – fatte di paura, di sospetto, di rabbia, di ricerca di capri espiatori – che si credeva fossero tramontate per sempre, mette in piena luce *moderne situazioni biologiche* che persistono alla base di umane disuguaglianze.

Come la poliomielite, il colera è negli anni Settanta una malattia da paese a sviluppo economico ritardato. L'Italia del benessere è ancora un paese a due velocità. Statisticamente, se in termini di «medie» è annoverata tra i sette paesi più industrializzati del mondo, in termini di «varianti» è ancora un paese nel quale all'accelerazione industriale nelle aree del Nord fa riscontro un relativo ritardo, con crescente divario, nelle aree del Sud. Nella italiana *società del benessere* globalmente considerata, i principali *indici sociali del malessere*, o della perdita di salute, sono sì notevolmente ridotti rispetto al passato, però la storica divaricazione tra Nord e Sud non è affatto diminuita, anzi è ulteriormente aumentata. Ad esempio, la natimortalità (nati morti per mille nati), la mortalità perinatale (nati morti e morti nella prima settimana di vita per mille nati) e la mortalità infantile (morti entro il primo anno di vita per mille nati vivi) fanno una differenza ancora maggiore che in passato tra Piemonte e Sicilia, tra Lombardia e Basilicata.

Ai rilievi quantitativi si associano quelli qualitativi. Se al Sud la morbosità straordinaria (leggi il colera) è ancora di natura infettivologica come nei paesi sottosviluppati, al Nord è di natura tossicologica come nei paesi più industrializzati del nostro. Nell'Ottocento agricolo, alle ricorrenti epidemie infettive urbane di colera faceva riscontro l'endemia rurale pellagrosa. Nel Novecento industrializzato, alla stessa epidemia infettiva riesplosa al Sud fa riscontro, esplodendo al Nord in modo non meno inquietante, una epidemia tossica da inquinamento ambientale.

Sabato 10 luglio 1976, alle ore 12.37, esplode con un grande boato il reattore di una fabbrica posta al confine tra Meda e Seveso, due grossi comuni della Brianza. Il cielo brianteo vede sollevarsi una «nube tossica» che, incontrando un forte vento da nord, ricade in basso su una zona densamente popolata. La nube, fuoriuscita dal reattore, reca nell'ambiente un veleno, la tetraclorodibenzo-p-diossina (Tcdd), che è un prodotto di scarto del triclorofenolo (Tcf), un diserbante chimico sintetizzato dalle Industrie chimiche Meda società anonima (Icmesa), un'industria gestita dalla società svizzera Givaudan appartenente al gruppo chimico-farmaceutico multinazionale Hoffmann-La Roche.

Per un'intera settimana l'incidente viene taciuto. Soltanto la sera del 16 luglio l'ufficiale sanitario di Seveso e paesi limitrofi riceve dal sindaco della cittadina briantea la notizia telefonica: «È successo qualcosa di grave. Non sappiamo ancora di preciso, ma dall'Icmesa è uscito un veleno che uccide gli animali e intossica la gente»[73]. Infatti si registrano estese morie di animali domestici e si vedono bambini (inizialmente 14 casi, saliti poi a 190) con pelle ricoperta di strane papule-pustole come i pellagrosi di cento anni prima. Ma la Brianza non è più terra di pellagra, né Seveso è più un villaggio agricolo affetto da «monofagismo maidico» (alimentazione a base di polenta). La strana eruzione cutanea, poi identificata come *cloracne*, è una dermatosi tossica di tutt'altra origine. Il 21 luglio l'amara verità è conclamata; è una tossicosi su vasta scala e di portata imprecisabile, quasi un evento da guerra chimica o, se si vuole, un «incidente *chimico* con enormi implicazioni e ripercussioni *sanitarie*». «Gli italiani si rendono conto per la prima volta in modo drammatico e concreto di cosa possa essere un *incidente ecologico*»[74].

Dal settembre 1976 al dicembre 1977 una «epidemia di aborti e nati morti», associata a «danni alla vegetazione segnalati nello stesso tempo dagli agricoltori», viene rilevata nella periferia nord-ovest di Milano trasformata in «ghetto circondato dalla zona industriale di Rho e di Pero», dove dal 1975 funziona un inceneritore e dove dall'agosto al novembre 1976 vengono bruciate «4.000 tonnellate di rifiuti solidi urbani (domestici) provenienti dalle zone inquinate da Tcdd della Brianza»[75].

A distanza di diciassette anni dall'epidemia di cloracne, e dall'associata morìa zootossica e fitotossica, una serie di *Indagini epidemiologiche per l'accertamento di eventuali effetti a distanza dell'evento ICMESA* porterà alla conclusione che

> i meglio documentati scostamenti [statistici] verso l'alto di tumori epatobiliari, neoplasie ematologiche e sarcomi dei tessuti molli [...] corri-

[73] *Seveso: la lunga estate calda dell'ufficiale sanitario*, ivi, 144, 1976, p. 86.

[74] Sironi, *Le officine della salute*, cit., p. 183.

[75] F. Berrino, *In condizioni di massima sicurezza*, in «Sapere», luglio-agosto 1983, pp. 8-9.

spondono alle ipotesi che potevano essere formulate a priori e per le quali è disponibile una interpretazione coerente con quanto è conosciuto del meccanismo di azione della TCDD[76].

Il che, fuori dalle cautele espressive usate dai ricercatori, vuol dire che il documentato incremento dei predetti tumori è da ritenersi significativamente correlato al disastro dell'Icmesa.

Poliomielite e colera, talidomide e diossina: i nomi e le relative vicende, anche ove non siano altro che infauste eccezioni, contraddicono l'impressione ottimistica complessiva da «fausto ventennio». Sul finire di questo, nel 1976, la salute degli italiani è fatta oggetto, da parte della Federazione nazionale degli ordini dei medici (Fnoomm) di un *libretto rosso* intenzionato a ovviare alla «mancanza di un *dossier*» che permetta di «diradare la fitta nebbia che, ormai da decenni, è alla base del disorientamento che contraddistingue gli *esperti ufficiali* investiti del compito di suggerire i provvedimenti capaci di assicurare ai cittadini – a tutti i cittadini – il *diritto alla salute* sancito dalla Costituzione»[77].

Lo *stato demografico* del paese, alla scadenza del periodo ventennale che ha visto aumentare il generale benessere, contempla una popolazione pari a 56 milioni di abitanti, abbondantemente raddoppiata rispetto a quella censita nel 1861 all'indomani dell'unificazione politico-territoriale. Quando, a un secolo da tale data, l'Italia celebra il centenario dell'Unità e l'anno prima confronta nell'Olimpiade romana la vigoria fisica della propria gioventù eccellente con quella dei figli eccellenti degli altri paesi, gli italiani hanno già superato il traguardo dei 50 milioni. L'ulteriore incremento numerico è potenziato dal *baby boom* che nel 1964 aggiunge a quello economico il *miracolo anagrafico* di un milione di nuovi nati. «Il numero è potenza», era la parola d'ordine degli anni Trenta, dettata da velleità di dominio e confutata dai fatti succes-

[76] Università degli studi di Milano, Istituto di medicina del lavoro, Centro di ricerca di epidemiologia occupazionale, clinica, ambientale (Epoca), *Indagini epidemiologiche per l'accertamento di eventuali effetti a distanza dell'evento ICMESA*, Milano 1993, pp. 16-17. In proposito vedi anche P.A. Bertazzi *et al.*, *Cancer Incidence in a Population accidentally Exposed to 2, 3, 7, 8-Tetrachlorodibenzo-Paradioxon*, in «Epidemiology», IV, 5, 1993.

[77] D. Magi, E. Parodi, *Introduzione*, in Idd. (a cura di), *I dati della salute in Italia. Dossier 1976*, Fnoomm, Roma 1977, p. 14.

sivi. Negli anni Sessanta la congettura che il numero è opulenza, cioè frutto della società del benessere, è una ipotesi economico-demografica pienamente attendibile, anche se la natalità, dopo l'esplosione accennata, si riduce in misura via via sempre più sensibile, arrestando la crescita della popolazione.

In Italia nascono più maschi che femmine, ma la prevalenza del «sesso forte» persiste solo fino ai quarant'anni, dopodiché il «sesso debole» prende il sopravvento, consolidando tale supremazia con l'avanzare dell'età. Ci sono dunque più bambini che bambine, ma ci sono più vecchie che vecchi. Dei 56 milioni di italiani, 27,4 sono uomini e 28,6 sono donne. La *speranza di vita alla nascita* (aspettativa media degli anni da vivere) dal 1951 al 1976 è passata da 63 a oltre 68 anni per i maschi e da 67 a oltre 74 anni per le femmine. Nello stesso arco di tempo l'*indice di vecchiaia* (numero dei «vecchi» ultrasettantenni rapportato a cento «giovani» di età inferiore ai quindici anni) è passato da 50 a 61 per i maschi e da 52 a 84 per le femmine. Ciò significa che la popolazione italiana sta rapidamente invecchiando, come d'altra parte dimostra l'aumento dei pensionati, passati dal 9% del 1961 al 17% del 1975.

Lo *stato sanitario* del paese non è mai stato così florido. Nello stesso quarto di secolo (1951-76) il quoziente di *mortalità infantile* (per mille nati vivi), che più di ogni altro rispecchia le condizioni socio-sanitarie e il grado di civiltà di un paese, è disceso da 66,6 (98 nel 1945!) a 20,7: un crollo che permette all'Italia di colmare in parte il dislivello che ancora la distanzia dai paesi più progrediti del Nord Europa (dove il quoziente svedese di 9,2 permane una meta ancora lontana da raggiungere). Il quoziente di *mortalità generale* (per mille abitanti), che oscilla stazionario intorno a 9, è più indicativo se riferito ai vari gruppi di cause. Su 100 morti 47 sono imputabili a malattie cardiovascolari, 20 a tumori, 7 a malattie respiratorie; soltanto l'1% è dovuto alle superstiti malattie infettive e parassitarie. Con ciò si conferma, anzi si accentua, la tendenza caratterizzante la svolta epidemiologica degli anni Cinquanta.

Non meno significativa è la *morbosità*. «La nostra società è ammalata, affetta dalle *malattie del progresso*»[78]. Però il progresso, come ogni fenomeno umano e storico, ha la sua dialettica interna, ric-

[78] AA.VV., *Le malattie del progresso*, Feltrinelli, Milano 1963.

ca di contraddizioni. «La meccanizzazione dell'agricoltura e lo sviluppo dell'industria spopolano le campagne e incrementano senza posa il ritmo dell'inurbamento. Le città diventano agglomerati sempre più vasti»[79]. Ciò reca con sé molti problemi: primo fra tutti la *mal'aria urbana*. Se già nel 1931 il direttore della Clinica del Lavoro di Milano Luigi Devoto aveva rilevato che nella città lombarda in espansione «i fiori dei nostri terrazzi e poggioli non resistono più»[80], ventisei anni dopo nella stessa clinica si rileva che in una Milano divenuta metropoli le polveri respirabili dell'atmosfera hanno raggiunto una elevata pericolosità, dovuta all'«assorbimento di sostanze tossiche» e al fatto che esse esplicano un'«azione cancerogena sulle vie respiratorie». In generale, «per quanto riguarda le grandi città italiane», si precisa che «il cancro è più frequente che nelle campagne e nei paesi di montagna, con percentuali più alte nei centri industriali». Corollario è che «il cancro polmonare, ben più che la tubercolosi, sta diventando il nemico principale dell'uomo civilizzato»[81].

Un altro problema assilla la società del benessere: quello della salute nelle strade, legata alla crescente motorizzazione e agli incidenti del traffico. L'automobile è una macchina utile e comoda, ed è un simbolo della nostra epoca. È un bene non più d'élite, ma di massa; è un investimento e un azzardo sul tavolo verde del benessere individuale e collettivo.

Le statistiche parlano chiaro. La morte sulle strade si profila come una nuova grande morìa. La morte è un effetto incurabile, che si può solo prevenire, come prevenire, anziché curare, si deve fin dove è possibile l'intero complesso degli effetti non mortali da incidenti della strada: dalle lesioni riparabili con *restitutio ad integrum* alle lesioni irreparabili con esito invalidante.

Le misure di prevenzione proposte negli anni Sessanta sono concettualmente simili a quelle echeggiate dalla pubblicistica medica a proposito del fumo. Esse si rifanno ancora e sempre alla con-

[79] Ivi, p. 159.

[80] L. Devoto, *Nuove prospettive della Medicina del Lavoro e della Clinica del Lavoro di Milano*, prelezione al corso d'insegnamento, 13 novembre 1931, in Id., *Medicina del Lavoro. Conferenze, lezioni, scritti*, pubblicati dagli Amici della Clinica del Lavoro nel XXV anno della Clinica (20 marzo 1910-20 marzo 1935), Cordani, Milano 1935, p. 274.

[81] AA.VV., *Le malattie del progresso*, cit., pp. 136-39 *passim*.

cezione che considera l'individuo come l'unico responsabile della propria salute e che lo colpevolizza quando non ottempera alle raccomandazioni impartite: nel caso del fumatore, alle esortazioni a smettere di fumare, nel caso dell'automobilista, alle raccomandazioni alla prudenza e contro l'eccesso di velocità.

Nel 1977 il citato dossier sulla salute in Italia rivela che i quasi 30.000 morti annui sono la decima parte degli infortunati complessivi, la cui folta schiera si prolunga in quella dei tanti inabili temporanei e dei tanti invalidi permanenti, con grande rilevanza del peso economico e del problema socio-assistenziale.

Ma, con un modello di sviluppo in cui la produzione automobilistica è una delle maggiori basi occupazionali ed è la maggior fonte di benessere economico del paese, l'immissione di macchine e motori nelle strade – in una rete stradale cronicamente inadeguata (e tuttavia sempre privilegiata rispetto a quella ferroviaria) – è un fatto *progressivo* inarrestabile che trasforma la cosiddetta «fatalità» degli incidenti in una «necessità» che ha ben poco di accidentale. Meritoriamente esercitata in tante neostrutture ospedaliere (traumatologiche, terapeutico-intensive, riabilitative) la pratica della terapia di queste *malattie del progresso* non è preceduta da un'etica (o politica) della prevenzione che sarebbe ancor più meritoria.

Dalle terapie intensive, dalla chirurgia d'urgenza, dalla rianimazione vengono restituiti alla vita, dopo essere stati strappati alla morte, un gran numero di individui. Vengono dimessi dagli ospedali e restituiti alla società migliaia di paraplegici e di cerebrolesi, di mutilati e di invalidi. Essi vanno a ingrossare le schiere sempre più folte dei malati non autosufficienti che nella società del benessere costituiscono una sottosocietà dell'handicap, coestesa e sommersa, sparsa nelle case e nelle famiglie, nei luoghi dove scorrono lenti – tra mille difficoltà ambientali, economiche, umane – i tempi della vita assistita e residua: tempi e luoghi nei quali le energie perdute dal singolo dovrebbero essere, ma ancora non sono (o lo sono in misura insufficiente), surrogate e procurate dall'ambiente sociale di appartenenza.

Altrettanto o più cruciale del problema della salute nelle strade è il problema della salute nelle fabbriche. «Nel decennio 1959-1968, l'occupazione industriale è costantemente diminuita e la curva degli infortuni costantemente aumentata. Ogni mille operai occupati, si hanno duecento infortuni all'anno». Così esordisce la relazione, pubblicata nel 1969, di un'inchiesta ad ampio raggio sulla *Salute nelle fabbriche*[82]. Dal 1960 in poi gli infortuni nell'industria superano annualmente il milione, di cui 2.500 mortali. Inoltre «le malattie causate dal lavoro, che sono riconosciute in circa 50.000 annue come malattie professionali, se si potessero contare si troverebbe che esse uguagliano o superano il numero degli infortuni»[83].

A questa patologia di emergenza o ordinaria vanno aggiunti i fenomeni di usura precoce, la maggior frequenza delle malattie comuni, la premorienza in seguito a mansioni patogene, tutte piaghe aperte *in corpore vili*, nel corpo della classe lavoratrice messa a rischio dai fattori dell'arretratezza e del progresso: i macchinari obsoleti e le innovazioni tecnologiche, il vecchio lavoro a cottimo e le nuove forme di organizzazione del lavoro, l'antico logorio e il moderno «stress produttivo».

A fronte di così vasta pluripatologia e pluripatogenesi viene additata una sostanziale inerzia tutelare da parte di ruoli e istituzioni – medici di fabbrica, ispettorati e cliniche del lavoro, Ente nazionale prevenzione infortuni (Enpi) – che dovrebbero proteggere, in modo più incisivo di quanto non facciano, la salute dei lavoratori. Più a monte viene additata una ancor più sostanziale inerzia politica. Fin qui

il modello scelto era quello della *tutela passiva*, delegata allo Stato, di diritti fondamentali spesso violati nel rapporto ineguale tra datore di lavoro e prestatore d'opera. Lo scopo era quello di moderare gli eccessi nello sfruttamento della forza-lavoro, ritenuti forieri di minacciose lotte sociali. Nel contempo di garantire una regolare disponibilità di *braccia* al sistema produttivo in fase di grande espansione[84].

A fronte di questa inerzia tutelare dall'alto sta una coscienza sanitaria che matura dal basso, nei cantieri e nelle fabbriche, tra-

[82] G. Berlinguer, *Introduzione*, in Id. (a cura di), *La salute nelle fabbriche*, De Donato, Bari 1969, p. 3.

[83] Id., *Introduzione alla nuova edizione*, in Id. (a cura di), *La salute nelle fabbriche*, De Donato, Bari 1977^5, p. XXIII.

[84] F. Carnevale, A. Baldasseroni, A. Casals Lareo, *La salute dei lavoratori: una storia dei nostri giorni*, in «La Terra vista dalla Luna», 7, 1992, p. 1 (suppl. al n. 70 di «Linea d'Ombra»).

ducendosi nelle tante «lotte per la salute» intraprese e portate avanti dal movimento dei lavoratori. Essa si traduce negli interventi di *tutela attiva* delle condizioni del proprio lavoro da parte dei diretti interessati, nell'abbandono progressivo delle strutture tutelari superate e screditate, nelle conquiste normative sancite dallo Statuto dei lavoratori. Questo attivarsi della tutela, con passaggio «dalla difesa alla lotta»[85], si compie sullo sfondo e sullo slancio del Sessantotto e del successivo «autunno caldo».

Le *lotte per la salute* contribuiscono a «porre in crisi il modello di sviluppo» unidirezionale, produttivistico, «che ha retto l'economia italiana degli anni del *miracolo economico*». «Il merito principale del movimento operaio verso la medicina» resta quello di «aver fatto comprendere non solo alle classi lavoratrici, ma a tutto il paese, l'esigenza della prevenzione, e quindi del controllo e della modifica, delle condizioni ambientali morbigene»[86].

Incomincia a farsi avanti un'«attenzione più precisa sull'intera *qualità della vita* metropolitana». Viene posta l'esigenza «che la coscienza sanitaria maturata in fabbrica venga estesa» a tutti i fenomeni socio-ambientali, in particolare all'«inquinamento delle acque e dell'aria dovuto agli scarichi industriali e all'intensa motorizzazione» e al «caos dell'edilizia abitativa che comporta affollamento, traffico caotico, carenza di verde attrezzato»[87].

La tutela della salute passa anche attraverso la difesa della salubrità ambientale. La sanità è anche ecologia; e «la medicina può, con le cure e più ancora con la prevenzione», è quanto si scrive riaffermando e auspicando nel 1977, «contrapporre l'ingegno della salubrità ai malefici dell'arretratezza e alle distorsioni del progresso»[88].

[85] La periodizzazione della «storia della salute operaia nell'esperienza della classe del lavoro» è fissata in tre fasi – di *resa*, di *difesa*, di *lotta* – da G.A. Maccacaro, *Classe e salute* (1974), in Id., *Per una medicina da rinnovare. Scritti, 1966-1976*, a cura di G. Berlinguer *et al.*, Feltrinelli, Milano 1979, p. 443.

[86] Berlinguer, *Introduzione alla nuova edizione*, cit., p. XLVII.

[87] F. Carnevale, G. Moriani, *Storia della salute dei lavoratori. Medici, medicina del lavoro e prevenzione*, Libreria Cortina, Verona 1986, p. 168. Vedi anche F. Carnevale, A. Baldasseroni, *Mal da lavoro. Storia della salute dei lavoratori*, Laterza, Roma-Bari 1999.

[88] G. Berlinguer, *Presentazione*, in *Medicina e società*, Le Scienze, Milano 1977, p. 8.

3. *Riforme della sanità e decollo tecnologico*

Il cambiamento radicale delle tecniche nel ventennio in cui si realizza, non senza contraddizioni, la «rivoluzione del benessere» esige un cambiamento della scena dove le tecniche produttive di salute più si applicano alla pratica clinica: lo scenario ospedaliero.

Negli anni Sessanta la «questione ospedaliera» si configura come questione *tecnologica*, di tecnologie che possano trovare nell'ospedale il luogo di elezione dove impiantarsi e svilupparsi, e come questione *pubblica*, di una medicina che sappia realizzarsi come servizio d'interesse collettivo evoluto in *dovere* sociale e tendente al fine suo proprio, che è l'assistenza evoluta a sua volta in *diritto* umano e civile (dell'uomo e del cittadino): il «diritto del malato».

Sul piano *tecnico*, gli sviluppi della pratica ospedaliera esigono un alto tasso specialistico da parte di medici e infermieri e da parte di un personale di nuova formazione, detto appunto dei «tecnici» (di sala operatoria, di radiologia, di laboratorio). Sul piano *sociale*, alla tradizionale cura dei poveri garantita dai Comuni si è aggiunta quella dei «semiabbienti», cioè della maggior parte della popolazione, assicurata contro le malattie. Le varie assicurazioni, con in testa l'Inam, provvedono al pagamento delle «rette di degenza», mentre al pagamento diretto provvedono soltanto i pazienti «solventi in proprio».

Per queste caratteristiche – di grande «laboratorio» della salute e di grande istituzione «pubblica» – l'ospedale è avviato ad accentuare sempre più il suo aspetto di *machine à guérir* al servizio della collettività. In tale congiuntura, tecnica e sociale, si apre la *crisi ospedaliera*. È una crisi complessa, ricondotta dapprima a una carente dotazione di attrezzature e a una carente disponibilità di posti-letto. Tuttavia la crisi ospedaliera non è riducibile alla «crisi di mezzi» lamentata con ricorrenza periodica dai vertici del mondo medico. Oltreché dai troppo esigui o dilazionati finanziamenti, dai mezzi finanziari talora mal amministrati, dagli elementi di costo in progressivo aumento, la crisi riguarda, da vicino, l'organizzazione del lavoro ospedaliero e, a monte, la sua programmazione e regolamentazione. Il dissesto di molti ospedali è anche il frutto guasto in partenza di una crisi progettuale e normativa che si trascina da decenni. «Purtroppo», si è costretti a riconoscere nel 1966, «anche se la legge del 1938 aveva stabilito le strutture interne dell'ospedale, dal punto di vista strettamente legislativo esse sono ancora regolate dalla legge Crispi del 1890 sulle Opere Pie»[89].

Il riferimento alla legge del 1938, nota come «legge Petragnani» dal nome dell'igienista che l'aveva ispirata, è significativo in quanto essa non era stata altro che un dispositivo rappezzante alla meno peggio la citata legge crispina sulle opere pie di cinquant'anni prima. Ora, venticinque anni dopo, quasi nulla è cambiato. I medici ospedalieri scendono in piazza negli «scioperi bianchi» che scuotono l'opinione pubblica e il governo. Le rivendicazioni normative e retributive di aiuti e assistenti si saldano con le proposizioni riformatrici di quelli più impegnati, militanti soprattutto nelle file dell'Associazione nazionale degli aiuti e assistenti ospedalieri (Anaao). La rivendicata stabilità di carriera si salda con la proposta di un ospedale riformato che costituisca il centro nodale dell'assistenza sanitaria. È una istanza che, data l'arretratezza legislativa vigente in campo ospedaliero, non può essere certo considerata prematura[90].

Nel 1965 un *Libro bianco sulla riforma ospedaliera* parla di «riforma senza spese» che si propone di lasciare immutata la quota di bilancio destinata all'assistenza sanitaria da uno «Stato del benessere» né prodigo né provvido. Quel che si richiede per prima cosa è un diverso impegno multifunzionale – istituzionale, amministrativo, tecnologico, umano, sociale – teso a «recare a compimento», come dice il ministro della Sanità Giacomo Mancini, «una efficace azione diretta a razionalizzare le spese di assistenza e a vi-

[89] V. Ghetti (a cura di), *Guida CIBA per il giovane medico*, Ciba, Milano 1969, p. 185.

[90] L'Associazione nazionale degli aiuti e assistenti ospedalieri (Anaao) è nata nel 1959. L'esigenza, posta con forza dall'associazione, di inserire ogni azione sindacale nel quadro economico e politico generale rappresenta una significativa discriminante nei confronti di altre associazioni esclusivamente impegnate sul piano rivendicativo. Di poco posteriore e per così dire reattiva è la nascita dell'Associazione nazionale dei primari ospedalieri (Anpo). Opposti interessi di parte e differenti visioni d'insieme rendono agitata e rissosa la scena sindacale, variegata via via da tutto un pullulare di associazioni. Fra tali associazioni la priorità spetta alla Confederazione italiana dei medici ospedalieri (Cimo), nata nel 1946 e che è stata l'unica organizzazione sindacale dei medici ospedalieri attiva negli anni Cinquanta.

vificare il contenuto dell'intervento pubblico, adeguandolo alle possibilità offerte dal progresso scientifico e tecnico»[91].

Si tratta di orientare il mondo sanitario verso una «concezione giuridico-statale» – questa la dizione usata dal ministro socialista – che presieda a una organizzazione ospedaliera intesa come pubblico servizio, prestato a tempo pieno (*full time*) e finalizzato a corrispondere adeguatamente alle attese ed esigenze sanitarie dei cittadini. Si tratta di rifondare l'ospedale in un sistema di sicurezza sociale che superi la fase del mutualismo assicurativo. L'ospedale deve certamente fare attenzione agli aspetti gestionale e tecnico-organizzativo in base ai quali lo si vorrebbe configurato come un'impresa. Ma si tratta anche di evitare che la complessità di questi aspetti prenda il sopravvento e obliteri il vero obiettivo, che è la risposta in termini umani e sociali ai bisogni dei malati.

La riforma deve scostarsi da un modello esclusivamente basato sull'efficienza produttiva, cui i problemi della salute non possono essere ricondotti non essendo misurabili in termini di resa economica. L'ospedale deve inoltre prendere le distanze da una configurazione che si estrinseca in una produttività sanitaria incentrata esclusivamente su atti terapeutico-riparativi *ad personam*. Deve rapportarsi anche *ad societatem*, collegandosi intimamente al tessuto sociale nel quale è inserito. Questo tessuto sociale e territoriale è un'area di geografia umana dove si disegnano problemi e bisogni che devono trovare nell'ospedale un centro di raccolta, di selezione, di risposta adeguata e immediata. Nel suo legame con il territorio di appartenenza, l'ospedale deve rispecchiare la nosografia della popolazione che gravita su di esso, fissarne l'identità clinico-statistica e socio-antropologica ed elaborare prestazioni in grado di assicurare una produttività sanitaria non solo in termini di terapia personale riparatrice, ma anche in termini di prevenzione-promozione della salute collettiva.

Questo modello fotografa l'inesistente. L'ospedale che attende la riforma è distante anni luce da un tale modello di efficienza ed efficacia. Un'inchiesta rivela una situazione molto precaria. Milano, «città del miracolo», è anche «il luogo dove questa situa-

[91] G. Giannelli, V. Raponi (a cura di), *Libro bianco sulla riforma ospedaliera*, in «Notiziario dell'Amministrazione sanitaria», dicembre 1965, suppl., pp. 6 e 110.

zione tocca vertici allarmanti» nonostante l'ottimismo imprenditoriale che così si esprime: «Faremo gli ospedali, pagheremo meglio i medici, compreremo macchine costosissime che hanno soltanto gli americani». L'inchiesta percorre il paese da Nord a Sud. «La situazione a Torino e provincia è gravissima, sia come numero di posti-letto sia come assistenza sanitaria in generale». «A Bologna abbiamo osservato esempi patenti» di «un altro aspetto nella grave crisi del sistema sanitario italiano: il predominio negli ospedali dei *mandarini*» (esotica definizione dei *baroni* nostrani). A Venezia, «una disgrazia anche di piccole proporzioni che capitasse nella zona industriale di Mestre, farebbe probabilmente saltare l'intero sistema sanitario». A Roma, «mancano almeno 17.000 letti». «Con Napoli comincia veramente l'incredibile situazione del Sud, dove gli ospedali divengono sempre più simili a lazzaretti. Il Governo non è mai stato così assente come nel Mezzogiorno». «La miseria della più gran parte degli ospedali di Calabria, Basilicata e Puglia è tale che spesso i malati sono costretti a portarsi da casa posate e stoviglie». «In antitesi a questa situazione, il Sud è costellato di magnifici ospedali costruiti dieci anni fa e non finiti». «Tutta la Sicilia ospedaliera versa quasi nelle stesse condizioni; ma anche la Sardegna vive lo stesso dramma, tantoché i medici sono sul punto di abbandonare gli ospedali»[92].

Non manca chi accusa l'inchiesta accusatrice di pericoloso scandalismo e gli autori di essere perniciosi disfattisti, asserviti a chi vuol vedere tutto nero per tutto cancellare e cambiare. Ma più delle parole sono eloquenti le immagini, i documenti fotografici, le testimonianze visive. Sfilano davanti agli occhi corsie sovraffollate di letti e di brande, code e calvari di malati questuanti, reparti per acuti trasformati in cronicari, reparti per cronici trasformati in luoghi di desolazione e di abbandono, nuovi ospedali inutilizzati e in degrado, nuove attrezzature inutilizzate e obsolete; e soprattutto le facce, i tanti volti di una umanità anonima dov'è dipinta una domanda di salute in continuità con altri bisogni e in stridente contrasto con una risposta che manca.

Non si tratta dunque di una prosa scandalistica e da malaugurio, ma di una realtà molto prosaica che trova vasta eco anche nella stampa estera. Nell'Italia del *dopomiracolo* la «rivoluzione del

[92] I passi dell'inchiesta sono ivi, pp. 6-110 *passim*.

benessere» deve fare i conti con ampie sacche di malessere socio-sanitario e di arretratezza civile. Scrive «The Times»: «Il senatore socialista Mariotti, [nuovo] ministro della Sanità, ha dichiarato che il punto di inizio della riforma che egli intende attuare è l'articolo della Costituzione che afferma il diritto di ogni cittadino ad adeguate cure ospedaliere». Scrive «The Economist»: «L'obiettivo a lungo termine del Piano quinquennale è di 207.000 posti letto nuovi in tutta Italia»[93]. Il riferimento è al Piano di sviluppo economico 1965-69, preparato nel periodo *eroico* del «centro-sinistra» – teatro di grandi speranze riformatrici – dal ministro del Bilancio, il socialista Antonio Giolitti[94].

Ma il problema degli ospedali non è soltanto e soprattutto un problema di posti-letto e di stanziamenti. Il fabbisogno della popolazione italiana in servizi ospedalieri è esprimibile, meglio che dal disavanzo di ricettività da colmare e dalle correlate previsioni di spesa, da criteri che facciano riferimento a un coordinamento sanitario in grado di garantire l'assistenza più efficace nel più economico regime di servizio.

La riforma che s'impone con urgenza non deve isolare il problema ospedaliero dal problema assistenziale nel suo complesso. Deve considerare l'ospedale non come un'istituzione a se stante, ma come l'anello di una rete sanitaria coordinata, nella quale l'assistenza dentro le mura ospedaliere sia parte integrante dell'assistenza fuori dalle mura, contemplando anche il «prima» e il «dopo» di una cura fatta di prevenzione e di riabilitazione oltreché di terapia riparatrice.

Una commissione per la riforma ospedaliera, con a capo il clinico chirurgo Achille Mario Dogliotti, completa il suo lavoro.

[93] L'articolo di «The Times», a firma P. Nichols, e l'editoriale di «The Economist», a firma di N. Jucker, sono riportati per esteso ivi, pp. 105-109.

[94] Il piano incorpora, per la parte sanitaria, gran parte di uno studio compiuto nel 1964, su incarico della Commissione nazionale per la programmazione economica, dal medico sociale Giovanni Berlinguer. Il Piano Berlinguer – pressoché contemporaneo al Piano Bruni, messo a punto dal docente di statistica sanitaria Gian Carlo Bruni per conto del Centro italiano per la ricerca sanitaria e sociale – prevede un servizio sanitario articolato sul territorio nazionale in 2.118 Unità sanitarie locali (Usl) con il compito di erogare assistenza e, superando il principio dell'assicurazione di malattia con quello della sicurezza sociale, di esplicare attività igienico-preventiva e di difesa ambientale.

Queste le conclusioni della relazione presentata al ministro Luigi Mariotti (successore di Mancini): «La riforma ospedaliera, pur dovendo inquadrarsi nella più vasta riforma sanitaria, ha una sua propria menzione costituzionale che vale a sottolinearne l'urgenza e l'importanza», cioè a sottolineare, in pratica, la necessità del suo scorporo al fine di una soluzione anticipata. «Occorre procedere alla razionalizzazione del settore con il decentramento alle Regioni delle funzioni normative e amministrative», lasciando allo Stato le funzioni di coordinamento e controllo. Premessa indispensabile della progettata riforma è l'abbandono della concezione caritativa dell'assistenza ospedaliera, il che «comporta», scrive il relatore, «la trasformazione dell'*opera pia*» di crispina memoria, ma in molti casi tuttora attuale, «in una *azienda*». La configurazione *aziendalistica* che il clinico chirurgo Dogliotti non esita a proporre e vorrebbe imporre privilegia di fatto una produttività sanitaria a prevalente o esclusivo indirizzo terapeutico-riparativo[95].

«Occorrono nuove concezioni», obietta il ministro Mariotti. «Vi saranno», dice il ministro, «ospedali su scala intercomunale, ospedali provinciali e interprovinciali e ospedali regionali». Questi ultimi «avranno le più alte e rare specialità. Non saranno esenti dal controllo dello Stato le case di cura private». Infine, «per i medici si adotterà il criterio del *tempo pieno*»[96].

Il cosiddetto «tempo pieno» corrisponde al «rapporto di lavoro unico» con l'ospedale, un rapporto mirante a evitare quel «doppio lavoro» che, in pratica, porta i medici a lavorare al mattino nel reparto ospedaliero e al pomeriggio chi in casa di cura, chi nel proprio studio privato o nel proprio ambulatorio mutualistico. In questi casi essere medico ospedaliero significa non tanto dedicarsi a un ente pubblico qual è l'ospedale quanto piuttosto possedere una qualifica da investire o esibire nella professione extraospedaliera.

Uno «schema di disegno di legge» presentato in sede governativa provoca un'immediata reazione contraria da parte della Federazione nazionale degli ordini dei medici (Fnoomm). Il suo presidente, che aveva dato atto al ministro di «essere comprensivo ed aperto con la classe medica» e di star facendo nel settore ospeda-

[95] I passi della relazione della «commissione Dogliotti» sono tratti dal riassunto della stessa, ivi, p. 111.

[96] Le frasi del ministro della Sanità Mariotti sono riportate ivi, p. 117.

liero un lavoro «esemplare», cambia immediatamente tono dichiarando: «Orizzonti e panorami nebulosi si profilano davanti a noi». Ne nasce un appello ai medici italiani perché, resistendo a quelli che vengono definiti tentativi di «politicizzazione» e «impiegatizzazione», o anche di «standardizzazione e statalizzazione», si oppongano alle manovre tendenti a porre «fine all'autonomia degli ospedali italiani» e sappiano essere «pronti a difendere con tutti i mezzi i postulati fondamentali etici e sociali della medicina»[97].

Un appello a resistere e a opporsi. Un invito, quantomeno, a non partecipare attivamente e ampiamente al processo di trasformazione in atto. Un invito, anche, a isolarsi in una posizione di difesa castale. L'appello è raccolto da larga parte della categoria; e accanto alle resistenze in seno al mondo medico c'è l'opposizione di quella parte consistente del mondo politico che vorrebbe che ogni ospedale restasse un ente autonomo, per di più ispirato ai tradizionali concetti e sistemi, allo scopo non dichiarato, ma perseguito, di moltiplicare i centri di potere e di controllarli. C'è quella parte del mondo politico che intende sottrarre le case di cura private all'impellenza normativa dell'art. 24 dello schema di disegno di legge, il quale così recita: «Le case di cura private sono sottoposte al controllo del Ministero della Sanità». È quella stessa parte che dice di voler tutelare il principio della *libera scelta* dell'istituzione dove curarsi, sorvolando sul fatto che tale principio, ove lo Stato non sia in grado di offrire strutture curative quantitativamente e qualitativamente adeguate, si ribalta nel criterio della *scelta obbligata* di strutture quali che siano, purché in grado di fornire la cura richiesta.

La riforma ospedaliera concepita e attuata nell'invarianza dell'assistenza sanitaria in generale, a fronte della svolta epidemiologica in atto, può voler dire ospedalizzare ogni lavoratore infortunato e ogni pensionato bronchitico, piuttosto che attuare tutt'altra strategia, come quella di prevenire i rischi d'infortunio, di educare alla salute, di bonificare l'ambiente. Senza un indirizzo generale di politica sanitaria e senza una riforma globale dell'assistenza, il potenziamento tecnologico della macchina ospedaliera equivarrà ad

[97] Le frasi del presidente della Fnoomm Raimondo Bariatti e l'appello conclusivo sono riportati ivi, pp. 143 e 145.

aumentare le spese della sanità, dovendo confrontarsi con il criterio che tende a ricoverare in ospedale i soggetti malati piuttosto che a prevenire nei soggetti sani le malattie da ospedalizzare.

Il ministro proponente parla di *primo passo*: «La riforma ospedaliera è un primo passo importante verso un sistema di sicurezza sociale da attuarsi nel corso di un certo periodo di tempo»[98]. È l'enunciazione del principio, destinato a trasformarsi poi nel fatto, che il processo di riforma ha da essere settoriale e graduale, partendo dagli ospedali e arrivando solo dopo diversi anni – dieci per l'esattezza – a compiere *l'ultimo passo*, quello dell'attuazione piena della riforma sanitaria.

Varare la riforma ospedaliera come atto primo della riforma sanitaria *in fieri* è un po' come partire dalla fine, dall'atto più importante e decisivo, e l'accordo con i medici ospedalieri per il contratto nazionale di lavoro, siglato dopo ripetuti «scioperi bianchi», è destinato a complicare ulteriormente la trama dando il via alla spirale ascendente delle retribuzioni mediche e della competizione tra le diverse categorie.

Con questi e altri vizi d'origine – peccati originali dovuti a una visione che non si proietta lontano, né spazia a tutto campo – il progetto di riforma ospedaliera prosegue nel tratto finale del suo viaggio; dopo un biennio di tortuoso procedere parlamentare, esso viene approvato e trasformato in legge. È la legge 12 febbraio 1968, n. 132, «Enti ospedalieri e assistenza ospedaliera».

Gli esiti a distanza indicheranno che il rimedio legislativo alla crisi ospedaliera è inadeguato al male che intende risanare. Ma già i postumi a breve scadenza appaiono dare ragione a quanti sostengono che avere riformato gli ospedali prima della sanità nel suo complesso è stato come affrontare la questione sanitaria prendendola per la coda e non per la testa, contribuendo ben poco a risolverla e anzi decisamente complicandola.

A riforma ospedaliera compiuta, si scava un solco tra medici ospedalieri e non ospedalieri. Si creano *due medicine*: quella ospedaliera, incentivata, e quella non ospedaliera (ambulatoriale), penalizzata. L'opzione a favore dello scorporo e dell'avvio anticipato, o piuttosto meno ritardato, della riforma ospedaliera porta gli

[98] La frase del ministro della Sanità Mariotti è riportata ivi, p. 148.

ospedali alla corsa verso le attrezzature più complesse e le tecniche più specialistiche, «di vertice», indipendentemente dalle necessità o possibilità del loro effettivo utilizzo, e porta a sminuire ulteriormente la pratica medica cosiddetta «minore», quella quotidiana e «di base» degli ambulatori. Ciò si traduce nei tanti fatti di un indirizzo medico generale di stampo prevalentemente tecnicistico che non è in linea con l'obiettivo culturale della riforma sanitaria globale che si vuole raggiungere.

L'approccio alla riforma sanitaria globalmente intesa è partito dalla proposta di legge 26 luglio 1960, n. 2413, su iniziativa della Confederazione generale italiana del lavoro (Cgil), a firma dei deputati Novella, Santi, Foa, Romagnoli, «per l'istituzione di un sistema di sicurezza sociale» identificato in un vero e proprio «servizio sanitario nazionale»[99].

Punti-chiave sono il superamento del sistema mutualistico, la fiscalizzazione degli oneri, l'umanizzazione dell'ambiente, il rapporto organico con la riforma ospedaliera, la riforma associata dell'industria dei farmaci (cioè dei rapporti tra sanità e industria) e dell'insegnamento-apprendimento universitario (cioè dei rapporti tra sanità e università). Questi punti-chiave rimandano a due principali «motivi ispiratori della riforma sanitaria»: la sua *gestione autenticamente democratica*, che – si premonisce nel 1971 – «non è fatta solo di presenze nei consigli di amministrazione», e la sua *applicazione prioritaria alla prevenzione*, considerata questa, nel quadro della risposta complessiva alla svolta epidemiologica e ai cambiamenti ambientali e demografici, come «l'intervento sanitario determinante»[100].

[99] *Per l'istituzione in Italia di un sistema di sicurezza sociale*, in «Rassegna sindacale», 33, 1960, pp. 11-12.

[100] S. Delogu, *Motivi ispiratori della riforma sanitaria*, in L.R. Angeletti *et al.*, *Contributi alla conoscenza delle scienze storiche ospedaliere e problemi di riforma sanitaria. Incontro di studi (Imola, 3 ottobre 1971)*, Grafiche Galeati, Imola 1972, pp. 102-103. La priorità della prevenzione non è un primato. Ma la cura della salute *viene prima* della cura della malattia perché *previene* quest'ultima. Prevenzione e terapia sono due facce della stessa pregiata moneta da investire nella difesa sanitaria. Però la tecnologia della terapia, della *rimozione della malattia*, basata sulla clinica, si confronta con una tattica individualizzante, mentre la tecnologia della prevenzione, della *promozione della salute*, basata sull'epidemiologia e l'igiene, si confronta con una strategia più ampia, che include la dimensione sociale e politica.

L'ispirazione ideale resta lontano dalla tendenza reale. Da un lato il criterio della gestione partitica tende a prevalere sovrapponendosi a quello della gestione democratica; dall'altro il tecnicismo instaurato negli ospedali tende a oscurare il vero significato della prevenzione. «Persino i clinici cattedratici tradizionali hanno sposato», si scrive, «la prevenzione»; e si specifica: «Le conseguenze di questo matrimonio sono che il limite massimo di concessione che la clinica tradizionale fa alla prevenzione è quello della diagnosi precoce, cioè ancora di un intervento clinico e preclinico sul quale si possa esercitare un controllo di tipo tradizionale»[101].

La riforma sanitaria, ancor prima di partire, appare già in parte svuotata del suo contenuto teorico e tecnico. Smorzata dalla perdita di vigore dell'esperienza di centro-sinistra, essa trae scarso beneficio dal clima prodotto dalla istituzione delle Regioni a statuto ordinario. Le affermazioni elettorali dei vari partiti politici, individuanti nella riforma sanitaria uno dei contenuti peculiari dell'esperienza regionale e del dialogo tra Regioni e forze sociali, restano mere dichiarazioni di propaganda. Non diversamente le richieste riformatrici avanzate dai sindacati dei lavoratori come logica proiezione delle conquiste sindacali restano allo stadio di sollecitazioni inascoltate.

La riforma sanitaria è rinviata. «Entra in crisi il centro-sinistra, incominciano i governi balneari, i governi di parcheggio, le pause di riflessione. Arriviamo in questa maniera al governo Andreotti»[102]. Le dichiarazioni programmatiche del presidente del Consiglio Giulio Andreotti riaprono il gioco delle buone intenzioni al-

[101] Ivi, p. 104. Nell'ambito della prevenzione si distinguono abitualmente: una *prevenzione primaria*, basata sull'eliminazione, riduzione o controllo delle cause patogene e/o dei fattori di rischio d'ordine fisico, chimico, biologico (ad esempio profilassi anti-infettiva mediante vaccinazione), socio-ambientale (ad esempio bonifica degli ambienti malsani, lotta alla droga, campagna contro l'emarginazione sociale); una *prevenzione secondaria*, basata sull'individuazione precoce e sulla rimozione tempestiva delle lesioni premorbose o morbose in fase iniziale (ad esempio diagnosi precoce e terapia tempestiva di lesioni precancerose o cancerose all'esordio); una *prevenzione terziaria*, basata sulla riduzione o controllo delle conseguenze e/o complicanze invalidanti di condizioni morbose già consolidate (ad esempio prevenzione delle complicanze tardive del diabete mellito).

[102] S. Delogu, *Nascita ed evoluzione dell'organizzazione sanitaria in Italia*, in Circolo Giovanni Castello, Arci-Uisp nazionale, *Crisi della medicina*, Editori Riuniti, Roma 1974, p. 43.

ternate alle bozze di disegni di legge che non diventano mai disegni e soprattutto non diventano mai legge. «Il governo», dice Andreotti alle Camere, «riafferma la volontà politica di attuare la riforma sanitaria secondo un itinerario doverosamente adeguato alle necessità tecniche e alla possibilità finanziaria generale»[103].

Il ministro della Sanità Remo Gaspari elabora uno schema legislativo che prevede in almeno cinque anni il tempo necessario per attuare la riforma, mantenendo in vita per tale periodo il sistema mutualistico. Lo schema viene respinto congiuntamente dai sindacati, in quanto dilatorio e scarsamente credibile, e dalla Fnoomm, in quanto concepito senza il concorso dei medici.

La palla passa quindi al nuovo ministro della Sanità Luigi Gui, democristiano, e successivamente al successore di Gui e suo compagno di partito, Vittorino Colombo. Questi riesce a portare in Parlamento, il 12 agosto 1974, il disegno di legge per l'istituzione del Servizio sanitario nazionale. Si avvia il dibattito parlamentare, che tiene conto delle proposte già avanzate: quella di parte socialista (presentata da Mariotti il 28 giugno 1972), quella di parte comunista (presentata da Luigi Longo il 12 giugno 1973) e quella di parte democristiana (presentata da Beniamino De Maria il 20 dicembre 1973). A tali proposte se ne aggiunge una quarta, di parte liberale, presentata il 16 giugno 1975 da Ferruccio De Lorenzo, presidente della Fnoomm, il quale afferma di voler reagire al disegno governativo che, a suo avviso, «massifica, burocratizza e politicizza l'assistenza». La discussione su proposte e disegno prosegue con la nomina di un comitato incaricato di mediare e unificare.

Frattanto, nell'ambito degli interventi congiunturali disposti per far fronte alla generale situazione di crisi economica ed energetica, mentre i prezzi sono in costante aumento e il paese attraversa il difficile momento della svalutazione monetaria e della recessione, un decreto governativo convertito dal Parlamento nella legge 17 agosto 1974, n. 386, fissa le «Norme per l'estinzione dei debiti degli enti mutualistici nei confronti degli enti ospedalieri»

[103] Le parole di Andreotti sono riportate da V. Petroni, *Il Servizio Sanitario Nazionale*, Tipografia Bella, Roma 1979, p. 22. Petroni è coautore, con Raffaele Pietropaolo, di una particolareggiata *Storia socio-politica della riforma giuridica della sanità* (Ragno, Roma 1975), cui si rimanda per ulteriori dettagli.

e decide il «finanziamento della spesa ospedaliera» e l'«avvio della riforma sanitaria».

Con l'impegno da parte dello Stato di accollarsi tutti i debiti accumulati dalle mutue nei confronti degli ospedali e con il trasferimento alle Regioni delle competenze in materia di assistenza ospedaliera a partire dal 1° gennaio 1975, viene sancito il blocco delle convenzioni mutualistiche con le categorie mediche e fissato lo scioglimento delle mutue stesse entro il 30 giugno 1977. La scadenza prefissata rende improcrastinabile il varo della riforma. A oltre trent'anni dal «progetto di riforma dell'ordinamento sanitario italiano» elaborato nel 1945 dall'igienista Augusto Giovanardi, l'istituzione del Servizio sanitario nazionale è un evento ormai prossimo.

La riforma sanitaria ha avuto molti padri e padrini. Presidenti del Consiglio dei ministri e ministri del Bilancio, ministri del Lavoro e della Sanità, presidenti e membri di commissioni parlamentari e di comitati ristretti, relatori, correlatori e controrelatori, consulenti ed esperti in materia sanitaria, assessori regionali alla Sanità e rappresentanti delle forze sindacali, esponenti delle organizzazioni e delle leadership mediche, tutta una schiera di padri naturali premurosi e solleciti, di padri putativi distaccati o refrattari, di patrigni più o meno palesemente ostili si sono avvicendati e ancora si affollano intorno alla nascitura, nascente riforma.

Questa, peraltro, con tanti padri ha una madre, la parlamentare democristiana Tina Anselmi: nella congiuntura politica della cosiddetta «solidarietà nazionale» (e del rapimento e assassinio di Aldo Moro), in cui il governo Andreotti può contare su una base di consenso allargata alle forze tradizionali di opposizione, la prima (e fino al 1993 unica) donna a essere investita dell'ufficio di ministro della Sanità può apporre la propria firma, due giorni prima del Natale 1978, alla legge 833 istitutiva del Servizio sanitario nazionale, alla quale si accorpa la legge 180 di poco anteriore, che intende restituire dignità umana ai malati di mente e che stabilisce la chiusura dei manicomi, divenuti spesso luoghi di segregazione oppressiva.

L'intendimento della legge 833/1978, comunemente nota come legge di riforma sanitaria, è di rendere gratuitamente[104] acces-

[104] A proposito di gratuità delle prestazioni, è opportuno richiamare l'atten-

sibile a tutti i cittadini un vasto insieme di prestazioni sanitarie (medico-generali e infermieristiche, domiciliari e ambulatoriali, specialistiche e ospedaliere, farmaceutiche e integrative) operando un netto stacco e un decisivo salto di qualità nei confronti del sistema assistenziale preesistente e superando il principio in base al quale avevano diritto all'assistenza soltanto gli iscritti ai diversi enti mutualistici. La legge intende innovare profondamente il quadro sanitario, eliminando ogni diversificazione giuridica e funzionale attraverso la creazione di una rete di servizi che si occupino della salute di tutti i cittadini.

L'inadeguatezza del sistema precedente, caratterizzato da dispersione di strutture, da difformità di prestazioni e da sperequazioni sociali, richiedeva da tempo tale innovazione. E il nuovo, da realizzarsi nelle neostrutture previste e auspicabilmente con il concorso partecipe di uomini nuovi, è ciò che si ritiene avviato con l'istituzione del Servizio sanitario nazionale, che la legge 833/1978 definisce

il complesso delle funzioni, delle strutture, dei servizi e delle attività destinati alla promozione, al mantenimento e al ricupero della salute fisica e psichica di tutta la popolazione, senza distinzione di condizioni individuali o sociali e secondo modalità che assicurino l'eguaglianza dei cittadini nei confronti del servizio[105].

zione su che cosa s'intende dire allorché si afferma che l'assistenza sanitaria «non costa nulla» all'assistito. Il cittadino nulla paga all'atto di una prestazione perché ha *già* versato in precedenza, mediante i contributi, quanto deve. Il lavoratore dipendente, in particolare, pagando i contributi sulla busta paga altro non fa che rinunciare a incassare una parte del suo salario o stipendio, per accantonarlo, come in una banca, presso l'organizzazione previdenziale-assistenziale.

[105] Il disegno di legge semidefinitivo – elaborato sullo «schema Dal Falco» (dal nome del ministro della Sanità proponente) – ha avuto per relatore il parlamentare democristiano Danilo Morini, oggi presidente nazionale del Centro italiano di storia sanitaria e ospedaliera (Ciso), fondato da Corrado Corghi, suo primo presidente nazionale, nel 1956. La *storia della sanità*, nata dai limiti obiettivi della storia della medicina nel nostro paese, è cresciuta in Italia grazie all'incontro tra storici di diversa estrazione (epistemologi, antropologi, medici, psicologi, sociologi, storici della società e della vita materiale, storici delle idee). Per quanto interessa qui, essa ha rappresentato, negli anni del dibattito politico e medico che ha portato alla riforma sanitaria, una sorta di coscienza storico-critica di quest'ultima.

Il «complesso» che nasce dalla riforma *non è un istituto* (come l'Inam al quale subentra), *né è una supermutua.* Esso è invece un *servizio*, o almeno tale vuol essere, svolto attraverso un insieme organico di strutture la cui efficienza tecnico-scientifica vuol essere comprensiva anche di un'elevata qualificazione professionale del personale infermieristico e tecnico e di un incisivo rafforzamento del controllo sui farmaci. Le funzioni di tale servizio, pur articolate a livello statale e regionale ai fini della programmazione nazionale e della organizzazione territoriale, si decentrano a livello locale nelle Usl, calibrate ciascuna su un numero di cittadini variabile da 50 a 200.000, per *servire* con efficacia ai bisogni di questi ultimi in vari campi: educazione sanitaria, prevenzione delle malattie e degli infortuni, diagnosi e cura degli eventi morbosi, promozione della salute e salvaguardia della salubrità ambientale, sicurezza nel lavoro, superamento dell'arretratezza sanitaria e della patologia del sottosviluppo, nonché tutela della procreazione responsabile e consapevole, della maternità e dell'infanzia, della terza età e della salute mentale.

Un impegno di servizio multifunzionale degno di un paese civilmente avanzato. Non è un caso che la riforma sanitaria cada in un momento alto della cultura sanitaria internazionale, venendo varata tre mesi dopo le conclusioni della Conferenza di Alma-Ata (6-12 settembre 1978), convocata nella città del Kazakistan congiuntamente dall'Oms e dall'Unicef. «Le conclusioni alle quali è pervenuta la conferenza», dirà dieci anni dopo uno dei padri della riforma sanitaria,

rappresentano indubbiamente una svolta radicale nella strategia internazionale della lotta per la salute, e costituiscono il programma mondiale per tale lotta, nel presente e nel prossimo avvenire. È un processo di autocritica, contro la parcellizzazione della medicina e la sua frammentazione in troppe specializzazioni, essenzialmente curative e scarsamente integrate, perdendo di vista il benessere dell'uomo e della comunità; è, pertanto, l'affermazione della necessità di un ritorno ad una maggiore *unitarietà* – alla base – *di tutti* gli interventi per la difesa e la promozione della salute fisica e psichica dell'individuo e della collettività[106].

[106] *Centenario della prima Legge di Sanità Pubblica*, relazione tenuta da Alessandro Seppilli il 7 dicembre 1988 nell'aula di Montecitorio, Perugia 1988, p. 8.

Però, con riferimento all'attuazione decennale della riforma, dirà anche, non senza rammarico, che «la gestione della legge sembrò la rivoluzione francese gestita dai restauratori»[107]. Infatti l'attuazione della legge di riforma parte male. La riforma sanitaria, già nella sua primissima fase, si rifà a uno schema troppo spesso ripetuto: una buona legge che si trasforma in una cattiva realizzazione. Ma questa, come vedremo, è soltanto una mezza verità. Per ora limitiamoci ad anticipare questo giudizio storico:

> La riforma sanitaria fu un fatto positivo, ma il suo spirito informatore, che rispondeva a criteri di razionalità economica e di equità sociale, venne spesso tradito negli anni seguenti in seguito al cattivo funzionamento di molte USL e agli episodi di lottizzazione verificatisi all'interno di questi organismi, divenuti spesso centri di potere clientelare[108].

Siamo alle soglie degli anni Ottanta. Dopo una fase di relativo ristagno, si assiste alla ripresa di uno sviluppo economico che porta l'Italia ad attestarsi tra i sette paesi più industrializzati del mondo. La prosperità dei conti degli italiani, o almeno di una gran parte di essi, è peraltro inficiata dai conti sempre più in rosso di uno Stato che vede crescere progressivamente il deficit del proprio bilancio e il conseguente indebitamento. Il montante debito pubblico è imputato, in buona parte, alla configurazione assistenzialista

Seppilli è stato promotore negli anni Cinquanta del primo Centro sperimentale per l'educazione sanitaria della popolazione.

[107] Le parole di Seppilli sono riportate nell'intervista (di Antonella Cremonese) a «uno dei padri della riforma sanitaria», in «Corriere medico», 31 marzo-1° aprile 1988, p. 3.

[108] F. Della Peruta, *Storia del Novecento. Dalla «grande guerra» ai nostri giorni*, Le Monnier, Firenze 1991, p. 424. Si danno qui, per completezza d'informazione relativa al periodo, i nomi dei ministri della Sanità succedutisi dal 1958 al 1983: Vincenzo Monaldi (1958-59), Camillo Giardina (1959-62), Angelo Raffaele Jervolino (1962-63), Giacomo Mancini (1963-64), Luigi Mariotti (1964-68 e 1970-72), Elio Zelioli Lanzini (1968), Camillo Ripamonti (1968-70), Athos Valsecchi (1972), Remo Gaspari (1972-73), Luigi Gui (1973-74), Vittorino Colombo (1974), Antonio Gullotti (1974-76), Luciano Dal Falco (1976-78), Tina Anselmi (1978-79), Renato Altissimo (1979-80 e 1980-83), Aldo Aniasi (1980). Sono tutti esponenti democristiani, con eccezione di Mancini, Mariotti, Aniasi, socialisti, e di Altissimo, liberale. Non è senza significato che questi, appartenente a un partito che ha votato contro la legge di riforma sanitaria, sia preposto per un quadriennio all'applicazione di quest'ultima.

assunta dallo Stato attraverso un impegno dilatato e dispersivo nella spesa sociale: un impegno gestito dai governi di pentapartito che si susseguono nel decennio. Sono governi a guida democristiana (Forlani 1980-81, Fanfani 1982-83, Goria 1987-88, De Mita 1988-89) che si alternano a governi a guida laica (Spadolini 1981-82) o socialista (Craxi 1983-87). Il lungo governo Craxi occupa gli anni centrali del decennio, a metà del quale la presidenza della Repubblica passa da Sandro Pertini a Francesco Cossiga.

In un clima di diffuso «pragmatismo» trascorre il periodo decennale di un equilibrio politico precario, caratterizzato da alleanze di governo tanto discordi nei programmi e nella loro attuazione quanto concordi nella ricerca e nella conquista di posizioni di potere all'interno del sistema economico-finanziario pubblico e degli enti del parastato, dagli organismi previdenziali e assistenziali alle Usl. «Come risultato di questa logica concorrenziale tra le due maggiori forze di governo si è avuta una espansione dei fenomeni di malcostume politico, dell'ingerenza dei partiti nell'amministrazione, delle pratiche di lottizzazione» in molti campi, tra cui quelli della previdenza e della sanità[109].

Il decennio è teatro di grandi cambiamenti: nel mercato, nell'industria, nella tecnologia. «Meno Stato e più mercato» è lo slogan di una industrializzazione che vede l'affermarsi della piccola e media impresa, la ridefinizione dei rapporti tra pubblico e privato, la ricerca da parte della grande industria di partner all'estero. La tecnologia segna il definitivo trionfo dell'elettronica e dell'informatica. Esse rivoluzionano la fabbrica, l'ufficio, la casa: perché mai non dovrebbero rivoluzionare l'ospedale, la clinica, il laboratorio, l'ambulatorio?

La *bionica* diventa il prolungamento naturale della biologia. Suoi campi d'azione sono l'elaborazione di segnali e d'immagini, la modellistica di sistemi biologici, la strumentazione biomedica, lo studio di biomateriali, la biomeccanica, la bioingegneria. Nuova frontiera è l'*ingegneria genetica*, basata sulla tecnica della manipolazione dei geni (cosiddetto «Dna ricombinante»). In America nel 1982 da un embrione modificato con i geni dell'ormone della crescita nasce un supertopo; nel 1986 viene clonato il primo

[109] Ivi, p. 428.

embrione di vitello; nel 1989 si annuncia la prima terapia genica praticata con successo a bambini affetti da malattia genetica; nel 1990 si lancia il progetto di mappatura del genoma umano. Seguiranno nel 1993 la clonazione di un embrione umano e nel 1998 la clonazione della pecora più famosa del pianeta, «Dolly». Poi, nello zoo degli animali clonati, arriveranno il toro «Galileo» nel 1999, la cavalla «Prometea» nel 2003 e recentemente il cane «Snuppy» nel 2005.

Inoltre dal 1982 le biotecnologie consentono di ottenere, trasferendo geni specifici in taluni batteri, nuovi preziosi farmaci: insulina su larga scala, l'ormone della crescita, fattori antiemofilici, vari tipi di interferone. Sono gli antesignani di farmaci sempre più puri e sempre più sicuri, somministrati non più solo in compresse o iniezioni, ma anche con sistemi tecnologicamente sofisticati come spray nasali, cerotti transdermici, capsule a rilascio controllato.

A monte di questo «viaggio nel futuro» sta una ricerca che nel recente passato e nel presente si è sviluppata e continua rigogliosa. La radioimmunologia, che associa tra loro immunologia e radiochimica (una biochimica utilizzante i mezzi della medicina nucleare), permette l'identificazione di molecole proteiche, il riconoscimento della loro struttura, la precisazione del loro ruolo, la messa a fuoco dei meccanismi funzionali del sistema immunocompetente. L'interpretazione fisiopatologica nuova di molti processi morbosi porta a importanti acquisizioni diagnostiche, così come la biosintesi di nuove molecole farmacologicamente attive porta ad altrettanto importanti acquisti in campo terapeutico.

L'innovazione tecnologica in biologia e in medicina ha lo scopo di aumentare non tanto la produttività della *tecnica*, quanto le possibilità di soddisfacimento dei bisogni dell'*uomo*; perciò la cultura di supporto dovrebbe essere più ampia della sola *tecnologia*, ampliata a un'*antropologia* della salute in una società tecnologicamente avanzata e umanamente complessa. La cultura che si viene formando ha bisogno, più che mai, del «buon metodo». Il fatto è che il metodo vigente, che si instaura più che mai, è quello «che spinge ineluttabilmente» verso procedure che «ricalcano la logica del calcolatore e non richiedono, o richiedono in misura molto limitata, l'intervento creativo dell'intuito del medico», il quale «può fare tutto a meno», è l'amara conclusione, «del colloquio con il paziente»[110].

La cultura che si viene formando si esprime in termini nuovi; il lessico medico viene continuamente rifornito da quell'esperanto scientifico-tecnico che è la lingua inglese; la medicina appare propensa ad accentuare sempre più il suo carattere acquisito di prassi clinica mediata da strumenti e da macchine, di teoria destinata a trasformarsi in *computer science*; i progressi dell'elettronica e dell'informatica sono di tale portata e così convincenti da generare una crescita tumultuosa della richiesta di esami superspecialistici, di alta tecnologia, con ripercussione immediata e incontenibile sulla pratica clinica e sulla spesa sanitaria.

Un'importante mutazione tecnologica degli anni Ottanta è quella legata al fatto che, utilizzando i progressi compiuti nel campo dei sistemi televisivi, della scienza dei materiali, delle tecniche invasive di approccio al malato, la *radiologia* si fa *interventistica*. Ciò avviene soprattutto nel settore vascolare, dove si rende possibile sia la riapertura di arterie occluse (come le coronarie sclerotiche tramite l'*angioplastica*), sia la chiusura di territori patologicamente aperti (come certi tumori tramite l'*embolizzazione*). Gli sviluppi di questa superspecialità – dall'agoaspirazione di tessuti all'alcoolizzazione di tumori, dall'applicazione di pompe infusorie selettive al posizionamento di sonde, filtri, tubi di drenaggio – portano al suo differenziarsi ulteriore e portano le sue procedure al livello di veri e propri interventi chirurgici.

La produzione di nuove bioimmagini, fornite in rapida successione di tempo dall'ecografia, dalla tomografia assiale computerizzata (Tac), dalla risonanza magnetica (Rm), viene a instaurare la nuova «rivoluzionaria» *eidologia*, scienza d'immagini corporee sempre più ricche di tecnologia e sempre più approssimate alla realtà[111]. Nel lungo viaggio tra immagini reali o simboliche del corpo umano si tramanda la cultura osservativa e descrittiva pro-

[110] L. Rosaia, *La bottega della salute*, Longanesi, Milano 1988, pp. 105-106.

[111] La Tac (Godfrey N. Hounsfield e Allan M. Cormack, premi Nobel 1979) segna il definitivo trionfo dell'elettronica e dell'informatica in campo biomedico. La Rm (Paul Lauterbur e Peter Mansfield, premi Nobel 2003) sintetizza in un nuovo modello fisico-tecnico-clinico due diverse innovazioni: il distacco (come l'ecografia o diagnostica con ultrasuoni) dai raggi X tradizionali e (come la Tac) l'abbinamento fra computer e medicina del futuro.

pria della medicina moderna, quella che viene fatta risalire, con appropriata genealogia, all'apparire della *fabrica corporis* nell'opera rivoluzionaria di Vesalio.

Però, come e più che in passato, è la figura del medico l'elemento mediatore unificante del rapporto tra la tecnica e il paziente, tra la macchina e l'uomo. In carenza di tale figura primaria, i beni della *tecnologia* rischiano di essere pagati a caro prezzo. La perdita dell'*antropologia* relazionale viene pagata a spese della persona umana. Nel campo eidologico, l'oggettivazione della malattia rischia di scivolare sul piano inclinato della desoggettivazione del malato. Soltanto una costante afferenza al sensorio intellettuale e morale del medico può preservare l'eidologia dal pericolo di diventare idolatria, la scienza d'immagini dal pericolo di farsi manipolatrice di cose, povera di filosofia. Solo se ancorata all'ormeggio di una sensibilità che appartiene a una lunga tradizione, la *tecnologia positiva*, cioè positivamente applicata, può restare immune dal rischio di tradursi in una *antropologia negativa*, cioè negativamente gestita, dove le immagini altro non sono che simulacri, vuoti di concreta umana realtà.

Le tecnologie d'avanguardia fanno compiere grandi passi in avanti anche sfruttando *vecchie* energie secondo modalità *nuove*. L'energia atomica arricchisce ulteriormente l'eidologia medica che comprende dal 1980 anche la Spect (tomografia computerizzata a emissione di fotone singolo) e dal 1984 anche la Pet (tomografia a emissione positronica). L'energia luminosa amplificata con emissione stimolata da radiazioni o laser viene utilizzata in vari campi per la sua azione microchirurgica. L'energia generata da scariche elettriche fatte scoccare tra elettrodi immersi in acqua e sottoposti a tensione elevata si trasforma in un'onda d'urto molto simile a quella che si crea quando un aereo supera il muro del suono; tale onda d'urto, ripetuta in una serie di colpi inviati al paziente portatore di calcoli delle vie urinarie (o biliari), permette la frammentazione di questi o «litotrissia», senza più necessità d'intervento chirurgico.

La chirurgia, nel suo svolgimento storico, ha attraversato varie fasi o forme: rimozionale (amputazioni ed exeresi), riparativa (ortopedia e plastica), funzionale (derivazioni, denervazioni ecc.), correttiva (di difetti congeniti e di vizi acquisiti), sostitutiva (con protesi e trapianti). Ora conosce anche le fasi o forme della microchirurgia, della chirurgia conservativa, della chirurgia mini-invasiva. La vista e la mano del chirurgo sono prolungate da strumenti di sempre più raffinata e delicata tecnologia.

In campo cardiochirurgico si assiste al superamento della crisi di sfiducia che aveva colto gli improvvisati emuli di Barnard all'indomani dei loro ripetuti insuccessi nel trapianto di cuore. Ricorda polemico Joseph Murray (premio Nobel per la sua primogenitura nel trapianto di rene su gemelli): «Dopo Barnard, molti altri cardiochirurghi con scarsa o nulla conoscenza in ambito immunologico hanno rapidamente accumulato un gran numero di pazienti trapiantati solo per farli morire a causa del rigetto entro pochi mesi»[112]. È una fortuna che la relativa arretratezza della trapiantologia cardiaca in Italia abbia consentito ai nostri cardiochirurghi di defilarsi da questa schiera di sperimentatori spregiudicati[113].

Ma nel 1978 la scoperta dell'immunosoppressore principe, la già ricordata *ciclosporina*, molto più attiva e meno tossica dell'azatioprina usata in precedenza, fa sì che in generale il trapianto d'organo progredisca «dall'impossibile al quotidiano» e che in particolare il trapianto di cuore decolli anche in Italia dopo l'autorizzazione a procedere concessa dal ministero della Sanità nel 1985. Operativi sono otto centri altamente specializzati: tre appartengono al «polo lombardo» (Bergamo, Milano, Pavia), due al «polo veneto» (Padova, Udine), tre al «polo romano» (Ospedali San Camillo e del Bambin Gesù, Policlinico Umberto I). I centri, come si vede, sono tutti ubicati nel Centro-Nord: anche per la trapiantologia cardiaca esiste, come in altri campi, una «questione meridionale».

Ancora una volta le problematiche della tecnologia medica d'avanguardia non vanno disgiunte dalla questione sanitaria con i suoi aspetti umani e sociali. Un consuntivo della trapiantologia cardiaca in Italia, a tre anni dal suo avvio operativo, annovera 368 pazienti che hanno ricevuto un cuore nuovo. Altrettanti sono i cardiotrapiantati italiani all'estero: come in altri campi, il ritarda-

[112] J.E. Murray, *Human Organ Transplantation: Background and Consequences*, in «Science», CCLVI, 1992, p. 1414.

[113] In Italia la cardiochirurgia resta esente dai tentativi di sostituzione del cuore umano con quello di uno scimpanzè (James Hardy, 1964) o con quello di un babbuino (Leonard Bailey, 1984).

to o mancato adeguamento delle strutture sanitarie al progresso tecnologico ha incrementato l'esodo moltiplicando i «viaggi della speranza». Inoltre tutti i cardiotrapiantati (ma anche gli emodializzati) sono messi in condizione di vivere nel limbo di una convalescenza senza fine, confrontandosi non solo con i propri problemi umani, psicologici ed esistenziali, ma anche con problemi sociali irrisolti, occupazionali ed economici. Molti vivono «tra pensione e ticket»: una pensione che anche per i più giovani copre il mancato reingresso nel mondo del lavoro e un ticket oneroso quale contributo per l'acquisto dell'indispensabile ciclosporina. In sincronia con l'aumento progressivo dei trapianti tra l'inizio e la fine degli anni Ottanta (mentre si raddoppia nello stesso periodo il numero dei pazienti uremici sottoposti a emodialisi), dal seno delle diverse associazioni di trapiantati d'organo non mancano di levarsi voci accusatorie nei confronti di una medicina sovente impreparata a seguire il trapiantato al di là della degenza ospedaliera e dei problemi strettamente connessi al trapianto[114]. Le conquiste della tecnomedicina si misurano anche con il metro delle inadeguatezze sanitarie che ne penalizzano gli esiti.

La ciclosporina che evita il rigetto e aiuta il trapiantato è uno dei maggiori risultati della ricerca e del progresso in campo farmacologico: un progresso particolarmente marcato nel settore dei farmaci antitumorali. In tale settore «il progresso più importante non consiste nella scoperta di nuovi e più efficaci farmaci chemioterapici, ma negli sviluppi concettuali della terapia»[115], concretizzati in protocolli terapeutici più efficaci, in una miglior conoscenza dei meccanismi d'azione dei farmaci, in una più approfondita conoscenza dei processi biologici tumorali, in un più esteso impiego della chemioterapia adiuvante. In questo quadro

[114] A difesa dei bisogni e dei diritti dei cardiotrapiantati sono in campo diverse associazioni: l'Associazione trapiantati cardiaci, l'Associazione cardiotrapiantati italiani, l'Associazione nazionale trapiantati d'organi e cuore. Quest'ultima allarga la tutela sovrapponendosi in parte all'Associazione nazionale emodializzati e trapiantati di rene. Tutte hanno in comune l'obiettivo, speculare in parte a quello dell'Associazione italiana donatori d'organi, di sensibilizzare l'opinione pubblica e di stimolare le strutture socio-sanitarie a organizzarsi ed evolversi per facilitare ai trapiantati l'accesso alle prestazioni e il reinserimento nell'attività lavorativa.

[115] A. Goodman Gilman *et al.*, *Le basi farmacologiche della terapia*, ed. it. a cura di N. Montanaro, Zanichelli, Bologna 1992, p. 1120.

di riferimento la chemioterapia più recente – dai prodotti chimici *artificiali* ai rimedi *naturali* organici e inorganici – appare «destinata a lasciare a un trattamento ancor più selettivo la cura medica dei tumori. L'immunologia, la biologia molecolare e l'ingegneria genetica mostrano già da ora il cammino»[116].

L'oncologia terapeutica, che oltre alla chemioterapia comprende la chirurgia e la radioterapia, è campo applicativo d'interesse primario per quanto attiene all'impegno tecnologico di accrescere le ricadute pratiche – più salute, più vita, miglior qualità della vita – degli avanzamenti della scienza medica. Negli anni Ottanta la disciplina che si applica a studiare e curare il cancro vive la transizione da una ricerca finalizzata al miglioramento della terapia a una ricerca finalizzata al miglioramento della qualità della vita. In questa fase di passaggio epocale, in campo chirurgico si ricerca e si studia la possibilità di sostituire alle gravi e penalizzanti mutilazioni del passato – mastectomia radicale allargata, laringectomia totale, amputazione di un arto, resezione intestinale con ano artificiale – gli interventi di chirurgia conservativa che la sperimentazione clinica dimostra essere, *quoad vitam*, altrettanto efficaci. Altrettanto qualificanti sono, in campo medico, numerose ricerche fruttuosamente concluse o prossime a concludersi, come lo studio e la cura dei tumori dell'infanzia e dei melanomi, la senologia conservatrice, la *chemioprevenzione*[117].

Anche l'epidemiologia fa la sua parte. Dopo aver dimostrato la significativa correlazione con il cancro dei tre grandi *esperimenti naturali* pregressi o in atto nel paese (la migrazione demografica interna, il passaggio dal consumo di «tabacco nero» al consumo di «tabacco biondo», la dieta differenziata delle varie cucine regionali) e dopo aver indicato i relativi fattori di rischio e di prevenzione (industrializzazione, fumo, alimentazione), essa si accinge a identificare i fattori di predisposizione individuale legati al patrimonio genetico. Dall'incontro dell'epidemiologia «classi-

[116] V.A. Sironi, *Origine e sviluppo storico della chemioterapia oncologica*, in «Argomenti di Oncologia», XV, 1, 1994, p. 86.

[117] La *chemioprevenzione* si basa sul concetto che, come esistono sostanze cancerogene, così esistono sostanze anticancerogene, la cui assunzione può ridurre i rischi dell'insorgenza tumorale (ad esempio il tamoxifene nei tumori mammari).

ca», ambientalista e comportamentalista, con i geni analizzati dalla biologia nasce l'*epidemiologia molecolare*.

Incalzata da un lato dalle scoperte scientifiche e dalle loro ricadute terapeutiche, contenuta dall'altro dai dati biostatistici e dalla logica della prevenzione che a tali dati si ispira, l'oncologia è più che mai una disciplina al confine, problematizzata da due contrapposte ideologie, l'una alimentata dall'ottimismo della maggior parte dei medici ed echeggiata dal trionfalismo della maggior parte della stampa divulgativa, l'altra sostenuta dal criticismo degli epidemiologi e dal pessimismo di quanti hanno esperienza diretta, personale e familiare, dei tanti casi di cancro con esito infausto.

A metà degli anni Ottanta tale contrapposizione ideologica è matura anche in Italia. Ma le statistiche sono una doccia fredda nella stessa America, non immemore che nel 1971 Richard Nixon, affrontando la corsa per il suo secondo mandato presidenziale, aveva formalmente promesso: «Come siamo andati sulla luna, così vinceremo la lotta contro il cancro». Era un periodo di grande ottimismo, anche medico, echeggiato da Alvin Silverstein, nel 1971 presidente dell'Associazione nazionale americana per la sconfitta del cancro. Il periodo è durato almeno un decennio, tanto che nel 1979 lo stesso Silverstein ha scritto un libro sulla *Conquista della morte*, pubblicato in Italia nel 1982 con il sottotitolo eloquente: «Perché potremmo essere l'ultima generazione che muore. Come e quando la medicina sconfiggerà definitivamente le malattie»[118]. All'ottimismo scientifico si è unito quello sanitario, legittimato in parte dalla eradicazione su scala planetaria del vaiolo. Condivide tale ottimismo l'Organizzazione mondiale della sanità (Oms) lanciando nel 1981 il progetto ambizioso che promette «Salute per tutti nell'anno Duemila»[119].

L'ottimismo sanitario sarà di lì a poco, come si vedrà, contraddetto. Quanto alla questione scientifica, essa non riguarda solo gli scienziati o le loro ricerche, ma tocca il problema delle prio-

[118] A. Silverstein, *La conquista della morte*, traduzione di C. Cottafavi, Sperling & Kupfer, Milano 1982.

[119] L'Oms, fondata nel 1946 a New York nell'ambito dell'Onu, è attiva a Ginevra (dove nel 1923 era stata attivata l'Organizzazione di igiene pubblica della Società delle Nazioni) a partire dal 7 aprile 1948. Il 7 aprile è, con cadenza annuale, la Giornata internazionale della salute.

rità e dei modelli di sviluppo. Scrive Lorenzo Tomatis, direttore dell'Agenzia internazionale per le ricerche sul cancro (Iarc) con sede a Lione:

La competizione tra ricercatori di varie discipline all'interno delle scienze della salute può essere stata volutamente spinta oltre un certo ragionevole limite per allontanare l'attenzione dalla vera competizione: tra spese militari (di difesa, come vengono chiamate) o per soddisfare bisogni creati artificialmente e fondi stanziati per l'educazione e la salute.

Scrive ancora:

La prevenzione primaria, fatta cioè a monte della malattia sulle sue cause, può riuscire già oggi a far diminuire la frequenza della malattia. La sua validità comunque resterà inoppugnabile anche se si avvereranno le più ambiziose aspettative terapeutiche. Resterà intanto anche il suo valore universale, dato che la prevenzione primaria è capace di proteggere tutti gli strati della popolazione, dai più ai meno forti socialmente, cosa non sempre evidente per quanto riguarda diagnosi e terapia[120].

Contro molte malattie del presente, come contro molte malattie del passato, la prevenzione è la sola arma veramente efficace o la più utile, economica ed etica. Lo è, ad esempio, nei confronti della guerra. Quando si profila la minaccia di un disastro nucleare, propiziata dalla corsa al riarmo per la ripresa della «guerra fredda» tra le due superpotenze mondiali, alcuni medici non restano latitanti, confinati nel ruolo di curanti attendisti, disponibili a curare solo gli *effetti* del disastro quando questo si sia abbattuto sugli uomini. In tale situazione il ruolo di curante è un ruolo medico-politico, in linea con la migliore tradizione della scienza medica. Rudolf Virchow, il padre della patologia cellulare, affermava al riguardo: «Se la medicina vuole raggiungere completamente i propri fini, essa deve entrare nella più ampia vita politica

[120] L. Tomatis (a cura di), *Il cancro. Cause, frequenza, controllo*, Garzanti, Milano 1991, pp. 28 e 16 (ed. or., *Cancer: Causes, Occurrence, and Control*, International Agency for Research on Cancer, Lyon 1990).

e sociale del suo tempo e deve indicare tutte le *cause* che impediscono il normale completamento del ciclo vitale»[121].

«Per questi motivi scientifici e morali», scrive nel 1983 il patologo Giovanni Favilli,

> il medico non può sottrarsi al dovere di essere in prima fila nella lotta contro la guerra nucleare, che è la massima espressione della violenza conseguente all'appropriazione della scienza non per il bene dell'uomo, che ha creato la scienza, ma contro l'uomo che dà prova di essere incapace di controllarne a suo vantaggio l'utilizzazione[122].

Favilli è vicepresidente dell'Associazione italiana di medicina per la prevenzione della guerra nucleare (Aimpgn), federata all'International Physicians for the Prevention of Nuclear War, movimento fondato a Ginevra da due medici eminenti, lo statunitense Bernard Lown e il sovietico Evgenij Čazov. Nel dicembre 1985, a questa «internazionale di medici», interpreti di una medicina nucleare *sui generis*, viene conferito il premio Nobel per la pace. I medici italiani aderenti sono 1.181[123].

Cinque mesi dopo, il disastro nucleare di Chernobyl in Ucraina, con tre milioni di individui colpiti da radiazioni (di cui molti, a distanza di tempo, affetti da tumore o immunodepressi), trasferisce il problema dal campo dei pericoli ripetutamente denunciati al campo della realtà tragicamente compiuta.

[121] Le parole di Virchow sono riportate in «Tempo medico», 209, 1983, p. 72.

[122] G. Favilli, *Il movimento internazionale dei medici per la prevenzione della guerra nucleare*, in Aimpgn, *La medicina e la prevenzione della guerra nucleare*, Milano 1983, p. 9.

[123] *Nobel ai medici per la pace*, in «Corriere medico», 15 ottobre 1985, p. 3. Nel 1985 l'Aimpgn è presieduta da Daniel Bovet con vicepresidenti (oltre a Favilli) il neurologo Renato Boeri e il virologo Geo Rita.

Parte quarta

Verso e oltre il Duemila

I
Nello scorcio del secolo

1. *Riforma della riforma*

Chi volesse conteggiare le leggi più importanti che in mezzo secolo di repubblica hanno illustrato l'opera di governo della classe politica italiana potrebbe fare uso delle dita di una mano. Nazionalizzazione dell'energia elettrica, istituzione dell'ordinamento regionale, Statuto dei lavoratori, divorzio e aborto, riforma sanitaria: questi i cinque dettati legislativi a maggior penetranza nella realtà economica, istituzionale, sociale, comportamentale, assistenziale nell'Italia del «fausto ventennio». A chi volesse poi guardare al numero dei diretti interessati dai vari provvedimenti di legge, la legge 23 dicembre 1978, n. 833, istitutiva del Servizio sanitario nazionale, potrebbe giustamente apparire come quella di maggior interesse collettivo in quanto concernente la totalità della popolazione – circa 60 milioni di italiani – in ciò che riguarda il bene più prezioso: la salute.

La legge di riforma sanitaria ha ricevuto il massimo consenso politico possibile. Ha ottenuto un quasi unanime consenso da parte del «paese reale», desideroso di uscire dal sistema delle mutue. Essa inscrive il «progetto sanità», cioè la salvaguardia del diritto dei cittadini alla tutela della salute, in una «ipotesi di società» basata su principi di equità sociale o, quantomeno, di uguaglianza dei cittadini di fronte alla malattia. Tuttavia la sua importanza, per quanto pressoché unanimemente condivisa, non coincide con il suo successo.

Anziché dai protagonisti, gli assistiti *curati* e gli assistenti *curanti* (medici, tecnici, infermieri), il nuovo edificio della sanità pubblica viene costruito da comprimari autopromossi al ruolo di primattori: burocrati delle ex mutue, funzionari neoassunti, programmatori, organizzatori, operatori perlopiù improvvisati. Molti sono gli addetti, ai vari livelli, reclutati o destinati in base a criteri diversi da quelli della competenza. Dominano la scena uomini di partito spesso interpreti della politica in modo gretto, con un'etica del servizio spesso tralignante in invadenza partitica e abuso del potere.

Però, prima che dalle pecche amministrative e organizzative, svalutanti competenza e responsabilità, la gestione è dequalificata da peccati d'impostazione, di concezione, di cultura. Un grave peccato d'impostazione è certamente lo smantellamento di quella struttura piramidale della sanità pubblica che – attraverso le figure portanti del medico provinciale, dell'ufficiale sanitario, del medico condotto, dell'assistente visitatrice – si era coperta di benemerenze in quasi cento anni della storia d'Italia e che sarebbe tanto più necessaria dopo il decentramento regionale e di fronte alle nuove aggressioni alla salute di origine ambientale e sociale. Ma gravi peccati concettuali e culturali sono, tra gli altri, la formazione invariante di un medico conoscitore senza dubbio di molte cose importanti, però impreparato al rapporto con la realtà psicosociale dell'assistito; l'enfasi perdurante degli aspetti diagnostico-terapeutici della pratica medica, a scapito di quelli preventivi ed educativi; l'abbandono a se stessa della medicina di base, sempre più isolata nel territorio e sempre più sganciata dall'ospedale territoriale. Disinvestiti del loro ruolo di soggetti primari dell'assistenza, non pochi medici e assistiti tendono a ridursi gli uni a prescrittori di ricette e di esami, gli altri a consumatori di certificati e di farmaci.

Tutte queste colpe fanno capo a molti peccatori. Non pochi sono i luoghi di peccato: facoltà di medicina, ospedali, ambulatori specialistici e di medicina generale, associazioni mediche di categoria, sportelli, uffici e «stanze dei bottoni» delle Usl. Ma colpa grave è soprattutto l'incultura con cui viene a essere «gettata nella spazzatura» quella *base della medicina di base* che è la prevenzione. Pur valorizzando la *vittoria della terapia*, che riesce a far sopravvivere un individuo cardiopatico trapiantandogli il cuore di un morto sulla strada, non va sottovalutata la *sconfitta della prevenzione*, che non è riuscita a evitare quella malattia di cuore e quel morto del traffico.

Viziato dall'incultura di cui sono vittime gli assistiti e vittime, prima che colpevoli, i medici stessi, il sistema sanitario nazionale, inteso come complesso di servizi a promozione-difesa-mantenimento-ricupero della salute della gente, viene realizzato senza coinvolgimento di questa e senza educazione alla salute o stimoli all'autoeducazione sanitaria. Del nuovo sistema sanitario si travisa inoltre il significato di servizio *pubblico*, inteso più come servizio *statale* che come servizio *sociale*: la cultura sociale del «diritto alla tutela della salute» unito al «dovere di difesa della propria salute» viene travisata nell'incultura del «tutto a tutti» da parte dello Stato. Infine, proprio nel momento storico in cui l'attenzione del mondo incomincia a concentrarsi sui problemi della «qualità della vita» e sulla «questione ambientale», il Servizio sanitario nazionale, che di tali problemi dovrebbe farsi carico avviandoli a soluzione, recede da un vero impegno in tal senso.

I medici hanno un ruolo molto importante nell'attuazione della riforma. Essi ne sono gli operatori primari, sono i primi ordinatori della spesa sanitaria. Anche o soprattutto da essi dipendono i costi della sanità in esami diagnostici e in prodotti terapeutici. Essi dovrebbero essere investiti del compito di dimostrare che certi procedimenti di diagnosi e di terapia si possono ridurre, in quanto poco produttivi come fattori di salute, e del compito di elaborare nuovi protocolli diagnostici e terapeutici in grado di portare a un effettivo miglioramento sanitario con sgravio della spesa. I medici dovrebbero essere indotti a ritrovare un ruolo centrale non in un improponibile ritorno alla libera professione, ma in un più ampio coinvolgimento nelle procedure decisionali.

Viceversa i medici, coinvolti solo attraverso una burocratizzazione espansa del loro operare, si sentono marginalizzati, demotivati, distaccati. Manifesta in molti è la presa di distanza dal Servizio sanitario nazionale. Quest'ultimo, a chi si fa interprete dell'opinione pubblica nel criticare la sua scarsa efficienza ed efficacia, appare disegnato in base a una concezione astrattamente egualitaria: «La demagogia e l'egualitarismo degli anni Settanta hanno fatto il capolavoro». Però, se «nell'Italia che cambia ogni rilucente medaglia ha il suo rovescio», è vero anche il contrario: «La riforma è socialmente più giusta della pre-riforma. Non sono scomparse le distinzioni sociali»: e come potrebbero essere scomparse in una società di diseguali come la nostra? In essa permane la disuguaglianza iniqua di fronte alla malattia: «Il povero che non ha i soldi per andare nelle cliniche private deve fare mesi di coda. Ma nel complesso gli strati più umili sono meglio curati, hanno più facile accesso alle alte tecnologie»[1].

Gli italiani sono comunque consapevoli del fatto che la legge non è bastata a fare la riforma. Se la gestazione della legge è stata a lunghissimo termine, la gestazione della sua applicazione è interrotta dopo tempo brevissimo. L'interruzione si somma a condizionamenti impropizi. Il già detto fraintendimento del «sociale» in «statale» porta a trascurare o marginalizzare l'apporto che alla salute – alla sua cultura, alla sua pratica – potrebbero dare quei *soggetti sociali* capaci di integrare e finanche vicariare le istituzioni: la famiglia, la scuola, le associazioni per il sostegno dei malati e la difesa dei loro diritti, il volontariato, i movimenti per la tutela e il miglioramento dell'ambiente. Contemporaneamente l'attenzione delle forze politiche tende a spostarsi «dal tema della salute al tema del potere». È una storia non nuova. Nelle riunioni politiche in tema di sanità, «il 90% del tempo [...] è concentrato su tre questioni: la ripartizione degli incarichi, la quadratura dei bilanci, l'ordinamento del personale». Tutti «questi temi hanno un proprio peso», ma sono pur sempre *mezzi*, talora mezzucci, della sanità. «È assurdo che soltanto il 10% del tempo, a voler essere generosi, sia dedicato alle *finalità*, cioè alle malattie da combattere, alla salute da promuovere, alle cure da garantire»[2].

Il termine «controriforma» incomincia a essere utilizzato con sempre maggior frequenza per definire la cornice ideologica in cui viene a inquadrarsi la sanità pubblica nel corso degli anni Ottanta e successivi. Nell'ideologia controriformista che si viene affermando, la sanità pubblica è considerata non tanto un settore promozionale del benessere, quanto un settore economicamente improduttivo: un settore dell'economia nazionale sul quale incidere per rilanciare altri settori. Tuttavia l'assistenza sanitaria – è quanto si obietta da parte dei sostenitori della riforma e della sua attuazione piena – non può essere considerata un consumo di lusso, suscettibile di tagli alla spesa, né può essere valutata con il solo parametro della produttività.

[1] È quanto scrive Giorgio Bocca nel servizio giornalistico sui *Mali delle Unità Sanitarie*, in «la Repubblica», 3 febbraio (2ª puntata) e 15 febbraio (3ª puntata) 1988, p. 7.

[2] G. Berlinguer, *La milza di Davide. Viaggio nella malasanità tra ieri e domani*, Ediesse, Roma 1994, p. 23.

Il vero problema è quello di una spesa sanitaria incontrollata: alle somme erogate e dissipate non corrispondono i risultati ottenuti. Anzi, si aggravano i difetti preesistenti che la riforma sanitaria avrebbe dovuto risanare: incuria dell'*efficienza*, scarsità dell'*efficacia*, mediocrità delle prestazioni, deresponsabilizzazione dei curanti, disumanizzazione delle cure[3]. Sono mali tanto più emergenti quanto più è cresciuta nei cittadini la consapevolezza dei loro diritti. È in questa presa di coscienza civica, alimentata dalle attese deluse, che si fa strada il concetto di *malasanità* ripetutamente ripreso dalla stampa e da chi vuole risanare la sanità adeguandola alla regola economica che prescrive una partecipazione degli utenti alla spesa sanitaria. «È una regola accettata anche in altri paesi del mondo occidentale», dice il medico sottosegretario alla Sanità Francesco De Lorenzo con riferimento alla Gran Bretagna della signora Thatcher: il tutto dev'essere sorretto dal «principio della *libera scelta* tra assistenza pubblica e assistenza privata in un regime di crescente competizione atto a rendere più efficiente il servizio e più soddisfatto il cittadino che ne fruisce»[4].

«Se le USL hanno fallito clamorosamente – dice il sottosegretario liberale – la colpa non è dei medici, ma dei politici. Sono state strutturate come succursali dei partiti e quindi lottizzate. Si è trascurato, al loro nascere, di considerare che bisognava affidarle a persone competenti». De Lorenzo aggiunge questa valutazione: la degenerazione che ha condotto al fallimento era già implicita nella «impostazione demagogica che in un momento politico particolare, quello della cosiddetta solidarietà nazionale, è stata data al Servizio sanitario. Col senno di poi, si è capito il pericolo di tanto populismo»[5].

Reagendo a questo in nome della liberalizzazione, della modernizzazione, della privatizzazione, si prevede per quanti scelgo-

[3] Secondo A.J. Cochrane, autore nel 1972 di *Effectiveness and Efficiency* (trad. it., *L'inflazione medica. Efficacia ed efficienza nella medicina*, Feltrinelli, Milano 1978), *efficienza* è il rendimento inteso come rapporto costi/benefici (questi ultimi valutati in termini di riduzione della mortalità, della morbosità, della sofferenza e della disuguaglianza di fronte alla malattia); *efficacia* è l'idoneità di una attività medico-sanitaria a modificare in meglio il decorso naturale di una malattia.

[4] Le parole di Francesco De Lorenzo sono riportate nell'intervista al sottosegretario, in «il Giornale», 27 settembre 1985.

[5] *Ibid.*

no l'assistenza pubblica un aumento dei ticket (dal 15% al 25%), fatte salve le fasce più povere della popolazione, e per quanti scelgono l'assistenza privata la copertura del rischio attraverso forme di mutualità volontaria o polizze assicurative. Si ipotizza un *sistema misto* che si prevede sia in grado di assorbire le spinte al privato che nella seconda metà degli anni Ottanta incalzano sempre più dappresso il servizio sanitario pubblico.

Sono spinte tipicamente controriformiste. La *concezione privatistica* contraddice infatti il principio egualitario – uguaglianza dei cittadini di fronte alla malattia – ispiratore della legge di riforma. Essa si presta alla discriminazione tra «malati paganti» e «malati Usl», a una differenziazione aperta a influenze discrezionali. Peraltro negli ospedali un «ritorno al privato» potrebbe esprimersi nel ripristino dei reparti di degenza per «malati solventi *in proprio*» e nella possibilità per i medici di un utile e corretto esercizio intraospedaliero della professione *privata*.

Comunque, sembra che pochi ricordino che il superamento delle mutue era stato voluto nel segno dell'equità sociale. Sembra che, scrive «Tempo medico» nell'ottobre 1985, «nessuno ricordi più che la spartizione tra i partiti non è stata inventata dalla riforma sanitaria». Più che l'egualitarismo degli anni Settanta, è stata la partitocrazia successiva a fare scempio della riforma. «Anziché sbizzarrirsi a immaginare nuove soluzioni, qualche partito potrebbe inaugurare la pratica rivoluzionaria di nominare persone di nota indipendenza e competenza»[6].

Ma il clima ideologico tende ormai, più che a mettere in stato d'accusa le degenerazioni nefaste della riforma, a demonizzare la riforma sanitaria in se medesima. Tende a far gettare, con l'acqua sporca della lottizzazione partitocratica e dell'inefficienza dei comitati di gestione di molte Usl, anche il prodotto di un concepimento lindo, disceso da istanze di uguaglianza ed equità non meno che da esigenze di solidale distribuzione di maggiori risorse là dove maggiori sono i bisogni: una solidarietà che sul piano economico deve esprimersi nella tassazione dei sani che producono e non dei malati che hanno necessità sanitarie.

Il cambio di rotta è decisivo. Il clima controriformatore accentua l'inarrestabile marcia dei ticket, una ulteriore comparteci-

[6] «Tempo medico», 241, 1985, p. 19.

pazione alla spesa che diventa una vera e propria «tassa sulla malattia». Non ci si sottrae al pregiudizio che tale compartecipazione aggiuntiva (cioè che si aggiunge a quanto gli assistiti già dànno o hanno dato con il versamento dei contributi) funzioni da calmiere, riducendo i ricorsi inappropriati o superflui al servizio sanitario pur restando ininfluente sulle richieste essenziali. Così non è: una consistente quota di assistiti è indotta dai ticket a rinunciare a prestazioni anche utili o necessarie. I nuovi balzelli, se comportano *benefici economici* in quanto imposte sui consumi volte ad aumentare le entrate (assai più che a contenere le uscite per prestazioni inessenziali), non sono privi di *costi sanitari*. Una gestione sanitaria basata su criteri prevalentemente finanziari, fissati dai ministri del Tesoro e del Bilancio più che dal ministro della Sanità, può essere rischiosa per la salute collettiva.

Si obietta che non meno rischioso dal punto di vista della pubblica utilità è il rifiuto di un approccio ai problemi della salute nei termini propri dell'economia sanitaria. Le risorse non sono infinite; tanto meno quelle di una sanità pubblica che procede verso fabbisogni crescenti, con disavanzi sempre più elevati e sproporzionati rispetto alle disponibilità del fondo sanitario nazionale. «La salute non ha prezzo, ma la sanità ha il suo costo» – si dice banalizzando. Neppure la più ricca delle società può prefiggersi di rispondere per intero a tutta la domanda sanitaria. Forse sarebbe opportuno intervenire su quest'ultima, meglio che con i ticket, problematizzando e risolvendo il conflitto tra bisogni sanitari oggettivi e soggettivi desideri di salute.

Nella seconda metà degli anni Ottanta due sono le concezioni che si fronteggiano. L'una è quella di coloro che sostengono sempre e più che mai la necessità di un'applicazione integrale della legge di riforma; che addossano le inefficienze e gli sprechi alla incompleta o distorta attuazione dei contenuti programmatici della legge; che ribadiscono l'esigenza del monopolio pubblico su un servizio sociale com'è quello sanitario. L'altra è la concezione di quanti sostengono invece che la riforma è culturalmente ed economicamente «tutta sbagliata»; che la parola d'ordine «tutto ciò che è sociale è pubblico» va sostituita con lo slogan «meno Stato e più mercato»; che l'ipotesi controriformista deve diventare realtà nella direzione di un libero mercato della salute con largo spazio al privato.

Sarebbe più che mai necessaria una stretta collaborazione tra politici illuminati, economisti avveduti, medici coinvolti e partecipi. L'intento comune dovrebbe essere quello di ricercare, all'interno dei contenuti della riforma, le soluzioni più idonee ad assicurare il massimo possibile di *benefici sanitari* con il giusto possibile di *costi economici*. È quanto nel 1985 si prefiggono sei medici: Renato Boeri, Ferdinando Cornelio, Alessandro Pellegrini, Girolamo Sirchia, Umberto Veronesi, Carlo Zanussi. Il loro è un progetto, battezzato dalla stampa Manifesto Bianco, che propone una rifondazione della sanità basata su tre cardini: grandi ospedali (multizonali) dotati di autonomia gestionale al pari di ogni altra «azienda» pubblica, con medici ospedalieri «a tempo completo» esercenti la libera professione all'interno della struttura e fuori orario di servizio; finanziamenti erogati dalla clientela pagante e attraverso stanziamenti correlati non più alle giornate di degenza, ma ai tipi di patologia; piccoli ospedali (zonali) aperti ai medici di base, così affrancati dall'isolamento e messi in grado di aggiornarsi, e ai malati del territorio, specialmente ai cronici, che così ritrovano in ospedale il proprio medico di famiglia in veste di curante ospedaliero delle proprie emergenze morbose.

Lo schema propositivo, sottoscritto da non pochi esponenti del mondo ospedaliero e universitario e fatto proprio dalla Regione Lombardia, è un appello alla pubblica opinione e agli organi dello Stato. Il ministro della Sanità Donat-Cattin, allargando lo schema fino a comprendervi tutto quanto il Servizio sanitario nazionale, redige un progetto di legge che ridisegna ospedali multizonali e Usl come «aziende sanitarie» autonome, finanziate dalle Regioni attraverso i contributi sociali integrati dallo Stato. Ma tale disegno di legge decade con la fine anticipata della IX legislatura, consegnato alla storia recente come una legge mancata in un contesto politico che ancora manca di colpire le principali cause del malessere sanitario che sempre più affligge il paese: inefficienza, scarsa cultura della qualità, scarsa valorizzazione delle capacità professionali, poco rispetto delle persone e dei loro diritti.

Il malgoverno della sanità ha provocato una situazione di disordine e di sperpero aggravata da scontri di competenza – o, spesso, d'incompetenza – tra organi centrali e poteri locali, da conflitti tra classe politica e personale sanitario, da squilibri tra domanda e offerta di prestazioni e da divario ulteriore tra il livello qualitativo di queste e il livello quantitativo della spesa sanitaria.

È il momento dell'entrata in scena del nuovo ministro della Sanità, Francesco De Lorenzo, che succede a Donat-Cattin ritornando, da titolare, nel dicastero dov'era stato sottosegretario. L'interregno lo ha visto ministro dell'Ambiente nel secondo governo Craxi. Asceso a ministro della Sanità nel sesto governo Andreotti, corona il suo sogno: legare il proprio nome al progetto di una *riforma della riforma*, adeguando ai tempi mutati quella legata al nome di Tina Anselmi (con cui, confermato nell'incarico ministeriale nel governo Amato, intreccia uno scambio di insulti così pesanti da sfociare in una querela). «Datemi cinque anni e risanerò la sanità», è la sua promessa nel luglio 1989, subito dopo l'investitura[7].

Al dire del neo-ministro, l'*insana politica* di un decennio, che ha infarcito le Usl con gli uomini dei partiti, deve lasciare il passo alla *sana economia*, che fa piazza pulita e trasforma le Usl in aziende. Intanto la sanità, identificata ormai come il settore più colpevole del dissesto finanziario del paese, procede a tentoni attraverso provvedimenti estemporanei di mero contenimento della spesa. In assenza e in attesa di un riassetto legislativo globale, si va avanti con leggi finanziarie ispirate dai ministri del Tesoro e del Bilancio, ancora una volta veri e propri arbitri della politica sanitaria del paese (ministro del Bilancio in carica è un altro medico, Cirino Pomicino).

Si impone un cambio di rotta. Il ministro De Lorenzo elabora un progetto di legge che fissa sulla carta la depoliticizzazione delle Usl, l'aziendalizzazione di queste e dei grandi ospedali, il rapporto unico ed esclusivo di tutti i dipendenti con precise incompatibilità. La novità maggiore sta nel fatto che alla guida delle nuove aziende viene proposta una figura nuova nel campo della sanità: un amministratore *straordinario*, dotato di amplissimi poteri, un manager selezionato tra i superesperti in *management* e dotato di poteri decisionali modellati su quelli di un grosso dirigente aziendale. A lui la competenza di riorganizzare i servizi e di gestirli al meglio.

[7] Le parole di De Lorenzo sono riportate in *Quattro anni difficili in attesa di riforma*, articolo di Gian Antonio Stella, in «Corriere della Sera», 20 febbraio 1993, p. 4.

Un altro punto che caratterizza il disegno di legge è che le nuove aziende sanitarie dovrebbero assicurare almeno la metà delle prestazioni richieste. L'altra metà toccherebbe alla sanità privata. Al dire del ministro ciò non significa dimezzare il Servizio sanitario nazionale, come sostengono gli oppositori del disegno; significa, al contrario, fissare un tetto al proliferare incontrollato dei centri privati di diagnosi e terapia. Nel Mezzogiorno d'Italia, ad esempio, oltre i due terzi delle prestazioni diagnostico-terapeutiche sono forniti da centri privati «convenzionati», cioè allacciati tramite «convenzioni» alla sanità pubblica, realizzando il cosiddetto *sistema privato-sociale*, una forma di assistenza fornita dai privati e pagata dallo Stato, che peraltro prospera anche al Nord. Per De Lorenzo un *sistema pubblico-privato* «fifty-fifty» rappresenta la via d'uscita degli anni Novanta dalla crisi della sanità.

Il disegno di legge, approvato dalla Camera il 18 luglio 1990 e modificato dal Senato il 17 ottobre 1991, decade con il decadere della X legislatura. L'XI, con De Lorenzo riconfermato ministro della Sanità, si apre quando l'economia del paese è vicina al collasso. In tale situazione il governo Amato ottiene dal Parlamento la delega per mettere a punto in tempi brevi un decreto legge che modifichi in meglio, insieme ad altri settori cruciali – finanza, previdenza, pubblico impiego –, anche il settore della sanità. In questa congiuntura di «manovra economica» e di «contenimento della spesa» ridiventano quanto mai attuali le tesi economicistiche, condivise dagli organi di governo, peraltro – come riconoscono gli stessi economisti – «preoccupati più della quadratura contabile della legge finanziaria che dalla realisticità e fattibilità delle proposte»[8].

I sei medici firmatari nel 1985 del Manifesto Bianco (con in più il clinico Guido Pozza) colgono l'occasione per lanciare un secondo appello, detto Secondo manifesto per la Sanità. Le loro proposte, presentate all'opinione pubblica il 17 marzo 1992, si richiamano anch'esse al nuovo *modello britannico*, cioè non al modello veterolaburista del National Health Service, ma al modello per cui questo servizio nazionale è stato riformato nel 1985 dal governo della signora Thatcher.

[8] E. Borgonovi, *La grigia burocrazia e l'utopia rinnovatrice*, in «Mondo economico», XLVII, 51-52, 1992, p. 37.

In coerenza con tale modello si propone di procedere prioritariamente a due «sperimentazioni gestionali», attinenti gli ospedali di alta specialità e la medicina di base. Per i primi si prospetta la realizzazione di vere aziende pubbliche o, in alternativa, l'opportunità della concessione della gestione ai privati. Per la medicina di base si auspica di vedere responsabilizzati nella spesa i medici, cui può essere dato in dotazione un *budget* capitario per «acquistare» farmaci, servizi sanitari, ricoveri ospedalieri per i loro pazienti. Si propone inoltre di favorire l'aggiornamento dei medici onde possano evitare che il *marketing* faccia lievitare la spesa.

Management, *budget*, *marketing*: se negli anni Settanta sono entrati a far parte del linguaggio dei medici gli allora nuovi vocaboli del linguaggio dei tecnologi, negli anni Novanta prendono definitivamente piede nello stesso vocabolario i termini non nuovi, però applicati *ex novo* alle problematiche sanitarie, del linguaggio degli economisti aziendali.

L'ideologia sottesa è sostanzialmente quella che imputa lo sfascio della sanità a un triplice colpevole: a un *management* incapace, formato da persone «messe lì» dai partiti e che non sanno fare il loro mestiere; a un pubblico impiego scadente, o irrimediabilmente scaduto, curante più del «posto» che del «lavoro» e formato da personale sanitario non responsivo ai propri doveri (e ai bisogni della gente) perché da troppo tempo demotivato a rispondere; a un privato parassita, prosperante sulle carenze del servizio pubblico e la cui prosperità è oltretutto «garantita» da questo stesso servizio attraverso le cosiddette «convenzioni». Queste ultime, fatte salve le solite eccezioni, tendono a far crescere il peggio, elidendo quel rischio d'impresa che è il lievito necessario di ogni impresa privata (e di quella sanitaria non meno che di altre). La fine dell'ideologia «garantista» – con la scelta di veri manager, con la ricontrattazione del pubblico impiego e il ridimensionamento dei «diritti acquisiti», con il ripristino dell'autentica fisionomia e funzione della libera impresa – sembra segnare il nascere di una ideologia «liberatoria», o della liberazione da ogni ideologia.

Il decreto delegato per la sanità (D.Lgs. n. 502), dopo roventi polemiche tra il ministro e i suoi critici, è approvato dal governo Amato il 23 dicembre 1992. Esso accoglie solo in parte o marginalmente la sostanza delle molte obiezioni. Molti sono coloro che accusano il decreto di *smantellare*, anziché riformare, il servizio sanitario pubblico; De Lorenzo lo esibisce invece come il solo modo di *rafforzare* il servizio stesso, compatibilmente con la situazione del paese. Tale rafforzamento è ottenuto, a suo dire, assicurando su tutto il territorio nazionale «livelli uniformi di assistenza», di cui sono chiamati a farsi garanti i nuovi manager, però ammettendo in pari tempo «forme di assistenza differenziata» che, senza ledere i principi di equità sociale e di umana solidarietà, siano fornite dalle strutture private in libera «concorrenza ad armi pari» con le strutture pubbliche per quanto attiene alla qualità delle prestazioni e ai loro costi ottimali.

Scrive, all'indomani dell'approvazione del decreto, l'economista Elio Borgonovi:

> Dopo il decreto seguirà la fase di attuazione e successivamente seguiranno i comportamenti reali che, come sempre, vedranno il confronto tra chi vuol mantenere la solidarietà nel sistema sanitario e chi vede nel sistema solamente una nuova, allettante 'area di *business*' magari da paludare con dichiarazioni altisonanti e richiami all'etica e alla morale[9].

Senza entrare nel merito e demerito dei tanti fatti e misfatti appartenenti più alla cronaca quotidiana del 1993 che alla storia congiunturale degli anni Novanta, la prima fase di attuazione della «riforma della riforma» si svolge tra polemiche ancor più arroventate che arrivano al calor bianco. L'applicazione del decreto crea guasti alla sanità maggiori di quelli che avrebbe dovuto eliminare. Ma l'evento più clamoroso è il coinvolgimento del ministro della Sanità De Lorenzo nell'inchiesta Mani Pulite insieme a medici e funzionari d'alto rango, tra cui il direttore del servizio farmaceutico del ministero della Sanità, Duilio Poggiolini. Alcuni sono rei confessi. Tutti sono travolti dall'enorme scandalo nel cui ambito sono contestati loro molti reati, dal finanziamento illecito dei partiti alla corruzione-concussione, e che va sotto il nome di Tangentopoli.

Francesco De Lorenzo esce di scena. Lo sostituisce nell'incarico di ministro, nel nuovo governo Ciampi, Maria Pia Garavaglia. A tre lustri dal ministero di Tina Anselmi, e dalla riforma sanitaria le-

[9] *Ibid.*

gata al suo nome di ministro firmatario, per la seconda volta, dalla istituzione del ministero della Sanità, *la sanità è donna*[10]. Intanto la «nuova sanità» segue il suo corso. Si teme che le «forme di assistenza differenziata» contemplate nel testo del decreto altro non siano che le vecchie mutue abolite quindici anni prima e rimesse a nuovo dalla «riforma della riforma».

Anche voci dell'economia sanitaria avvalorano il sospetto che la *nuova sanità* riporti «in auge il vecchio sistema mutualistico». Le vecchie mutue «contrattavano e compravano le prestazioni in favore dei loro assicurati presso diversi produttori»: ospedali, case di cura, liberi professionisti, medici fiduciari, specialisti convenzionati. L'ente compratore «poteva scegliere tra produttori diversi, pubblici e privati». Era stata proprio questa *vecchia sanità* ad «accumulare una enormità di debiti che lo Stato era costretto a ripianare periodicamente», a creare e mantenere in vita un sistema dove «il cittadino veniva palleggiato fra i diversi presidi di diagnosi e cura», in quella «terra di nessuno» che era la prevenzione, «quasi mai trovando una risposta integrata ai suoi bisogni»[11].

La «riforma della riforma» non riporta indietro le lancette sul quadrante della storia. Accanto a una medicina che procede verso le sue ulteriori «magnifiche sorti e progressive» con punte d'avanguardia, una sanità di retroguardia procede anch'essa tra le incognite del futuro.

2. *Paese malato, paese sano*

Nel 1982 i medici italiani, non diversamente dal grande pubblico, vengono informati della comparsa sulla scena nordamericana di una «malattia molto, molto drammatica», come scrive l'anno dopo l'epidemiologo James W. Curran, che aggiunge: «Penso che

[10] Si ricordano qui, per completezza d'informazione relativa al periodo, i nomi dei ministri della Sanità succedutisi dal 1983 al 1993: Costante Degan (1983-86), Carlo Donat-Cattin (1986-89), Francesco De Lorenzo (1989-93), Maria Pia Garavaglia (1993-94).

[11] Le frasi sono di Carlo Hanau, docente di economia sanitaria nell'Università di Bologna, tratte dal documento ciclostilato del suo intervento alla tavola rotonda su *Cultura e cura* al X Congresso nazionale degli Infermieri professionali, assistenti sociali, vigilatrici d'infanzia (Ipasvi), Fiuggi, 14-16 ottobre 1993.

possiamo dirci sicuri che essa è nuova»[12]. L'allarme è scattato l'anno prima, quando dai registri epidemiologici dei Centers for Disease Control di Atlanta è emerso il rilievo che alcune malattie molto rare, tra cui la polmonite da *Pneumocystis carinii* e il sarcoma di Kaposi, sono diventate inaspettatamente frequenti nei maschi omosessuali e negli immigrati haitiani[13].

Il nome della *nuova* malattia è l'acronimo di quattro vocaboli della lingua inglese: *acquired immuno-deficiency syndrome*. Questa «sindrome da immunodeficienza acquisita» è l'Aids, una malattia che presenta caratteri epidemiologici e clinici del tutto singolari e che viene vista irrompere improvvisamente in un mondo supersviluppato, ma biologicamente indifeso e culturalmente impreparato.

Il messaggio trasmesso in Italia dalla stampa medica e non medica introduce la nozione che si tratta di una patologia degli omosessuali maschi o dei soggetti che assumono droghe per via endovenosa. L'agente eziologico è un virus – identificato nel 1983 da Robert Gallo del National Cancer Institute di Bethesda e da Luc Montagnier dell'Istituto Pasteur di Parigi – che induce nell'organismo una riduzione dell'immunità cellulo-mediata attraverso la deplezione di una classe di linfociti indispensabile alle difese. La distruzione delle cellule immunocompetenti fa sì che a malattia conclamata compaiano patologie inguaribili, che vanno dalle infezioni «opportunistiche» (vedi *infra*, p. 534) a certi tipi di tumore.

Nel settembre 1984 il ministero della Sanità dichiara che il nostro paese è indenne dalla malattia. Sarà smentito. L'infezione ha fatto il suo ingresso in Italia in maniera subdola, verosimilmente per il tramite di turisti gay; e si va diffondendo attraverso i rapporti tra omosessuali e attraverso lo scambio di siringhe tra tossicodipendenti. Però i medici italiani più aggiornati già sanno che categorie a rischio sono anche gli emofilici, i trasfusi e politrasfusi, i partner femminili di individui malati, i bambini nati da madri infette.

[12] La frase di Curran è citata in premessa al primo capitolo della parte prima del libro di M.D. Grmek, *AIDS. Storia di una epidemia attuale*, traduzione di C. Milanesi, Laterza, Roma-Bari 1989, p. 9.

[13] Vedi G.M. Fara, C. Signorelli, *Epidemiologia delle infezioni da HIV e dell'Aids*, in Regione Lombardia, *Aids. La sindrome da immunodeficienza acquisita: conoscerla per prevenirla*, Milano 1991², p. 35.

Nel 1985 il virus dell'Aids si chiama ancora Htlv-III/Lav (*Human T-Cell Leukemia Virus-III/Lymphadenopathy Associated Virus*). L'Oms censisce una quota irrisoria di popolazione africana infetta. Tuttavia l'infezione dilaga proprio a partire dall'Africa. «Il 1985 sarà certo ricordato dagli epidemiologi come l'anno più nero», si scrive nel 1986: nero perché la malattia assume carattere epidemico e nero perché l'origine dell'epidemia è proprio il continente nero. Sempre nel 1985 la malattia impatta nell'immaginario collettivo: tra pulsioni discriminatrici dei «diversi» e riprovazioni verbali della società che li respinge, suscita un'emozione planetaria l'amara storia di Rock Hudson, il bellissimo di Hollywood che l'Aids sta uccidendo a Parigi.

Nel 1986 emerge in tutta la sua gravità la realtà africana. Si tratta di una vera e propria pandemia, con migliaia di morti. Le femmine sono colpite in ugual misura dei maschi. L'occidentalizzazione selvaggia ha portato, nel cuore dell'Africa nera, alla rottura traumatica della tradizione tribale. La prostituzione è diventata uno strumento di lavoro per migliaia di giovani donne ripudiate. La promiscuità e la pessima igiene, la sottoalimentazione e la fame hanno fatto il resto, unitamente alle tante endemie infettive cimentanti il sistema immunitario in modo critico. I meccanismi di difesa sono saltati.

Se la storia dell'Aids è breve, la sua geografia è vasta. Essa suggerisce che dall'Africa centrale la malattia sia giunta, attraverso le vie dell'emigrazione nera, nelle isole dei Caraibi, meta di molte vacanze allegre, e da qui sia migrata nelle metropoli nordamericane dove la sessualità prostituita, strettamente legata alla tossicodipendenza, ha attivato quest'ultima come ulteriore moltiplicatrice di contagio, aggiungendo alla via di trasmissione attraverso lo sperma la via di trasmissione attraverso il sangue.

Il sangue e lo sperma sono i vettori *biologici* del virus. Ma il pluralismo sessuale, con il corollario della prostituzione, e l'uso della droga, con la correlata pratica del «bucarsi», sono i fattori *sociali* della malattia come ormai dimostra, nel 1986, il prevalere di questa nel sottoproletariato urbano dell'America del Nord e nelle moltitudini africane tragicamente migranti, sospinte dalla fame e, spesso, da un altro flagello medioevale ammodernato, la guerra, alimentata dal mercato delle armi. «Le rivalità tribali antiche hanno trovato nel mercato di armi automatiche moderne un terreno ideale di commercio e di sanguinosa sperimentazione. Ed è tradizionale che, oltre ai massacri, vi siano stupri di massa, sodomizzazioni e altri rituali», come i cosiddetti «congressi carnali»: tutti fattori di moltiplicazione[14].

Intanto in Italia «alla fine di marzo, l'Aids ha raggiunto quota 219, uccidendo 92 persone» – scrive la rivista «Tempo medico»[15]. L'immaginario della gente evoca il secondo (dopo la fame e prima della guerra) flagello del Medioevo: Aids, «peste del Duemila», flagello di un Medioevo prossimo venturo. Nel maggio dello stesso anno il virus cambia nome. Una commissione internazionale sceglie una nuova sigla: Hiv (*Human Immunodeficiency Virus*). Cambia nome, ma non identità, né tanto meno virulenza. Nel 1987 «in Italia i casi ufficiali di Aids sono poco più di 550, ma a questi vanno aggiunti quelli non denunciati» nonostante l'obbligo di notifica. Il vero problema, però, è la parte sommersa dell'iceberg: i sieropositivi[16].

I medici sono sempre in attesa di un vaccino immunizzante o di un farmaco antivirus veramente efficace. Altrettanto disarmati sono gli epidemiologi, che faticano a elaborare un modello interpretativo delle tendenze dell'epidemia. Tuttavia si incomincia a delineare uno scenario nel quale il propagarsi dell'infezione al di fuori dei gruppi a maggior rischio, coinvolgendo il resto della popolazione, è visto collegarsi alla possibilità di trasmissione del virus da uomo a donna e viceversa. Tale modello «indica senza possibilità di dubbio che le speranze di arrestare la diffusione dell'Hiv, in assenza di vaccini e di cure efficaci, risiedono soltanto nella capacità e volontà delle autorità sanitarie di persuadere con ragionevolezza e insistenza la gente a modificare le proprie abitudini sessuali»[17].

Il mondo è in allarme, l'Italia è in allarme. «Forse l'allarmismo è salutare»[18], si scrive, anche se non nei termini usati dall'arcivescovo di Genova, cardinale Giuseppe Siri, che *medioevalizza* anch'egli ravvisando nell'Aids un castigo divino e nella castità l'arma migliore per evitarlo: un'arma bianca migliore, a suo dire, di ogni artificio profilattico. Tesi, quest'ultima, condivisa dal mini-

[14] C. Vetere, *Aids: aspetti sociali e medico-legali*, in «The Practitioner» (ed. it.), 103, 1987, suppl., p. 8.

[15] «Tempo medico», 255, 1986, p. 23.

[16] Ivi, 268, 1987, p. 30.

[17] Ivi, 270, p. 47.

[18] *Ibid.*

stro della Sanità Donat-Cattin, il quale, sovrapponendo la propria ideologia confessionale alla propria funzione civica, non dà il via come sarebbe necessario a una campagna mirante a diffondere l'uso del mezzo preservativo più semplice e ovvio. Dal canto suo il direttore generale dell'Oms Halfdan Mahler, al megavertice che nel gennaio 1988 raduna a Londra i ministri della Sanità di 162 paesi, addirittura *biblizza*: «L'AIDS sta diventando un'emergenza biblica»[19].

Il fatto che sconcerta l'organizzazione sanitaria e anche non poco la scienza medica è che l'Aids ha realizzato la sua comparsa, dopo lunga latenza, proprio in una fase storica di consolidamento di entrambe, ribaltando l'ordine consolidato sia della medicina che della sanità. La malattia, in quanto infettiva, appare anacronistica; in quanto imprevista, appare elusiva della predittiva conoscenza scientifica; in quanto incontrollabile, appare eversiva del potere medico-sanitario. Inoltre, in quanto malattia sessualmente trasmessa, preponderante in sottogruppi marginali e «diversi», appare «perversa» e in contrasto con i valori socialmente dominanti.

Nel 1990, in Italia, si contano 781 decessi per Aids. In un decennio – cioè dal 1982, anno in cui si è registrato il primo caso di Aids in Italia, fino al 31 marzo 1991 – i decessi sono 4.617. Nel bilancio epidemiologico inquietante – 300.000 morti in dieci anni, 270.000 casi conclamati, 8 milioni di sieropositivi nei cinque continenti – l'Italia è seconda in Europa, dopo la Francia, per numero di casi, con la Lombardia al primo posto, seguita da Lazio, Emilia-Romagna, Piemonte, Toscana, Liguria. I più colpiti sono i tossicodipendenti (67,5%); seguono distanziati i casi ricondotti a rapporti omo- e bisessuali (15,7%) e ancor più a distanza i casi riferiti a trasfusione di sangue ed emoderivati (2,8%). Ai bambini l'infezione è trasmessa dalle madri nel 90% dei casi[20].

Non è facile prevedere l'evoluzione del costume, così com'è difficile ipotizzare gli sviluppi ulteriori della malattia. La scienza medica, nel corso dei secoli, si è sempre sforzata di capire e di fare. Ha sempre cercato, non sempre con successo, di mettere a disposizione dell'uomo armi di difesa efficaci contro le grandi epidemie. Il controllo di queste è venuto talora più dalla pratica empirica che

[19] «la Repubblica», 27 gennaio 1988, p. 7.
[20] «Il Medico d'Italia», XXVIII, 126, 1991, p. 7.

dalla ricerca scientifica: già nel Trecento gli Uffici di sanità controllavano le pestilenze meglio di quanto sapesse fare una scienza che ancora nel Seicento dibatteva se la peste fosse «sostanza» o «accidente»; e nel Settecento il controllo del vaiolo è venuto non dalla scienza degli umori, ma dalla pratica degli innesti. Inoltre l'attenuazione del fenomeno epidemico è venuto talora da un aggiustamento naturale tra virulenze aggressive e difese organiche: nei primi decenni del Cinquecento la sifilide è diventata spontaneamente una malattia cronica ed endemica, da acuta ed epidemica qual era stata al suo apparire improvviso, sullo scorcio del Quattrocento.

«Dire con certezza che oggi siamo più vicini di ieri o dell'altro ieri alla soluzione del problema credo che non sia possibile» – scrive «Il Medico d'Italia» l'8 dicembre 1993. Se il problema scientifico – immunologico, farmacologico, vaccinoterapico – è irrisolto e se la sua soluzione resta imprevedibile, «allora l'umanità tiene viva la speranza, soprattutto di coloro che sono chiamati in prima persona a sopportare e coesistere fino alla morte con questo maleficio, organizzando iniziative e celebrando giornate mondiali»[21].

La medicina della nostra epoca affronta un quadro pluripatologico molto vasto, dove le malattie preminenti, fatta eccezione per l'infezione da Hiv, sono di natura non infettiva e comprendono traumi, tumori, arteriosclerosi e altre malattie degenerative, nonché malattie psicosomatiche e psichiche, queste ultime in continuo aumento.

Nelle grandi metropoli, ma anche in molti centri urbani minori, si concentrano le contraddizioni del vivere contemporaneo: opulenza e miseria, affollamento e solitudine, industrializzazione e inquinamento, competizione ed emarginazione, disoccupazione e stress. «Noi crediamo di soffrire, come i nostri padri, di malattie. E invece no: noi siamo vittime del surmenage, dello stress, di aggressioni»[22]. Si tratta di elementi causali patogeni, o fattori d'insalubrità e di rischio, in gran parte sconosciuti ai secoli precedenti, responsabili di situazioni morbose nuove che si chiamano incidenti, disadattamenti, disabilità, conflittualità, alienazione individuale, disgregazione sociale. Ma *malattie nuove*, secondo un'otti-

[21] Ivi, XXX, 186, 1993, p. 1.

[22] J. Bernard, *Grandezza e tentazioni della medicina*, traduzione di R. Mainardi, Garzanti, Milano 1974, p. 206.

ca medica collimata e mirata, sono quelle che la medicina odierna, aprendo squarci di conoscenza sempre più approfondita nei meccanismi di aggressione e nelle strategie di difesa operanti all'interno dell'organismo, individua e svela, «scopre» e «inventa».

Le 365 nuove malattie del nostro tempo – simbolicamente una per ogni giorno dell'anno – sono quelle che le diverse condizioni patogene anzidette, o altre aggiuntive, complicate da selezioni e mutazioni «intelligenti» di geni e di virus, da reazioni organiche devianti o azzerate (allergiche, autoaggressive, immunodepressive), dagli stessi interventi farmacoterapici e medici (iatrogeni), hanno fatto emergere nel corso degli ultimi decenni.

Da qualche decennio, in effetti, una o due entità patologiche nuove sono state descritte ogni mese: così, un medico che abbia discusso la sua tesi di laurea nel 1968 e non abbia successivamente aggiornato le sue conoscenze, sarà all'oscuro di un gran numero di malattie, fra le quali alcune hanno implicazioni concettuali e terapeutiche importanti[23].

A fronte di tante *nuove* malattie, presunte o vere che siano, «comparse» ad aumentare la complessità o ad accentuare la complicazione e la medicalizzazione del quadro pluripatologico contemporaneo, non mancano alcune *vecchie* malattie che invece dalla stessa scena sono quasi del tutto «scomparse»: tale, ad esempio, l'ulcera gastrica, che sparisce, come gastralgia, dal vissuto dei malati e, come malattia, dalla semeiotica clinica dei medici, dall'iconografia dei radiologi, dal tavolo operatorio dei chirurghi.

Le nuove malattie, vere o presunte, sono anche, talvolta, *vecchie malattie sempre più nuove*[24]. L'apparente contraddizione è quella di malattie infettive che, assegnate in quanto tali a un passato che si presumeva senza ritorno, infliggono un duro colpo a tale presunzione. Sono infatti sempre più frequenti le rivincite di agenti infettivi – con in testa il bacillo tubercolare – che si credeva fossero stati sconfitti per sempre e che invece, proprio sotto la spinta selettiva da parte degli antibiotici, organizzano una resistenza (batterica) trasformata sovente in nuova virulenza. E sono

[23] J. Dormont, O. Bletry, J.-F. Delfraissy, *Le 365 nuove malattie*, a cura di B. Del Grosso, C. Petrassi, Delfino, Roma 1991, p. V.

[24] F. Milazzo, *Vecchie malattie sempre più nuove*, in «Doctor», V, 18, 1987, p. 19.

sempre più numerosi i casi di pazienti immunologicamente poco difesi che, non di rado per cause iatrogene (interventi strumentali, trattamenti chemioterapici, uso o abuso di farmaci in genere), diventano facile e fragile bersaglio di tali agenti resistenti, neovirulenti e «opportunisti», cioè in grado di realizzare infezioni nei soggetti che a queste sono più disponibili: come i pazienti ospedalizzati. Ciò facilita l'insorgenza di infezioni ospedaliere, dette «nosocomiali». Gli ospedali in tal caso invertono la loro valenza istituzionale: da luoghi dove ci si cura a luoghi dove ci si ammala.

Oltre al fattore biologico della virulentazione relativa, secondaria all'immunodepressione (particolarmente importante nelle infezioni opportunistiche che caratterizzano l'Aids), due altri fenomeni del nostro tempo – l'uno sociale, l'altro per metà sociale e per metà biologico – rendono nuovamente attuale la patologia infettiva. Il primo è l'intensificarsi delle relazioni con i popoli appartenenti ai paesi sottosviluppati delle regioni tropicali e subtropicali, sia per l'andata in tali paesi di turisti e di tecnici, sia per la venuta da tali paesi, in gruppi crescenti via via a dimensione di masse, di uomini e donne in cerca di lavoro. Il secondo è il sostanziale fallimento, in quegli stessi paesi, delle campagne di eradicazione della malaria, della tubercolosi, della poliomielite.

Dalle annuali relazioni sullo stato sanitario del paese, pubblicate a partire dai primi anni Ottanta, emerge una realtà dipinta in questo quadro d'insieme: in una popolazione italiana numericamente stazionaria e con quozienti di natalità e mortalità sostanzialmente bloccati, la mortalità per gruppi di cause rivela che percentualmente i morti da malattie cardiovascolari tendono a ridursi, quelli da traumatismi a restare inalterati, quelli da tumori ad aumentare considerevolmente[25]. Se una variazione degli stili di vita, fatta di maggiore autovigilanza dietetica, di minore sedentarietà, di migliore gestione delle tensioni stressanti, può influire sulle malattie cardiovascolari riducendole, l'invarianza delle condizioni del traffico sulle strade e del lavoro nelle fabbriche non può modificare apprezzabilmente la patologia traumatica. Analogamente l'accresciuta nocività di un ambiente sempre più inqui-

[25] Consiglio sanitario nazionale, *Relazione sullo stato sanitario del paese. 1980*, Istituto poligrafico dello Stato, Roma 1983.

nato non può non contribuire a incrementare in misura notevole la patologia tumorale.

Con l'Aids, le emergenze di fine secolo sono l'alcol, il fumo, la droga: due veleni vecchi e uno nuovo. La cultura tradizionalmente dominante nei paesi europei vitivinicoli considera il vino come alimento, non come alcol, e identifica quest'ultimo con i liquori o superalcolici. Enolismo ed etilismo si dànno la mano: le psicosi e cirrosi con esito infausto riferite all'alcol e gli incidenti mortali, omicidi e suicidi a questo ricondotti, sono oltre 17.000 all'anno[26].

Anche il problema del fumo è ancora percepito in modo inadeguato. La persistente abitudine al fumo non è dovuta tanto al fatto che la nostra popolazione è più refrattaria di altre alla variazione degli stili di vita, quanto al fatto che permane invariante, con la mancata messa al bando della pubblicità delle marche di sigarette, una insufficiente educazione sanitaria antifumo, specialmente in età scolare. Il che è aggravato dal fatto che «fra gli insegnanti, categoria di grande importanza per il continuo contatto con i giovani e per la loro funzione educativa, l'abitudine al fumo è assai diffusa», specialmente nelle donne, e dal fatto che nel personale sanitario, con i medici in testa, tale abitudine è del pari «assai diffusa, sia negli uomini che nelle donne, con percentuali di fumatori più elevate che fra la popolazione in generale»[27].

La droga, dal canto suo, corrisponde all'abuso di sostanze stupefacenti e alla dipendenza da esse. Al primo posto è l'eroina (cui seguono hashish, marijuana, cocaina), che induce la tossicodipendenza più manifesta, implica l'assunzione per via endovenosa, comporta frequentemente complicanze sanitarie gravi quali l'Aids e l'*overdose*. I decessi per overdose in Italia salgono da 208 nel 1980 a 972 nel 1989; poiché il tasso medio di mortalità per overdose è stimato intorno al 3‰, ne risulta che gli eroinomani, altrimenti difficilmente numerabili, salgono nello stesso decennio da parecchie migliaia a parecchie decine di migliaia, e sono in continuo, ulteriore crescendo. L'età media dei deceduti è sensibilmente inferiore ai trent'anni, come per l'Aids, poiché la morte da eroi-

[26] Id., *Relazione sullo stato sanitario del paese. 1989*, Istituto poligrafico dello Stato, Roma 1992, pp. 177-80.

[27] M. Geddes (a cura di), *La salute degli italiani. Rapporto 1990*, Nis, Roma 1990, pp. 178 e 180.

na incide nelle fasce d'età maggiormente produttiva e riproduttiva. Ciò che i numeri non dicono è che questo gruppo di vite perdute è amplificato da una massa enorme di vite perdenti, che sfuggono alle statistiche ma che ingigantiscono il fenomeno droga, trasformandolo da somma di casi individuali drammatici in grave perdita non soltanto umana, ma anche biologica ed economica, per la specie e per la società.

Accanto al *paese malato*, o alle sue spalle perché di esso più anonimo e indifferenziato (la salute è una sola, le malattie sono tante), sta un *paese sano* nel quale lo stato generale di salute è ancora migliorato, con una mortalità infantile e una natimortalità ulteriormente diminuite, configuranti un record da paese scandinavo. Un altro record: nel 1989 la speranza di vita alla nascita è superiore di un anno alla media europea: 72,9 anni per gli uomini (contro 71,8) e 79,4 per le donne (contro 78,6)[28].

Questa *salute da record* negli anni Ottanta – e in termini cronologici più allargati il miglioramento della salute tra il 1978 e il 1993 – non ha riscontri nel passato remoto e prossimo del nostro paese: il che può sembrare paradossale a fronte dei servizi carenti o malfunzionanti di una *sanità di retroguardia*. Mai come in questo periodo storico «salute» e «sanità» appaiono divergenti. L'apparente paradosso ha «due spiegazioni». Da un lato «è probabile che in molti casi i servizi sanitari siano rimasti validi e qua e là perfino migliorati» rispetto a prima, sotto lo stimolo e il controllo degli organismi e movimenti operanti in difesa del diritto all'assistenza. D'altro lato è probabile che

nel quindicennio abbiano agito positivamente, compensando anche le carenze e le disfunzioni dei servizi sanitari, altri fattori di salute: la diffusione di redditi più elevati, un'informazione più estesa sulle malattie e sul modo di prevenirle, la cura più accurata del proprio fisico, il miglioramento delle condizioni insalubri negli ambienti di lavoro, i dirit-

[28] Il crescente invecchiamento della popolazione è un *invecchiamento della base* (minore consistenza numerica delle classi d'età relativamente più giovane) e insieme un *invecchiamento del vertice* (incremento numerico delle classi d'età relativamente più avanzata). Sui problemi storici e attuali inerenti alla vecchiaia e alla longevità vedi ora G. Cosmacini, *Dalla dinamica storica dell'idea di vecchiaia ai cinquant'anni di storia congressuale della Società Italiana di Gerontologia e Geriatria*, relazione introduttiva (di prossima pubblicazione) al 51° Congresso societario, Firenze 2005.

ti raggiunti dalle donne (compreso il passaggio dall'aborto clandestino a quello assistito), l'acquisizione di stili di vita più sani[29].

Sul piano internazionale parte e riparte il grandioso progetto Salute per tutti nell'anno Duemila elaborato dall'Oms nel 1978 e rilanciato dieci anni dopo in occasione del 40° anniversario (1948-88) della nascita dell'organizzazione. Nella ricorrenza viene indicata una strategia orientata su quattro direttrici: impiego di tecnologia scientificamente fondata, socialmente accettabile, economicamente accessibile; impegno politico per una vita produttiva e un benessere sufficiente; cooperazione della sanità con altri settori-chiave dello sviluppo (istruzione, informazione, agricoltura, industria); partecipazione attiva dei singoli e della collettività[30].

Gli obiettivi dell'Oms per l'anno 2000 appaiono in molti casi allontanarsi sempre più, quanto più ci si avvicina alla scadenza millenaria. Nella società «postmoderna» del «dopo-benessere», la povertà – antica «madre delle malattie» – è una realtà anche italiana, vecchia e nuova. Poveri non sono solo i bambini del Terzo Mondo consumati dalla fame, massacrati da poliomielite, tubercolosi, malaria o da banali infezioni; lo sono anche i vecchi abbandonati a loro stessi nei paesi del mondo industrializzato e tecnologicamente avanzato come il nostro. In Italia si stimano intorno agli otto milioni gli individui affetti da *povertà materiale*, economica, e intorno a una cifra pressoché analoga gli individui affetti da *povertà relazionale*, di rapporto sociale.

Vecchia e nuova è la disuguaglianza di fronte alla malattia. I componenti della famiglia italiana che dispone di un unico, basso reddito scontano in termini di minor salute e di minor sopravvivenza tutta una serie di handicap: minore capacità di accesso alle cure, minore possibilità di ottenere prestazioni qualificate, minori istruzione e informazione, minore educazione sanitaria.

È necessaria una lotta sociale e politica per contrastare queste tendenze. Obiettivo altrettanto importante è la difesa dell'ambiente, cui tendere attualizzando l'antico impegno *de aëre, aquis et locis* del medico ippocratico. Il moderno impegno deve affron-

[29] Berlinguer, *La milza di Davide*, cit., p. 28.

[30] Vedi al riguardo *Quarant'anni fa nasceva l'O.M.S.*, in «Il Medico d'Italia», XXV, 24, 1988, p. 2.

tare i problemi dell'inquinamento dell'aria e dell'acqua, del dissesto idrogeologico, della nocività dei luoghi di vita, e poi dei pesticidi, dei rifiuti, dei rumori, dei modi e mezzi di produzione dell'energia. Le città sono fulcri di energia, le campagne sono aree di lavoro. Ma le stesse città – inquinate, sovraffollate, caotiche – producono anche depressione, ansia, aggressività; e le stesse campagne – dissestate, spopolate, deserte – producono anche isolamento, alienazione, regressione. La politica della salute deve realizzarsi anzitutto in una politica di scelte sul modello di sviluppo e sulla destinazione delle risorse.

3. *Un nuovo paradigma di medico*

La crisi della sanità investe inevitabilmente colui che dovrebbe essere il protagonista di un'assistenza tanto *ad personam*, quanto *pro civitate*. «Medico di base», «medico di famiglia», «medico di medicina generale»: il fatto stesso che non si giunga a definirlo in modo univoco è per sé emblematico. Erede del medico della mutua? «In effetti, dopo oltre dieci anni dall'entrata in vigore del Servizio sanitario nazionale», si scrive nel 1992, «l'eredità del medico della mutua ha continuato a rappresentare pressoché l'unico riferimento per l'esercizio della professione». La riforma sanitaria non ha costituito affatto l'occasione per una professione aperta a nuovi sbocchi tra cui, ai primi posti, la «medicina del sano» (prevenzione) e la «medicina dell'ambiente» (igiene ambientale). Inoltre si è configurato «un medico che esaurisce le proprie funzioni nella famiglia e non nella società»[31].

La crisi della sanità si ritorce nella crisi della professione, e viceversa. Nei lacci di questa ritorsione reciproca troviamo medici di base superati e spiazzati dalla medicina specialistica e ospedaliera, ridotti a figure burocratico-notarili, sospettati di essere le quinte colonne del servizio in cui lavorano, ammaestrati da colleghi di vertice maestri del «fate come dico, non come faccio», aggiornati dall'industria farmaceutica attraverso i «collaboratori

[31] *Requiem per il medico di famiglia*, in «Salute e Territorio», XIV, 80, 1992, p. 2 (editoriale).

scientifici», sottoposti a pressione da parte di pazienti pressati a loro volta dalla propaganda e dai mass-media a farsi un check-up per essere *più sani e più belli* secondo una logica della prevenzione come «manutenzione» e secondo una concezione della salute che vede quest'ultima come «prestanza» e come «fascino».

Indipendentemente dagli intrecci, torti e ritorti, tra le due crisi, i cambiamenti epidemiologici e scientifico-tecnici che hanno investito l'orbe medico-sanitario non sono senza ripercussioni sulla pratica della medicina generale, esercitata dal «medico generale d'ambulatorio». Una tipologia della categoria, valevole per lo scorcio del millennio, contempla un medico che intraprende la professione con un «problema di formazione non risolto». L'insegnamento universitario, ancorché «utile nella migliore delle ipotesi», è «irrilevante» ai fini pratici; e l'apprendistato ospedaliero, quantunque «positivo», è inidoneo a soddisfare da solo il bisogno di formazione poiché «l'attività ambulatoriale è diversa e non sovrapponibile a quella ospedaliera»[32].

L'opzione per l'attività d'ambulatorio, collocandosi nei primi anni dell'esercizio professionale, si configura come una scelta precoce indipendente dalla soluzione preliminare del problema formativo. Ne consegue che, paradossalmente, la formazione professionale si identifica con la stessa professione: per diventare medico ambulatoriale bisogna esserlo già. Se viene riconosciuto che il «medico di base» è in Italia migliore che in altri paesi, tale riconoscimento è dovuto non al fatto che egli è meglio formato, bensì al fatto che egli è un bravo autodidatta.

A questa contraddizione altre si associano. Una è quella tra i fini professionali e i mezzi impiegati per realizzarli. I fini sono «ambiziosi e impegnativi»: dalla cura delle patologie organiche a quella delle patologie funzionali, dagli interventi diagnostico-predittivi (diagnosi precoce) a quelli di vera prevenzione, dai sostegni di tipo psicologico a quelli di educazione sanitaria. I mezzi sono «problematici e poco consistenti»: farmaci che nei pazienti suscitano diffidenza e allarme oppure sono banalizzati a oggetti di consumo; esami diagnostici in serie o atti di prevenzione ridotti a

[32] Vedi A.C. Bosio, *Nei panni del medico. La pratica medica e le sue rappresentazioni secondo il medico generico ambulatoriale*, Franco Angeli, Milano 1986.

parole di esortazione; supporti psicologici non diversi dai *consigli e conforti* della medicina ottocentesca; apporti educativi non diversi dalla pedagogia spicciola del buon senso e del buon esempio (oppure, al contrario, del cattivo esempio biasimato ammiccando: «Non fare come il tuo medico che fuma!»).

Un'altra contraddizione ancora è quella tra configurazione istituzionale della professione e sua connotazione fattuale. La prima colloca la professione entro il Servizio sanitario nazionale: è una collocazione in ambito *pubblico*. La seconda la situa nella peculiarità del rapporto interumano medico-paziente: un rapporto *privato*. Privata è la stessa proprietà del luogo fisico – l'ambulatorio – dove si esercita la professione. Trae origine anche da qui la contraddizione ideologica tra l'intendimento *comunitario* della medicina di base e l'orientamento *privatistico* del medico che la professa.

Le tre contraddizioni – tra formazione ed esercizio della professione, tra fini e mezzi di questa, tra pubblico e privato – sono una triplice forbice – strutturale, funzionale, ideologica – che ritaglia addosso al medico di base un abito comportamentale per certi aspetti comune a tutti i rappresentanti della categoria e per altri aspetti proprio di ciascuno. Il comportamento in comune, uniforme, è appunto una sorta di uniforme indossata dall'intera categoria: uno stereotipo governato da un «consenso collettivo su alcuni criteri basilari della pratica ambulatoriale» tra cui «la tendenza a rinviare all'ospedale e allo specialista la soluzione dei casi più difficili» e «l'orientamento a gestire in prima persona tutti gli altri casi». Il comportamento individuale è invece una sorta di tessera di un costume arlecchinesco, «pluralistico piuttosto che unitario», con «preponderanza degli aspetti soggettivi su quelli oggettivi»: in pratica, un *fai da te* diversificato nelle molte maniere di rapportarsi al paziente e di porsi in relazione con la comunità. Ciascuno a suo modo.

Un medico in crisi, ora più che mai. La cronicizzazione della crisi è dovuta alle tante lacune di una preparazione che permane inadeguata, alla stagnante atmosfera di burocratismo che il medico respira, alla sfiducia nel rapporto medico-paziente cresciuta in entrambe le parti. Per l'assistito dal Servizio sanitario nazionale l'incontro con il proprio medico ha una durata media di pochi minuti, spesso con una mancanza di dialogo e di ascolto tanto più grave quanto di essi è più sentito il bisogno. La fiducia nutrita negli anni Sessanta e Settanta che la democratizzazione del rapporto, consensuale alla socializzazione della medicina, fosse per sé sola in grado di correggere la sua gestione paternalistico-autoritaria, è andata delusa. Nella perdurante assenza di un ricambio della cultura formativa del medico e di un acquisto da parte del paziente di una propria autonomia gestionale attraverso l'educazione e l'autoeducazione, l'intento di rifondare il rapporto su di un piano astrattamente paritetico è praticamente fallito. Il rapporto medico-paziente è rimasto in troppi casi quello che intercorre «tra il decisore e il succube, tra chi parla un linguaggio ignoto e chi vorrebbe e non può capire»[33].

L'equivoco di fondo nasce dal fatto che, nella sempre più spinta complessità tecnologica della medicina contemporanea, l'atto medico, pur attingendo un elevato livello di consapevolezza scientifica, non appartiene tanto all'ambito della scienza quanto a quello dell'arte della cura, ancor oggi e pur sempre affidata alla disponibilità personale e alla capacità intuitiva; oppure, altrimenti, appartiene a una pratica che, pur ammettendo componenti scientifiche come la storia naturale di una malattia o la conoscenza dei meccanismi d'azione di un farmaco, comporta sempre discrezionalità e incertezza che in quanto tali sono estranei all'atto scientifico.

È in quest'area extrascientifica di praticità del rapporto che si delinea la tensione verso un nuovo paradigma. «L'attuale situazione di crisi in cui versa la pratica della medicina di base» alimenta «le aspirazioni dei medici verso un *nuovo paradigma* della professione»[34]. Vari sono gli impedimenti che si frappongono al realizzarsi di tali aspirazioni: il permanere della dimensione organicistica come luogo privilegiato della patologia, con scarsa integrazione tra il lato somatico e il lato psicosociale dell'antropologia del paziente; la stabile supremazia della logica farmacoterapica su quella promotrice dei fattori di salute; l'invariante centralità nel processo curativo dell'attitudine a oggettivare il paziente piuttosto che a riconoscerne la soggettività.

Il nuovo paradigma disegna i connotati etico-pratici, culturali e comportamentali, di una nuova figura, la quale oltreché dall'atti-

[33] La frase è riportata da Berlinguer, *La milza di Davide*, cit., p. 13.

[34] G. Calvi, M. Cesa-Bianchi, *Presentazione*, in Bosio, *Nei panni del medico*, cit., p. 10. Sui «nuovi rapporti tra medico e paziente» vedi S. Spinsanti, *Chi ha potere sul mio corpo?*, Paoline, Milano 1999.

tudine a riappropriarsi di un patrimonio *antropologico* nel quale sia riconosciuta al paziente la sua soggettività, è caratterizzata dall'attitudine simmetrica a controllare puntualmente l'efficienza e l'efficacia dei propri mezzi d'intervento *tecnico* – diagnostici, terapeutici, farmacologici – contrastando il tecnicismo e il consumismo dell'ipermedicalizzazione. È caratterizzata inoltre dalla propensione ad assumersi in pieno la funzione preventiva e la responsabilità educativa, opponendosi all'imperante riduzionismo biomedico. Si caratterizza infine per la decisione di reagire al paternalismo e all'autoritarismo residui attraverso la promozione del paziente a persona con tutti i suoi diritti, che includono il consenso al trattamento, ma anche il diritto a rifiutare quest'ultimo. Ciò è in sintonia con l'attività svolta dal Tribunale per i diritti del malato, che negli anni Ottanta è impegnato a fondo nella responsabilizzazione dei cittadini di fronte alle cure mediche e alle strutture sanitarie (oltreché nell'elaborazione di una «carta dei diritti»).

Anche con l'intento di dare concreta sostanza, e non mera apparenza di facciata, a questo nuovo paradigma professionale è comparsa una nuova disciplina che, nella storia della medicina e della sanità proiettata *verso il Duemila*, è espressa da un termine di cui fino agli anni Novanta non c'era traccia alcuna nei vocabolari della lingua italiana: «bioetica»[35].

«Un ponte *verso il futuro*»: nel 1971, etichettando con tale metafora il termine predetto, Van Rensselaer Potter aveva assegnato a quest'ultimo il compito di definire l'area disciplinare dove si disegnano i problemi morali e normativi delle «scienze della vita», nonché il fine di indicare come ogni presente e futuro acquisto scientifico-tecnico nel campo della biologia e della medicina dovesse essere utilizzato per migliorare la «qualità della vita». Le ragioni storiche che hanno portato allo sviluppo della nuova disciplina sono riconducibili sia alla rivoluzione tecnologica, creativa non solo di nuove capacità d'intervento biomedico ma anche di altrettanto nuove problematiche morali, sia alle trasformazioni

[35] La voce *Bioetica* è assente in F. Palazzi, *Nuovissimo dizionario della lingua italiana*, a cura di G. Folena, Loescher, Torino 1986. È invece presente – definita «studio dei problemi etici derivati dai recenti sviluppi della biologia e della medicina» – in F. Palazzi, G. Folena, *Dizionario della lingua italiana*, Loescher, Torino 1992.

della mentalità e del costume, cioè ai cambiamenti della cosiddetta «moralità di senso comune» che si estrinseca nell'«insieme di intuizioni morali che ciascuno di noi trova dentro di sé e ha imparato con l'educazione»[36].

Ragioni scientifico-tecniche e ragioni socio-culturali hanno fatto sì che la bioetica venisse a rappresentare il campo di un ripensamento dei criteri etici che informano l'agire del medico. Dopo la sua nascita e la sua rapida crescita oltreoceano, nei primi anni Ottanta la nuova disciplina è approdata in Europa, prima in Gran Bretagna e nei paesi scandinavi, poi in Francia, in Spagna, in Italia. Nel nostro paese l'attenzione alla bioetica è sorta dapprima in ambito «laico» (come rivela il fascicolo speciale della «Rivista di Filosofia» dedicato al *Diritto alla vita* progettato nel 1979 anche se pubblicato con grave ritardo nel 1984). Però è soprattutto in ambito cattolico che si è registrato subito un grande interesse, tempestivamente tradotto sul piano istituzionale. Già nel 1984 l'Università Cattolica apre un bene organizzato Centro di bioetica presso la facoltà di Medicina, con sede in Roma al Policlinico Gemelli, e la rivista «Medicina e Morale» include la parola «bioetica» nel sottotitolo[37].

Nel 1984 il ministero della Sanità istituisce la «commissione Santosuosso» (dal nome del suo presidente, il giudice Fernando Santosuosso) che elabora una normativa sulla fecondazione assistita. Attivate allo scopo di elaborare normative in vari settori di applicazione sono anche altre commissioni, che peraltro cessano poco dopo la loro attivazione. Nel 1990 viene istituito presso la presidenza del Consiglio dei ministri (presidenza Andreotti) il Comitato nazionale per la bioetica (presieduto dal clinico ostetrico-ginecologo e senatore democristiano Adriano Bompiani)[38] produttivo di molti documenti[39].

[36] M. Mori, *Introduzione*, in A.M. Capron *et al.*, *Costruire la vita*, Elidir, Roma 1993, p. 2.

[37] Sullo sviluppo e sul ruolo della bioetica in Italia vedi Id., *La bioetica: che cos'è, quando è nata e perché*, in «Bioetica», I, 1, 1993, pp. 115-43.

[38] L'esperienza di Bompiani in campo bioetico è condensata nel volume *Bioetica in Italia*, Edizioni Dehoniane, Bologna 1992.

[39] Per una valutazione critica di tali documenti vedi R. Boeri, *Primo bilancio dell'attività svolta dal Comitato nazionale per la bioetica*, in «Bioetica», II, 1, 1994, pp. 109-21.

«La bioetica in Italia è cresciuta moltissimo», si scrive nel 1992. «Stanno nascendo numerosi Comitati etici»; inoltre «sta crescendo la sensibilità da parte dei medici, anche nel rapporto con il malato». Tuttavia «sulle questioni dette di inizio e fine della vita, come eutanasia, statuto dell'embrione umano, contraccezione, tecniche di riproduzione assistita, le opinioni divergono e gli schieramenti in campo sembrano poco disposti a mediare»[40].

Più in generale, da parte cattolica si afferma che la bioetica è la riaffermazione, problematizzata e approfondita, di principi morali perenni e di criteri deontologici tradizionali, questi ultimi fissati dal giuramento di Ippocrate che vieta la contraccezione e l'aborto, l'eutanasia e il suicidio. Da parte laica si ritiene invece che il giuramento ippocratico va rivisto, in quanto dà poco spazio a quell'autonomia del paziente della quale si riconosce oggi universalmente l'importanza, e che i principi e i criteri in esso contenuti devono essere ripensati e riscritti, così da collegarsi alla realtà odierna in cui il pluralismo etico è un valore riconosciuto.

Certo, dalle due parti spesso «traspare più l'ansia di inquadrare i nuovi sviluppi della biologia e della medicina nel sistema ideologico o teologico preferito che di affrontare con pacata razionalità l'evoluzione scientifica che stiamo vivendo»[41]; ma oggi, scrive nel 1991 il «bioeticista» Hugo Tristram Engelhardt jr, si viene delineando la tendenza discreta a prefigurare il «futuro della bioetica» come quello di una tollerante «struttura laica di razionalità in un'era di incertezze» e di una pluralistica «lingua franca di un mondo che si interessa all'assistenza sanitaria»[42].

Al di là delle discussioni e delle controversie, va sottolineata l'influenza che la bioetica, nata dalla medicina del nostro tempo, sta esercitando a sua volta sulla pratica della medicina attuale. Negli anni Novanta Comitati etici si trovano presso gli Istituti di ricerca a carattere scientifico (Ircs), dato che un parere positivo del comitato è richiesto quale precondizione necessaria per l'effettuazione e pubblicazione di una ricerca; inoltre la legislazione italiana ha accettato le direttive europee relative alla *good clinical*

[40] «Tempo medico», 20, 1992, p. 10 (articolo di F. Terragni).

[41] U. Veronesi, *Introduzione*, in H.T. Engelhardt jr, *Manuale di bioetica*, traduzione di M. Meroni, Il Saggiatore, Milano 1991, p. VIII.

[42] Engelhardt, *Manuale di bioetica*, cit., p. 11.

practice, che prevedono la presenza di Comitati etici dove si pratica la sperimentazione farmacologica su volontari sani; infine si sono attivati e diffusi Comitati etici ospedalieri dalle prerogative e funzioni non bene definite e variabili[43].

Il grande consenso che la bioetica ha suscitato e suscita nel mondo medico-sanitario è dimostrato soprattutto dal coinvolgimento degli operatori del settore e di una parte sempre più consistente dell'opinione pubblica nei problemi dei limiti del consenso all'atto medico e del «diritto di sapere» da parte del malato. Le riflessioni su tali problematiche, unitamente alle ulteriori trasformazioni socio-culturali con incremento dei livelli d'istruzione, sono destinate a cambiare ulteriormente e profondamente la pratica medica. Il punto saliente della questione è il nuovo, grande rilievo assunto dall'autonomia del paziente: un valore che è anche un fattore mutante del quadro antropologico-medico tradizionale.

[43] Ufficializzati dal D.M. 18 marzo 1998, conformemente al dettato di quest'ultimo, i Comitati etici si sono imposti unicamente nell'ambito della sperimentazione clinica. «Tuttavia nella premessa lo stesso Decreto fa esplicito riferimento alla possibilità che i comitati esprimano valutazioni [anche] in tema di 'assistenza sanitaria' con riferimento al parere del Comitato nazionale per la bioetica del 28 aprile 1997 [...]. Il documento stabilisce una chiara distinzione tra le due finalità: valutare la ricerca scientifica e rispondere a quesiti connessi con l'assistenza. Diversa è la composizione del comitato, per le competenze richieste; diverso è anche il modo di operare. Pur accentuando le differenze strutturali e funzionali, il Comitato nazionale per la bioetica si pronunciava a favore di un organismo unico. [...] In seguito è ritornato nella questione, rimettendo in discussione l'adozione del modello dell'organismo unico polifunzionale, [... e] ha licenziato un ulteriore documento – *Orientamenti per i comitati etici in Italia*, 13 luglio 2001 – nel quale propone di differenziare i due fondamentali ambiti operativi suddividendoli in due organismi: Comitati per la bioetica e Commissioni per la ricerca biomedica». È quanto scrive Sandro Spinsanti nell'«editoriale» posto a premessa del fascicolo monotematico *Il buono e il cattivo uso dei comitati etici*, in «Janus», 16, 2004, p. 7. In generale, il funzionamento dei Comitati etici attiene al più ampio contesto della ridefinizione degli scopi della medicina nella società contemporanea; in particolare, il loro *buon uso* è tale quando essi, oltre al controllo della sperimentazione e della ricerca, svolgano al meglio le seguenti funzioni: consulenza etica nella pratica clinica (tenendo presente il carattere non direttivo e non vincolante dell'attività consultiva in quanto le decisioni cliniche spettano a chi ne ha la responsabilità professionale); riconsiderazione periodica dei problemi concernenti l'informazione e il consenso; disponibilità ad affrontare le spinose questioni del «limite» (sospendere o non intraprendere un trattamento).

II

La transizione secolare

1. *Riforma della controriforma*

Sul finire del 1993 si scrive che «la legge 502 sembra aver assunto la sua fisionomia definitiva, con qualche marcia indietro provvidenziale rispetto alla versione originale e parecchie ambiguità»[1]. Ad accrescere queste ultime giunge fuori tempo massimo, cioè dopo un'attesa di ben quindici anni, il Piano sanitario nazionale elaborato dal Servizio centrale della programmazione sanitaria. Il piano, che già la legge di riforma del 1978 indicava quale strumento indispensabile per il buon funzionamento della sanità pubblica, «nasce vecchio e un po' stantio», viziato in partenza dal divario tra gli obiettivi programmati e i modi o mezzi della loro attuazione. Le incongruenze tra i «livelli uniformi di assistenza» previsti e i «livelli medi di finanziamento» le cui previsioni «sembra che si siano fatte semplicemente per il gusto di vederle smentite», inducono a definire il piano «una sorta di libro dei sogni», per di più datato[2].

L'ultimo flash del 1993, in data 31 dicembre, è il «caos in farmacia» preventivato dalla stampa d'informazione dopo una *piccola riforma* dell'assistenza farmaceutica, decretata nell'ambito della manovra finanziaria di fine anno. La riclassificazione dei farmaci in tre classi – «salvavita» gratuiti, «di sostegno» a metà prezzo, «di conforto» a pagamento – e degli assistiti per fasce d'età, con gli ultrasessantenni esenti indipendentemente dal reddito, non è immune da critiche. Però, pur affermando che la riforma «va migliorata» in quanto alcuni contenuti di rilevanza tecnica sono stati peggiorati da motivi di opportunità politica, Silvio Garat-

[1] «Tempo medico», 32, 1993, p. 15 (articolo di M. Imperiali).
[2] «Tempo medico», 34, 1993, p. 11 (articolo di M. Imperiali e A. Donia).

tini, divenuto il più autorevole membro della Commissione unica del farmaco (Cuf) dopo essere stato per anni l'inascoltata «voce della coscienza» del mondo farmaceutico italiano, sottolinea che per la prima volta i cittadini italiani «riceveranno dal Servizio Sanitario Nazionale in modo gratuito i farmaci essenziali»[3].

«La Cuf ha sul tavolo una giungla di 13 mila confezioni medicinali creata da logiche che non sono dalla parte dei pazienti, bensì tese alla conquista della maggior fetta di mercato usando mezzi leciti e illeciti». È necessario sbrogliare l'aggrovigliata matassa di un prontuario farmaceutico incredibile, lasciato in eredità dal ventennio gestito da Duilio Poggiolini e dai suoi accoliti. Aggiunge Garattini:

> Tante sostanze *inefficaci* sono state inserite nel prontuario, premiate con prezzi alti, tanto pagava lo Stato. Una forte quota di questo guadagno ingiustificato è stata, inoltre, investita nella promozione dei prodotti presso i medici. I medici poi, in buona o mala fede, hanno trasferito ai pazienti questi convincimenti. Ecco allora che specialità *inutili* – dai cardiotrofici agli epatoprotettori, dai cerebroattivi ai farmaci per la memoria – sono diventate cure fondamentali[4].

Il decreto legislativo 30 dicembre 1992, n. 502, firmato da De Lorenzo e legiferante il riordino del Servizio sanitario nazionale per facoltà ricevuta dalla legge finanziaria varata dal governo Amato, è dunque un anno dopo smussato nei suoi effetti dal decreto legislativo 7 dicembre 1993, n. 517, firmato da Maria Pia Garavaglia.

Sull'edificio della sanità italiana gravano quattro ipoteche: una *regionalizzazione* intesa non come democratico decentramento (fatta salva la pianificazione centrale) ma come concessione a istanze, permeate di demagogia, che saranno dette di «devolution»; una *aziendalizzazione* intesa non come teoria e pratica delle «cose da farsi» («agenda») ma come accorpamento delle 659 Usl preesistenti nelle 228 Asl di nuova istituzione, improntate a un'economia più occhiuta nei confronti della spesa corrente che oculata negli investimenti produttivi di salute; una *privatizzazione* intesa come

[3] «la Repubblica», 31 dicembre 1993, pp. 1 e 2 (articolo di A. Lupoli).

[4] Le parole di Garattini sono riportate in «Corriere della Sera», 22 gennaio 1994, p. 13 (articolo di M. Pappagallo).

«sussidiarietà» non integrativa o aggiuntiva, ma alternativa e sostitutiva del sistema. A minare l'edificio nelle sue fondamenta c'è uno strisciante *consumismo* ispirato da un'efficienza povera di efficacia e da una produttività fornitrice di prestazioni più che di salute effettiva. È questo lo scenario in gran parte deludente di uno «sviluppo senza progresso», di un movimento senza avanzamento, nel quale la «cultura della salute» è malintesa o depressa.

Non viene accantonato quell'«aspetto che qualifica in senso marcatamente controriformistico il decreto legislativo n. 502: la facoltà di ricorrere alla mutualità privata per le prestazioni mediche». Di tale *controriforma* è cardine il principio della libera concorrenza. In pratica, si dirà retrospettivamente,

> le ASL vennero autorizzate a fornire agli utenti i servizi di cui essi necessitano sia producendoli in proprio che acquistandoli da altre strutture pubbliche e private che avessero proceduto ad accreditarsi. [...] Naturalmente, poiché ogni regione può decidere quali e quante strutture accreditare, vi sono stati comportamenti diversi. Molte polemiche ha destato il modo di procedere della Lombardia, dove il governatore Roberto Formigoni ha accreditato tutte le strutture mediche presenti sul territorio [...]. Ciò ha comportato la sostanziale equiparazione della sanità privata a quella statale [...], riducendo le ASL a una funzione quasi puramente burocratica: ratificare le scelte dei pazienti di rivolgersi alla struttura sanitaria che preferiscono. Una conseguenza di tale politica sanitaria è stato il grande incremento dei costi di funzionamento del servizio sanitario lombardo, ovviamente finito fuori da ogni possibile controllo[5].

Né viene messo da parte l'altro principio cardine introdotto dalla «controriforma», relativo al modo di pagamento delle prestazioni ospedaliere fornite dal Servizio sanitario nazionale. Prima del decreto legislativo 502/1992 gli ospedali erano rimborsati in base alle giornate di ricovero, il che comportava l'interesse ospedaliero alle lunghe degenze con conseguente elevato e non sempre motivato aumento dei costi. «A tale inconveniente si è cercato di rimediare con l'introduzione dei *Diagnosis Related Groups* (DRG), un sistema elaborato dal professor Robert Fetter dell'Università di

[5] S. Luzzi, *Salute e sanità nell'Italia repubblicana*, Donzelli, Roma 2004, pp. 350 e 355.

Yale, utilizzato a partire dal 1983» negli Stati Uniti e importato in Italia dieci anni dopo. In pratica, «per ogni malattia e per ogni tipologia di intervento terapeutico sono stati previsti degli standard rigidi che stabiliscono la durata della degenza e il prezzo che la ASL deve versare al fornitore di servizi per la prestazione sanitaria». Secondo questo metro di misura «la quota di denaro spettante al nosocomio è stabilita per aree omogenee di prestazione. Se poi il nosocomio riesce a effettuare un determinato trattamento in meno tempo, guadagna sul DRG, altrimenti perde denaro»[6].

Il problema della necessità di contenere i «conti della spesa», in una sanità stretta nella forbice congiunturale di una tecnologia medica sempre più costosa ed espansa e di un budget finanziario sempre più ingessato e ristretto, ha *costi umani* non irrilevanti, caratterizzati da una routine ospedaliera spesso calibrata su un lavoro a cottimo, esercitato da medici in rapporto tendenzialmente deteriorato sia con i pazienti, talora dimessi anzitempo, sia con i colleghi, in un tessuto relazionale dove gli assistenti sono incalzati dai «dirigenti medici di primo livello» (ex aiuti), questi dai «dirigenti medici di secondo livello» (ex primari) e quest'altri dal «direttore sanitario», dal «direttore amministrativo», dal «direttore generale», investiti del compito di gestire l'azienda e far quadrare il bilancio: un compito importante e difficile, che talvolta trapassa nel potere di decidere e attuare la gestione secondo criteri di mera economia monetaria.

Il problema della limitatezza delle risorse economiche e del loro giusto utilizzo s'è fatto cruciale[7]. A fronte di interventi biomedici sempre più complessi e onerosi, tali da non avere quasi più limiti, stanno risorse limitate al punto che si rende indispensabile e doveroso chiedersi e dire quali sono i modi e i mezzi più efficien-

[6] Ivi, p. 356. «I DRG validi sono quasi 500 e il loro funzionamento è elementare. Poniamo il caso che il malato Tizio si ricoveri per un intervento di appendicectomia. Ebbene, per la sua operazione la ASL di appartenenza di Tizio prevede una degenza di X giorni e verserà all'ospedale una quota Y di denaro, a prescindere da ogni altro problema che possa verificarsi. Qualora il malato fosse debole e necessitasse di X + 1 oppure di X + 2 giorni di ricovero, la ASL verserebbe all'ospedale sempre e solo la somma Y, esattamente come se Tizio fosse un soggetto di non comune forza fisica e venisse dimesso dopo X – 1 giorni. Lo stesso dicasi qualora Tizio necessitasse di una dose doppia, o ridotta, di anestesia» (*ibid.*).

[7] Vedi il fascicolo monografico *L'utilizzo delle risorse nella sanità*, in «Ricerca Roche», 28, 2000.

ti ed efficaci per utilizzarle, e come possono essere ripartite secondo equità onde evitare l'insorgere di inaccettabili squilibri distributivi. *Economica ed etica* non è solo il sottotitolo di un libro, *Filosofia della pratica* (1909), scritto da Benedetto Croce nell'ambito della sua «tetralogia dello spirito»; è anche, più che mai, il binomio di una problematica fattasi critica, che influisce e influirà sugli orientamenti della medicina, sui dibattiti della bioetica e sulle scelte della politica.

Nella logica dialettica degli opposti, o in quella formale della loro composizione – *coincidentia oppositorum* –, il pendolo delle scelte politiche oscilla tra *Stato* e *mercato* e, all'interno di quest'ultimo, tra privato *mercantile* e privato *sociale*, altalenando da orientamenti «di sinistra», talora intinti di generico populismo, a orientamenti «di destra», sovente intrisi di consumismo generalizzato.

L'Italia guarda al mondo. Negli Stati Uniti e in Gran Bretagna le più massicce iniezioni di mercato nel sistema sanitario (durante i governi Bush e Thatcher) tendono a essere parzialmente corrette attraverso un maggior ruolo dello Stato sociale, come provano il disegno di legge Health Security Act (1993) di Bill Clinton e la miniriforma laburista (1997) di Tony Blair. «Più o meno la stessa convinzione ha animato l'operato del ministro della sanità nell'esecutivo di Romano Prodi, Rosy Bindi, autrice di una nuova riforma del Servizio Sanitario Nazionale»[8].

La legge finanziaria varata dal governo Prodi sul finire del 1998 dà facoltà al ministro della Sanità di procedere a un ulteriore riassetto di quest'ultima. Preceduto dall'adozione del *sanitometro*, «indicatore della situazione economica e sanitaria» (Ises) secondo cui il cittadino è tenuto a partecipare al pagamento di taluni servizi in base al proprio reddito, con la correzione di fattori quali l'età (pediatrica, geriatrica) e la presenza di gravi patologie, il decreto legislativo 19 giugno 1999, n. 229, promulgato durante il primo governo di Massimo D'Alema, fissa le norme per l'auspicata razionalizzazione del servizio.

[8] Luzzi, *Salute e sanità nell'Italia repubblicana*, cit., p. 361. Tra Maria Pia Garavaglia, ministro della Sanità nel governo retto da Carlo Azeglio Ciampi, e Rosy Bindi, ministro della Sanità nel governo retto da Romano Prodi, sono stati ministri della Sanità, nel governo retto da Silvio Berlusconi, il liberale Raffaele Costa e, nel governo retto da Lamberto Dini, il medico Elio Guzzanti.

Il decreto, all'art. 1, recita che «la tutela della salute come diritto fondamentale dell'individuo e interesse della collettività è garantita [...] attraverso il Servizio Sanitario Nazionale»; e all'art. 2 afferma che quest'ultimo

assicura i livelli essenziali e uniformi di assistenza definiti dal Piano sanitario nazionale nel rispetto dei principi della dignità della persona umana, del bisogno di salute, dell'equità nell'accesso all'assistenza, della qualità delle cure e della loro appropriatezza alle specifiche esigenze, nonché dell'economicità dell'impiego delle risorse.

La *riforma della controriforma*, o negazione della negazione, mira al ricupero e ripristino dello spirito informatore della riforma sanitaria del 1978. Rosy Bindi come Tina Anselmi: due donne della sinistra democristiana animate dalla stessa volontà riformatrice. Anche segnate dalla stessa caducità politica? Il nuovo decreto non cancella né la regionalizzazione, dando però netta preminenza al Piano sanitario nazionale, né l'aziendalizzazione, peraltro introducendo rigorosi criteri di verifica dei risultati aziendali. Non cancella neppure la privatizzazione, tuttavia limitata alle prestazioni sanitarie aggiuntive.

La neoriforma ha dunque il polso dei tempi. Ma l'aspetto maggiormente caratterizzante è quello che sancisce il rapporto di esclusività per i medici inseriti nel servizio pubblico, un rapporto criticato come «regime» coercitivo e antiliberale, osteggiato soprattutto dai «camici bianchi» in posizione apicale, come i clinici universitari che, in quanto inseriti negli ospedali clinicizzati, rifiutano una «camicia di forza» che li costringerebbe a rinunciare alla libera professione esercitata fuori degli stessi ospedali, in altre strutture concorrenziali e competitive.

Bindi resta ministro anche nel secondo governo D'Alema, ma non in quello successivo, pure di centro-sinistra, guidato da Giuliano Amato. Subentra nella carica un tecnico eccellente, Umberto Veronesi, chirurgo oncologo di fama internazionale, che «ha mostrato un atteggiamento freddo verso la riforma voluta da chi l'aveva preceduto»[9].

[9] Ivi, p. 364.

L'asserita freddezza concerne forse la medicina di base, non certo la ricerca biomedica applicata e avanzata, né i grandi centri ospedalieri di modulo e impatto europeo. La successiva sconfitta, nel maggio 2001, delle forze politiche di centro-sinistra da parte della Casa delle libertà guidata da Silvio Berlusconi porta alla nomina di un altro tecnico di chiara fama, Girolamo Sirchia, immuno-ematologo direttore del centro che programma i trapianti d'organo nelle regioni del Nord Italia.

Il nuovo ministro dà ripetute prove di un pragmatismo orientato da varie necessità od opportunità, con momenti di spicco e di larga risonanza nella lotta e nella legislazione contro il fumo e nella campagna contro l'alcolismo e per il controllo individuale degli stili di vita. Il riportare in questo campo della vita privata, dall'ambito istituzionale della sanità pubblica, il criterio prioritario della tutela della salute, facendo di questa anzitutto una questione personale di autodifesa, è verosimilmente alla radice del cambiamento di nome del dicastero: da ministero della Sanità a ministero della Salute. Ma la vera, autentica mutazione non sta nel nome, quanto nel fatto: il ministro «ha fatto sì che l'attuazione della riforma Bindi venisse del tutto accantonata»[10].

I due medici milanesi posti alla guida della sanità pubblica nel quinquennio iniziale del Duemila sono entrambi *tecnici* d'alto rango, chiamati a far parte di governi con opposti intendimenti *politici*. Attestati su appositi versanti, sono stati ambedue firmatari nel 1985 dello stesso Manifesto Bianco e nel 1992 dello stesso Secondo manifesto per la Sanità. Come ministri si muovono con modalità differenti che l'opinione pubblica variamente recepisce: come nel caso del ticket, cui Veronesi è ostile e Sirchia favorevole e che rappresenta la cartina di tornasole del consenso popolare. Nel marzo 2005 l'assessore alla Sanità per la Regione Lombardia nella giunta Formigoni, Carlo Borsani, ne propone il pagamento nelle tabaccherie (come per la schedina del Totocalcio o del Superenalotto) con un modico sovrapprezzo, allo scopo di evitare le code agli sportelli e agevolare l'accesso alle prestazioni: come ai tempi d'inizio Novecento, quando il chinino di Stato veniva distribuito, peraltro gratuitamente ai più poveri, nelle privative di sale e tabacchi per la profilassi antimalarica.

[10] Luzzi, *Salute e sanità nell'Italia repubblicana*, cit., p. 364.

Come allora, mutato quel che c'è da mutare, sembra accendersi il mito di una «Milano capitale sanitaria»[11], incarnata nei suoi più autorevoli protagonisti di vertice. Sempre nel marzo 2005, Veronesi annuncia la creazione a Milano di un Centro europeo di ricerca medica avanzata (Cerba); Sirchia inscrive in una nuova fondazione il progetto di un Policlinico prontamente responsivo alle esigenze scientifiche e alle necessità sanitarie di una Milano che è insieme capitale lombarda e città d'Europa. Ma in aprile Sirchia non è più ministro, sostituito nel nuovo governo Berlusconi da Francesco Storace, ex governatore della Regione Lazio, uscito sconfitto dalle elezioni amministrative regionali e compensato, per così dire, con la nomina a titolare del dicastero della Salute. Pure Carlo Borsani, vittima anch'egli della mancata rielezione, lascia l'assessorato alla Sanità per la Regione Lombardia al leghista Alessandro Cè.

Il neo-ministro non è un *tecnico*, come lo erano i suoi due illustri predecessori; è un *politico*. «Meglio un politico che un nostro collega», commentano, ai vertici della categoria, «i medici soddisfatti»[12]. Avevano detto la stessa cosa quando Veronesi era subentrato a Rosy Bindi? Costei condensa le proprie idee ed esperienze di ministro della Sanità nei governi Prodi e D'Alema affidandole a un libro – *La salute impaziente* (Jaca Book, Milano 2005) – assai critico e polemico nei confronti della sanità italiana gestita dai governi di Silvio Berlusconi[13].

La prima sortita del ministro Storace è il proposito di evitare «che gli stili di vita diventino la missione del ministero» e di «impegnarsi più sulla malattia tradizionale che sulla dieta». «Basta eccessi di salutismo»[14]. La cultura della malattia, centrata sulla te-

[11] Vedi G. Cosmacini, *Milano capitale sanitaria. Modelli ideali, organizzativi, scientifici*, Le Monnier, Firenze 2002.

[12] Vedi l'articolo, a firma F. Di Frischia, in «Corriere della Sera», 24 aprile 2005, p. 8.

[13] «Rinunciare all'attuale Sistema sanitario nazionale finanziato attraverso la fiscalità generale sarebbe un grave errore» (P. Vineis, N. Dirindin, *In buona salute. Dieci argomenti per difendere la sanità pubblica*, Einaudi, Torino 2004).

[14] Vedi l'articolo, a firma M. Galluzzo, in «Corriere della Sera», 26 aprile 2005, p. 1. Un'ulteriore presa di posizione del neo-ministro è quella contro la proposta dell'Antitrust di liberalizzare i «farmaci da banco» (dalla pillola contro il mal di testa alla compressa effervescente per favorire la digestione). Scopo dell'Authority è quello di consentirne la vendita nei supermercati, come in Olanda, nel Regno Unito e negli Stati Uniti. Storace è contrario: «Sono convin-

rapia degli effetti morbosi, torna a prevalere sulla cultura della salute, centrata sulla prevenzione delle cause patogene?

2. *Informare ed educare*

Che la difesa della salute spetti prima di tutto ai diretti interessati, sia cioè una *questione privata* prima che un *impegno pubblico*, è una verità incontrovertibile quando non si presti a celare il pubblico disimpegno; ed è un bene inestimabile, economico ed etico, quando sia rivelatore di una presa di coscienza da parte dei diretti interessati. Più che le perorazioni rivolte a costoro, attraverso gli articoli di giornale e le interviste televisive, perché ciascuno si difenda dai veleni che si mangiano (le tossine presunte nella carne, nella polenta, nel latte) e che si respirano (le polveri sottili, le sostanze cancerogene dello *smoke* e dello *smog*), giovano alla presa di coscienza le argomentazioni di una *educazione sanitaria* intesa come pratica pedagogica dell'*e-ducere*, del «tirar fuori» e «condurre», da una condizione di non-conoscenza e non-osservanza di regole importanti, a una condizione di consapevolezza e di responsabilità. È questa una maieutica che si esplica con la *comunicazione* praticata sia attraverso la relazione privilegiata tra curanti e curati, sia attraverso l'*informazione* data a chi fruisce delle cure e attraverso la *formazione* di chi tali cure esercita a vario titolo (medici, tecnici, infermieri).

L'informazione è una struttura logica ed etica connaturata al rapporto medico-paziente. La storia del «mestiere di medico»[15] lo insegna con chiara evidenza: oggi come nel passato remoto e prossimo, oggi come sempre e anzi più che mai, l'informazione ineri-

to che debbano essere sempre i farmacisti a dispensarli». L'opposizione ministeriale incassa il consenso della categoria, ma anche il dissenso della voce più autorevole della farmacologia in Italia: «Io sono favorevole», dice Silvio Garattini; «basterebbe mettere un farmacista al servizio degli acquirenti, come vi sono le commesse addette ai cosmetici». Con ciò sottolinea il mutamento subìto dagli esercenti la professione farmaceutica: «È cambiata l'impostazione, e oggi proprio le farmacie sembrano dei supermarket: vendono dagli zoccoli alla profumeria, alla cosmetica, ai gioielli che non danno allergie. E le vetrine sembrano bazar» (dal «Corriere della Sera», 3 giugno 2005).

[15] G. Cosmacini, *Il mestiere di medico. Storia di una professione*, Cortina, Milano 1999².

sce alla medicina per intima appartenenza e per diretta influenza. La medicina, questa «arte lunga»[16] da Ippocrate ai nostri giorni, ha con l'informazione una relazione molto stretta, istituzionale, statutaria.

C'è una informazione che, in due millenni e mezzo di storia, viene *dal* paziente, consentendo al medico di derivare dall'anamnesi elementi di conoscenza primaria, prioritaria, fondamentale. C'è una informazione *sul* paziente, ricavata dal confronto degli elementi acquisiti con un quadro di riferimento noto al medico attraverso lo studio e l'aggiornamento. Da tale patrimonio «duale» di medico e paziente l'informazione si è trasformata in patrimonio «plurale» condivisibile con altri medici e disponibile per altri pazienti tramite la «rete informatica», nonché archiviabile in una «memoria» che può, a sua volta, essere trasferita, tramandata, comparata, controllata.

Poi c'è una informazione che dal medico ritorna *al* paziente attraverso canali di comunicazione adeguati a garantirgli autoconoscenza, conoscenza delle risorse e dei limiti del proprio corpo, conoscenza delle risorse e dei limiti della medicina che al suo corpo si applica, e inoltre adeguati a rendere consapevole e responsabile la sua compartecipazione al rapporto e al processo di cura. Si collocano qui i momenti topici del «consenso informato», della «verità al malato», dell'educazione allo stile di vita, dello stimolo all'autoeducazione sanitaria. Sono momenti culminanti nella informazione *per* il paziente, cioè in un atto già per sé terapeutico, che si può veder rispecchiato nell'aforisma perenne: «Il buon medico è la prima e la miglior medicina».

Oggi possiamo legittimamente parlare di una *metamorfosi dell'informazione* in medicina, dovuta all'irrompere della complessità nell'ambito delle conoscenze e delle pratiche mediche, al crescere della numerosità nota dei fattori di rischio nell'ambito della patologia e al dilatarsi totalizzante della interventistica informatica e telematica[17].

[16] Id., *L'arte lunga. Storia della medicina dall'antichità a oggi*, Laterza, Roma-Bari 2005[3].

[17] Per alcune delle considerazioni fatte fin qui vedi U. Izzo, *Medicina e diritto nell'era digitale: i problemi giuridici della cybermedicina*, in «Danno e Responsabilità», 8-9, 2000, pp. 807-18. Più in generale, vedi G. Cosmacini, *Medi-*

La medicina è sempre stata «un imbuto che raccoglie metodologie provenienti da altre discipline», ha scritto a metà degli anni Ottanta Luigi Donato, fisiologo clinico, esperto di applicazioni dell'informatica alla medicina e responsabile dei progetti finalizzati del Cnr nel campo delle tecnologie biomediche. «L'introduzione dell'informatica in medicina ci pone di fronte a una *rivoluzione culturale* e c'è gente che non capisce che una rivoluzione culturale si può fare solo con la cultura e non con le macchine». Egli avvertiva che «la cultura del medico in questo settore non è molto avanzata» e che «il ritardo culturale gioca negativamente in due sensi: da una parte limita le capacità e le possibilità di accedere all'innovazione in modo intelligente, dall'altra apre spazi al consumismo tecnologico che, oltre a essere costoso, alla fine risulta anche dannoso»[18].

A vent'anni da questa premonizione, l'informazione in medicina si modella su Internet arrivando a modificare anche il rapporto informativo tra medico e paziente. «Internet è la nuova *bibbia della salute*»: lo esplicita una indagine del Censis-Forum per la ricerca biomedica, rilevando in data 12 luglio 2005 che il 26% delle domande rivolte in rete dai 20 milioni di italiani che «navigano» abitualmente riguarda argomenti di salute e benessere. «Molti italiani consultano la rete per fare pre-diagnosi, prima di andare dal medico».

«Che cosa rende Internet tanto interessante?» – si chiede ai nostri giorni un filosofo che insegna presso il dipartimento universitario parigino Hypermédia[19]. Egli risponde prospettando una intelligenza collettiva e connettiva capace di creare una coscienza planetaria nuova attraverso Internet. A prescindere da una tale globalizzazione non solo informatica, ma addirittura culturale, l'interesse di Internet resta per ora più modestamente limitato al fatto che esso è un mezzo eccellente per assumere informazioni e trasmetterle. Il medico dispone oggi di molti più dati, numeri, immagini, opzioni, percorsi. Non è sempre facile destreg-

cina e internet: un approccio storico, relazione introduttiva al Convegno su *Internet e Medicina generale*, Milano, 2 dicembre 2000.

[18] Le parole di Luigi Donato sono riportate nell'intervista data a «Tempo medico», 13, 1985, p. 41.

[19] P. Lévy, *Il virtuale*, Cortina, Milano 2000, p. 120.

giarsi in tutto ciò, ove non soccorra il buon metodo. Ma il metodo vigente è quello che tende a spingere il medico verso la logica del calcolatore, non quello che mira ad arricchire con tale logica il rapporto umano con il paziente e con la società. Al punto in cui siamo è legittimo dire, con il gusto del paradosso: «Benvenuta tecnologia, sei indispensabile però... dietro il computer ci dev'essere Ippocrate»[20].

Emergono evidenti le possibilità veramente rivoluzionarie che la scienza dell'informazione e la tecnica del computer mettono al servizio della medicina, informatica e telematica, ivi compresa una avveniristica telemedicina domestica portata a domicilio dei pazienti per rispondere tempestivamente a problemi e bisogni immediati. La medicina è certamente una attività tecnopratica basata su scienze – le cosiddette «scienze di base» – tra cui si è inserita recentemente, con pieno diritto, quella dell'informazione. «La macchina, per quanto strano possa sembrare, potrebbe diventare la migliore amica della medicina», scrive non senza autoironia un chirurgo d'avanguardia iperattivo oltreoceano: «mano mano che il lavoro tecnico sarà sempre più affidato ai 'sistemi esperti', il singolo medico potrà ricuperare quegli aspetti che erano tanto importanti prima che arrivasse la tecnologia, per esempio parlare con i pazienti»[21].

Parlare con i pazienti, e ascoltarli, non è né un'istanza retorica, né un'anacronistica rivalutazione dell'anamnesi quale mezzo privilegiato per ricuperare il patrimonio della soggettività, coessenziale alla oggettività nel contesto medico-scientifico e del rapporto di cura; è un mezzo affinché, nel contesto del rapporto antropologico, l'informazione sia finalizzata al paziente onde il consenso di questi risulti consapevole. Oggi il paziente sa che la medicina mette a sua disposizione grandi risorse, che egli carica di attese e di giuste pretese, fondate le une sui bisogni, le altre sui diritti alla

[20] Interviste a U. Veronesi e G. Cosmacini, in *Medicina, salute, benessere*, numero monografico di «Telèma», III, 1997, pp. 7-11. Per una messa a fuoco dei problemi inerenti alla «informatizzazione dei dati», alla «teleducazione in campo sanitario», all'«impatto della rete in medicina» vedi il fascicolo monografico *Medicina e Internet*, in «Ricerca Roche», 31, marzo 2001.

[21] A. Gawande, *Salvo complicazioni. Appunti di un chirurgo americano su una scienza imperfetta*, Fusi Orari, Roma 2005, p. 58.

tutela della propria salute. Egli conosce i grandi progressi e successi di una medicina che ha raggiunto elevati livelli scientifico-tecnici; talora, sotto la pressione impropria dei mezzi di comunicazione di massa, è portato a credere che il suo bisogno e il suo diritto possano e debbano essere esauditi ed esauriti da questa perfezionata tecnologia. Così non è: molte attese e pretese esulano da questo campo in quanto attinenti non al dominio tecnologico, ma alla problematica esistenziale, nel cui ambito la malattia, l'infermità, l'ansia, la depressione, la dipendenza, l'invecchiamento, la morte sono eventi della vita correlati a una antropologia antica e nuova, perenne.

Le risorse tecniche sono oggi copiose come prima non mai; ma come prima le capacità umane cozzano spesso contro mali più grandi di loro e si rivelano fragili. La fragilità è tanto maggiore quanto più si è irrobustita la presa di coscienza, da parte del paziente, del suo diritto di porre, attraverso il *consenso informato*[22], regole e limiti alla relazione con il medico e a ogni atto che questi compie nei suoi confronti. Per questo l'informazione data al paziente deve essere esaustiva, concernente il suo stato di salute, le offerte della scienza e della tecnica a suo vantaggio, il tasso di incertezza che ogni decisione comporta e i benefici e rischi possibili, insiti sia nell'intervento (farmacoterapico, chirurgico) che nella rinuncia all'intervento. Il consenso informato ottimale è dato dal paziente e ottenuto dal medico dopo l'assolvimento da parte di questi di un rapporto globale; non è quello dato e ottenuto in modo burocratico, tramite una frettolosa richiesta e una altrettanto affrettata apposizione di una firma. Il consenso informato è un atto etico, finalizzato alla tutela dei bisogni e dei diritti del paziente, non

[22] Nella ricca pubblicistica sull'argomento il più recente contributo è G.G. Pasinelli, *Il consenso informato. Una svolta nell'etica medica*, a cura della Fondazione Pfizer, prefazione di G. Cosmacini, Franco Angeli, Milano 2004. Il libro è completato da una «sinossi storica» che dagli scritti di John Gregory (1724-1773) e del suo allievo Benjamin Rush (1745-1813), prospettanti l'opportunità di informare il paziente al fine di trarne un «beneficio terapeutico», giunge al Codice di Norimberga (1947), includente un decalogo normativo della sperimentazione medica su soggetti umani, e alla legislazione odierna circa il diritto del malato all'autodeterminazione.

all'autotutela di una tendenza o tentazione professionale corporativa, preoccupata soltanto dell'eventuale contenzioso giudiziario[23].

Nella medicina del Novecento, dilatatasi prima a dimensione «sociale» e più recentemente a dimensione «globale», l'informazione «duale» fra curanti e curati, fra assistenti e assistiti, come quella espressa nel consenso informato, è diventata – come s'è detto – anche «plurale», fruita dalle équipe mediche, tecniche, infermieristiche, nonché dalle varie comunità degli assistiti e dalle diverse fasce dell'intera società. L'informazione fruita dagli addetti ai lavori nel campo della sanità si chiama «formazione permanente» o, con modo di dire aggiornato, «educazione continuativa in medicina» (Ecm). L'informazione fruita indistintamente da tutti i componenti del corpo sociale si chiama «educazione sanitaria»[24].

La formazione o l'educazione dei primi – medici, tecnici, infermieri – ha le sue istituzionali sedi universitarie e le sue istituzionali procedure nei corsi di laurea, di laurea *brevis*, e nelle scuole speciali, nei corsi di aggiornamento, nei seminari, nei convegni, nei congressi. Ha anche i suoi rischi: uno di questi, forse il maggiore, è la «difficile convivenza» tra «la professione e il conflitto di interesse»:

Oggi la ricerca, l'informazione e, entro certi limiti, la formazione dei medici sono finanziate dalle aziende produttrici di farmaci e di dispositivi sanitari che i medici prescrivono. Così l'opera del medico quale agente del paziente (dettata quindi solo da scienza e coscienza) diventa anche attività di intermediazione tra i produttori di beni e i fruitori (i pazienti, forzatamente limitati nella loro autonoma capacità di giudizio).

[23] Il problema del contenzioso giudiziario non è peraltro di poco conto se ad esempio in Lombardia per 11.000 volte, nei sei anni compresi tra il 1999 e il 2004, un paziente ha portato in tribunale il proprio medico per essere risarcito dei danni subiti. È quanto è emerso dal Convegno *Medici alla sbarra: cause giudiziarie e sanità*, Milano, 1° aprile 2005. Sul problema vedi anche A. De Santis, *Medici in tribunale. Se il malato denuncia il dottore*, prefazione di G. Cosmacini, Edizioni MT, Grugliasco 2005.

[24] Nella pubblicistica trentennale sui problemi dell'educazione in medicina e sanità vedi C. Vetere, *Educazione sanitaria*, Armando, Roma 1975, e il libro collettaneo *Governare la formazione per la salute. I fabbisogni formativi per l'Educazione Continua in Medicina*, a cura di A. Innecco, L. Pressato, C. Tognoni, M. Zabeo, Il Pensiero Scientifico, Roma 2005.

Quindi ci si riferisce al *conflitto di interesse* non solo sotto il profilo giuridico, bensì anche sotto quello etico, come giudizio valoriale[25].

Qual è il fine di ogni percorso formativo o educativo? Lo scopo è di formare un personale sanitario competente e disponibile[26]. La *competenza* si acquisisce all'università, ma dev'essere sviluppata lungo tutto l'arco della vita professionale con un percorso di formazione continuativa che non riguarda solo la *conoscenza* scientifico-tecnica, poiché il problema non è soltanto una questione di scienza e di tecnica, ma anche di saggezza, riguardando la capacità di formulare giudizi, spesso in condizioni non facili, e di prendere decisioni, spesso in condizioni difficili[27]. Inoltre la *disponibilità* non si insegna, perché la sollecitudine verso il prossimo non è trasmissibile come il sapere scientifico-tecnico; tuttavia la si deve apprendere perché ogni curante è tenuto a una *comprensione* umana dell'altrui condizione. Questo aspetto, che non è tanto disciplinare-didattico quanto culturale in senso lato, è ancora poco compreso, quando non addirittura trascurato o male interpretato. È motivo di amarezza dover constatare che oggi si debba giungere a definire «buon medico» o «bravo infermiere» un professionista per il solo fatto che, per sua personale dote o virtù, sta ad ascoltare il paziente o è premuroso con lui; o dover constatare che la «bontà» o la «bravura» sia solo appannaggio di quei medici o infermieri che hanno scoperto in se stessi che cosa significa essere malati[28].

[25] A. Panti, *La professione e il conflitto di interesse*, in «Medicina Pontina», bollettino dell'Ordine dei Medici della provincia di Latina, XXVII, 1, 2005, p. 11. Al tema del conflitto di interesse in medicina è dedicato l'intero fascicolo.

[26] Questo personale, destinato a una professione che si spende nel campo della sanità governato dal ministero della Salute, è oggetto di una formazione che si svolge in un campo governato da un ministero – quello dell'Università e della Ricerca scientifico-tecnica – che si occupa anche o prevalentemente di ambiti diversi, quali le altre aree didattico-disciplinari, la ricerca scientifica nei più diversi settori e le tecnologie non soltanto biomediche.

[27] Sulla difficoltà e fallibilità delle decisioni mediche, intrinseche alla natura stessa del ragionamento clinico, vedi M. Motterlini, V. Crupi, *Decisioni mediche. Un punto di vista cognitivo*, Cortina, Milano 2005.

[28] Vedi D. Biro, *Cento giorni. Il mio viaggio da medico a paziente*, Ponte alle Grazie, Milano 2001.

Quanto all'educazione sanitaria, essa è una questione di capitale importanza, che appartiene tuttora al novero dei problemi sul tappeto, dei progetti da realizzare, delle cose da ricondurre alla loro radice o matrice culturale. La salute non è una «assenza di malattia» come sovente si crede e si accredita. Considerare la salute come tale porta a ritenere che di essa ci si debba occupare solo o soprattutto quando la presenza della malattia ce ne fa avvertire o patire l'assenza. In pratica ciò significa fare della salute un oggetto esclusivo o, quantomeno, prevalente della medicina clinica, diagnostico-terapeutica, e non un oggetto primario della medicina igienica e della politica sanitaria, nonché – nello specifico campo educativo – dell'attenzione, non ossessione, personale di ciascuno di noi. Questo *spostamento di campo dell'oggetto salute* è il portato di una ideologia che tende a massimizzare il ruolo del medico diagnosta e terapeuta e a minimizzare il ruolo della sanità pubblica e del singolo uomo nell'aver cura della salute per preservarla e difenderla.

Sottolineare tale aspetto non vuol dire svalutare la medicina clinica, che oggi dispone di metodi e mezzi efficaci e benefici come prima non mai; significa piuttosto porre l'accento sul fatto che l'aver cura della salute è prima di tutto un fatto politico e che spetta ai diretti interessati. Sono sempre più attuali, al riguardo, le parole dello storico Jacques Léonard, scritte ventiquattro anni fa: «La medicina-scienza non è mai una ricerca isolabile, è la medicina di un contesto culturale. Allo stesso modo la medicina-professione non è mai una realtà neutra, è la medicina di un contesto socio-politico»[29].

A tale consapevolezza mira, o dovrebbe mirare, l'educazione sanitaria, a proposito della quale già trent'anni or sono si scriveva come essa non fosse «un monopolio dei medici, ma un processo che richiede tutto un insieme di comportamenti sociali e che deve seguire canali già stabiliti per altri interventi nella comunità associata», differenziandosi però nettamente dalla mera «propaganda» e richiamandosi invece alle «scienze comportamentali, indispensabili per la comprensione dei fenomeni di diffusione del-

[29] J. Léonard, *La médecine entre les pouvoirs et les savoirs*, Aubier, Paris 1981, p. 8.

l'informazione, di codificazione del messaggio, di influenza degli atteggiamenti culturali». Se la bioetica è intesa come «un ponte verso il futuro», l'educazione sanitaria è da intendersi come «un ponte che supera il fossato fra l'informazione sulla salute e le pratiche relative alla salute medesima», avendo ben presente e mettendo in chiara luce il «ruolo che la *Sanità* deve avere nelle decisioni economico-sociali di una società che viene definita post-industriale e quindi con prevalenza dei *valori umani* rispetto a quelli produttivistici tipici della società industriale»[30].

I percorsi educativi hanno un loro luogo peculiare nella scuola, a partire da quella dell'obbligo, dove l'alfabetizzazione sanitaria dev'essere consensuale o integrata a quella civile e morale del bambino. I percorsi devono poi proseguire nella scuola superiore, dove i giovani sentono l'esigenza o hanno il bisogno di orientarne o riorientare la loro condotta, le loro abitudini, i loro modi di vita. Qui l'educazione sanitaria assume una struttura che la porta ad attraversare più fasi: la presa di coscienza di un determinato problema, l'interessamento che ricerca più approfondite conoscenze, la valutazione dei vantaggi e degli svantaggi relativi a una eventuale modifica del comportamento, la sperimentazione temporanea di tale modifica, l'adozione definitiva e durevole del comportamento modificato[31].

Ma l'educazione sanitaria ha mezzi anche diversi da quelli scolastici; essa segue anche altri canali che sono quelli stessi dell'informazione a largo raggio: la carta stampata e la televisione. L'informazione data dai giornali e dalla Tv ha spesso il gusto dell'enfasi, della drammatizzazione, dell'eccesso sia nel bene che nel male: da un lato i «miracoli» della tecnomedicina, con le tante scoperte e invenzioni, dall'altro i «misfatti» della malasanità, con i

[30] Vetere, *Educazione sanitaria*, cit., pp. 9-10. Circa il ruolo educativo delle scienze comportamentali vedi G. Cosmacini, *Scienze naturali, scienze umane ed educazione alla salute*, in «Bollettino della Facoltà di Medicina e Chirurgia dell'Università Politecnica delle Marche», VIII, 1, 2005.

[31] Nel classico caso dell'educazione sanitaria contro il fumo, la consapevolezza che questo nuoce alla salute passa attraverso l'evidenza casistica e statistica della minor quantità di vita dei fumatori, la constatazione che i benefici somatici e psichici del non fumare superano i presunti vantaggi d'altro genere, la percezione che l'astensione dal fumo dà benessere e che tale benessere può essere reso permanente smettendo definitivamente di fumare.

molti colpevoli e complici. Una corretta educazione sanitaria è quella che si modella su di una informazione che concerne tutto ciò che sta in mezzo a questi due estremi e che si situa nella lezione di fatti che magari non fanno notizia e perciò non trovano eco nei mezzi di comunicazione di massa, ma che sono oltremodo importanti e preziosi per orientare i lettori e gli ascoltatori sul cosa fare o non fare per star bene e per non star male.

Nei giornali e nelle reti televisive il principio della libera concorrenza, teso all'accaparramento dell'interesse del pubblico (la famosa o famigerata *audience*) fa propendere verso il miracolismo o lo scandalismo; anche le rubriche più specializzate non sono del tutto indenni da propensioni in tal senso; senza contare che, per quanto attiene alla carta stampata, questa ha in Italia livelli di lettura ancora assai bassi, talché una campagna educativa fondata su di essa è da considerarsi a tutt'oggi non molto incisiva. Diverso il caso dei programmi Tv, i quali peraltro, anche se acculturati, inclinano sovente a una «cultura della malattia» più che a una «cultura della salute», equivocando ad esempio tra predizione clinica, esercitata «a valle» della malattia sugli effetti e sui prodromi, e prevenzione vera o primaria, esercitata «a monte» della malattia sulle cause e sui fattori di rischio. Il rischio, in questo caso, è quello di ingenerare nel pubblico il ricorso indiscriminato a indagini ed esami, anziché invitare all'autocontrollo e all'autocura (che non è l'automedicazione)[32] con l'aiuto del medico.

Per questo il ganglio nodale del sistema di educazione sanitaria è e resta il medico di famiglia, investito in prima persona di una funzione che non è solo diagnostico-terapeutica, ma è anche tutelare e pedagogica. Pedagogia è l'informazione data all'assistito, ma anche l'educazione alla salute o meglio l'aiuto dato a lui perché si familiarizzi con una autoeducazione alla salute che gli permetta di acquisire consapevolezza sia delle proprie risorse personali, sia dei limiti del proprio corpo.

La consapevolezza da parte dell'assistito di tali limiti è, per così dire, speculare alla consapevolezza da parte del medico dei limiti dell'arte-scienza che a quel corpo si applica. Questo prezioso senso del limite – fisiologico e scientifico-tecnico – ha un gran-

[32] Autocura è il necessario aver cura di se stessi; automedicazione è l'avventuroso e rischioso «fai da te» con i vari medicinali.

de valore educativo: preserva il medico dal pregiudizio di onnipotenza, secondo cui la scienza e la tecnica tutto fanno e tutto possono, e preserva gli assistiti dalla falsa credenza di poter essere «più sani e più belli» a ogni età della vita.

3. *Medicina molecolare ed emergenze ambientali*

Sul finire del XX secolo il paese appare trasformato nell'economia, nella società, nella sanità. Al giro di boa del millennio l'Oms certifica che la salute in Italia è al secondo posto nel mondo[33]. Di che stupirsi? Non siamo, da sempre, il «bel paese» del clima temperato e del regime mediterraneo? L'*ambiente*, nonostante i suoi dissesti e inquinamenti, resiste come fattore di salute di lunga durata, come resiste, d'altra parte, la perdurante tradizione di una cultura alimentare non ancora dissestata dal «fast food» e dall'opulenza consumistica che predispone all'obesità una quota di popolazione cospicua. Gli studiosi di genetica delle popolazioni ci dicono o diranno in che modo o misura, nel tasso di salute e dell'eccesso patogeno, conti il *genoma*, la cui mappatura, preannunciata nel giugno 2000 da una dichiarazione congiunta di Bill Clinton e Tony Blair, viene ufficialmente resa nota nel febbraio 2001 dalle riviste scientifiche «Nature» e «Science». Induce a ben sperare il fatto d'essere il popolo che, nelle sue fasce ubicate «là dove fioriscono i limoni» (per dirla con Goethe), seppe darwinianamente difendersi da un male maggiore, la malaria, con un male minore, la forma minima della talassemia o «anemia che vien dal mare»[34].

[33] Vedi Ministero della Sanità, *La salute in Italia nel 21° secolo*, Oms, Centro europeo Ambiente e Salute, Roma 2000.

[34] Per un approccio darwiniano alle malattie vedi D.P. Barash, *La lepre e la tartaruga*, Longanesi, Milano 1988; R.M. Nesse, G.C. Williams, *Perché ci ammaliamo. Come la medicina evoluzionistica può cambiare la nostra vita*, Einaudi, Torino 1999; G. Corbellini, S. Canali (a cura di), *Medicina darwiniana*, Apeiron, Bologna 2004. Nell'ambito di una «teoria evoluzionistica», nel senso darwiniano dell'evento mutageno e del vantaggio selettivo, l'uomo moderno, mutato l'adattamento biologico all'ambiente primitivo da parte dell'*homo sapiens*, si è ritrovato portatore di geni che, selezionatisi in carenza di cibo e in presenza di aggressioni cruente, rappresentavano allora presìdi vantaggiosi disposti a difesa, ma che ora, nell'odierna società benestante opulenta, sono virati in offesa, costituendo cause di malattia o fattori di rischio: tali sono, ad esempio, i geni del-

Bisogna tener conto anche di ciò, oltreché beninteso delle migliorate condizioni generali di vita, prima di echeggiare la certificazione dell'Oms nel seguente sillogismo incautamente trionfalistico: la salute in Italia è quasi la migliore; di essa è competente il Servizio sanitario nazionale; *ergo* questo servizio è quasi il migliore in assoluto. In tale modo, ingenuo o furbesco, all'inaccettabile luogo comune della «malasanità» viene a sostituirsi l'altrettanto inaccettabile luogo comune di una «buonasanità» che si presta a far impettire di presunzione molti addetti ai lavori e soprattutto rischia di legittimare l'esistente anche nei suoi aspetti niente affatto migliori.

Piace comunque che tra i fattori di *qualità* rilevati dall'Oms alle soglie del terzo millennio trovi posto l'*equità* dell'accesso alle cure come postulato dal decreto legislativo 19 giugno 1999, n. 229: una buona legge rapidamente bene applicata? In essa qualità ed equità sono contemplate in simmetria all'economicità dell'impiego delle risorse, favorita come sappiamo da una prevenzione primaria che riduce le spese ed è equanime. La *medicina preventiva*, motivata da ragioni economiche ed etiche e sempre più apprezzata nei messaggi dell'organizzazione internazionale, non manca anche presso di noi di autorevoli sostenitori[35].

È in questo stesso campo di medicina preventiva che monta l'ideologia della *medicina molecolare*, secondo cui occuparsi a fondo dell'individuo sano-malato significa disegnarne il profilo genetico per poi trarre da tale «carta d'identità genomica» le informazioni circa i suoi geni, i loro pregi, i loro difetti, le loro capacità o incapacità di utilizzare vantaggiosamente le correzioni dei loro «vizi d'origine». Si parla di «rivoluzione copernicana della medicina genica»[36]. In prospettiva futura si tratta di sostituire i geni viziati o malati con una loro copia sana; ma nell'oggi e in un domani meno futuribile si tratta di puntare su di una terapia genica attraverso ma-

la resistenza periferica all'insulina e della trombofilia, che anticamente innalzavano la soglia dell'appetito e favorivano la stagnazione delle emorragie, mentre oggi sono fattori di diabete e di complicanze arteriosclerotiche.

[35] Vedi il fascicolo monografico *La medicina preventiva*, in «Ricerca Roche», 35, 2002.

[36] A. Oliverio, *La rivoluzione copernicana della medicina genica*, in «Janus», 18, 2005, pp. 10-16.

nipolazioni di ingegneria genetica che aggiungano geni estranei dotati della capacità di contrastare, contenere o annullare gli effetti nocivi dei cosiddetti «geni del male».

Sono inoltre ulteriormente avanzati gli interventi della tecnica sulla natura vivente, cioè le applicazioni pratiche delle *biotecnologie*. Grandi avanzamenti sono la produzione in laboratorio di «organismi geneticamente modificati» (Ogm), il clonaggio di micro- e macroviventi, la biosintesi di farmaci ad alta efficacia e minor costo, l'utilizzazione di cellule fetali ed embrionali (staminali) «totipotenti», tratte dall'uomo stesso al pari dei suoi organi. Si tratta di risultati e progetti che, in un campo minato da ideologie discordi, talora intolleranti l'una dell'altra o vaganti alla ricerca di un pluralismo etico compositivo, sono alimentati a getto continuo dall'infittirsi delle ricerche e dal trasferimento di queste dai laboratori all'area della salute.

Si può ben dire che il terzo millennio si è aperto all'insegna del genoma umano. «È un punto di partenza per il futuro genetico», afferma il premio Nobel Renato Dulbecco, padre in Italia del Progetto Genoma. «È una svolta storica perché d'ora in poi la medicina potrà creare terapie mirate e personalizzate che vanno diritte al bersaglio», afferma Luigi Luca Cavalli Sforza, professore alla Medical School della Stanford University dove dirige lo Human Genoma Diversity Project. Il genoma è un patrimonio di 30-40.000 geni (il micobatterio della tubercolosi ne conta 4.000) inestimabile per sé e per le prospettive che apre. Esse promettono di migliorare la nostra salute: sarà possibile rendere completo l'elenco dei difetti genetici più gravi, spesso dovuti a un singolo gene aberrante (difetti monofattoriali), e sarà possibile sottoporre a controllo i difetti ereditari dipendenti dall'azione di più geni tutti insieme (difetti multifattoriali), i quali, con l'aggiunta di fattori comportamentali e/o ambientali, sono responsabili di malattie molto diffuse come diabete, ipertensione, affezioni cardiovascolari e neurodegenerative, tumori.

Anche se filosofi ed epistemologi saggiamente ammoniscono che il Dna dell'uomo non è tutto l'uomo, è certo che la natura biologica è il presupposto di tutto il resto. L'uomo non si concepisce fuori dalla natura, diceva oltre cent'anni fa, in epoca pre-genomica, Antonio Labriola (come riportato nell'*Introduzione* di questo libro). Per questo la mappatura del genoma umano è stato un vero e proprio «passo da gigante». Lo è stato sotto l'aspetto conoscitivo, lo sarà dal punto di vista applicativo. Bisogna però tener conto del tempo necessario – a volte assai lungo come la storia insegna – che intercorre tra l'acquisizione di nuove conoscenze, in virtù di una scoperta scientifica, e le loro applicazioni e ripercussioni pratiche; e bisogna tener conto delle limitazioni stesse della ricerca, intrinseche ed estrinseche: le une, fatte di coerenza metodologica, di rigore sperimentale, di precauzione vigile, di un'etica stringente ed esigente spesso ignorata da altre attività umane, ritardano le applicazioni in base a criteri sacrosanti, condivisi e accettati dall'intera comunità scientifica; le altre invece, frapposte da dogmi sacri e santi o da scelte d'opportunità politica, costituiscono impedimenti e remore su cui si dividono e si scontrano gli stessi ricercatori e scienziati.

Così è stato ed è, per esempio, a proposito del trapianto di cellule staminali. Mentre all'utilizzo delle cellule staminali «adulte» (prelevabili dal cordone ombellicale, dallo strato germinativo della cute, dalla matrice emopoietica del midollo osseo) non si pongono limiti e anzi se ne parla come una strada percorribile, battezzata «via italiana» ai trapianti e benedetta dalla gerarchia ecclesiastica, all'utilizzo delle staminali «embrionali» (tratte dall'embrione nelle primissime fasi di vita) si frappongono problemi, ostacoli, divieti – attinenti allo statuto ontologico dell'embrione manipolato – che costituiscono limiti estrinseci non facilmente superabili, da taluni ricercatori considerati come lacci alla loro attività.

Senza entrare nel merito dei quesiti referendari sottoposti al voto degli italiani il 12-13 giugno 2005 (di cui quello sulla «fecondazione medicalmente assistita» ha ricapitolato storicamente l'intervento medico nella sfera procreativa muliebre, iniziato con il «parto medicalmente assistito» esautorante le antiche comari), viene rilevato che già oggi vengono prodotte «linee di cellule staminali embrionali» con «prospettive per la medicina a dir poco esaltanti» (con 3.000 brevetti già registrati negli Stati Uniti).

La via è segnata. Le obiezioni di natura etica rimangono intatte, almeno per ora, ma il raggiungimento dell'obiettivo terapeutico si avvicina e diviene sempre più concreto. Il mondo insomma va avanti e quando l'applicazione pratica di queste scoperte diverrà una realtà, sarà piuttosto difficile non tenerne conto e impedire ai potenziali utenti di andare a farsi curare dove questo è possibile. [...] Con buona pace dei referendum[37].

In questo ambito si profila il controllo delle nuove malattie della longevità, come il morbo di Parkinson e il morbo di Alzheimer, e delle vecchie malattie della premorienza, quali il diabete e l'infarto cardiaco. Ma il fronte su cui si delineano i maggiori progressi è quello della lotta ai tumori, senza contare le possibilità ripetutamente annunciate di mettere a fuoco il meccanismo genetico dell'invecchiamento e di arrivare al farmaco che allunga la vita. *Elisir* è il titolo di una rubrica televisiva d'informazione medica molto ascoltata[38] ed è l'etichetta di un modo di pensare, più fidente che critico, in base al quale, «adesso che stiamo arrivando alla possibilità di modificare i nostri geni, invecchiare è diventato anacronistico»[39]. È la ricorrente, irrinunciabile ideologia medica di una «quasi immortalità» promessa nei secoli dall'alchimia di lunga vita, dal controllo cartesiano delle cause di morte, dal ricambio baconiano degli umori e degli organi, dagli innesti ormonali e dalle tecniche d'ibernazione, dalla manipolazione dei geni marcatempo e infine dalla clonazione terapeutica e dall'utilizzo delle cellule staminali[40].

Tra i vessilliferi di tale ideologia medica c'è oggi William Schwartz, professore di medicina all'University of Southern California e autore del libro *Life without Disease. The Pursuit of Medical Utopia* (University of California Press, Berkeley 1998), il quale prevede entro il 2050 la sconfitta di molte malattie, se non proprio di tutte, e un aumento della longevità di quaranta o più anni. Fra una cinquantina d'anni, afferma il professore, «i progressi nella terapia genetica e i farmaci aventi come bersaglio le

[37] E. Boncinelli, *Scienza più veloce dei referendum*, in «Corriere della Sera», 29 maggio 2005.

[38] A proposito dei telespettatori «devoti di *Elisir*», scrive Aldo Grasso nell'articolo *Malati in video, malati nella vita* («Corriere della Sera», 26 luglio 2005), «entra in gioco il ruolo sociale della TV»; e si chiede: «È vero che siamo tutti malati dopo una trasmissione sulle malattie?».

[39] Vedi A. Silverstein, *La conquista della morte*, traduzione di C. Cottafavi, Sperling & Kupfer, Milano 1982.

[40] Vedi E. Boncinelli, G. Sciarretta, *Verso l'immortalità? La scienza e il sogno di vincere il tempo*, Cortina, Milano 2005.

proteine avranno praticamente eliminato la maggior parte delle malattie» e «i vecchi condurranno una vita normale in piena salute sino a poco prima di morire»[41]. Si tratta di una ideologia che, scadendo di livello qualitativo, si presta a dare credibilità a ciarle mediche circa l'esistenza di qualche soggetto umano o sovrumano che «sotto il profilo immunologico è predisposto per l'immortalità»[42].

Di fronte a questo mito ambiguo, cui la scienza reca di continuo apporti consistenti, si pone, anch'essa con ricorrenza periodica, l'ideologia medica tendente a massimizzare l'importanza dell'ambiente naturale, un'importanza che peraltro ha qualche ragione in più da quando ci si è accorti che la natura che ci circonda è spesso matrigna non per se stessa, ma perché resa nemica dalle offese che l'uomo le infligge, e da quando «il problema del danno umano all'ambiente», implicante «la responsabilità morale dell'uomo», è avvertito come una serie di sottoproblemi particolari e specifici che si chiamano «emergenze ambientali»[43].

Tra le *emergenze ambientali* del nostro paese, come di altri, ci sono, attualizzate ed elevate a potenza, le dolenti note a carico «delle acque, dell'aria e dei luoghi» d'ippocratica memoria, tra cui: l'alterazione dello strato protettivo dell'atmosfera dovuto all'emissione di gas responsabili del «buco dell'ozono» e dell'«effetto serra», nonché di altre anomalie climatiche; l'inquinamento diffuso e l'annesso problema delle scorie da smaltire; l'aumento fuori misura dei consumi energetici; la deforestazione indiscriminata e spesso selvaggia con devastanti ricadute sul territorio e sulla sua vivibilità.

Mentre la natura viene «consumata» dall'uomo, questi fa i conti con recidivanti esondazioni d'acque e smottamenti di suoli, o con altre ritorsioni a suo danno, ulteriormente aggravate dagli effetti di una globalizzazione che rilancia gli iperconsumi e che propaga il cosiddetto consumo irreversibile all'insegna di un ahimè

[41] Le parole di William Schwartz sono riportate da G. Cosmacini, R. Satolli, *Lettera a un medico sulla cura degli uomini*, Laterza, Roma-Bari 2004, pp. 22-23.

[42] Vedi l'articolo, a firma G.A. Stella, in «Corriere della Sera», 22 aprile 2005, p. 1.

[43] Vedi S. Bartolommei, *Etica e natura. Una rivoluzione copernicana in etica?*, Laterza, Roma-Bari 1995, p. 20.

«cieco *sviluppismo*»[44]. Ma, in controtendenza, prende piede e si va diffondendo una concezione dell'uomo e del mondo dove i consumi pesano di meno e dove riemergono valori come, tra gli altri, il benessere non necessariamente legato al possesso e supportato da «buone pratiche di sostenibilità».

L'impegno etico-politico dei governi, italiano compreso (ma statunitense escluso), aderenti al Protocollo di Kyoto che nel 1997 ha cercato di reagire alla crisi ecologica con un importante accordo sull'ambiente, trova per così dire un monitoraggio critico-polemico da parte della platea ecologista, rappresentata dal «popolo di Seattle» (città nordamericana dove nel 1999 mezzo milione di persone ha manifestato contro il vertice dell'Organizzazione mondiale del commercio) e incarnata in Italia dal movimento *no-global*, che nel 2002 ha rumorosamente manifestato a Genova contro il vertice degli otto paesi più industrializzati del mondo.

Il vero impegno è, oggi, ancora quello ippocratico in difesa dell'*habitat*, per preservarlo dall'inquinamento e dal dissesto idrogeologico. Poi ci sono i problemi dovuti agli alimenti nocivi, ai pesticidi, ai rifiuti tossici, ai rumori lesivi, alle alte frequenze, ai modi e mezzi di produzione dell'energia. Alle emergenze ambientali si aggiungono *emergenze occupazionali* attinenti il lavoro. Uno dei maggiori problemi dell'odierna società benestante opulenta è quello di coniugare il buon rapporto con la natura cui apparteniamo con un buon rapporto con il lavoro al quale dobbiamo gran parte del nostro benessere. Se l'equilibrio di questi due rapporti viene meno, la società va in crisi e vede vanificarsi i benefici raggiunti.

Oggi, nel nostro paese, pur potendosi ritenere generalmente migliorato l'intero contesto lavorativo, gli infortuni sul lavoro, le malattie professionali – intossicazioni, infezioni, tumori, psiconevrosi – e le cosiddette «morti bianche» rappresentano ancora una quota troppo alta della morbilità e della mortalità generali. Tutto questo «mal da lavoro»[45], ordinario e d'emergenza, rinnova in continuazione la *patologia del progresso*, ancora e sempre accompagnata dalla residua patologia dell'arretratezza. Sono tutte pia-

[44] Vedi l'editoriale di Giovanni Sartori, *Chi nega la cattiva salute della terra*, in «Corriere della Sera», 17 agosto 2005, p. 1.

[45] Vedi F. Carnevale, A. Baldasseroni, *Mal da lavoro. Storia della salute dei lavoratori*, Laterza, Roma-Bari 1999.

ghe aperte ancora e sempre nel corpo di una classe lavoratrice messa a repentaglio sia psichicamente – dallo stress produttivistico o da quello, di segno opposto, della non-produzione e della disoccupazione –, sia fisicamente – dai letali insulti del cromo esavalente, dall'arsenico, dell'amianto[46].

Di fronte a tali insulti patogeni, perlopiù riconducibili a imprenditori incapaci e rapaci, la sanità è spesso latitante, vicariata talora dagli interventi della magistratura. Quest'ultima è la sola arma a disposizione per una presa di coscienza collettiva. Ma sui suoi processi e giudizi pesa in permanenza lo spettro dilatorio della prescrizione della pena, ch'è un espediente manovriero usato allo scopo di trasformare in assoluzioni di fatto le punizioni di diritto, e in presunti innocenti i certi colpevoli.

[46] I danni da amianto o asbesto sono noti fin dal tardo Ottocento. L'asbestosi fu descritta per la prima volta da Montague Murray nel 1906. A partire dagli anni Sessanta del Novecento si ha nozione del rapporto quasi esclusivo tra amianto e mesotelioma, tumore maligno della pleura. L'uso industriale dell'amianto è continuato anche quando era già noto il suo potere cancerogenetico. In Italia il tasso di mortalità per tumore pleurico è passato dallo 0,95 per 100.000 abitanti nel 1970 all'1,73 nel 1990. Tuttavia «ulteriori incrementi dei tassi di mesotelioma sono attesi nei prossimi anni» (ivi, p. 316n).

III
Alle soglie del nuovo millennio

1. *Emergenze virali*

Nonostante che la prevenzione disponga oggi di modalità attuative molto più efficaci che in passato e nonostante che oggi, diversamente dal passato, le capacità di identificazione diagnostica e di terapia mirata siano oltremodo accresciute e perfezionate, le malattie infettive a eziologia batterica e virale sono ancora attestate ai primi posti tra le cause di morbilità e mortalità a livello mondiale.

Nel 1967 l'epidemiologo William H. Stewart, meditando sui risultati clinici ottenuti con l'impiego degli antibiotici e dei primi vaccini, dichiarava pubblicamente l'imminente estinzione della patologia infettiva e invitava l'amministrazione statunitense a spostare l'attenzione e i finanziamenti sulle malattie croniche e degenerative. Invece, dopo quasi quarant'anni, le malattie infettive restano la seconda causa di morte nel mondo e la terza negli Stati Uniti. Le ottimistiche previsioni degli anni Sessanta non avevano tenuto conto delle dimensioni della massa microbica presente sulla terra e della straordinaria capacità adattativa delle specie microbiche stesse. Si stima infatti che queste costituiscano il 60% della biomassa del pianeta e che esista pertanto un immenso serbatoio di microrganismi, in larga misura ospitati in specie animali e in gran parte sconosciuti, in continua evoluzione[1].

Le malattie da microrganismi sono tuttora, anche nel nostro paese, frequenti e minacciose. La sicurezza o sicumera di averle debellate ha dovuto recentemente confrontarsi con evenienze morbose che si sono riproposte come *emergenze virali* di attualità.

[1] M. Moroni, *Editoriale*, in *Infezioni virali*, fascicolo monografico di «Ricerca Roche», 44, 2004, pp. 2-3.

La salute in Italia è attualmente cimentata da infezioni quali, oltre all'Aids, le polmoniti ed epatiti virali. Il virus dell'epatite B (Hbv), altamente infettivo soprattutto attraverso i contatti intimi e l'uso in comune di oggetti contaminati (rasoi e spazzolini), ha presentato in tre lustri un cambiamento epidemiologico favorevole, ancor prima dell'introduzione della vaccinazione obbligatoria, grazie al miglioramento ulteriore delle condizioni igienico-sanitarie della popolazione. Ma il virus dell'epatite C (Hcv), identificato nel 1989 come la principale causa di epatopatia nelle persone che avevano ricevuto una trasfusione di sangue, è tuttora un agente patogeno ad alto tasso d'insidia essendo responsabile di affezioni subdole, tendenti a cronicizzarsi e quindi a provocare molte cirrosi epatiche e non poche neoplasie del fegato.

Recenti studi condotti sulla popolazione sana di età adulta hanno evidenziato nel Nord-est italiano una prevalenza di infezione cronica da HCV pari all'1,7%: ciò corrisponde a una stima nel nostro paese di almeno un milione di portatori cronici del virus di età compresa tra 16 e 65 anni che non sono ancora stati diagnosticati[2].

I virus influenzali dal canto loro, facilitanti le associazioni microbiche e le complicanze polmonari specie nei soggetti cardiopatici e anziani, sono all'ordine del giorno a ogni mutare d'inverno. Recentemente, con provenienza dall'Asia, si è però affacciato inquietante un virus niente affatto mite, il *coronavirus* della «sindrome respiratoria acuta severa» (Sars), ennesimo prodotto storico dell'incontro in Oriente tra l'uomo e quei serbatoi o vettori d'infezione che sono, a volte, gli animali. L'Italia ha contato una sola vittima, il medico Carlo Urbani, caduto nel Sud-Est asiatico combattendo la sua battaglia per lo studio e la cura della nuova malattia.

La globalizzazione dell'economia e del lavoro, del turismo e degli studi, nonché la migrazione, fattasi più massiccia e più rapida, di gruppi di popolazione afro-asiatica sospinta da un eurotropismo incalzante, finalizzato alla condivisione del benessere eu-

[2] I rilievi sull'epatite C sono di Alfredo Alberti, del dipartimento di Medicina clinica e sperimentale dell'Università di Padova (ivi, p. 39). Quelli relativi all'epatite B provengono dal Centro di gastroenterologia ed epatologia dell'Università di Pisa (ivi, p. 41).

ropeo, rende ancor più facile quella «unificazione microbica del mondo» che nel Basso Medioevo fu propiziata dai commerci tra bacino mediterraneo e Medio Oriente e che dal Rinascimento in poi fu agevolata dai sempre più frequenti scambi tra America, Africa, Asia e paesi europei.

Più in generale, «dal passato recente a oggi molti altri fattori si sono aggiunti o modificati facilitando la diffusione degli agenti infettivi». Tra essi figurano: l'aumento della densità di popolazione delle aree urbane, con relativo incremento delle fasce più povere e igienicamente più precarie; le modificazioni intensive dell'agricoltura e della zootecnia, con rapporti meno equilibrati o contatti più stretti tra uomini e animali vettori di virus; i mutamenti repentini del clima uniti agli sbalzi termici, come quelli indotti da *El Niño*, protraente la durata dell'influenza del 2004; le perturbazioni catastrofiche dell'ecosistema terracqueo, come quelle provocate dallo *tsunami* del 26 dicembre 2004, con scie di morte, recidive *in loco* e ricadute a distanza ancora problematiche e incerte. Più accertati nel loro nocumento, e certamente influenti nei nostri lidi, sono «l'utilizzo spesso inappropriato della terapia antibiotica [che] ha causato, oltre allo sviluppo di resistenze batteriche, un indebolimento della capacità immunitaria» e «il progressivo invecchiamento della società [che] sta ampliando una fascia di popolazione che potenzialmente risulta più suscettibile a tutta una serie di infezioni da patogeni opportunisti»[3].

Ora è il turno dell'«influenza aviaria» da virus H_5N_1, trasvolante da Est a Ovest, portata da uccelli migratori, dei quali è temuto il contatto – il contagio – con i nostri polli d'allevamento che si raccomanda agli allevatori di tenere ben chiusi nelle gabbie fino a che la trasvolata pestilenziale sia sparita dai nostri cieli.

Insieme a tale raccomandazione giungono all'opinione pubblica le notizie rassicuranti che per il «virus dei polli» è «pronto il piano di Storace», ma anche le notizie allarmanti che «lo spettro dell'influenza aviaria» incombe.

Lancet, *Science*, *Nature*, le principali riviste scientifiche [...] dedicano le copertine dell'estate 2005 allo stesso spettro: l'influenza avia-

[3] F. Pregliasco, S. Schieppati, L. Fonte, *Non di solo virus*, ivi, pp. 8-11 *passim*.

ria. La paura è che il virus H_5N_1, mutando senza soste, possa infettare direttamente gli uomini. Se questa tragedia si consumasse, gli epidemiologi hanno stime macabre, le più pessimistiche, spesso lasciate in sordina per non allarmare, calcolano un miliardo di casi nel mondo e 360 milioni di morti, con strage in Africa tra le popolazioni già indebolite dall'Aids. Le previsioni politiche ed economiche sono fosche, viaggi e turismo bloccati, borse sconvolte, governi che nazionalizzano i vaccini, sommosse. Sarebbe la fine del mondo globale»[4].

Dall'interscambio tra animali e uomini altre patologie possono emergere. Oltre ai due tipi d'influenza, va menzionata la «peste silvestre», assente alle nostre latitudini, ma presente in ben quindici Stati occidentali degli Usa dov'è propiziata da «scoiattoli volpe» e da «cani delle praterie» che la rendono suscettibile di mutazione in «peste domestica» esportabile, evocante spettri da Medioevo. L'antropozoomachia è dunque una tenzone duratura, perché, come ha insegnato Darwin, la lotta per l'esistenza è il propellente stesso della vita e vale per tutti i viventi, sia per i macroviventi come l'uomo, sia per i microviventi come i batteri e i virus[5].

La biologia molecolare conferma che il corredo genetico dei virus può subire mutazioni, farsi altamente patogeno, creare veri e propri «geni del male». Basta che un virus modifichi un breve segmento del suo Dna o Rna perché l'organismo ospite modifichi a sua volta il proprio comportamento determinando una condizione morbigena o francamente morbosa. Ha dichiarato anni or sono, con sorprendente anticipazione, Geoffrey Schild, del World Influenza Centre: «Se un allevatore di tacchini in Cina si infetta di un tipo di virus da uno dei suoi animali e di un secondo tipo da

[4] Vedi sul «Corriere della Sera», l'articolo settembrino, firmato da Margherita De Bac, *Virus dei polli, pronto il piano di Storace*, e l'editoriale agostano, firmato da Gianni Riotta, *Lo spettro dell'influenza aviaria. Il virus H_5N_1 va alla guerra*.

[5] Principali epidemie da nuovi agenti patogeni sono quelle da Nipahvirus, in Malesia (ma con focolai nel Nord America), da Hendravirus, in Australia, da Hantavirus, in America, da virus Ebola, nell'Africa nera (con esordio in Sudan e Zaire nel 1970-75), da virus Marburg (con esordio in Germania nel 1967). Epidemie da agenti patogeni riemergenti sono la febbre emorragica Dengue (con mezzo milione di casi in Brasile nel 1998) e la malattia da West Nile virus (negli Stati Uniti, tra vecchio e nuovo millennio). Devo tali informazioni ad Alessandro Zanetti, direttore dell'Istituto di virologia dell'Università degli studi di Milano.

un contatto con l'uomo, può dare origine a un nuovo ceppo e a una nuova malattia»[6].

Attualizzando si può dire: se un individuo affetto dal virus di una banale influenza entra in contatto con un virus aviario, l'accoppiamento possibile dei due virus può generarne un terzo, con Dna o Rna mutato, trasmissibile da uomo a uomo e clinicamente feroce.

La ferocia degli «alieni» generò nella storia paure inenarrabili, da «deserto dei Tartari». La paura per le emergenze virali odierne è insieme la paura per la morte fisica, quella che «sbigottì» le genti davanti alla peste e al colera, e la paura della morte civile, quella dell'isolamento quarantenario e della segregazione ospedaliera. È una paura d'altro segno rispetto a quella per l'Aids, che fa paura per il «diverso»; questa nuova è invece una paura per il «simile», per un trasmettitore che può identificarsi nel vacanziere o nel manager, nel tecnico specializzato o nell'uomo d'affari. È una paura strisciante che ci tocca più da vicino.

È quindi necessaria una maggior sorveglianza, una più occhiuta vigilanza sui rischi latenti, mascherati, insidiosi. Non si tratta di demonizzare, ma di assumere una condotta responsabile. Oggi non ci è dato sapere se il male di un'epidemia sia destinato a evolvere in un male minore, circoscrivendosi in endemia, o in un male maggiore, dilatandosi in pandemia. Però sappiamo che la prevenzione è un'arma efficace se brandita da mano ferma, se gestita da una politica sanitaria incisiva e decisiva. È pur vero che le risorse della terapia sono in buona misura efficaci, ma lo sono su scala individuale: nei rarissimi casi di Sars occorsi in Italia, anche in assenza di farmaci «specifici», i presìdi «aspecifici» della terapia cortisonica, intensiva, rianimativa, hanno consentito la guarigione. Intorno a malati contati sulle dita di una mano si sono affollati, con abnegazione, medici e infermieri. Ma se i malati fossero stati venti, o cento? Se gli scenari fossero stati altri, rispetto a quelli dei grandi ospedali?

Il mezzo migliore per contrastare le emergenze virali e le paure da esse indotte resta la prevenzione. Di fronte ai pericoli biologici,

[6] La dichiarazione di Geoffrey Schild è riportata da R. Collier, *La malattia che atterrì il mondo. Storia della «spagnola»*, traduzione di M.L. Righi, G. Castoldi, Mursia, Milano 1980, p. 281.

fobico-genetici, dunque che fare? «Le patologie infettive a potenziale epidemico, quelle da virus in particolare, sono oggi considerate una nuova sfida alla sicurezza, un pericolo da cui tutti i cittadini devono essere protetti» attraverso «strategie preventive e terapeutiche disegnate già da tempo», ma attualmente «diventate ancora più efficaci grazie allo sviluppo tecnologico» e grazie a una potenziale «informazione, essenziale perché le strategie di controllo possano esprimersi al meglio»[7].

Le tradizionali strategie – prevenzione dei rischi, terapia degli infetti, controllo dei contagi – sono recepite e aggiornate nel programma Global Health Security varato dall'Oms nel 2001 e orientato in tre direzioni: contenere le patologie epidemiche ed emergenti a rischio noto, rispondere in modo efficace ai rischi inattesi, migliorare le capacità di sorveglianza e controllo in ogni paese. Nel nostro, «il controllo delle infezioni virali si basa su un preciso sistema di segnalazione dei casi alle autorità sanitarie competenti, sulla profilassi vaccinale e su altre misure preventive, quali la somministrazione di farmaci antivirali e le campagne di informazione di massa»[8].

Senza entrare nel merito particolare, si può dire in generale che, se le epidemie del passato ebbero, oltre all'impatto biologico e clinico, pesanti ricadute psicosociali generando lo «sbigottimento delle genti», di fronte alle odierne minacce d'epidemia è necessario anzitutto trasformare, sul piano culturale attraverso una sana educazione e una corretta informazione, la paura che sbigottisce in una preoccupazione responsabile e vigile, che è buona consigliera, e in una prevenzione che sappia essere «provvisione» a tutela del bene comune[9].

Reti informative, passaporti sanitari, isolamenti quarantenari, controlli di mercati e di traffici furono – per riandare agli inizi di questo libro – misure preventive preveggenti e provvide, anticipatrici, nel campo della politica sanitaria, di una unificazione d'Eu-

[7] A. De Felici, *Lo scenario internazionale*, in *Infezioni virali*, cit., pp. 19-21 *passim*.

[8] B. Longo, G. Rezza, *Lo scenario italiano*, ivi, pp. 22-25.

[9] I possibili scenari e le risorse a nostra disposizione per affrontare le future aggressioni da parte di quei «nemici invisibili» che sono i virus sono il tema trattato da E. Altomare, M. De Bac, *Virus all'attacco. Cosa ci aspetta dopo la Sars*, Avverbi, Roma 2003.

ropa di cui gli Stati italiani furono promotori. I loro «magistrati di sanità» furono però impopolari: le loro restrizioni conculcavano le licenziose libertà dei signori, penalizzavano i lucrosi affari dei mercanti, colpivano i malsicuri salari dei lavoratori a giornata. Nobiltà, borghesia, popolo minuto formavano un blocco ostile, nonostante che la magistratura sanitaria si facesse carico della loro salute.

Oggi l'Oms governa la salute dell'intero pianeta. Essa è depositaria di una cultura della prevenzione che, se unitamente condivisa e rigorosamente applicata, è assai più agguerrita che in passato e può molto di più. Il bilancio tra le ragioni sanitarie e le motivazioni od obiezioni economiche non esula dalle competenze dell'Oms, però non rientra nei suoi poteri decisionali, che sono di spettanza politica. La politica, se dev'essere ancora un'etica della *polis*, deve saper distinguere tra un'economia monetaristica, raramente illuminata e spesso affetta da analfabetismo morale, e un'etica economica, teorizzata da Aristotele oltre duemila anni fa.

2. *Patologia minima e microtecnica*

Con sguardo retrospettivo di lunga gittata, ci è noto (vedi la parte iniziale di questo libro) che l'antropozoomachia fu nel Medioevo un'antropomiomachia che ebbe nei topi degli insuperabili veicoli della contaminazione, del contagio, trasmettitori della peste trecentesca, ma poi anche del tifo murino, della spirochetosi ittero-emorragica, della tularemia, del sodoku. Tali malattie, e altre con esse, prima di venire identificate nella loro «specifica» causalità microbiologica, furono ricondotte alla causalità «generica» del *virus*, nome latino del «veleno», del contagio avvelenatore, precedente e preludente al riconoscimento delle incarnazioni viventi, microviventi, degli enti ed agenti in grado di causare nei macroviventi, uomini o topi o altri ancora, una malattia venefica, virulenta, virale.

Le malattie oggi addebitate con certezza ai virus, a parte il vaiolo imperversante da secoli e a parte gli esantemi (morbillo, rosolia, scarlattina) un tempo gravissimi, sono malattie novecentesche, identificate eziologicamente da quando il microscopio elettronico ha consentito di dare sostanza materiale visibile agli antichi veleni. Agli inizi del Novecento, in Italia, le maggiori malattie infettive – malaria e tubercolosi – erano malattie non virali, dovute l'una a un protozoo (plasmodio), l'altra a un micobatterio (metà batterio e metà fungo). Agli inizi del Duemila, sempre in Italia, le maggiori malattie infettive sono invece quelle virali, dalla temibile Aids alle miti influenze stagionali. Si ha l'impressione che, nella storica competizione tra macro e microviventi, la patologia infettiva si sia fatta, quasi per eludere gli sforzi scientifici e sanitari miranti a individuarla e a combatterla, sempre più particolare, particellare, minuta, miniaturizzata.

La riprova appare fornita dalla «encefalopatia spongiforme bovina» (Bse), detta anche *malattia della mucca pazza*, il cui agente infettante è addirittura un *prione*. Il nome «prione», diversamente dall'antichissimo nome «virus», viene da una sigla molto recente, pro-in, indicativa di *pro*teina *in*fettiva. La particella proteica, priva di acidi nucleici e in ciò diversa dai virus, è stata battezzata con tale sigla nel 1981 da Stanley Prusiner, premio Nobel nel 1997 per i suoi studi sulle «malattie da prioni». La particella è responsabile di una grave malattia, impostasi dal 2001 all'attenzione dei clinici come «nuova variante della malattia di Creutzfeldt e Jakob», i due neurologi che negli anni Venti del Novecento avevano descritto una forma di demenza progressiva senile dovuta a una degenerazione a spugna dell'encefalo. La variante infettiva, giovanile o presenile, è dovuta al consumo di carne bovina infetta.

«Gli italiani e il cibo»: in epoca pre-mucca pazza, la dinamica storica del cibo degli italiani era vista svolgersi «dalla frugalità e dalla sobrietà delle polente [e latte] fino all'esubero calorico degli ultimi decenni». Si constatava che,

> se anche non si trattava più di una questione di mancanza, ma di abbondanza, si riproponevano le regole della rinuncia e dei condizionamenti, tanto che l'appagamento del mangiare con gusto e piacere non è durato neppure il tempo di una generazione. Al desiderio del cibo che non si aveva, è infatti subentrata l'ansia di averne troppo e di non potere soddisfare gli appetiti in nome [non solo] degli effetti dietetici [ma anche] delle conseguenze sanitarie[10].

[10] Il passo, tratto dal saggio di P. Sorcinelli, *Gli italiani e il cibo*, Clueb, Bologna 1992, è riportato nella prefazione al libro di P.-M. Lledo, *Malati di cibo. Storia della mucca pazza*, a cura di G. Cosmacini, Cortina, Milano 2001, p. XI.

Fra tali conseguenze si annoverano quelle che penalizzano sulle mense, oltre alla polenta e al latte rei presunti di contenere tossine, anche la costata e l'ossobuco, veicoli di temibili prioni. Fortunatamente è molto esiguo il numero di casi in cui la malattia ha colpito esseri umani: più colpita è stata la Gran Bretagna, paese a elevato consumo di carne bovina, ma anche là gli effetti da malattia della mucca pazza si sono contati sulle dita di due mani. L'Italia è rimasta indenne, pur contandosi alcune mucche pazze in taluni allevamenti. Nel nostro paese la questione, che ha allarmato non poco l'opinione pubblica, è passata attraverso il decreto legislativo 21 novembre 2000, n. 335, che ha dettato le misure atte a potenziare la sorveglianza epidemiologica, e attraverso l'embargo della carne bovina d'oltremanica. Poco dopo l'Unione Europea ha approvato la proposta di sospendere l'uso delle farine animali nell'alimentazione dei capi di bestiame e ha raccomandato il ritiro dalla catena alimentare della bistecca con l'osso[11].

«Le incertezze che ancora sussistono sulla natura dell'agente trasmissibile e sulle modalità di propagazione non permettono di prevedere la possibilità di cure nel breve periodo. La prevenzione resta quindi, ancora, l'arma migliore». Quanto alla gestione di questa *crisi sanitaria* a livello comunitario, la storia della mucca pazza e delle malattie da prioni «mette in luce le carenze del sistema di vigilanza e l'incresciosa incapacità dei responsabili politici di prevedere i problemi sino a che non sia esplosa una *crisi mediatica*». Da questa storia «speriamo», è la chiosa, «che il potere politico abbia almeno tratto qualche lezione» anche perché «con l'invecchiamento della popolazione mondiale», e italiana in particolare, «le affezioni neurodegenerative umane», tra cui le encefalopatie spon-

[11] Scrive in data 28 febbraio 2001 «Il Policlinico», periodico dell'Irccs Ospedale Maggiore Policlinico di Milano, per la penna di Margherita Fronte: «I primi casi di mucca pazza nel Regno Unito risalgono agli anni Settanta, ma le prime misure anti-BSE a livello comunitario sono state prese soltanto nel 1989. In quel periodo gli scienziati sapevano già da tempo che il veicolo di contagio era il mangime, ottenuto triturando animali morti». Il sistema «permetteva di smaltire i cadaveri e di ricavare un vantaggio economico» poiché «i bovini nutriti con le carcasse dei loro simili crescono più in fretta». Dapprima «le farine erano costituite perlopiù da carcasse di ovini. Il prione dell'encefalopatia spongiforme di pecore e capre – lo *scrapie* – si è così trasmesso ai bovini, e l'impiego delle farine animali ha amplificato il contagio, provocando l'epidemia di BSE».

giformi, «assumeranno un posto preponderante nell'insieme dei problemi che la medicina del ventunesimo secolo sarà chiamata ad affrontare»[12].

Alla accennata miniaturizzazione della patologia fa riscontro la miniaturizzazione della ricerca. Viene progressivamente sollevato il velo che sembrava celare ostinatamente alla vista il mondo dell'infinitamente piccolo, nonostante che la visione scientifica fosse evoluta, nei secoli dell'età moderna e contemporanea, da «macroscopica» a «microscopica». La realtà svelata è oggi quella «minimoscopica» o addirittura «nanoscopica» consistente in particelle concettualmente eredi dei «minimi quanti» di Galileo Galilei.

Si tratta di particelle non più «enigmatiche», conoscitivamente acquisite dalla biologia contemporanea.

Un aspetto in evoluzione è oggi quello costituito dalle cosiddette *nanotecnologie* che fanno sperare che in futuro sarà possibile manipolare gli atomi per trasformare la materia a nostro piacimento [...]. Siamo quindi agli albori di una rivoluzione che permetterà di creare dei robot addirittura più piccoli dei globuli rossi [...]. La cibernetica medica potrebbe offrire pezzi di ricambio artificiali rendendo un'inutile diatriba quella legata all'uso delle cellule staminali embrionali[13].

Non c'è dubbio che grandi cose si preparano per i prossimi anni:

È anche troppo facile vaticinare un'esplosione delle nanoscienze e delle nanotecnologie ad esse associate, che studiano la struttura dei corpi materiali [compresi quelli viventi] nella scala del nanometro, cioè del millesimo di millimetro, la scala dei gruppetti di atomi e delle molecole non troppo grandi. [...] Altrettanto facile è prevedere grandi novità sul grado sempre più spinto di *miniaturizzazione* dei congegni e dei dispositivi, dai circuiti logici alle memorie, dai sensori agli analizzatori. Sempre più spesso ormai si parla di microvettori e mi-

[12] Lledo, *Malati di cibo*, cit., pp. 136-39 *passim*. Tra le affezioni neurodegenerative in aumento (morbo di Parkinson, morbo di Alzheimer, sclerosi a placche) ha un posto minore, ma di rilievo, il morbo di Gehring o sclerosi laterale amiotrofica, d'incerta eziologia ma con rischio specifico per la categoria dei calciatori.

[13] G. Principato, *Evoluzione dell'uomo tra biologia e tecnologia*, in «Bollettino della Facoltà di Medicina e Chirurgia dell'Università Politecnica delle Marche», VIII, 5, luglio 2005, p. 3.

crosonde, minuscoli manufatti capaci di entrare anche nelle cellule del nostro corpo per controllare l'andamento di certi processi biologici o per introdurre, in alcuni di questi, modificazioni programmate[14].

Se sul piano della ricerca biomedica ci si è spinti tanto in piccolo, sul piano della tecnica chirurgica la *micro*chirurgia permette oggi di intervenire su strutture dalle dimensioni così millimetriche da risultare inaccessibili alla chirurgia tradizionale. Quanto alla chirurgia *mini*-invasiva, essa permette di sostituire il taglio del bisturi con minuscoli fori: non più «grande taglio, grande chirurgo», secondo un vecchio detto, ma una chirurgia selettiva e non traumatizzante, secondo canoni nuovi.

Gli strumenti *miniaturizzati* a controllo elettronico possono attraversare i piccoli fori e riproducono tutti i movimenti della mano amplificandone le caratteristiche. Il chirurgo lavora a una consolle, situata anche lontano dal campo operatorio vero e proprio; dispone di una visione tridimensionale grazie all'ausilio di due telecamere anch'esse *miniaturizzate*; i movimenti della sua mano vengono elettronicamente trasferiti alle 'manine' del robot che lavora all'interno della cavità addominale.

È così nata la *chirurgia robotica*, o computer-assistita, «e siamo solo all'inizio della rivoluzione»[15].

Nel settembre 2001 la rivista «Nature» rende nota la *transatlantic robot-assisted telesurgery*, compiuta da New York su di un paziente ricoverato a Strasburgo. Si parla, in proposito, di «operazione Lindberg», con riferimento alla trasvolata compiuta nel maggio 1927 da Charles A. Lindberg che con il suo monoplano *Spirit of St. Louis* volò da New York a Parigi in 33 ore. Nel maggio 2003 la rivista «Lancet» ribadisce con nuovi esempi che «la telerobotica porta le capacità chirurgiche fino alle comunità più remote».

[14] E. Boncinelli, *2005, anno internazionale della fisica: centenario dell'«annus mirabilis» di Einstein*, in «Media Duemila», XXII, 10, 2004-2005, p. 13.

[15] P.C. Giulianotti, *La chirurgia mininvasiva tra presente e futuro*, in «Ospedali della Vita», XXXII, 1, 2005, p. 3. *Robot* intitola il «Corriere della Sera» del 7 luglio 2005 un articolo di Edoardo Boncinelli: «ecco il futuro che già vive in noi. Computer e meccanismi automatici hanno avuto finora la precedenza, ma presto arriveranno macchine intelligenti che imitano l'uomo».

L'avanzamento rivoluzionario verso il minimo possibile dell'invasione corporea non finisce qui. In Italia, ha preso le mosse dalla «via dolce» della chirurgia mammaria, che nei tumori del seno è in grado di evitare inutili interventi demolitori grazie all'esame intraoperatorio del cosiddetto «linfonodo sentinella», individuato come punto oncologico chiave dalla scuola chirurgica di Umberto Veronesi (candidato per questo al premio Nobel). Nel mondo, tende a spingersi fino al campo della *chirurgia induttiva* che in molte malattie è in grado di realizzare, tramite il trasferimento genico, le «condizioni affinché il nostro corpo possa ricreare le proprie cellule e i propri tessuti. [...] L'ingegneria tessutale ha già consentito di scrivere le prime pagine di un capitolo che rappresenta una autentica sfida della medicina moderna»[16].

Nelle sfide della medicina moderna sembra che non esistano limiti. Il necessario senso del limite, inteso come regola e non come divieto, non si situa nel terreno infido dove monta un deprecabile spirito scientista e tecnocratico per cui «tutto è concesso all'uso dell'uomo per la scienza»; e nemmeno si situa, sul versante opposto, nel terreno arido dove sopravvive un altrettanto deplorevole spirito antiscientifico e tecnofobico che tiene in vita una pregiudiziale sfiducia sistematica nei confronti della scienza e della tecnica. Si situa invece nel terreno fertile dove cresce o rinasce uno spirito umanologico, un afflato umanista, per cui «tutto è concesso all'uso della scienza per l'uomo» e viceversa tutto è negato qualora si pretenda di utilizzare l'uomo come strumento per fini cosiddetti scientifici o per scopi fissati dagli pseudovalori dominanti.

Figurano, tra questi ultimi, i «canoni estetici impostici dai mass-media»: il bisogno indotto di adeguarsi a tali canoni, un bisogno che l'antico Epicuro avrebbe definito non naturale e non necessario, «non comporta solo un rapporto quasi morboso con i farmaci, ma investe anche ambiti come la chirurgia»[17].

La *chirurgia*, attività clinica ad alto contenuto tecnico senza la quale la vita e la salute sarebbero per molti limitate o impossibili,

[16] A. Peracchia, *Orizzonti della chirurgia*, lettura svolta il 22 ottobre 2003 alla Società nazionale di scienze, lettere e arti presso l'Accademia Pontaniana di Napoli. Devo alla cortesia di Peracchia la possibilità di accesso al testo scritto.

[17] S. Luzzi, *Salute e sanità nell'Italia repubblicana*, Donzelli, Roma 2004, p. 340.

ammette una sua variante *ricostruttiva* ed *estetica* che mira rispettivamente a riportare parti avariate (amputate, mutilate, ustionate) del corpo umano a condizioni il più possibile uguali a quelle precedenti la subìta avaria oppure a perseguire lo scopo del miglioramento estetico a prescindere da ogni evento vulnerante. Con un *fitness* inteso come *fashion business*, quest'ultima varietà, se fatta di seni al silicone e di capelli trapiantati, è più meritevole del nome di chirurgia *cosmetica* e inerisce più al campo dell'apparire che a quello dell'essere e del benessere, travalicando spesso il necessario senso del limite[18].

Contravviene più che mai al senso del limite il fenomeno del *doping*, denunciato in tutta la sua gravità nel 2003 da un'inchiesta che ha valutato in

> circa 400.000 gli italiani che si dopano: tre quarti di essi sono frequentatori di palestre e il restante 25% è uno sportivo amatoriale. Le sostanze utilizzate – ormone della crescita, eritropoietine, anabolizzanti – possono avere gravi conseguenze sulla salute: tumori epatici, squilibri del sistema nervoso, impotenza maschile, virilizzazione femminile.

Il business trascura questi rischi anche perché si basa su di «un giro d'affari di circa 650 milioni di euro, gran parte del quale pare si muova sulle stesse vie del narcotraffico»[19].

L'associazione nefasta tra doping e droga si è resa emblematica nel 2004 esplodendo nel «caso Pantani». Come è mai potuto accadere che a un atleta come Marco Pantani, o a ogni altro, sia stata negata la tutela di quel sano ippocratismo medico che prescrive il *primum non nocere* come legge prioritaria della medicina d'ogni tempo, e dunque anche della *medicina sportiva* di oggi? L'interrogativo è retorico, la risposta è scontata. Essa può caricarsi di valori e disvalori, come quelli dell'eroe della bicicletta – sport dei poveri – incarnante la fatica sublimata a virtù eccelsa – il volo dell'aquila – e insieme svilita perché inquinata da un vizio infaman-

[18] L'archetipo storico della chirurgia ricostruttiva è l'opera *De curtorum chirurgia per insitionem* (Venezia 1597) di Gaspare Tagliacozzi (1545-1599), su cui vedi S. Fortuna, *Gaspare Tagliacozzi e il trapianto nella chirurgia ricostruttiva del volto*, in *Interpretazione e individualità*, Atti del XXI Colloquio sulla interpretazione, Macerata 26-27 marzo 2001, pp. 121-31.

[19] Vedi *supra*, nota 17.

te. Ma l'équipe medica, che Pantani ebbe folta intorno a sé nei momenti in cui all'aquila veniva richiesto di volare più alto, dov'era nel momento in cui lo stesso Pantani aveva bisogno non di stimoli a un maggior rendimento della sua macchina organica, ma di cure e premure per la sua persona di uomo solo e malato?

La domanda è altrettanto retorica, la risposta è un'altra volta scontata. Essa può caricarsi a senso e a controsenso: il senso della scienza medica come mezzo, prolungata da una tecnica al servizio della persona, il controsenso della tecnica come fine, finalizzata ad autopromuoversi, senza alcun rispetto per l'uomo.

3. *Altre medicine e medicine altre*

Oltre a quelle precedentemente menzionate, la medicina e la chirurgia sono venute assumendo, negli ultimi anni, altre nuove forme, create da nuove emergenze. *Emergency* è il nome di un'associazione che da tempo, al pari di *Medici senza frontiere*, persegue la difesa sanitaria e la cultura della pace intervenendo nelle zone del mondo travagliate dalle epidemie vecchie e nuove, dai conflitti tribali, dalla guerra senza aggettivi. Il fondatore di questa «emergenza» soccorritrice, il chirurgo Gino Strada, ha scritto recentemente:

> Quando una guerra è iniziata, il compito del medico è chiaro: deve fare tutto ciò che può per salvare degli esseri umani [...]. Ma prima? Prima che la guerra abbia inizio, prima che le bombe comincino a cadere, qual è il compito del medico? Può un medico assumere un atteggiamento agnostico, o magari limitarsi a sperare in cuor suo che prevalga la volontà di pace, senza fare una scelta pubblica? La domanda non è retorica né ideologica, ma investe un aspetto centrale della professione, un elemento caratterizzante dell'*essere medico*[20].

Un'attività come quella medica può fare a meno dell'abusato termine «missione» dal momento che si tratta di un'attività non gratuita e tanto più se richiede una congrua compensazione monetaria o addirittura una lauta rimunerazione. Però questa attività

[20] G. Strada, *Medici contro la guerra: scelta personale o necessità professionale?*, in «Ospedali della Vita», XXX, 2, 2003, p. 3.

non può prescindere da una sua logica e da una sua etica interne che implicano, al di là di ogni richiamo deontologico antico o recente – dal Giuramento di Ippocrate alla Carta della professionalità medica[21] –, un modo di pensare e di comportarsi che, scegliendo di combattere le malattie e le sofferenze, si oppone per sua natura alla guerra.

Certifica tale modalità di pensiero e d'azione il Med-Act, filiazione della già citata International Physicians for the Prevention of Nuclear War, attiva anche in Italia. In un recente editoriale si «sollecita[no] tutti i professionisti della salute a richiedere soluzioni non violente e giuste [...]. Risorse destinate ad alleviare la povertà e a proteggere l'ambiente sarebbero molto più produttive di quelle spese in armamenti»[22].

A questa voce, echeggiata da più parti nel nostro paese, si aggiunge quella del presidente del Comitato nazionale per la bioetica:

> Della guerra i medici si sono occupati poco e male. La stessa *medicina di guerra* è un capitolo relativamente recente nella storia della medicina. [...] Su quella forma di aggressione alla vita che è la guerra, è come se si operasse un rinvio implicito alle valutazioni in materia, peraltro non univoche, dell'etica generale, della politologia o della sociologia[23].

La «medicina di guerra», per le analogie esistenti tra le condizioni causali proprie e quelle relative a calamità naturali o a disastri tecnologici, ha oggi una sua estensione nella «medicina delle catastrofi» che, nata in Francia, è ormai diffusa in tutta Europa e nel Nord America. Essa si basa sull'informazione tempestiva, sul pronto soccorso immediato, sulla sollecita assistenza all'enorme moltitudine dei senzatetto e dei senzacibo. Si aggiunga il controllo delle drammatiche conseguenze igienico-sanitarie, ivi compre-

[21] La Carta della professionalità medica, varata nel 2002 dagli sforzi congiunti di associazioni o federazioni di medicina interna nordamericane ed europee, si compendia in un decalogo ispirato a tre principi fondamentali: la centralità del benessere dei pazienti, l'autonomia dei pazienti stessi, la giustizia sociale. La Carta è dettata dalla «urgenza di una medicina migliore», come afferma uno dei suoi promotori, Alberto Malliani, nel supplemento al n. 1/2001 del «Bollettino della Società italiana di Medicina interna».

[22] Editoriale del «British Medical Journal», 22 settembre 2001.

[23] F. D'Agostino, intervento nel dossier pubblicato in «Panorama Sanità», XVII, 15, 2004, p. 18.

sa la congerie delle carogne animali e dei cadaveri umani da trattare e smaltire[24].

Guerra e catastrofi hanno ridisegnato molte nozioni e azioni mediche. Con le morti istantanee di massa è cambiata la nozione del tempo del morire; con i corpi straziati dalle bombe è cambiata la nozione del corpo ferito o malato; con i grandi falò crematori e le grandi fosse comuni è cambiata la nozione del rito, della distinzione tra cadaveri e defunti. Il «medico di guerra e delle catastrofi» è cambiato anche come attore, ma è pur sempre il protagonista, tecnico e umano, attestato contro la fatalità della morte, la violenza della natura (anche umana), la pericolosità cadaverica degli stessi suoi simili.

La *medicina delle emergenze*, da cause estreme, è speculare alla bioetica applicata ai due estremi della vita: all'inizio della vita, nelle questioni attinenti lo statuto dell'embrione e la fecondazione assistita, e alla fine della vita, nelle questioni attinenti l'accanimento terapeutico e l'eutanasia attiva e passiva. Ma, come a questa «bioetica di frontiera» si affianca una «bioetica quotidiana»[25], così a una medicina altrettanto di frontiera, esercitata sui fronti di guerra e di altre catastrofi, si affianca una *medicina della quotidianità* che implica un'etica medica concernente da oltre duemila anni il rapporto medico-paziente, da oltre un secolo il rapporto medico-società e da un paio di decenni a questa parte, ma a ben vedere da più tempo, il rapporto medico-economia[26].

Questa medicina d'ogni giorno è, oggi come in passato, attraversata, cimentata, impacciata, contestata da evenienze fiancheggiatrici o competitrici che alla fine risultano essere quel che sono: corpi estranei, comunque di difficile rigetto. Uno di tali corpi estranei, emblematico del disagio della medicina ufficiale, è stato il «caso Di Bella», dal cognome del professore modenese praticante e proponente una «multiterapia» del cancro a suo dire efficace o addirittura risolutiva. La «terapia multipla» era fatta da un cocktail di farmaci il cui ingrediente principale era la «somatosta-

[24] Vedi M.G. Mezzetti, *Medicina delle catastrofi: alla ribalta dopo lo tsunami*, in «Medicina e Persona», III, 1, 2005, p. 3.

[25] G. Berlinguer, *Bioetica quotidiana e bioetica di frontiera*, in A. Di Meo, C. Mancina (a cura di), *Bioetica*, Laterza, Roma-Bari 1989, pp. 5-18.

[26] Vedi G. Cosmacini, *L'evoluzione della sanità tra etica ed economia*, in «La Ca' Granda», XLV, 4, 2004, pp. 9-13.

tina», un ormone di comprovata efficacia solo nel trattamento di alcuni rari tumori (apudomi) dell'apparato digerente[27].

Il «caso» esplode nel 1997. Il professor Di Bella, già docente di fisiologia nelle Università di Parma e di Modena, non è il primo venuto. Sa di scienza e di medicina; tuttavia sottrae la propria «cura» alla regola aurea che esige per ogni trattamento medico il vaglio preliminare di una rigorosa sperimentazione scientifica, come sancito dalla Dichiarazione di Helsinki del 1964, e l'osservanza ineludibile del principio di precauzione. Responsabilmente, in novembre, il ministro della Sanità Rosy Bindi dirama una circolare in cui si richiamano i medici destinatari al giudizio vincolante della Commissione unica per i farmaci (Cuf) che ha espresso parere contrario all'inclusione della somatostatina nell'elenco dei farmaci erogabili a totale carico del Servizio sanitario nazionale «in quanto dall'analisi critica delle informazioni disponibili nella letteratura scientifica si evince la sua mancanza di evidenza e di efficacia».

Di Bella, scrive un'intervistatrice, «è un omino mite, avvolto in una nuvola di capelli bianchi, che se ne va in giro in bicicletta nella nebbia dell'inverno emiliano, senza cappotto»: è un medico ottantacinquenne esile e pallido, un po' sordo, con il capo sempre un po' reclinato, fermamente convinto della bontà delle proprie idee, mediamente colto e non antipatico. Non lo è nemmeno ai suoi critici, ricercatori e clinici oncologi che hanno ragioni da vendere, ma che talora appaiono ostentatamente troppo sicuri non tanto delle ragioni della scienza quanto delle proprie sentenze. Essi comunque chiedono al professore di sperimentare, verificare, quantificare, valutare i risultati che egli propaganda, con molti pazienti suoi che confermano tali risultati facendo da cassa di risonanza emotiva. Di Bella ribatte ai propri censori che la sperimentazione richiede tempi lunghi, mentre i malati di cancro hanno tempi brevi. Inoltre egli afferma che «la medicina non si fa con le percentuali perché ogni paziente ha una storia a sé»[28].

[27] Il cocktail «multiterapeutico» era composto, oltreché da somatostatina, da melatonina, bromocriptina, retinoidi, betacarotene, vitamine, con l'aggiunta di un chemioterapico, la ciclofosfamide.

[28] Vedi l'articolo di D. Minerva, *La leggenda del santo curatore*, in «L'Espresso», 8 gennaio 1998, pp. 64-67.

È, la sua, una filosofia da medicina prescientifica che, in nome di una presunta antropologia della cura *ad personam*, rifiuta pregiudizialmente canoni e criteri che guidano – si parla di «linee guida» – la tecnologia più aggiornata e avanzata delle cure medesime. Altri elementi inquinanti si aggiungono. La Cuf conferma che la «cura Di Bella» non ha né credibilità scientifica né utilità pratica: non può funzionare. Dello stesso avviso sono i vertici degli Ordini dei medici e i membri della Commissione oncologica nazionale. Tanto basta per far scattare in molti incauti o sprovveduti opinionisti e in larga parte dell'opinione pubblica, su cui piovono notizie condite d'imprecisione e d'iperemotività, il sospetto di una persecuzione di casta della medicina ufficiale a danno dell'anziano guaritore – per molti un sant'uomo! – che promette ai malati di guarirli o almeno sollevarli dai loro mali inguaribili (dando prove di un garbo e di una premura che la controparte spesso ignora).

In più, la questione assume una coloritura politica, partitica. Quest'altra ondata emotiva viene cavalcata dalla «destra» a favore, in nome di una presunta «libertà di cura» e di un malinteso «diritto alla vita» di cui si fa paladino finanche un magistrato, e dalla «sinistra» a sfavore, in nome della «responsabilità dei medici» e del loro rifiuto di ogni «ricatto verso i pazienti» di cui si fa portavoce il neo-eletto presidente della Federazione nazionale degli Ordini dei medici Aldo Pagni. Questi mette in guardia gli iscritti all'Ordine contro i guaritori con laurea che si atteggiano a profeti incompresi e osteggiati e che alimentano rischiose illusioni, favorite dalla cassa di risonanza mass-mediatica. A commento di tutto ciò c'è chi rileva, con desolata ironia, che «solo in un paese gravemente confuso [come l'Italia] la somatostatina poteva diventare *di destra* e la chemioterapia *di sinistra*»; e le riviste mediche internazionali «Lancet» e «Nature» parlano senza mezzi termini di «commedia all'italiana»[29].

A questo punto il ministro della Sanità Rosy Bindi, con l'avallo di gran parte della comunità scientifica nazionale, emana un decreto che dà il via alla sperimentazione della «multiterapia» su oltre 300 malati presso centri oncologici qualificati. Di Bella si di-

[29] Vedi l'articolo di F. Merlo, *Il bipolarismo della medicina*, in «Corriere della Sera», 7 gennaio 1998 e, sullo stesso quotidiano, la notizia riportata in data 3 febbraio 1998.

chiara consenziente. Dissente invece, in linea di principio, il Comitato etico di uno dei centri designati, l'Istituto tumori di Milano, che per bocca del suo presidente, lo psicoterapeuta Fulvio Scaparro, afferma: «Credo che l'Italia sia l'unico paese al mondo dove possa partire una sperimentazione che fa base sull'emotività. Con il rischio che il consenso del paziente, trascinato dalla speranza o dalla disperazione, divenga un *consenso disinformato* con tutte le conseguenze del caso»[30].

È lo stesso professor Di Bella a togliere le castagne dal fuoco, e se stesso dalla graticola di una clamorosa sconfessione, ritirando il consenso alla sperimentazione primitivamente accordato. Si considera ingabbiato da alcuni punti critici del decreto ministeriale: che il paziente dev'essere informato sull'«assenza di risultati scientifici che dimostrano l'efficacia dei medicinali»; che è proibita l'«erogazione gratuita» dei medicinali ai pazienti esclusi dalla sperimentazione; che le ricette devono indicare le «esigenze eccezionali» che giustificano il ricorso alla sperimentazione. Messo alle strette, Di Bella si tira indietro. Scrive al ministro: «Non posso tollerare i bavagli». Replica Rosy Bindi: «Caro professore, mi rammarico e non dimentico il nostro patto», ch'era quello tra il politico impegnato a vincere i pregiudizi e il medico consenziente a una sperimentazione scientifica che permettesse al metodo sperimentato di diventare a ragion veduta un patrimonio utile a tutti gli ammalati di tumore[31].

Fine della storia. Con il passare dei mesi, cala il sipario. Il tempo, più che il sapere scientifico e il buon senso clinico, fa giustizia del «caso Di Bella» e, ahimè, sacrifica sull'altare delle cure miracolose demistificate le speranze che la «multiterapia» aveva alimentato in molti malati. Fra costoro, quelli sopravviventi a distanza non sono affetti da tumori maligni e gli affetti da tumori maligni non sono sopravviventi a distanza[32].

[30] Vedi l'articolo di A. Cremonese, *Su Di Bella violata ogni regola*, in «Corriere della Sera», 13 febbraio 1998.

[31] Vedi lo scambio epistolare tra Luigi Di Bella e Rosy Bindi integralmente riportato dal «Corriere della Sera», 26 febbraio 1998.

[32] Peraltro, in una intervista a «Tempo medico» del 5 maggio 2005, il neoministro della Salute Francesco Storace, riaffermando che è «doveroso garantire la libertà di scelta», enuncia l'intenzione di «istituire al più presto un gruppo

Si impone una domanda: «Qual è il ruolo dei mezzi d'informazione di massa – stampa e televisione – nel trasformare notizie di nessun peso in annunci sensazionali di scoperte pronte a beneficare l'umanità?». La risposta contempla il rilievo di tre vizi di fondo: il «funzionalismo ottimistico» di chi vuole legare ogni novità medica, foss'anche una vera scoperta, a una funzione clinica immediatamente applicativa; l'«antisperimentalismo» di chi rinuncia pregiudizialmente a trascendere i casi singoli e a trattarli in modo statisticamente significativo; il «miracolismo» di chi si ispira a un'idea poco reale della scienza, concepita come teatro di spettacolari colpi di scena o come campus di scienziati rinchiusi in corporazione[33].

Il miracolismo in medicina celebra come miracoli le grandi vittorie, ma nutre anche l'ideologia dei miracoli a buon mercato, ingannatori e illusori, basati sulla ciarlataneria e l'ignoranza. Prima del «caso Di Bella», in Italia, hanno tenuto campo il «siero Bonifacio», negli anni Cinquanta, e la «cura Vieri», negli anni Sessanta; negli anni successivi si sono contate molte altre «cure miracolose». La sequenza storica, costellata da una miriade di casi minori, avvalora l'ipotesi che «ciarlataneria e medicina»[34] siano ancor oggi territori contigui: l'una spesso travalica il limite e invade il campo dell'altra. La ciarlataneria, in medicina, diventa allora un entroterra di ambiguità, tentazioni, disvalori, talora bene identificabili, talvolta male riconoscibili e non riconosciuti.

Un «identikit del ciarlatano» in dieci punti è stato elaborato negli anni Sessanta dall'American Cancer Society. Aggiornato, il decalogo è riassumibile nelle seguenti stigmate: vanteria, segre-

di lavoro» per valutare «se rimborsare i farmaci» ai pazienti curati con il «metodo Di Bella».

[33] Vedi G. Gaudenzi, *Le cure miracolose: la responsabilità della stampa e della comunità scientifica*, in M. Geddes, G. Berlinguer (a cura di), *La salute in Italia. Rapporto 1997*, Ediesse, Roma 1997, pp. 121-42; p. 137. Uno studio pubblicato nel luglio 2005 dal «Journal of the American Medical Association» dimostra che «almeno un terzo delle ricerche scientifiche, su terapie farmacologiche e non, vengono successivamente smentite o ridimensionate». Questo «revisionismo terapeutico» è suffragato da una analisi che «ha preso in esame una serie di lavori pubblicati fra il 1990 e il 2003, compresi 45 studi che inizialmente documentavano l'efficacia di una cura» (A. Bazzi, *Medicina, uno studio su tre smentito da altre ricerche*, in «Corriere della Sera», 15 luglio 2005).

[34] G. Cosmacini, *Ciarlataneria e medicina. Cure, maschere, ciarle*, Cortina, Milano 1998.

tezza, vittimismo, rissosità, prodigiosità, affabulazione, malafede, falsa modestia, opportunismo, protagonismo. Le dieci stigmate sono utili per misurare il tasso di ciarlataneria di qualsivoglia personaggio che si presenti alla ribalta della cronaca per essere vituperato od osannato. Si prestano anche a compiere talora una «divertente scoperta, trovandosi tracce di ciarlataneria anche in personaggi insospettabili, come medici famosi, primari d'ospedale o direttori d'istituto»[35].

La storia della ciarlataneria in medicina non è una storia conclusa. Oggi, trascorso il secolo che ha visto trionfare la ragione scientifica con le sue molte applicazioni tecniche e le sue molte ricadute pratiche, la figura sociale del ciarlatano può sembrare anacronistica, ma non lo è. «Questo artista dei rapporti, che sfrutta la sensibilità del corpo sofferente a influenze irrazionali» o che sfrutta la fragilità della persona di fronte a pulsioni emotive, è un «personaggio insistente», persistente, che conserva intatto «il suo potere di seduzione parassitaria»[36].

Peraltro, se c'è chi approfitta della credulità e dell'ignoranza, della disinformazione e dell'educazione carente, non manca chi ha buoni motivi per percepire le lacune di una medicina tecnologica spesso impersonale e sa cogliere l'opportunità di colmarle con una *omeopatia antropologica* fatta di rapporto simpatetico tra simili, tra l'uomo curato e l'uomo che lo ha in cura.

L'*omeopatia farmacologica*, che utilizza le sostanze medicamentose a dosi infinitesimali, è la *parte applicativa*, «falsificabile», della dottrina omeopatica. «Nonostante la diffusione presso il pubblico, omeopatia, agopuntura e pranoterapia, mancando dei requisiti di sistematicità, oggettività e riproducibilità, non si possono considerare vere discipline scientifiche»[37]. L'omeopatia

si presenta come un coacervo di teorie che rifiuta di accettare e di applicare la procedura e le regole della metodologia scientifica, nel qua-

[35] R. Satolli, *La salute consapevole. Medicina e informazione oggi*, Dedalo, Bari 1990, p. 300. Vedi E. Altomare, *Medicina & miracoli. Dal siero Bonifacio al caso Di Bella*, Avverbi, Roma 1998.

[36] I. Stengers, *Il medico e il ciarlatano*, in T. Nathan, I. Stengers, *Medici e stregoni*, traduzione di A. Salsano, Bollati Boringhieri, Torino 1995, p. 119.

[37] G. Federspil, C. Scandellari, *Le medicine alternative*, in «Le Scienze», 299, 1993, p. 32.

le si mescolano indebitamente affermazioni empiriche e tesi filosofiche. Per queste ragioni, quindi, l'omeopatia costituisce – oggi come ieri – una dottrina pseudo-scientifica che non può far parte della scienza sperimentale[38].

Il corollario pratico è che le cure omeopatiche non possono né potranno avere diritto di cittadinanza nel novero delle prestazioni fornite dal Servizio sanitario nazionale.

La *parte assiomatica* della dottrina – basata sull'aforisma *similia similibus curantur* che già risuonava nel mondo greco-latino e ancor prima in quello cinese – è invece una legge *pre*supposta, alla quale la sperimentazione è *post*posta; perciò essa sfugge a ogni controllo, sottraendosi al criterio della validazione scientifica. Per questa sorta di immunità congenita dai requisiti propri della scientificità, l'omeopatia si sottrae a ogni ricorrente certificazione di morte, rinascendo dalle proprie ceneri come l'araba fenice[39].

In Italia ne fu critico, tra i primi, il medico milanese Giovanni Rajberti scrivendo nel 1840 che «sul gran dinamometro dell'umana credulità l'omeopatia segna fin ora il più alto grado di forza, e pare che difficilmente sarà superata dai posteri». Negli *Atti della sesta Riunione degli Scienziati Italiani*, svoltasi a Milano nel settembre 1844, è scritto, a proposito delle «più svergognate favole di questi ultimi tempi», che «l'Omeopatia non è una scienza». Non stupisce che, dopo centosessant'anni, i mass-media diano grande rilievo alla «scoperta» resa nota dall'autorevole rivista scientifica «Lancet» in data 27 agosto 2005, secondo cui «l'omeopatia è inutile: non cura nessun male»[40].

L'omeopatia rinasce dalle proprie ceneri soprattutto per un motivo che ci interessa tutti da vicino. Dalla sua parte sta la visio-

[38] G. Federspil, R. Vettor, *Il problema dell'omeopatia nella medicina contemporanea*, in «Annali italiani di Medicina interna», XIV, 3, 1999, pp. 182-83. Ivi, pp. 172-76, è riassunta l'evoluzione della dottrina omeopatica dal fondatore Samuel Hahnemann (1755-1843) a oggi.

[39] G. Cosmacini, *Prefazione*, in E. Salvidio, R. Morchio, *Medicine alternative?*, Sagep, Genova 2004, p. 6. Il libro passa in rassegna medicina omeopatica, ayurvedica, indiana, cinese, agopuntura, gemmoterapia, iridologia, *new age* e terapia con i «fiori di Bach».

[40] Vedi l'articolo, con questo titolo, di Giuseppe Remuzzi, pubblicato dal «Corriere della Sera», 27 agosto 2005, e, dello stesso autore, l'editoriale pubblicato da *The Lancet*, ed. italiana, vol. 1, n. 4, luglio-agosto 2005, p. 3.

ne dell'uomo come unità e totalità. Non si può prescindere dall'unità somatopsichica del malato e dalla totalità dei suoi rapporti, a cominciare da quelli con il suo medico. La relazione interumana, interpersonale, costituisce l'*anima antropologica* della medicina. Essa è coessenziale alla *ragione tecnologica* della medicina scientifica. Ma se questa la perde per strada, sacrificandola alla propria deriva tecnicistica e tecnocratica, si trova a sostenere da sola un rapporto di cura dimezzato, destinato a confrontarsi senza tregua con le medicine *altre*.

Omeopatia come *placebo* della soggettività del paziente? Come tramite di una «antropologia della guarigione simbolica?»[41]. Il medico sa, pur se talvolta sembra dimenticarlo, che un malato può guarire o migliorare anche da solo; ed è per questo che si è soliti dire che un raffreddore non curato dura circa una settimana e mezzo, mentre grazie agli ultimi ritrovati passa in una decina di giorni. Il medico sa anche questo fatto incontestabile: che un malato può star meglio anche solo per aver passato alcuni minuti in buon rapporto con lui. Per valutare appieno tale rapporto, cioè per stimarlo nella pienezza dei suoi effetti psicologici e fisiologici, è necessario avere ben chiaro in che cosa consiste il processo di cura e in qual modo può contribuirvi il moderno succedaneo della *pillula panis* di ottocentesca memoria, la «pillola di mollica di pane» cosparsa di zucchero che nel 1890 veniva consigliata da un editoriale del «Medical Press» come «aiuto delle donne affette da isteria»[42].

Omeopatia antropologica e farmacologica a parte, oggi si aggira nei corridoi e nelle aule parlamentari un testo di legge sulle medicine e pratiche non convenzionali che fa riferimento a una medicina completamente diversa da quella basata sulla sperimentazione scientifica e sulle prove di evidenza. Si tratta di una medicina che, partendo da un arbitrario principio di «pluralismo scientifico», mira a darsi uno statuto ufficiale e a includere in esso otto pratiche comprendenti, tra l'altro, l'«ayurvedica» e l'«antroposofia». Per arrivare a tale riconoscimento si progettano e si insediano commis-

[41] Vedi D.E. Moerman, *Placebo. Medicina, biologia, significato*, Vita e Pensiero, Milano 2004.

[42] Vedi V.A. Sironi, *Placebo*, in G. Cosmacini, G. Gaudenzi, R. Satolli (a cura di), *Dizionario di storia della salute*, Einaudi, Torino 1996, pp. 462-63.

sioni di studio che dovrebbero organizzare corsi d'insegnamento e apprendimento universitario di queste otto medicine *altre*.

Il farmacologo Silvio Garattini ha stigmatizzato che, nell'età della genomica e della proteomica, si tenda a legittimare tali pratiche per il solo fatto che a prescriverle ed esercitarle siano laureati in medicina, «specializzati» in esse e debitamente iscritti agli Ordini dei medici: come se gli oroscopi potessero diventare veritieri a patto che a prepararli fossero gli astronomi.

«Mi curerò con una medicina alternativa quando avrò una malattia alternativa», ha detto Piero Angela, il noto e autorevole divulgatore scientifico. Il quale, incriminato per un servizio televisivo di *Superquark*, critico verso l'omeopatia e nel quale non aveva dato voce agli omeopati, è stato assolto con formula piena da una sentenza che sancisce anche la fondamentale differenza tra credenze parascientifiche e conoscenze sperimentalmente accertate[43].

[43] Le osservazioni circa i giudizi di merito espressi da Silvio Garattini e da Piero Angela sono riportate da Piero Bianucci nella sua recensione al libro di Salvidio e Morchio (vedi *supra*, nota 39), pubblicata dalla «Stampa. Tuttolibri», 13 aprile 2005.

Non conclusione

Ogni stagione storica, anche e soprattutto nel campo della medicina e della sanità, ha avuto testimoni che ne hanno descritto e interpretato gli aspetti salienti con il gusto del paradosso. Il paradosso è stato spesso intrinseco al mondo medico-sanitario: basti pensare che il più delle volte in passato s'è detto che per un medico «quel ch'era meglio fare era il non far nulla».

La visione paradossale ha sovente il destro di entrare nel vivo dei problemi più delle descrizioni intenzionalmente oggettive e più delle interpretazioni inevitabilmente soggettive. Il *Triomphe de la médecine* celebrato più di ottant'anni fa dalla *verve* paradossale di Jules Romains nella commedia sul *docteur Knock* ha avuto pochi anni or sono un suo clone letterario, non però in un'altra *pièce* teatrale, ma in un articolo altrettanto godibile pubblicato dal «New England Journal of Medicine» ch'è una «rivista compassata e seria dove si leggono in genere i risultati di trial ed esperimenti scientifici»[1].

Scrive l'articolista – il medico statunitense Clifton Meador di Nashville – che le persone che si dichiarano completamente sane sono sempre di meno. Di questo passo scompariranno presto. E come per ogni specie in estinzione ci sarà un ultimo esemplare. L'ultimo esemplare è un uomo del Duemila (che evidentemente confida ancora nel concetto, formulato dall'Oms, della salute come «stato di completo benessere fisico, psichico e sociale») il quale impiega, per mantenersi sano, in media 7 ore e 13 minuti al giorno.

[1] R. Satolli, *L'ultimo uomo sano*, in «Sapere», aprile 1994, p. 59. Da questa recensione di Satolli all'articolo di Meador è tratto il testo che segue sino alla nota 2.

Ci sono da fare periodicamente i test per molte possibili malattie in agguato: gli esami del sangue (dallo zucchero al colesterolo, sino ai test dai nomi più ostici, come l'antigene prostatospecifico e l'antigene carcinoembrionale, Psa e Cea), delle feci e delle urine, ma anche indagini più antipatiche e fastidiose. Ogni orifizio è stato penetrato con sonde almeno una volta, se non annualmente. L'uomo ha pacchi di lastre, risonanze magnetiche, Tac e persino una sofisticatissima tomografia a emissione di positroni o Pet. Ha subito una biopsia della tiroide e due della prostata. Tutti gli esami hanno dato risultati negativi, o positivi che sono risultati falsi a un più accurato controllo. Dopo aver fatto due inutili colonscopie (esplorazioni dell'intestino crasso con uno strumento flessibile a fibre ottiche) per colpa di un falso riscontro di sangue all'esame delle feci, ha imparato a far tale esame da sé una volta al mese.

Molto tempo gli occorre per tenersi informato. Vede alla televisione tutti i programmi sulla salute, registrando quelli che non può vedere di persona. Legge le pagine di medicina dei quotidiani, dei settimanali e dei periodici più o meno specializzati. Ritaglia le notizie più interessanti e le incolla sullo specchio del bagno per rileggerle mentre si fa la barba. A ogni nuova segnalazione di rischio, modifica le sue abitudini, restringe l'alimentazione, modifica l'ambiente di casa. Ha tirato su il pavimento per posare uno schermo contro il radon, ha installato un filtro per l'acqua regolatore del livello di fluoro, ha progettato una gabbia di Faraday contro i campi elettromagnetici.

La cosa più ardua per lui è mangiare. Ha eliminato zucchero, sale, carni rosse e tutti i grassi, tranne qualche goccia di oli vegetali, con aggiunta di olio di pesce. L'unico pane privo di grassi che ha trovato in commercio sono i cracker per cani, al cui gusto si è abituato.

Non ha fatto fatica a rinunciare al tabacco, ovviamente, ma anche al tè, al caffè (anche decaffeinato) e a qualsiasi bevanda alcolica. Anche se è roso dal dubbio che un bicchiere di vino al giorno potrebbe essere benefico.

Tutti i giorni ingurgita buone dosi di vitamina C, E, B_6 e un pizzico di D, oltre a una aspirinetta per bambini. Una bella tazza di crusca e otto bicchieroni d'acqua al giorno mantengono il suo alvo in ordine. Usa spazzolino e filo tre volte al giorno e spennella i denti con una soluzione speciale di fluoro e calcio, prima di gargarizzare con un prodotto che rimuove la placca. Va dal dentista due volte l'anno, ma ha imparato a esaminare da solo le corde vocali con uno specchietto.

Ovviamente fa molto esercizio. Può correre per ore senza perdere il fiato, passa il fine settimana in bicicletta, quando il tempo è bello. Basta ricordarsi gli occhiali da sole tarati per filtrare i raggi che provocano la cataratta e una crema a protezione 15 per la pelle scoperta. Quando piove pedala in casa, su una cyclette attrezzata con aggeggi elettronici che tengono sotto controllo la pressione, il polso e l'ossigenazione del sangue.

È probabile che l'uomo abbia rinunciato alla vita sessuale per via delle ben note malattie. Si mette nudo per lavarsi e per controllare allo specchio i nei: sinora ne ha contati 113, di cui 9 sono stati sottoposti a biopsia, con esito benigno. La fatica più gravosa è stata il verificare la sua salute psichica (a quella economica provvedono i frutti della sua pregressa attività di agente di borsa, cui ha rinunciato dopo aver visto che il suo punteggio di stress si avvicinava pericolosamente alla soglia d'allarme). Ripetute verifiche si sono concluse con una diagnosi di «nevrosi ossessivo-compulsiva» che peraltro non ha più ragion d'essere da quando la neuropsichiatria più aggiornata ha detto che l'ossessività non è più una malattia, ma un requisito essenziale per mantenersi sani.

L'ultimo esemplare darwiniano della salute completa viene congedato dal dottor Clifton Meador con queste parole: «Non so se tutte le cose che lei fa per mantenersi sano le consentiranno di vivere più a lungo. Ma di una cosa sono sicuro: le faranno sembrare più lunga la vita».

L'articolo cela e rivela, tra le pieghe del paradosso, i fattori di rischio che gravano sulla medicina contemporanea, indotta, dalla propria stessa struttura genetica, a subire una mutazione dei propri geni geniali nei geni degeneri della predizione clinica enfatizzata e della medicalizzazione spinta oltre i limiti ragionevoli. Ai fattori mutageni, che abbiamo visto mutare la socializzazione in burocrazia, la tecnologia in tecnicismo, l'etica economica in economia monetaristica, viene ad aggiungersi una ideologia consumistica dove la salute è mutata in assillo, in merce, in affare[2]. Ta-

[2] Vedi P. Vineis, S. Capri, *La salute non è una merce. Efficacia della medicina e politiche sanitarie*, Bollati Boringhieri, Torino 1994, e gli atti del Convegno

le fattore ideologico è all'opera da tempo, alla luce del sole o sotterraneo, marciante o strisciante, finalizzato a nascondere «dove si nasconde la salute»[3].

Il medico è impegnato quotidianamente nei propri doveri storici, di sempre[4]. Herman Boerhaave, il seicentesco *Europae praeceptor* più volte citato, ha codificato già da quattro secoli le due qualità essenziali contemplate dal *metodo* per diventare e per essere medico:

> Due cose si richiedono al medico: 1. che sia istruito nella scienza medica; 2. che abbia quella disposizione di genio per cui possa esercitare la propria scienza a vantaggio dei malati. Non basta che il medico tutto sappia; egli soprattutto deve possedere la predetta facoltà, onde esercitare tra i propri assistiti una medicina affabile[5].

Passando dal piano metodologico, prescrittivo (*discendi* e *docendi*), al piano professionale, esecutivo (*practicandi*), la scientificità e l'affabilità di Boerhaave significano, ieri come oggi, competenza e disponibilità. Oggi, più di ieri, gli assistiti sono edotti del fatto che la medicina mette a loro disposizione risorse diagnostiche e terapeutiche verso cui essi indirizzano le loro attese e pretese, molte e diverse. Tuttavia un unico, comune bisogno profondo è dominante nel loro composito universo: quello di essere aiutati negli eventi avversi, di non essere lasciati soli nei momenti cruciali. Senza drammatizzazione, gli assistiti chiedono ancora e sempre

sul *Prezzo della vita. Il mercato della salute e il costo dell'equità*, Fondazione Vidas, Milano 1998.

[3] H.-G. Gadamer, *Dove si nasconde la salute*, a cura di A. Grieco, V. Lingiardi, Cortina, Milano 1994.

[4] Vedi G. Cosmacini, *I vecchi doveri: acquisizione e custodia del sapere scientifico*, in «La Ca' Granda», XLV, 1, 2004, pp. 17-19. Sui doveri del medico, codificati per la prima volta da Maximilien-Isidore-Amand Simon nell'opera *Déontologie médicale* (Parigi 1845), vedi – per quanto concerne il nostro paese – R. Procino, *I codici deontologici in Italia*, in A. Pagni (a cura di), *Per una storia degli Ordini dei medici*, Fnoomm, Roma 1996, pp. 107-17; *Cento anni di deontologia medica*, Fnomceo, Roma 2003.

[5] Le parole latine di H. Boerhaave, *Methodus discendi medicinam*, apud A. Pasinellum, Venetiis 1727, pp. 7 e 9, sono riportate in lingua italiana da G. Cosmacini, *Tecnologia, antropologia e vocazione etica del medico*, in A. Di Meo, C. Mancina (a cura di), *Bioetica*, Laterza, Roma-Bari 1989, p. 245.

ai loro curanti di essere scientificamente agguerriti e umanamente partecipi[6].

Ma oggi questo modo d'essere non basta più. La medicina odierna ingenera in chi la professa la sensazione di dover correre per restare fermo, perché tutto intorno a lui corre ancor più rapidamente, nella scienza, nella tecnica, nell'organizzazione, nei rapporti sociali. La *medicina della persona*[7], prospettata quale autentica qualità della «medicina di base» fin dal Sessantotto, ha un potere limitato nell'applicare alla realtà umana d'ambulatorio e di territorio tutte le grandi promesse della tecnomedicina. I medici devono essere onesti nell'ammetterlo, nell'ammettere i propri limiti, nell'abdicare a ogni presunzione.

In compenso, rispetto ad altri professionisti pur altrettanto nobilmente impegnati in attività di consulenza e assistenza personali, i medici hanno una motivazione etica in più, determinata dall'importanza della posta in gioco, che tocca la vita stessa, dall'esperienza diretta della natura degradabile dell'uomo, che non lascia scampo a illusioni, dalla spinta verso comportamenti altruistici, magari inconsciamente assunti come astuzie per superare i tabù della malattia e della morte[8].

Considerazioni esistenziali e psicoanalitiche a parte, il dedicarsi a una funzione d'aiuto comporta un'attenzione dosata quanto basta per tenere nel dovuto rispetto la volontà e la libertà altrui, cioè l'anzidetta autonomia del paziente, affrancata da ogni paternalismo o autoritarismo dolce. Tutto ciò comporta anche uno spiccato senso della giustezza, della giustizia, del far bene e fare il bene secondo equità. Comporta un senso etico che ha una sua interna misura nella *medietas*, da cui Isidoro di Siviglia fece derivare il nome stesso «medicina», una misura in grado di preservare quest'ultima da una sempre maggiore invadenza nella vita quotidiana[9].

[6] Per i temi e problemi qui trattati vedi G. Cosmacini, R. Satolli, *Lettera a un medico sulla cura degli uomini*, Laterza, Roma-Bari 2003.

[7] F. Salvestroni, *Il medico della persona*, Vallecchi, Firenze 1968.

[8] Vedi G. Cosmacini, R. Satolli, *Il medico è ancora «un intellettuale» nella nostra società?*, in «Prospettive mediche», XVI, 4, 2003, p. 13.

[9] Isidoro (560-636), vescovo di Siviglia e medico, autore di una enciclopedia in venti libri intitolata *Etymologiae* od *Origines* e comprensiva di tutto quanto lo scibile altomedioevale, fa risalire l'etimologia di «medicina» a *modus*, cioè alla «giusta misura» che deve osservare chi la esercita.

Il medico odierno, che ha giustamente rinunciato al ruolo non suo di consigliere esistenziale e di maestro di vita, non può pretendere di colmare questo vuoto con altro che non sia un'adeguata pedagogia sanitaria e una corretta educazione alle scelte; ma non può nemmeno pretendere di colmare quel vuoto con una tecnomedicina sempre più invadente ed espansa, come quella che abbiamo visto essere spinta al paradosso dall'«ultimo uomo sano». Può e deve invece serbare il ruolo che gli compete, quello «intermedio» proprio della «medianità» anticamente teorizzata dal medico ebreo Mosè Maimonide[10]. È il ruolo, culturalmente ricuperabile, di «intermediario» tra due complessità: quella tecnologica della medicina attuale e quella antropologica dell'uomo di oggi.

Nell'arco di tempo di appena mezzo secolo, press'a poco dal 1950 in poi, la medicina e la sanità si sono trasformate più che dai tempi di Ippocrate al Novecento. Ma non è cambiata quella che il «New England Journal of Medicine» definisce l'*ecologia della cura*. In cinquant'anni è successo di tutto: farmaci prodigiosi, penetranti strumenti diagnostici, tecnologie chirurgiche risolutive, organizzazione sanitaria rinnovata a più riprese. Eppure i pazienti continuano a comportarsi sostanzialmente allo stesso modo, avvertono malesseri con pressoché uguale frequenza e vanno in ambulatorio o in ospedale in proporzione non molto variata. È come se i loro percorsi, anziché essere dettati dalle nuove conoscenze scientifiche, dalle più aggiornate applicazioni tecniche, dalle più moderne ragioni di economia sanitaria, obbediscano in realtà a processi profondi, radicati nella natura umana, intrecciati alla psicologia personale e perciò molto resistenti a modificarsi. Si tratta di profondità recondite, inerenti a quella che ancora una volta possiamo definire *antropologia della cura*.

Questa «antropologia della cura» è anche mutata perché oggi, sempre più spesso, «il medico è donna». La mutazione è impor-

[10] Mosè Maimonide (Rabbi Mosheh ben Maimon, 1135-1204), medico e filosofo aristotelizzante, ricavò dall'*Etica eudemia* di Aristotele il concetto che «la virtù etica è essa stessa una medietà» e dall'*Etica nicomachea* dello stesso autore il concetto che «poiché l'equo è una posizione di mezzo, il giusto dev'essere pure una posizione di mezzo». La rimozione tutta ideologica di Maimonide dalla storia del pensiero medico ha contribuito a impoverire non poco il patrimonio antropologico della medicina occidentale. Vedi in proposito G. Cosmacini, *Medicina e mondo ebraico. Dalla Bibbia al secolo dei ghetti*, Laterza, Roma-Bari 2001, pp. 86-87.

tante perché le donne-medico, mediamente, ascoltano di più, dedicano più tempo ai loro assistiti, si fanno più carico dei loro problemi, si impegnano di più in conversazioni riguardanti i punti di vista e la psicologia degli interlocutori. Affrontano più in profondità ed estesamente gli argomenti personali, come gli stili di vita e i contesti familiari, ambientali, lavorativi, sociali. In ospedale sfatano il pregiudizio che le vorrebbe capaci più degli uomini solo nelle specialità ostetrica e pediatrica, direttamente attinenti alla loro femminilità; in realtà sono ottime anche come specialiste in questa o quest'altra branca medica o chirurgica.

Tra le due complessità della medicina attuale, la *tecnologia della cura* tende sempre più a dilatarsi. Sul piano temporale, tende ad anticipare sempre più i tempi dei propri interventi (con una predizione clinica spinta in addietro fino alla predizione genica). Sul piano quantitativo, tende ad abbassare sempre più la soglia degli interventi medesimi (reclutando fasce più cospicue di potenziali pazienti, per esempio fissando il prediabete a una glicemia di 90 anziché di 100 milligrammi per mille). Sul piano qualitativo, tende a cumulare, alle vere e nuove malattie del nostro tempo, malattie soprannumerarie che non sono né vere né nuove (come la calvizie e l'andropausa). Il citato emblematico *docteur Knock* aveva ragioni da vendere nel dire al suo inefficiente predecessore nella condotta medica che «un sano è un malato che non sa di esserlo» e che dunque bisogna informarlo, aggiungendo che con la «coltura della malattia» (o con l'incultura della salute) «si possono fare molti soldi dicendo ai sani che sono malati».

In generale, esistono ben noti meccanismi per incrementare la prescrizione di esami e di farmaci non allo scopo di migliorare le capacità diagnostiche e terapeutiche, ma al fine assai meno nobile di far crescere i consumi e i profitti. Tali meccanismi sono messi in modo da mass-media compiacenti, da mobilitazione bene remunerata di società scientifiche, da coinvolgimento di associazioni di pazienti sostenute finanziariamente, da condizionamenti più o meno occulti dei protocolli di diagnosi e terapia e da condizionamenti più o meno palesi di medici di base disponibili (anche escludendo forme fraudolente di comparaggio)[11].

[11] Vedi in proposito M. Bobbio, *Giuro di esercitare la medicina in libertà e indipendenza*, Einaudi, Torino 2004.

E allora? Come si può far bene il mestiere di medico ed evitare quello che è stato definito il «fallimento del successo», cioè il fatto che, via via che migliora lo stato di salute della popolazione misurato in termini oggettivi, parallelamente peggiora la percezione soggettiva del benessere da parte della gente? Peggiora pure la percezione di far bene anche da parte dei medici. Eppure questa medicina in crisi – una crisi che abbiamo visto percepita più volte, interpretata come «nemesi medica» (Illich), certificata come «inflazione medica» (Cochrane), imputata recentemente d'essere gestatrice di una «medicina impossibile» (Callahan)[12] – può essere risollevata dalla sua situazione critica soltanto dai medici stessi. In che modo? Non certo con immissione nella relazione con i pazienti di apporti esterni tendenti a compensare una cattiva gestione del rapporto; né tanto meno con iniezioni di tecnicismo, di economia mercantile, di etica ridotta a etichetta. L'uscita dalla crisi è solo quella di una *medicina possibile* con riappropriazione da parte dei medici di un ruolo originario e statutario che fa di essi i punti di forza e di resistenza di tutto il sistema.

[12] Vedi I. Illich, *Nemesi medica. L'espropriazione della salute*, Mondadori, Milano 1977; A. Cochrane, *L'inflazione medica. Efficacia ed efficienza nella medicina*, Feltrinelli, Milano 1978; D. Callahan, *La medicina impossibile. Le utopie e gli errori della medicina moderna*, Baldini & Castoldi, Milano 2000. Il libro di Cochrane è stato recentemente ripubblicato, con il titolo originario *Efficienza ed efficacia* (Il Pensiero Scientifico, Roma 1999), per iniziativa del Centro Cochrane italiano, promotore della diffusione nel nostro paese della *Evidence based medicine* (Ebm). Questa «medicina basata sulle prove di evidenza», sviluppatasi a partire dagli anni Ottanta, ha avuto l'idea, preconizzata da Cochrane, di produrre delle «linee guida» finalizzate a selezionare e interpretare criticamente l'enorme volume di informazioni scientifiche prodotte su di un dato argomento, proponendole al medico pratico nella forma più facilmente fruibile. La proposta ha percorso, in oltre un decennio, una parabola dalla infatuazione alla perplessità, dalle critiche ai ripensamenti, fino alla maturazione consistente in un richiamo alla formulazione corretta di quesiti specifici, alla ricerca intelligente di informazioni utili, al giudizio ponderato sull'applicabilità concreta delle «evidenze» acquisite, alla decisione motivata dai comportamenti da tenere nel rapporto con i pazienti. In proposito vedi A. Liberati, *Etica, conoscenza e sanità. La evidence-based-medicine tra ragione e passione*, Il Pensiero Scientifico, Roma 2005; G. Federspil, R. Vettor, *La «evidence based medicine»: una riflessione critica sul concetto di evidenza in medicina*, in «Italian Heart Journal», 2, 2001, pp. 614-23; C. Rugarli, *Medicina clinica in assenza di evidenza*, in G. Federspil, P. Giaretta, *Forme della razionalità medica*, Rubbettino, Soveria Mannelli 2004.

Oltreché competenti e disponibili, i medici sono gli educatori alla salute e gli ordinatori della spesa: devono essere forti nell'educare e resistenti alle pressioni improprie. Devono essere titolari di una forza o resistenza morale che non cede al mercato e che non viene meno a se stessa. Questa morale, nell'odierna *rivoluzione permanente* della scienza e della tecnica, rende la medicina d'oggi pienamente avvertita che, «mentre il progresso tecnico-scientifico non cessa di suscitare la nostra meraviglia e il nostro entusiasmo, [...] sul tema del progresso morale continuiamo a interrogarci come duemila anni fa»[13].

L'alternativa a una «medicina impossibile» è, al di fuori di ogni sovradosaggio utopistico o falsa speranza, una medicina che sia ancora consapevole che l'ammalarsi è una modalità del vivere e che il morire è una fisiologica scadenza socraticamente accertata. La malattia è una «morte nella vita», ha scritto nelle sue «ricerche fisiologiche» su *La vie et la mort* (Parigi 1800) Xavier Bichat: lo è non solo perché la caverna tubercolare era il processo necro-biotico, bio-tanatologico, che scavava il polmone, ma anche perché la partecipe familiarità con la vita a termine era il metro di misura della qualità del medico.

Il medico d'oggi è certamente un tecnico; da sempre egli è impegnato contro la malattia e la morte, entro i limiti delle sue conoscenze e competenze. Oggi non può essere medico vero «senza appartenere a quel folto gruppo per il quale i problemi degli anziani, dei malati di cancro, delle guarigioni impossibili, dei pazienti cronici di tutte le età sono all'ordine del giorno». Curante vero è anzitutto colui che sa «affrontare il compito di annunciare una fine ormai prossima» e in tal modo «partecipare con la massima emozione al rapporto di cura»[14]. «Prendersi cura»[15] del ma-

[13] N. Bobbio, *Autobiografia*, a cura di A. Papuzzi, Laterza, Roma-Bari 1997, p. 260.

[14] F. Anschütz, *Medicina umanistica*, traduzione di V. Martini Walter, Città Nuova, Roma 1991 (ed. or., *Ärztliches Handeln*, Wissenschaftliche Buchgesellschaft, Darmstadt 1987). Ivi, p. 192, è detto che «il grande clinico Ludolf Krehl (1938) era dell'opinione che l'uomo diviene medico solo quando deve compiere questa azione».

[15] H. Kuhse, *Prendersi cura*, Edizioni di Comunità, Torino 2000. Il libro, centrato sull'«etica e la professione di infermiera», dà giusto risalto all'odierna importanza assunta, nelle professioni della cura, dalle donne accanto agli uomini e dagli infermieri accanto ai medici.

lato nel tempo più cruciale, breve o lungo, del suo vivere, senza emarginare la morte nella propria cultura, è un parametro qualitativo con cui il medico deve avere la forza di misurare se stesso.

Dalla bioetica d'inizio e di fine della vita e dalla medicina delle emergenze cruciali e vitali, la bioetica e la medicina del quotidiano possono trarre l'insegnamento che, dove il confine che divide la vita dalla morte si fa labile e confuso, il medico deve farsi filosofo. *Optimus medicus sit quoque philosophus*, è il titolo di un'opera dell'antico Galeno. Meno anticamente, nell'età della ragione rischiarata dai lumi, una filosofia della medicina fu il terreno fertile di fondamentali acquisti medico-sanitari: la polizia medica, la medicina osservativa e analitica, gli ospedali moderni, la nascita della clinica. Più vicino a noi, in quell'età neoilluministica che fu la seconda metà dell'Ottocento, una summa di ragioni filosofiche diede allo spirito scientifico l'impulso per conseguire ulteriori acquisti fondamentali: la medicina sperimentale, l'igiene scientifica, l'umanizzazione igienista, la medicina sociale. Erano le stagioni storiche in cui la scienza, applicandosi senza posa alla tecnica e alle sue molte ricadute pratiche, non si disancorava per questo dal saldo ormeggio di una propria filosofia. Nell'ambito di una coerente concezione generale dell'uomo e del mondo, della natura e della società, trovavano il loro posto i problemi conoscitivi e le scelte morali.

Oggi la scienza applicata alla tecnica è ricchissima di ricadute vantaggiose attraverso una interventistica e specialistica in grado di produrre una maggior quantità e una miglior qualità di vita. Ma proprio il fondatore in medicina del metodo scientifico-sperimentale da cui avrebbe tratto origine la tecnologia interventistica e specialistica, Claude Bernard, diceva a proposito della specializzazione ciò che si può dire oggi, generalizzando, a proposito della tecnologia: «Contro l'errore di coloro che temono le dannose conseguenze di una eccessiva specializzazione, io distinguo una specializzazione utile e anzi necessaria, che è quella della tecnica, e una specializzazione dannosa, che è quella della cultura»[16].

Contro il riduzionismo culturale della filosofia alla scienza e di questa alla tecnica, il pensiero filosofico in medicina può oggi pro-

[16] Le parole di Claude Bernard, ripetute a chi scrive dalla viva voce di Mirko D. Grmek, sono riportate da G. Cosmacini, *L'arte lunga. Storia della medicina dall'antichità a oggi*, Laterza, Roma-Bari 2005³, pp. 393-94.

porre una sintesi delle due culture sottese al mestiere di medico nel segno di una odierna alleanza fra tecnologia e antropologia. La «cultura della tecnica» e la «civiltà delle macchine» (*Kultur* e *civilisation* sono in Europa sinonimi) possono allearsi alla «cultura dell'uomo» riconoscendo in quest'ultimo il fine che giustifica i loro mezzi.

La «cultura della salute» va coniugata consapevolmente e responsabilmente alla «cultura dell'uomo che vive e che muore». Se duecento anni fa, per Bichat e per i medici che con lui hanno prodotto la «nascita della clinica», la morte è stata la pietra di paragone e la chiave di comprensione della vita, oggi la qualità di quest'ultima non si colloca oltre le leggi della biologia, ma si comprende entro i limiti della tanatologia. È un biologo a ricordarci che «non dobbiamo tendere a un aumento smisurato della longevità», cioè a una materializzazione della metafisica immortalità, «ma a un migliore equilibrio di fronte al nostro ambiente». Per raggiungere tale equilibrio dobbiamo «organizzare un ambiente meno aggressivo possibile, in armonia con le nostre possibilità fisiche e con le nostre esigenze mentali. Il *sapiens* è prima di tutto un essere sociale. Il nostro avvenire non consiste in un'immortalità fisica». La vera qualità della vita «si trova in una società accogliente e fraterna, dove ciascuno di noi troverà il suo posto fino al suo ultimo giorno e che sarà capace di assicurare a tutti, allontanando l'angoscia e la solitudine troppo spesso quotidiane, una vecchiaia felice in una vita che termini dolcemente»[17].

Questa qualità della vita sarebbe forse più prossima alla nostra realtà quotidiana se la tecnologia medica, fonte di inestimabili acquisti *scientifici* con ricadute pratiche a vantaggio dell'uomo e della società, fosse sempre consapevole dei propri limiti *umani* e dei propri confini *sociali*. È uno storico delle idee a ricordarci che «il futuro della nostra società dipenderà dai risultati della tecnomedicina non meno di quanto i risultati della medicina sono dipesi in passato» e ancor oggi dipendono «dall'andamento della nostra vita sociale»[18]. La stessa qualità della vita sarebbe forse migliore

[17] Le parole di Jacques Ruffié, professore di biologia al Collège de France, sono riportate in J. Ruffié, J.Ch. Sournia, *Le epidemie nella storia*, trad. it. di A. Foa, Editori Riuniti, Roma 1985, p. 242.

[18] Le parole dello storico delle idee Gerald Gruman sono riportate in chiu-

se ancorata a quella totalità di concetti e di valori – umanistici e naturalistici, antropologici ed ecologici – la quale non è altro che la perduta filosofia[19].

In carenza di essa, in presenza di una eclisse filosofica che perduri, il medico sarà sempre più a disagio, il «medico di base» senza la base più salda e il «medico di vertice», quanto più librato nell'empireo della sua scienza, tanto più lontano dalla terra e dai problemi dell'uomo.

sura del saggio di G. Cosmacini, *Dalla vecchiaia alla longevità. Realtà e utopia della senescenza nei secoli*, pubblicazione nell'Anno Europeo degli Anziani, Pio Albergo Trivulzio, Milano 1993.

[19] Su questo tema rimando a G. Cosmacini, *La qualità del tuo medico. Per una filosofia della medicina*, Laterza, Roma-Bari 1995.

Indici

Indice dei nomi

Indice del volume